DR. NEAL D. BARNARD

DR. BARNARDS REVOLUTIONÄRE METHODE GEGEN DIABETES

»Dr. Barnards sorgfältige wissenschaftliche Arbeit … steht für einen wichtigen Wendepunkt in Bezug auf Behandlung und Folgen von Diabetes. Mit seinen revolutionären Schlussfolgerungen und der spektakulären Klarheit – mit dem einfachen, sicheren Ernährungsansatz – bietet dieses Buch Millionen Menschen Hoffnung.«

DR. HANS DIEHL, Professor für Präventivmedizin, Epidemiologe, Fellow of the American College of Nutrition (FACN), Vorsitzender des *Lifestyle Medicine Institute* in Loma Linda, Kalifornien, USA, und Direktor der *International Nutrition Research Foundation*

• • • • • • • • • • •

»Dr. Barnards überragendes Buch zeigt uns die vielen Vorteile auf, die mit seinem Ernährungsprogramm verbunden sind.«

DR. WILLIAM C. ROBERTS, Chefeditor des *American Journal of Cardiology* und geschäftsführender Direktor des *Baylor Heart and Vascular Institute* in Dallas, USA

• • • • • • • • • • •

»Ein vielversprechender alternativer Ernährungsansatz zur Behandlung von Diabetes.«

DR. WILLIAM E. CONNOR, Professor für Medizin und klinische Ernährung an der Oregon Health and Science University in Portland, USA

DR. NEAL D. BARNARD

DR. BARNARDS
REVOLUTIONÄRE METHODE GEGEN
DIABETES

Diabetes heilen
ohne Medikamente -
wissenschaftlich
bewiesen

Unimedica

IMPRESSUM

Dr. Neal D. Barnard

Dr. Barnards revolutionäre Methode gegen Diabetes

Diabetes heilen ohne Medikamente – wissenschaftlich bewiesen

1. deutsche Auflage 2016

2. deutsche Auflage 2017

3. deutsche Auflage 2021

ISBN: 978-3-946566-10-6

Titel der Originalausgabe:

Dr. Neal Barnard's Program for Reversing Diabetes

The Scientifically Proven System for Reversing Diabetes without Drugs

Übersetzung aus dem Englischen: Dr. Sonja Vilei

Layout und Satz: Nicole Laka, www.nima-typografik.de

Coverlayout: Narayana Verlag GmbH

Coverabbildungen: Hintergrund Vorder- und Rückseite © Africa Studio – shutterstock.de, Autorenfoto © Dr. Neal D. Barnard

Herausgeber:

Unimedica im Narayana Verlag GmbH, Blumenplatz 2, 79400 Kandern

Tel.: +49 7626 974 970-0

E-Mail: info@unimedica.de

www.unimedica.de

Dieses Buch ist meinem Vater, dem gütigen und weisen Arzt Dr. Donald M. Barnard, sowie den Teilnehmern unserer Forschungsstudien gewidmet. Ich bin ihnen für ihren wichtigen Beitrag zu diesem Buch zutiefst dankbar.

INHALT

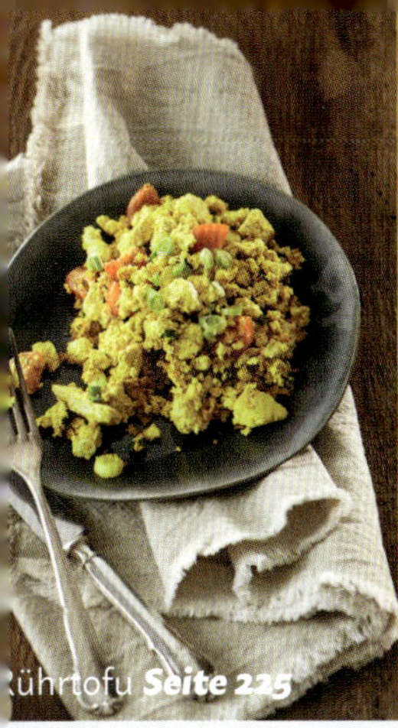

ührtofu **Seite 225**

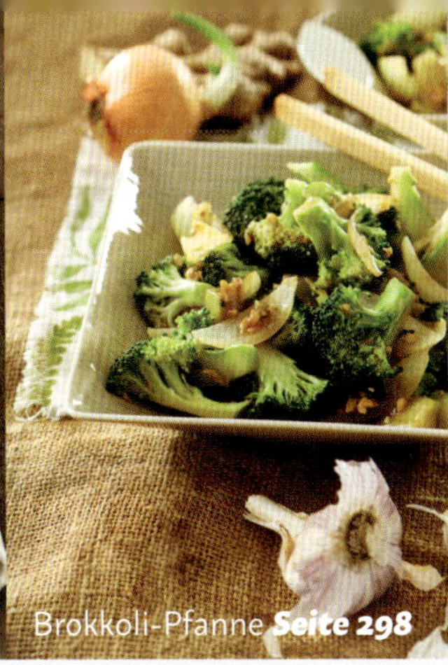

Brokkoli-Pfanne **Seite 298**

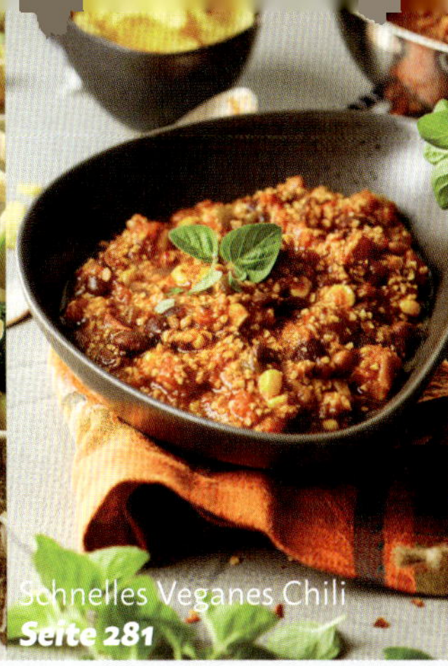

Schnelles Veganes Chili **Seite 281**

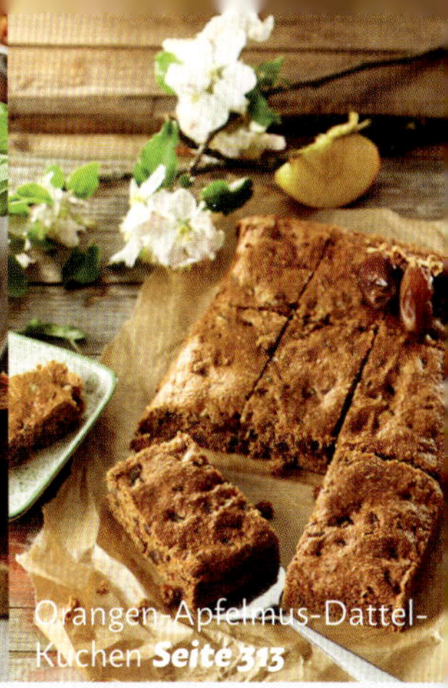

Orangen-Apfelmus-Dattel-Kuchen **Seite 313**

REZEPTE

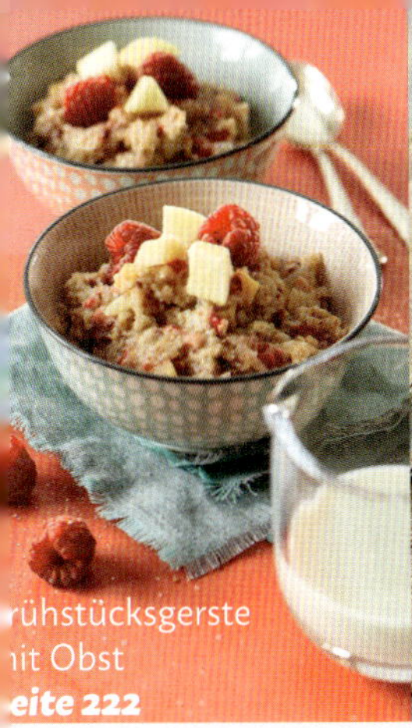
rühstücksgerste
it Obst
eite 222

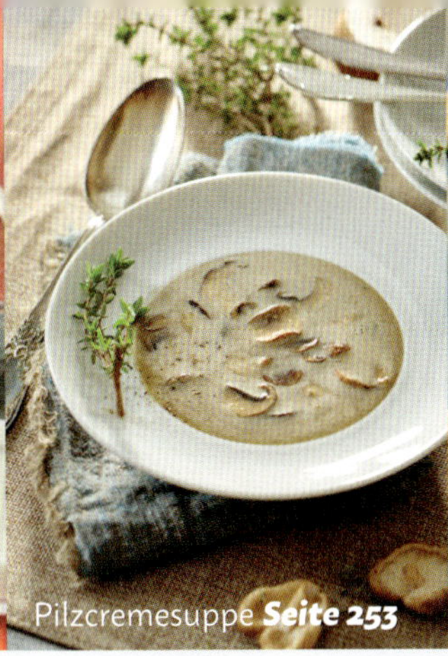
Pilzcremesuppe **Seite 253**

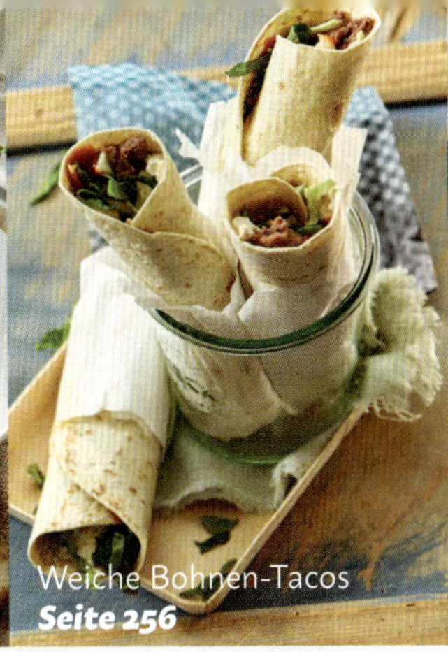
Weiche Bohnen-Tacos
Seite 256

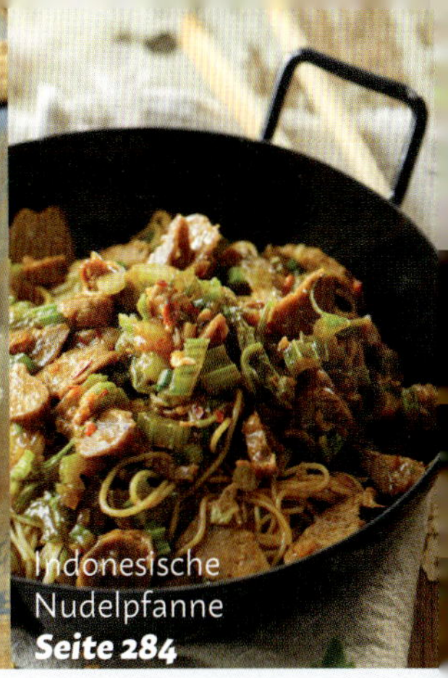
Indonesische
Nudelpfanne
Seite 284

SANDWICHES UND SALATE 255

HAUPTGERICHTE 273

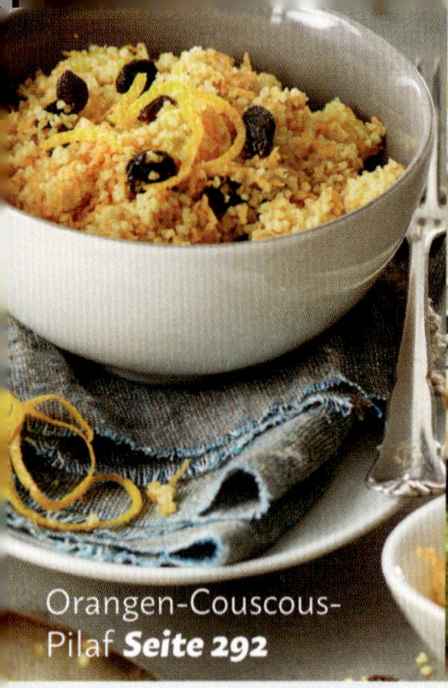
Orangen-Couscous-Pilaf **Seite 292**

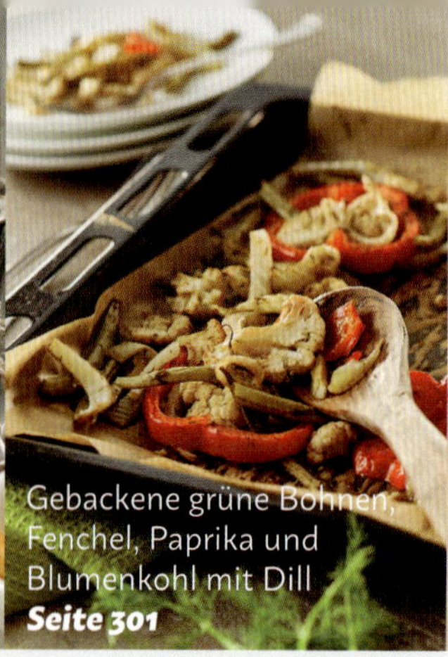
Gebackene grüne Bohnen, Fenchel, Paprika und Blumenkohl mit Dill **Seite 301**

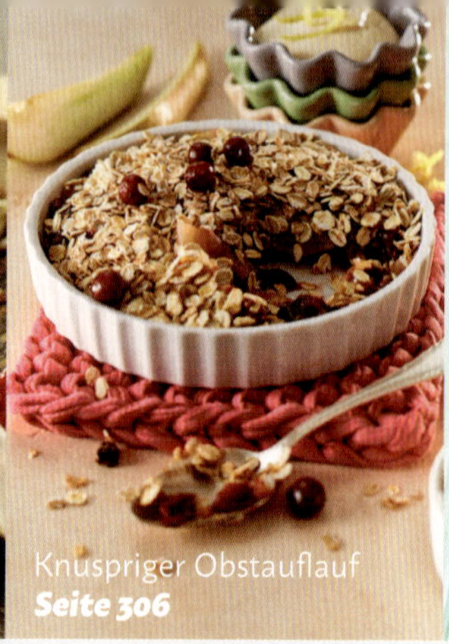
Knuspriger Obstauflauf **Seite 306**

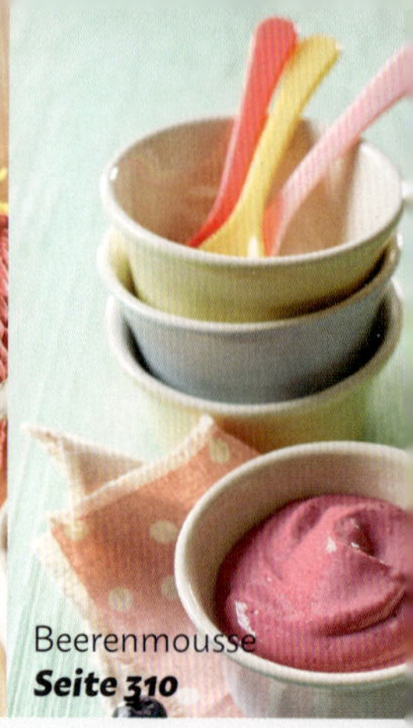
Beerenmousse **Seite 310**

DANKSAGUNG

Die Forschungen, die zu diesem Buch geführt haben, sind das Ergebnis von Teamarbeit. Ich möchte den freiwilligen Teilnehmern, die für uns oft sehr früh aufstanden und ebenso oft abends lange aufblieben und viele Nadelstiche ertrugen, um der Öffentlichkeit einen wichtigen Dienst erweisen zu können, meine größte Wertschätzung ausdrücken. Ich konnte viel von Euch lernen und Ihr habt diesem Projekt einen unschätzbaren Dienst erwiesen.

Ich weiß die Unterstützung des *National Institute of Diabetes and Digestive and Kidney Diseases of the National Institutes of Health*, insbesondere von Dr. Sanford Garfield, und der *Diabetes Action Education and Research Foundation* und ihrem Direktor, Pat DeVoe, RN, BSN, überaus zu schätzen, ohne die diese Forschung nicht möglich gewesen wäre. Danke an die *American Diabetes Association* für die Gelegenheit, unsere Ergebnisse zwischendurch präsentieren zu können.

Dr. Joshua Cohen von der Abteilung für Endokrinologie an der George Washington University hielt bei der Planung und Durchführung unserer Forschungsarbeit das Heft in der Hand. Dr. David J.A. Jenkins, Arzt und Ernährungswissenschaftler von der University of Toronto ist ein außerordentlicher Mentor und ich hoffe, etwas von seiner Großzügigkeit in Bezug auf Zeit, Wissen und Ideen an andere Wissenschaftler weitergeben zu können.

Gabrielle Turner-McGrievy, zugelassene Ernährungsberaterin, und Lisa Gloede, Ernährungsberaterin zertifiziert für Diabetesberatung, haben uns intensiv bei der Planung sowie unsere Teilnehmer dabei unterstützt, ihren Weg zu einer gesünderen Ernährungsweise zu finden. Dr. Brent Jaster sowie die zugelassenen Ernährungsberater Amber A. Green, Kim Seidl, Susan Levin, Trulie Ankerberg-Nobis, Dulcie Ward, Jennifer Reilly und Mary Ellen Wolfe ließen mich und unsere Studienteilnehmer an ihrem Wissen und ihrer Erfahrung teilhaben. Robyn Webb und Isabel Clark inspirierten uns alle mit ihrer Kochweisheit. Danke an Dr. Paul Poppen für seine kenntnisreiche Unterstützung bei Planung und Durchführung der statistischen Analysen. Dr. Andrew Nicholson und Dr. Mark Sklar brachten unsere Diabetesforschung auf den richtigen Weg und Dr. Larry Kushi brachte sich während des ganzen Projekts mit wertvollen Ratschlägen ein. Dr. John A. McDougall und Mary McDougall lieferten Unterrichtsmaterial und wundervolle Rezepte. Dr. Jennie Brand-Miller von der University of Sydney beantwortete geduldig viele Fragen zu ihren Studien über den glykämischen Index und die Anwendung in der klinischen Praxis.

Dr. Stanley Talpers kümmerte sich um die medizinischen Anliegen unserer Teilnehmer und Dr. Brad Moore diente uns als Sicherheitsoffizier. Danke an Tara Nicotra, Beatrice Huang, Melinda Beard und Walter Gayle dafür, dass sie sich um all die täglich anfallenden Dinge gekümmert haben und unsere Forschung am Laufen hielten.

Danke auch an Dr. Cyril Kendall, Dr. Benoit Lamarche und an Gary Bradwin für ihr Wissen über Laboranalysen. Ein besonderer Dank geht an Dr. Ernest P. Noble und Dr. Terry Ritchie von der University of California, Los Angeles, für ihre Großzügigkeit und ihr Wissen bezüglich genetischer Analysen. Danke an Dr. Donald S. Karcher, Terry Costa, Luce Merino, Estela Day, Patrice Moore und alle Mitarbeiter des Kundenservice des klinischen Labors der George Washington University.

Cael Croft ist für die wundervollen medizinischen Illustrationen in diesem Buch verantwortlich. Ich bin auch vielen Personen zutiefst dankbar, die hilfreiche Kommentare zum Manuskript geliefert haben, besonders Caroline Trapp, Steve Sawmelle, Doug Hall, Stephen Kane, Francelle Wax, Kathy Glissen, Dr. Jonathan Balcombe, Dan Kinburn, Jenn Kaplan und Benjamin Zoll. Danke an Lorin O'Toole für die Durchsicht des Manuskripts und der Rezepte.

Zum Schluss ein besonderer Dank an Mary Ann Naples für nie versiegende Kreativität, Enthusiasmus und weise Ratschläge, an Lisa Considine, meine Lektorin bei Rodale, die mir half, dieses Buch in die jetzige Form zu bringen, und an Bryanna Clark Grogan für die wundervollen Rezepte.

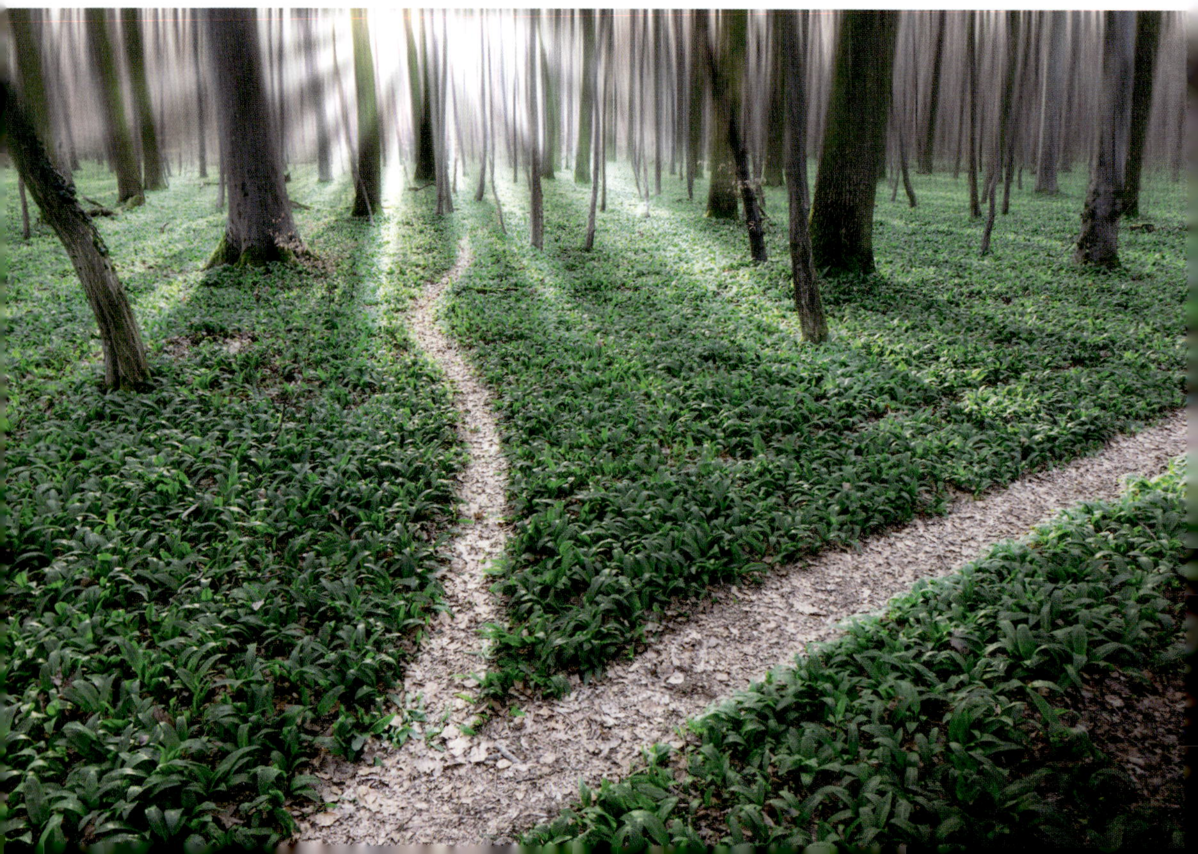

EINLEITUNG

EINE NEUE HERANGEHENSWEISE AN DIABETES

Dieses Buch stellt eine völlig neue Methode vor, Diabetes vorzubeugen, zu handhaben und zu heilen, und fußt auf wichtigen Forschungsergebnissen der letzten Jahre.

Durch unsere von *den National Institutes of Health* der US-Regierung und der *Diabetes Action Research and Education Foundation* finanziell unterstützten Forschungen und die Arbeit anderer Wissenschaftler haben mein Forschungsteam und ich die Herangehensweise an Diabetes grundlegend neu konzipiert. Wenn Ihre Erfahrungen mit Diabetes mit immer höheren Medikamentengaben, einem stetig steigenden Gewicht und wachsenden Sorgen aufgrund der Komplikationsrisiken verbunden sind, erfahren Sie in diesem Buch, wie Sie diese Entwicklungen umkehren können.

Wir konzentrieren uns auf eine Ernährungsumstellung, nicht auf Medikamente. Ja, Medikamente sind oft sinnvoll und ich werde Ihnen ihre Funktionsweise erklären, damit Sie die Medikamente verstehen, die Sie oder Ihre Angehörigen einnehmen. Aber noch lieber möchte ich Ihnen helfen, Ihre Medikamente zu reduzieren – oder ganz abzusetzen. Dafür müssen Sie das, was Sie essen, mit neuen Augen betrachten.

Ich möchte betonen, dass Sie keine Kalorien reduzieren, Kohlenhydrate limitieren oder kleinere Portionen verzehren müssen. Tatsächlich können Sie essen, bis Sie satt sind. Wenn Sie zwischen den Mahlzeiten Hunger haben, dürfen Sie noch mehr essen. Worauf wir uns konzentrieren werden, sind die *Lebensmittel*, die Sie essen. Diese haben sich als der kritische Faktor erwiesen, wie Sie bald sehen werden.

EINE NEUE IDEE

Mein Vater, Dr. Donald M. Barnard, hat sein ganzes Leben lang Diabetes behandelt. Er wuchs auf einer Farm im Mittleren Westen auf, stellte aber schnell fest, dass Rinder nichts für ihn waren. Er entschied sich, Medizin zu studieren und fing nach seiner Zeit in Bostons berühmter Joslin Clinic in einem stark frequentierten Gemeindekrankenhaus an. Er machte sich in der Umgebung einen Namen als der Experte für Diabetes. Aber er und die anderen Ärzte – und ihre Patienten – fanden Diabetes oft irritierend und frustrierend. Er erzählte mir, was der Gründer der Klinik, Dr. Elliott P. Joslin, über die Diabetesforschung sagte: »Meine Herren, wir brauchen kein großes Forschungsstipendium. Was wir brauchen, ist eine neue Idee.«

Dr. Joslin hat diese Bemerkung in den 1950ern gemacht, und wir brauchen diese neue Idee umso dringender, seit die Zahl der Erkrankungen explosionsartig angestiegen ist. Weltweit leben heute 200 Millionen Menschen mit Diabetes.[1] Bis heute mussten die meisten von ihnen feststellen, dass die Krankheit im günstigsten Fall nur eine Schinderei darstellt. Mit täglichen Blutuntersuchungen und Medikamenten, die lediglich versprechen, die unvermeidlichen Folgeerkrankungen hinauszuzögern, wird das Leben der Patienten zur Geduldsprobe, während eine Komplikation nach der anderen auftritt – von Nervensymptomen über visuelle Störungen bis zu Herz- und Nierenproblemen.

Heute, endlich, stehen wir kurz vor einem echten Wandel. Ich rede nicht nur von einer kühnen neuen Idee, sondern von einer gänzlich neuen Herangehensweise an Diabetes, die getestet wurde und nachweislich funktioniert.

In einer Reihe von Studien in Zusammenarbeit mit der Georgetown University und der George Washington University hat unser Forschungsteam bewiesen, dass viele Menschen mit Diabetes sich nicht mehr nur darauf konzentrieren müssen, den unvermeidlichen Verfall hinauszuzögern, sondern ihre Gesundheit dramatisch verbessern können. Sie können ihren Blutzuckerspiegel senken, ihre Insulinsensitivität erhöhen und Medikamente reduzieren oder absetzen, und das alles mit einer einfachen Umstellung ihrer Ernährung. Im Gegensatz zu Medikamenten sind die »Nebenwirkungen« dieser Ernährungsumstellung positiv: Gewichtsverlust, niedrigere Cholesterinwerte, niedrigerer Blutdruck und mehr Energie.

Von Anfang an haben wir die Ziele unserer Studien höher gesteckt und die Diabetesfrage viel offensiver angepackt, als dies in vorangegangenen klinischen Studien der Fall war. Die erste Studie war klein – mit nur 13 Patienten – und testete ein Programm, das sich ganz auf eine Ernährungsumstellung verließ. Es gab kein neues Medikament, kein magisches Nahrungsergänzungsmittel – nicht einmal ein Bewegungsprogramm. Aber die Ergebnisse waren beeindruckend. Zwei Drittel der Patienten ging es so viel besser, dass sie ihre Medikamente innerhalb von zwölf Wochen reduzieren oder sogar absetzen konnten. Die Studie wurde 1999 in *Preventive Medicine* veröffentlicht.[2]

Im Anschluss untersuchten wir in einer zweiten Studie an 59 Patienten mit unterschiedlich erfolgreicher Einstellung der Blutzuckerwerte – einige gesund, andere Prädiabetiker oder Diabetiker –, *warum* eine Ernährungsumstellung funktioniert. Es wurde klar, dass die Ernährungsumstellung eine fundamentale Veränderung im Körper selbst bewirkt. Innerhalb von vierzehn Wochen führte die Ernährungsweise zu einer um 24 Prozent verbesserten Insulinsensitivität – der Fähigkeit des Körpers auf Insulin zu reagieren (jenes Zucker einlagernde Hormon, dessen Funktion bei Diabetes gestört ist). Teilnehmer mit anormalen Blutzuckerwerten erlebten, wie diese sich umgehend wieder auf normale Werte einstellten. Bewegung könnte die Vorteile zwar noch verstärken, aber die *Ernährungsumstellung allein* genügte, um die Insulinsensitivität deutlich zu verbessern und die Blutzuckerwerte besser zu kontrollieren. Die Ergebnisse wurden 2004 beim Scientific Meeting der *American Diabetes Association* präsentiert und 2005 im *American Journal of Medicine* veröffentlicht.[3]

Die Ergebnisse dieser Studien sprechen dafür, dass dieser neue Ansatz vermutlich der wirksamste auf Ernährung basierende Plan ist, der je für Diabetiker entwickelt wurde. Wir können mehr tun, als zu versuchen, die Fehlfunktion des Insulins zu *kompensieren*, wie Ärzte es seit Jahrzehnten mithilfe verschiedener Medikamente tun. Vielmehr können wir dem körpereigenen Insulin helfen, richtig zu funktionieren, indem wir die Sensitivität der Zellen auf Insulin direkt angehen – und verbessern –, was der entscheidende Faktor bei Typ-2-Diabetes ist. Selbst, wenn die Krankheit bereits auf dem Stadium ernster Komplikationen angekommen ist, ist es für deutliche Verbesserungen nicht zu spät.

2003 begannen wir mit Unterstützung der US-amerikanischen *National Institutes of Health* eine neue Forschungsreihe, um unsere Ernährungsweise mit den Referenzempfehlungen der *American Diabetes Association* (ADA) zu vergleichen. Wie Sie vielleicht wissen, sind diese Empfehlungen sinnvoll und bewährt. Millionen Menschen halten sich daran und verwenden die Liste mit Ersatzprodukten sowie die auf den Empfehlungen basierenden Kochbücher, um die Krankheit im Griff zu behalten. Aber allzu oft tritt dennoch das vertraute Problem ein: Trotz der Bemühungen aller Beteiligten verschlimmert sich die Krankheit mit der Zeit. Wir wollten sehen, ob wir die Lage verbessern können. Die Studie wurde in Zusammenarbeit mit der George Washington University und der University of Toronto mit 99 Probanden mit Typ-2-Diabetes durchgeführt. Den Teilnehmern wurde zufällig entweder eine Standardernährungsweise für Diabetiker nach den Empfehlungen der ADA oder die radikalere Ernährungsweise zugeteilt, über die Sie in Kürze noch mehr erfahren werden. Während der Studiendauer präsentierte ich die vorläufigen Ergebnisse der Studie bei wissenschaftlichen Treffen der ADA, der *American Association of Diabetes Educators* und der *American Public Health Association* in den Jahren 2005 und 2006.

In einer sorgfältigen Analyse, bei der Bewegungsintensität und Medikamentengabe konstant blieben, fanden wir heraus, dass die neue Ernährungsweise die Blutzuckerwerte dreimal so effektiv kontrollierte wie die bis dahin »beste« Ernährungsweise. Unsere Ernährungsweise führt auch zu einer schnelleren Gewichtsabnahme und besseren Cholesterinwerten als die bisherige Referenzempfehlung. Andere Forscher haben gezeigt, dass diese Ernährungsweise sich auch sehr positiv auf die Herzgesundheit auswirkt und den Blutdruck in gesunde Regionen absinken lässt. Sie ermöglicht es vielen Menschen, die Kontrolle über ihr Leben sowie ihre Gesundheit und Vitalität zurückzugewinnen.

In diesem Buch werden diese bahnbrechenden wissenschaftlichen Erkenntnisse in Mittel umgesetzt, die Sie anwenden können, einschließlich eines leicht zu befolgenden Plans mit einfachen Ernährungsrichtlinien, Menüs und Rezepten.

EIN NEUES VERSTÄNDNIS VON TYP-1-DIABETES

Typ-1-Diabetes ist viel seltener als Typ 2. Er wird normalerweise in der Kindheit diagnostiziert und muss immer mit Insulin behandelt werden – daher stammen die früheren Bezeichnungen wie Kinder- oder Jugenddiabetes und insulinabhängiger Diabetes.

Im Gegensatz zu Typ-2-Diabetikern benötigen Typ-1-Diabetiker immer Insulin. Aber sie können mithilfe einer Umstellung ihrer Ernährung und ihrer Lebensweise ihre Insulingaben minimal halten und das Risiko von Komplikationen senken. Wir haben auch ein neues – und überraschendes – Verständnis der *grundlegenden Ursachen* von Typ-1-Diabetes. Es mag Sie überraschen zu erfahren, dass der zu Typ-1-Diabetes führende Prozess beginnt, wenn das Immunsystem des Körpers die Insulin produzierenden Zellen des Pankreas angreift. Wie Sie sehen werden, wurde in neuen Studien entdeckt, was diese Attacke auszulösen scheint und wie man ihr vorbeugen kann.

ERFOLGSGESCHICHTEN

Lassen Sie uns einen Blick auf die Erfahrungen von Menschen werfen, die sich an das in diesem Buch beschriebene Programm gehalten haben.

Nancy

Nancy erfuhr von unserer Studie aus einer Anzeige in der *Washington Post*. Bei ihr wurde acht Jahre zuvor Diabetes Typ 2 diagnostiziert. Ein Cousin von ihr hatte durch die Krankheit einen Teil seiner Sehfähigkeit eingebüßt und musste aufgrund von Nierenversagen zur Dialyse. Nancy wollte nicht in seine Fußstapfen treten. Sie wollte kämpfen.

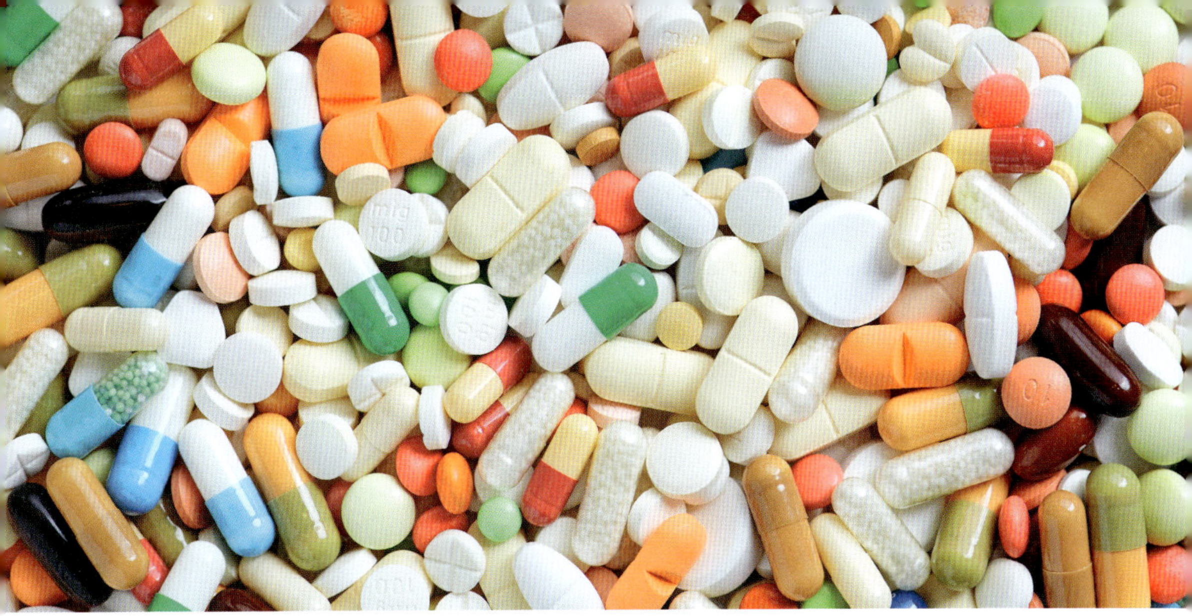

Bevor sie an unserer Studie teilnahm, hatten sich die Dinge in die falsche Richtung entwickelt. Obwohl sie einer für Diabetes entwickelten Ernährungsweise folgte, wurden ihre Blutzuckerwerte nach und nach schlechter und die Ernährungsweise verhinderte nicht, dass ihr Gewicht langsam immer weiter stieg.

Zwei Jahre nach der Diagnose verschrieb ihr Arzt ihr das erste Medikament gegen Diabetes. Schließlich entschied der Arzt, dass sie zwei Medikamente benötigte. Ihre Blutglukosewerte stiegen immer noch. Zu Beginn ihrer Teilnahme an unserer Studie lag ihr Hämoglobin-A1c-Wert – ein Schlüsselwert für die Blutglukosekontrolle, der unter 7 Prozent liegen sollte – bei ungesunden 8,3 Prozent.

Nancy nahm an der Studie teil, weil sie den Fokus auf Ernährung statt Medikamenten schätzt. Angesichts der explosionsartigen Verbreitung von Diabetes in der Gesellschaft spürte sie intuitiv, dass unsere gewohnte Ernährungsweise das Problem sein und dass darin auch die Lösung liegen musste.

Wir zeigten ihr, wie sie ihre Ernährung umstellen sollte. Es gab keine Einschränkung hinsichtlich der Menge, die sie essen durfte oder der Anzahl an Kalorien oder Gramm an Kohlenhydraten, die sie zu sich nehmen sollte. Aber wir empfahlen ihr, eine große Umstellung bei der *Art der Lebensmittel* zu machen.

Am Anfang baten wir sie auch, *keinen* Sport zu treiben – bzw. ihre Gewohnheiten nicht zu ändern – weil wir den Effekt einer reinen Ernährungsumstellung sehen wollten. Das passte ihr gut – sie hatte viel im Büro zu tun und arbeitete jeden Tag bis spätabends und Sport war nicht so wirklich ihr Ding. Zumindest noch nicht.

Als sie begann, sich an unsere Empfehlungen zu halten, fing ihr Gewicht an zu sinken, zusammen mit ihrem Blutglukosewert, der mit überraschender Geschwindigkeit sank. Nachdem die Werte jahrelang immer weiter gestiegen waren, begann der Trend sich umzukehren. Nach elf Wochen stieg sie auf die Waage: Sie hatte 6,5 Kilogramm abgenommen. Und als sie ihren Ärmel hochschob und wir ihren HbA1c-Wert überprüften, stellten wir fest, dass er von 8,3 auf 6,9 Prozent gesunken war. Das alles in nur drei Monaten. Ihre Insulinsensitivität kehrte zurück.

Nancys Blutzuckerspiegel sank weiter. Tatsächlich sank er so sehr, dass klar wurde, dass ihre Medikamente inzwischen zu stark waren. Die beiden Medikamente, die sie einnahm, führten zusammen mit der neuen, höchst effektiven Ernährungsweise zu einem zu niedrigen Blutzuckerspiegel. Es war an der Zeit, ihre Medikamente zu reduzieren. Aber als wir ihre Dosis reduzierten, stellten wir fest, dass es nicht genügte. Nach einigen weiteren Monaten mussten wir ein Medikament ganz absetzen.

Nachdem sie etwas mehr als ein Jahr an der Studie teilgenommen hatte, war sie 18 Kilogramm leichter. Sie nahm nur noch ein Diabetes-Medikament, nicht mehr zwei (es bleibt abzuwarten, ob sie das zweite auch absetzen kann). Und obwohl sie weniger Medikamente nimmt, ist ihr HbA1c-Wert besser als zuvor – 6,8 Prozent bei der letzten Messung.

»Der Erfolg ist einfach unglaublich«, erklärte sie. »Aber es ist nicht nur die Gewichtsabnahme. Meine Werte haben sich unwahrscheinlich verbessert.«

Und da war noch etwas – ein weiterer positiver Effekt, mit dem sie nicht gerechnet hatte. Seit Jahren hatte sie Arthritis und die Schmerzen waren so schlimm, dass sie nicht einmal ein Gurkenglas öffnen konnte. Nach einigen Monaten mit ihrer neuen Ernährungsweise stellte sie plötzlich fest, dass ihre Arthritissymptome vollständig verschwunden waren. (Es gibt übrigens eine große Anzahl wissenschaftlicher Bücher zu Ernährung und Arthritis, die ich in einem meiner früheren Bücher zusammengefasst habe, *Foods That Fight Pain*.) Das Beste an dieser Geschichte ist aber: Nancys Erfahrung ist keine Seltenheit bei Menschen, die ihre Ernährung so umstellen, wie wir es in diesem Buch beschreiben.

Vance

Vance war gerade einmal 31 Jahre alt, als bei ihm Diabetes diagnostiziert wurde. Beide Großeltern mütterlicherseits hatten die Krankheit, aber bis zu diesem Zeitpunkt war Vance in mehr oder weniger guter gesundheitlicher Verfassung gewesen. Er hatte zwölf Jahre lang als Polizist gearbeitet und arbeitet jetzt bei einer Bank – er war es nie gewohnt, sich krankzumelden.

Diabetes änderte alles. »Ich kann ein Bein verlieren, blind werden oder an der Dialyse enden«, war seine Aussage. Und die Wahrheit war, dass er tatsächlich nicht in so guter Verfassung war. Er hatte im Lauf der Jahre langsam an Gewicht zugelegt und wog bei einer Größe von knapp 1,83 Metern 125 Kilogramm. »Ich nahm weder meine Ernährung noch meine Gesundheit wirklich ernst«, sagte er. »Ich wuchs auf mit Steaksandwiches, Schweinekoteletts und Hühnchen. Wir grillten viel. Wir aßen auch ein wenig Gemüse, aber nicht viele frische Lebensmittel. Ich trieb keinen Sport. Ich nahm das alles einfach nicht sehr ernst.« Zu den Gewichtsproblemen kamen Schwierigkeiten im sexuellen Bereich. Impotenz betrifft viele Männer mit Diabetes und tritt häufig bei übergewichtigen Männern auf. Sein Arzt verschrieb ihm Metformin, ein gängiges Medikament zur Senkung des Blutzuckerspiegels.

Vance erfuhr von unserer Studie und meldete sich als Freiwilliger – trotz einiger Bedenken bei der Aussicht, seine Ernährung umstellen zu müssen. »Ich hatte zuvor nie Einschränkungen oder Regeln bezüglich meiner Ernährung«, sagte er. »Ich habe vorher nie versucht, meine Ernährungsweise zu kontrollieren. Ich habe immer gegessen, worauf ich Lust hatte.« Aber seine Frau war seit einiger Zeit Vegetarierin und freute sich, dass auch Vance zu einer Umstellung bereit war.

Der Erfolg stellte sich ziemlich schnell ein. Er begann abzunehmen und im Laufe eines Jahres verlor er – zu seiner Überraschung – rund 27 Kilogramm. Sein HbA1c-Wert, der zu Beginn der Studie bei 9,5 Prozent lag, fiel nach nur zwei Monaten auf 7,1 Prozent. Vierzehn Monate nach Studienbeginn war er auf 5,3 Prozent gesunken. Sein Arzt war begeistert und sagte, es sei an der Zeit, das Metformin abzusetzen.

Eine weitere Überraschung: Seine sexuellen Probleme verschwanden buchstäblich innerhalb von drei Monaten. »Ich war seit meiner Zeit bei der Polizeiakademie nicht mehr so gut in Form. Es ist, als ob mir ein Gewicht von den Schultern genommen wurde«, sagte er. »Als ich meiner Mutter erzählte, was ich tue – dass ich meine Ernährung umgestellt habe – war sie so glücklich, dass sie fast geweint hat, weil mein Vater im Alter von 30 starb. Als mein Großvater starb, war ich das älteste männliche Mitglied meiner direkten Familie. Wir neigen dazu, uns ziemlich früh zu verabschieden. Aber sie sah, dass ich einen anderen Weg einschlage. Ich achte auf mich.«

DIE KONTROLLE ÜBERNEHMEN

Die jetzige Ernährungsweise von Nancy und Vance – von der ich hoffe, dass auch Sie sie bald übernehmen werden – wurde entwickelt, um den Verlauf von Diabetes nicht nur abzumildern, wie andere Diäten, sondern um viel mehr zu tun. Sie wurde entwickelt, um die grundlegenden Ursachen der Krankheit anzugehen.

Wie die Teilnehmer unserer Studie erfahren haben, können stetig steigende Blutzuckerwerte auch wieder sinken. Die Straße, die zu Diabetes führt, ist keine Einbahnstraße.

Ob Sie Diabetes Typ 2 haben und die Kontrolle über Ihre Gesundheit gewinnen wollen oder Diabetes Typ 1 und die Auswirkungen der Krankheit auf Ihr Leben reduzieren müssen, dieses Programm wurde für Sie entwickelt.

Unsere Forschung – und dieses Buch – zielt aber auf noch mehr ab. Täglich wird bei mehr und mehr Menschen, einschließlich einer überraschend hohen Anzahl Kinder,

Diabetes diagnostiziert. Diese Menschen und ihre Familien bezahlen einen hohen persönlichen Preis, um mit dieser Krankheit zu leben. Und Kliniken, Gesundheitsorganisationen, Versicherungen und Regierungsprogramme, in den USA insbesondere Medicare und Medicaid, haben mit den steigenden Kosten für Medikamente, Ärzte und Krankenhausaufenthalte aufgrund der vielen Komplikationen zu kämpfen. Für viele Menschen mit hohem Risikopotenzial ist es nur eine Frage der Zeit, bis sie die Diagnose erhalten. Es ist unsere Hoffnung, dass eine radikale Ernährungsumstellung viel zur Lösung dieses Problems beitragen kann, wenn sie nur ausreichend Verbreitung findet.

Dieses Programm ist wirklich revolutionär bezüglich der Art, wie wir über diese ansonsten unbarmherzige Krankheit denken. Diabetes ist nicht mehr eine Krankheit, mit der Sie einfach leben müssen. Die Krankheit muss sich nicht langsam und unaufhaltsam verschlechtern. Ganz im Gegenteil. Wenn Sie Diabetes haben, wird es Zeit, dass Sie Ihr Leben zurückbekommen.

Wir werden Ihren Diabetes nicht umsorgen. Dieses Programm wurde vielmehr dafür entwickelt, dass Sie die *Ursachen* von Diabetes verstehen und lernen, wie Sie diese so weit *korrigieren* können, wie es mit einer Umstellung der Ernährung und Lebensweise nur möglich ist. Wenn Sie keinen Diabetes haben, aber zu einer Risikogruppe gehören, ist dies ein höchst wirkungsvolles Programm, der Krankheit vorzubeugen.

»Eignet sich das Programm für mich?«, werden Sie vielleicht fragen. Die Antwort ist ein deutliches Ja. Hier kommen die Gründe dafür.

- **Ob Sie gerne kochen oder lieber auswärts essen, Sie können Ihre Ernährung leicht umstellen.** Ich betone diesen Punkt, weil manche Menschen sich vorstellen, eine Ernährungsumstellung bedeute, alle Mahlzeiten daheim zubereiten zu müssen. Im Klartext: viele Stunden Arbeit. Wenn Sie bei diesem Gedanken innerlich stöhnen, verstehe ich Sie gut. Ich habe vor langer Zeit gelernt, dass mein Naturell sich nicht fürs Kochen eignet. Vielleicht wurde ich mit einem »Zimmerservice-Gen« geboren, und vielleicht geht es Ihnen genauso. Daher zeige ich Ihnen, wie Sie eine gesunde Ernährung planen und die Umstellung bewältigen, ob Sie gern kochen oder nicht. Viele unserer Studienteilnehmer reisen, essen in Restaurants oder in den Kantinen ihrer Betriebe. Dieses Programm hat für sie dennoch funktioniert, und das kann es auch bei Ihnen.

- **Es spielt keine Rolle, ob Sie Sport mögen oder sich nie an einen Sport- und Bewegungsplan halten konnten.** Die oben beschriebenen Verbesserungen wurden *ohne Sport bzw. Bewegung* erreicht. Tatsächlich schließen all unsere Forschungsstudien Sport und Bewegung aus, weil wir die Ernährungsumstellung isolieren müssen, um deren Wirkung wirklich testen zu können. Dennoch sind Sport und Bewegung ein wichtiger Teil jeder Diabetesbehandlung, und dieses Buch wird Ihnen zeigen, wie Sie diese auf vernünftige, sichere und effektive Weise in Ihr Leben integrieren können. Wenn Sie aber nicht viel Sport ausüben können, aufgrund von Gelenkproblemen, einer Herzkrankheit oder schwerem Übergewicht, oder wenn Sie sich einfach nicht an einen Trainingsplan halten können, werden Sie sich freuen zu lesen, dass die Vorteile unserer Ernährungsumstellung nicht davon abhängen, ob Sie sich auch mehr bewegen.

- **Wenn Sie das Gefühl hatten, dass Sie einfach keine Diät durchhalten, verstehe ich Sie vollkommen.** Daher werden wir uns nur darauf konzentrieren, *was* Sie essen, nicht *wie viel*. Sie können essen, bis Sie satt sind und Zwischenmahlzeiten einbauen, wann es Ihnen beliebt. Sie werden aber etwas Energie investieren müssen: Sie müssen Ihren Blickwinkel auf Lebensmittel überarbeiten. Und Sie werden einige alte, überholte Meinungen aufgeben müssen. Und wenn Sie übergewichtig sind, ist es sehr wahrscheinlich, dass Sie bald ein paar neue Kleidungsstücke benötigen!

WAS BEDEUTET ES, DIABETES *ZURÜCKZUBILDEN*?

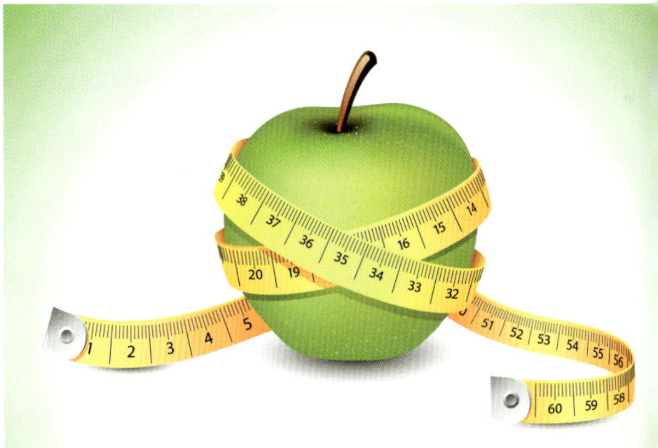

Die meisten Menschen mit Diabetes stellen fest, dass ihr Körpergewicht schrittweise zunimmt, ihr Blutzuckerspiegel langsam steigt, sie immer mehr Medikamente benötigen und die Folgeschäden immer schlimmer werden. Diabetes zurückzubilden bedeutet, diesen Trend umzukehren. Wenn Gewicht ein Problem darstellt, kann es sinken – langsam, aber stetig. Blutglukosewerte, die gestiegen sind, können auch wieder sinken. Ein immer weiter steigender Medikamentenverbrauch kann auch wieder reduziert werden. Symptome wie Neuropathie – Nervenschmerzen in Füßen und Beinen – können sich verbessern und sogar verschwinden. Herzkrankheiten können zurückgebildet werden.

Wird die Krankheit vollständig verschwinden? Einige Menschen würden argumentieren, dass eine Person, die Diabetes hat, diese Krankheit immer hat, selbst wenn die Blutwerte sich so sehr verbessern, dass die Krankheit nicht mehr diagnostiziert werden kann. Was diese Menschen meinen, ist, dass die genetischen Merkmale, welche die Entstehung von Diabetes Typ 2 ermöglicht haben, nicht verschwinden und Diabetes Typ 1 weiterhin Insulingaben erfordert, wie positiv Sie Ihre Ernährung auch umstellen.

Es ist nicht möglich im Voraus zu sagen, wie weit Sie kommen werden. Werden Sie Ihre Medikamente reduzieren, teils oder sogar ganz absetzen können? Oder Ihren Blutzucker so weit senken, dass niemand je wissen könnte, dass Sie einmal Diabetes hatten? Die Antworten auf diese Fragen werden Ihre eigenen Erfahrungen geben, aber ich kann Ihnen versprechen, dass dieses Buch Ihnen zeigen wird, was Sie wissen müssen, um ein hoch effizientes Ernährungsprogramm wirken zu lassen. Für den Rest sind Sie verantwortlich.

Ich wäre Ihnen sehr dankbar, wenn Sie anderen Menschen erzählen, was Sie tun, und dieses Buch vielleicht Ihren Freunden oder Familienmitgliedern ausleihen, die auch Diabetes haben. Wir wissen, dass wir diese Krankheit bei einzelnen Menschen zurückbilden können, aber eine internationale Epidemie zu bekämpfen ist eine große Aufgabe und benötigt zahlreiche Unterstützer. Ich hoffe, dass Sie Gesundheitsexperten, Forschungsstudienteilnehmer und deren Familien bei dieser wichtigen Aufgabe unterstützen.

Ich danke Ihnen und wünsche Ihnen viel Glück und Erfolg mit diesem Programm.

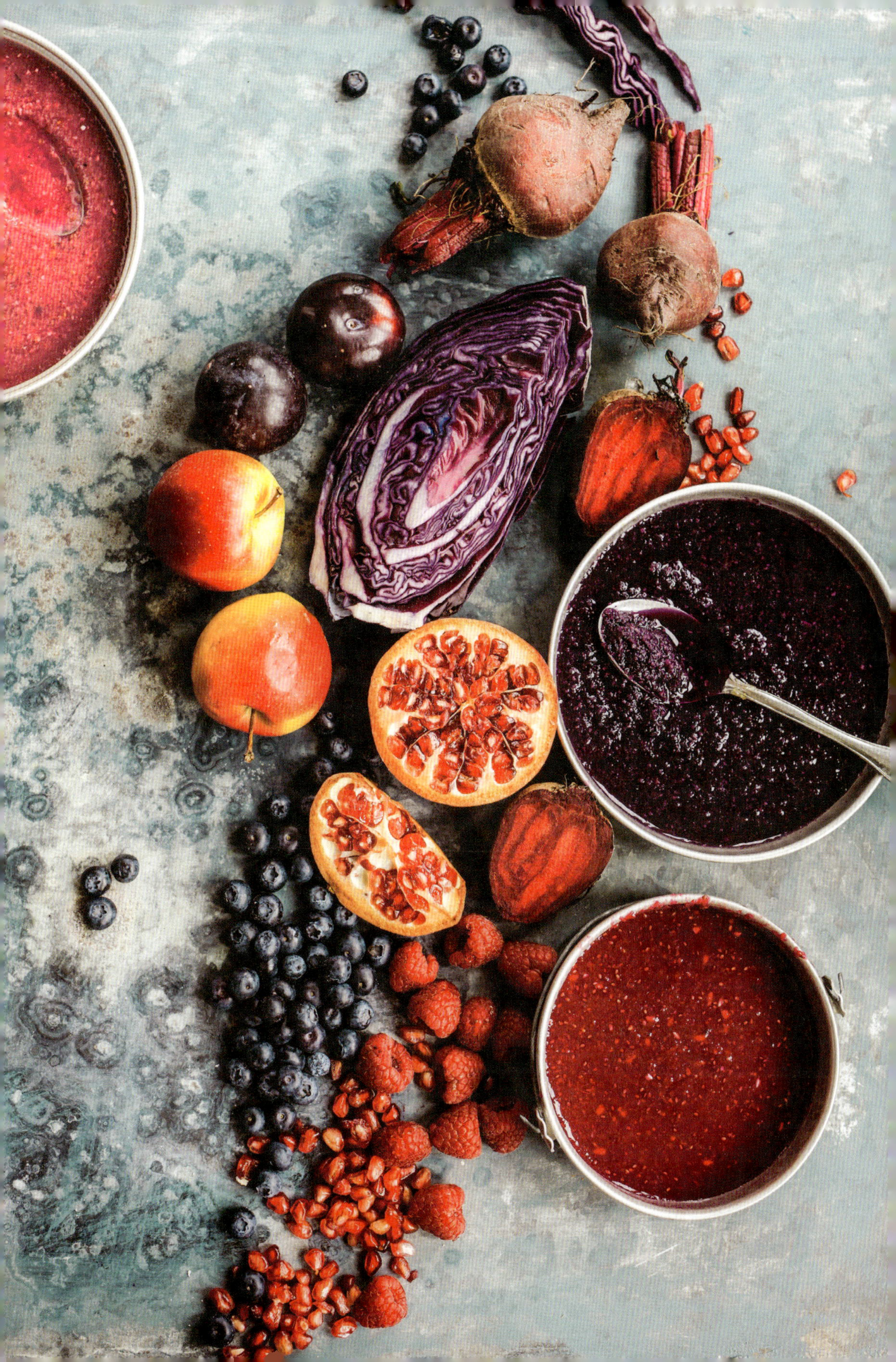

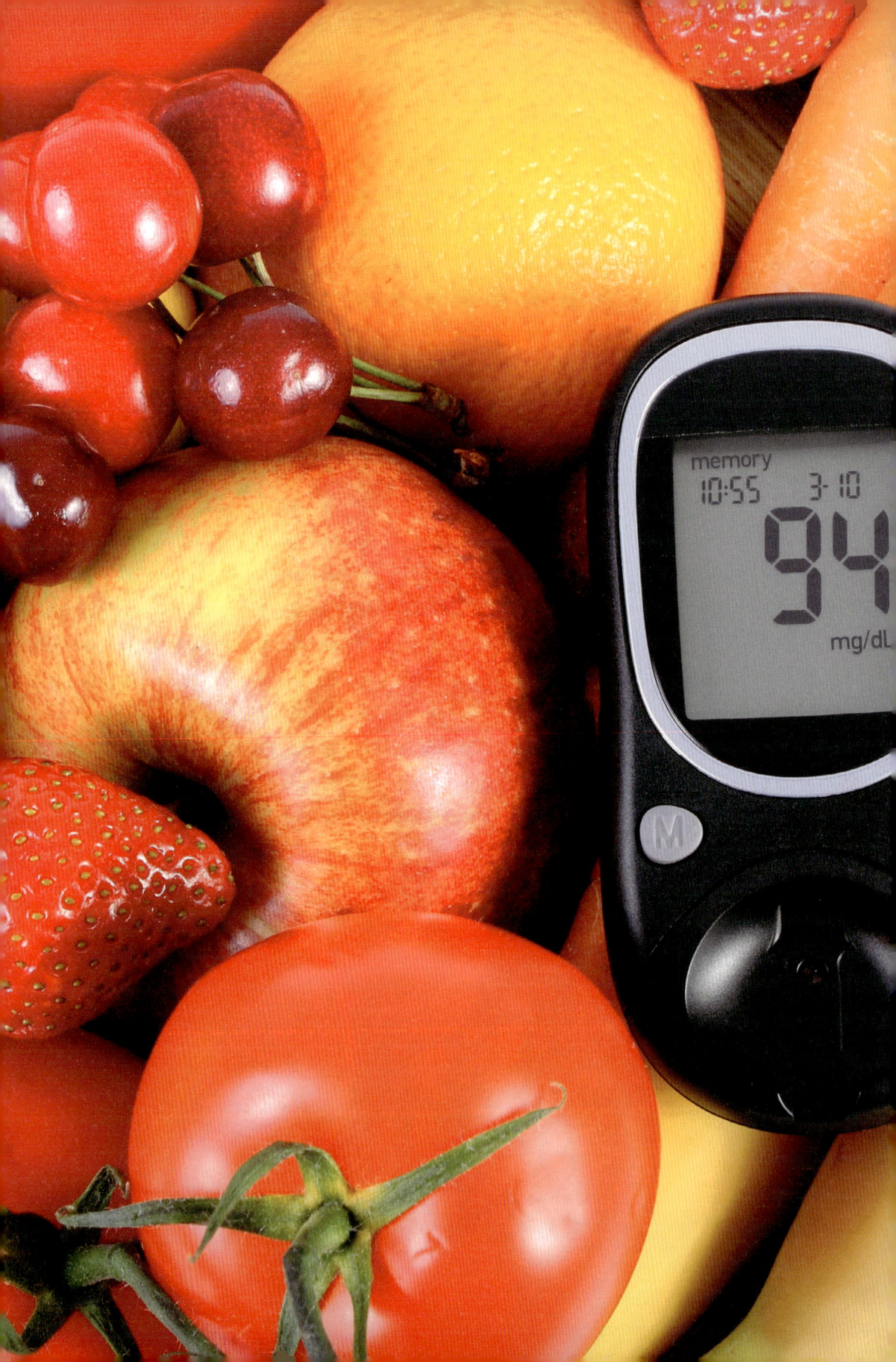
memory
10:55
3-10
94
mg/dL

TEIL 1

DER DURCHBRUCH

KAPITEL 1

DIE GRUNDLAGEN HABEN SICH GEÄNDERT

In den letzten Jahren wurde vieles von dem, was wir über Diabetes zu wissen glaubten, auf den Kopf gestellt. Heute rückt das Verstehen der grundlegenden *Ursachen* in den Mittelpunkt und verleiht uns Möglichkeiten, die wir nie zuvor hatten.

Um sicherzugehen, dass wir uns am gleichen Ausgangspunkt befinden, möchte ich Ihnen die Grundlagen erläutern: Symptome, Diabetestypen und typische Behandlungen, die häufig zum Einsatz kommen. Danach werde ich Ihnen zeigen, was neu ist.

WOHER WISSEN WIR, DASS ES DIABETES IST?

Lassen Sie uns als Erstes die Symptome klären. Diabetes kann sich auch ohne Symptome einstellen, fängt aber oft mit Müdigkeit an. Ohne einen bestimmten guten Grund ist Ihre Energie einfach nicht mehr da. Es kann auch sein, dass Sie schneller Wasser verlieren, als Sie sollten, was heißt, dass Sie öfter die Toilette aufsuchen als bisher. Und Sie sind durstig: Sie stellen fest, dass Sie eine überraschende Menge Wasser trinken.

Das geht in Ihrem Körper vor sich: Das grundlegende Problem ist, dass Zucker aus Ihrem Blutkreislauf nicht in Ihre Körperzellen gelangen kann. Dieses eine Problem zieht viele andere nach sich, wie ein Dominostein, der einen weiteren und noch einen und noch einen umstößt.

Der Zucker, von dem wir sprechen, ist Glukose - eines der kleinsten und einfachsten Zuckermoleküle. In diesem Fall ist Zucker nicht einfach ein anderes Wort für Junkfood oder leere Kalorien. Es ist so, dass Ihre Körperzellen diesen Zucker - Glukose - als Energielieferant nutzen. Glukose ist der Treibstoff für Ihren Körper, wie Benzin für Ihr Auto oder Kerosin für ein Flugzeug. Sie treibt Ihre Bewegungen, Ihre Gedanken und mehr oder weniger alles an, was Sie tun.

Und genau das ist das Problem. Wenn Glukose nicht in Ihre Zellen kommen kann, verlieren diese ihren Haupttreibstoff und Sie verlieren Ihre Energie. Darum sind Sie müde. Wenn es Ihren Muskeln an der benötigten Glukose fehlt, sind Sie schnell erschöpft.

In der Zwischenzeit reichert sich die Glukose, die nicht in Ihre Muskelzellen gelangen kann, in Ihrem Blutkreislauf an. Sie reichert sich immer weiter im Blut an, wandert schließlich in die Nieren und findet sich in Ihrem Urin wieder.[1]

Wenn Glukose Ihre Nieren passiert, bringt sie Wasser mit sich – viel Wasser, daher diese häufigen Toilettengänge. Das führt natürlich zu Durst – immerhin verlieren Sie dieses ganze Wasser. Müdigkeit, häufiges Urinieren und Durst sind also Symptome eines Problems: Glukose, die Schwierigkeiten hat, in Ihre Zellen zu gelangen.

Sie werden vielleicht auch feststellen, dass Sie Gewicht verlieren. Und nein, das ist kein erfreuliches Ereignis – nicht in dieser Situation. Sie nehmen ab, weil Ihre Zellen hungern. Nährstoffe gelangen nicht in Ihre Zellen, Ihr Körper ist also unterernährt. Selbst wenn Sie reichlich essen, können Nährstoffe und der Treibstoff nicht dahin gelangen, wo sie gebraucht werden.

Jeden Tag betreten Menschen Arztpraxen und klagen über Müdigkeit, häufiges Urinieren, Durst und manchmal unerklärlichen Gewichtsverlust. Der Arzt nimmt eine Blutprobe, stellt einen ungewöhnlich hohen Blutglukosespiegel fest und diagnostiziert Diabetes. Der Arzt sagt seinen Patienten dann, dass es essenziell ist, den Blutzucker unter Kontrolle zu bekommen. Wenn Tag für Tag eine übergroße Menge Glukose im Blutkreislauf zirkuliert, können die Arterien geschädigt werden. Die Glukose im Blut kann das Herz und die empfindlichen Blutgefäße der Augen, Nieren und Extremitäten schädigen.

Aber wie wir in unseren Studien zeigen konnten, kann Diabetes auch zurückgebildet werden. Wenn Sie Ihre Ernährung umstellen und andere gesunde Änderungen vornehmen, kann ein steigender Blutglukosespiegel wieder sinken. Manchmal kann die Veränderung so groß sein, dass kein Arzt, der Sie hinterher untersucht, je auf den Gedanken käme, dass bei Ihnen einst Diabetes diagnostiziert wurde.

DIABETESTYPEN

Eine Diagnose auf Diabetes – oder Prädiabetes – bedeutet, dass das Insulin in Ihrem Körper seine Aufgabe nicht richtig erledigt. Insulin ist ein Hormon, das unter anderem Zucker aus Ihrem Blut in die Zellen Ihres Körpers transportiert. Es agiert als Schlüssel, indem es sozusagen eine Tür zu den Zellen öffnet und Nährstoffe einlässt. Wenn

1 Die Passage der Glukose aus dem Blut in den Urin führte zu dem technischen Namen, den Ärzte für Diabetes verwenden: Diabetes mellitus. *Diabetes* kommt von dem griechischen Wort mit der Bedeutung »durchgehen« und *mellitus* ist das lateinische Wort für »Honig« oder »süß«.

WIE ÄRZTE DIABETES DIAGNOSTIZIEREN

Ärzte diagnostizieren Diabetes wenn ...

- Sie Diabetessymptome (häufiges Urinieren, ungewöhnlichen Durst, unerklärlichen Gewichtsverlust) feststellen und Ihr Blutglukosespiegel bei 200 Milligramm pro Deziliter (mg/dl) – oder 11,1 Millimol pro Liter (mmol/l)* – oder höher liegt, unabhängig von der Tageszeit und ob Sie gerade gegessen haben oder nicht, oder
- Ihr Blutglukosespiegel nüchtern (8 Stunden nach Nahrungsaufnahme) bei 126 mg/dl (7,0 mmol/l) oder höher liegt.

Ihr Arzt wird dies als vorläufige Diagnose ansehen, bis sie durch eine ähnliche Untersuchung an einem anderen Tag bestätigt wird. In einigen Fällen machen Ärzte einen Glukosetoleranztest, bei dem Sie einen Sirup mit 75 mg Glukose trinken. Wenn Ihr Blutglukosewert zwei Stunden später 200 mg/dl (11,1 mmol/l) oder mehr beträgt, wird Ihr Arzt Diabetes diagnostizieren.

Eine normale Nüchternglukose liegt bei unter 100 mg/dl (5,6 mmol/l). Zwei Stunden nach einem Glukosetoleranztest sollte der Wert unter 140 mg/dl (7,8 mmol/l) liegen. Wenn Ihre Werte über dem Normalbereich liegen, aber nicht hoch genug sind, um Diabetes zu diagnostizieren, wird Ihr Arzt Prädiabetes diagnostizieren (gestörte Glukosetoleranz), die häufig einer späteren Diabetesdiagnose vorausgeht.

* Glukose wird bei uns in Milligramm pro Deziliter (mg/dl) gemessen. In vielen anderen Ländern wird Glukose in Millimol pro Liter (mmol/l) gemessen. Wie Sie sehen werden, werden dieselben Einheiten auch bei der Messung von Cholesterin verwendet.

Insulin an der Zelloberfläche ankommt und die Tür öffnet, kann Glukose in die Zelle hinein und dient ihr als Treibstoff.

Wenn Ihr Körper aus irgendeinem Grund kein Insulin produziert, führt dies zu steigenden Blutglukosewerten. In ähnlicher Weise steigt Ihr Blutglukosespiegel, wenn Ihre Zellen nicht auf das Insulin reagieren – der Schlüssel lässt sich in das Schloss stecken, aber die Tür geht nicht auf. Auf lange Sicht können hohe Blutglukosewerte Nerven, Augen, Nieren und andere Körperteile schädigen.

Diabetes wird in drei Haupttypen unterteilt, Typ 1, Typ 2 und Schwangerschaftsdiabetes. Lassen Sie uns einen Blick auf alle drei werfen.

DIABETES TYP 1 entsteht in der Regel in der Kindheit oder im Jugendalter. Früher wurde es als Kinder- oder Jugenddiabetes oder insulinabhängiger Diabetes bezeichnet.

Bei Typ-1-Diabetes ist die Fähigkeit des Pankreas, Insulin zu produzieren, geschädigt, und die Betroffenen müssen Insulin von außerhalb zuführen – normalerweise per Spritze. Jüngere Forschungsergebnisse haben aber gezeigt, wie eine Ernährungsumstellung das Risiko für ernste Komplikationen in Zusammenhang mit Diabetes erheblich senken kann, wie Sie in Kapitel 3 sehen werden.

Zudem wissen mir mehr als je zuvor über die Ursachen der Krankheit, was uns Mittel an die Hand gibt, sie zu verhindern. Der Schaden an den Insulin produzierenden Zellen wird durch das biologische Äquivalent eines »friendly fires« verursacht. Das heißt, es wird durch das körpereigene Immunsystem verursacht – unsere weißen Blutkörperchen, die Bakterien und Viren bekämpfen sollen. Diese Zellen sind dazu gedacht, Sie zu schützen, stattdessen aber haben sie die Zellen des Pankreas angegriffen und deren Fähigkeit zerstört, Insulin zu produzieren. In Kapitel 3 werden wir uns mit den Auslösern dieses Prozesses befassen. Es wird Sie vielleicht überraschen zu erfahren, dass Lebensmittel – insbesondere die Lebensmittel, mit denen Säuglinge in den ersten Lebensmonaten gefüttert werden – die Hauptverdächtigen sind.

TYP-2-DIABETES wurde früher als Erwachsenendiabetes oder auch als insulinunabhängiger Diabetes bezeichnet. Neun von zehn Menschen mit Diabetes haben Typ 2. Die meisten Menschen mit dieser Form der Krankheit produzieren noch Insulin; das Problem ist, dass ihre Zellen nicht reagieren. Das Insulin versucht Glukose in die Zellen zu bringen, aber die Zellen reagieren wie eine Tür mit einem nicht funktionierenden Schloss. Als Antwort auf diese trägen Zellen produziert Ihr Körper mehr und mehr Insulin in dem Versuch, den Widerstand zu überwinden. Wenn der Insulinvorrat des Körpers den Widerstand nicht überwinden kann, reichert die Glukose sich im Blut an.

Diabetesmedikamente sollen diesem Problem entgegenwirken: Einige verstärken die Zellreaktion auf Insulin. Andere bringen das Pankreas dazu, mehr Insulin ins Blut abzugeben oder hindern die Leber daran, mehr Glukose ins Blut abzugeben.

Bis heute versuchen auch die meisten Diabetiker-Diäten, die fehlende Insulinsensitivität der Zellen zu kompensieren. Sie beschränken die Zuckermenge in der Ernährung. Sie beschränken auch Stärke (komplexe Kohlenhydrate), weil Stärke aus vielen Glukosemolekülen besteht, die zu einer Kette verbunden sind. Während des Verdauungsvorgangs wird die Stärke aufgebrochen, um natürliche Zucker in das Blut abzugeben. Die Idee dahinter ist, dass die Zellen nicht von zu viel Glukose überfordert werden, wenn Sie weniger Kohlenhydrate auf einmal zu sich nehmen. Bei Menschen, die Medikamente einnehmen, versuchen typische Diäten die Menge an Glukose oder Stärke von Mahlzeit zu Mahlzeit und von Tag zu Tag relativ konstant zu halten, damit auch die Medikamentendosis, die nötig ist, um ihren Körper bei der Verarbeitung der Glukose zu unterstützen – ihre tägliche Dosis –, gleich bleiben kann. Diese Diäten sagen Ihnen also, was, wann und wie viel Sie essen sollen.

Neue Forschungsergebnisse haben allerdings alles geändert. Wir können heute Ernährungsumstellungen nutzen, um die Insulinsensitivität direkt zu beeinflussen.

Wie Sie in Kürze sehen werden, wurden Ernährungsempfehlungen vollständig neu konzipiert, um diese neuen Erkenntnisse zu integrieren.

SCHWANGERSCHAFTSDIABETES ähnelt Typ 2, tritt aber während der Schwangerschaft auf. Obwohl Schwangerschaftsdiabetes in der Regel nach der Geburt wieder verschwindet, ist er ein Anzeichen für eine Insulinresistenz, und das bedeutet, dass Typ-2-Diabetes bereits im Anmarsch sein kann. Wir können Schwangerschaftsdiabetes häufig mit denselben Mitteln, die bei Typ-2-Diabetes angewandt werden, daran hindern, sich zu Typ-2-Diabetes zu entwickeln.

INSULIN WIRD IM PANKREAS GEBILDET

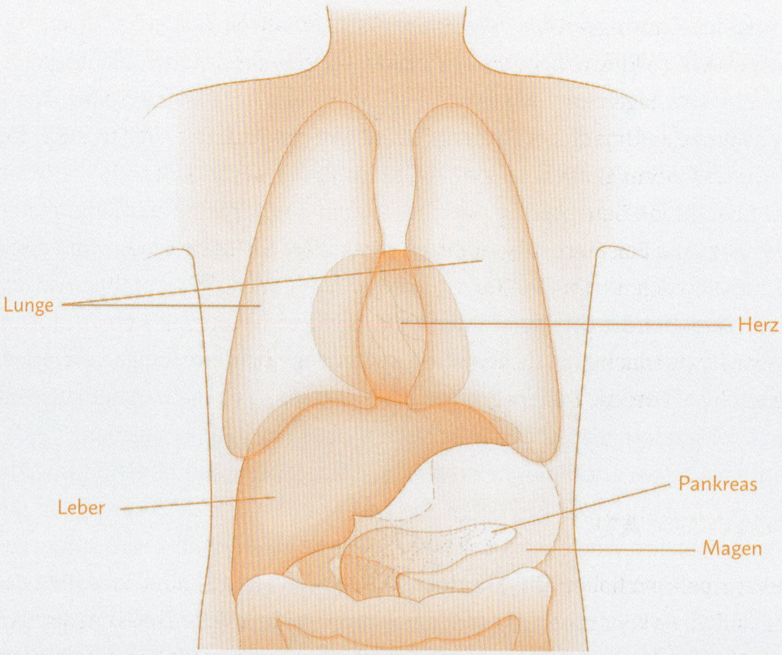

Insulin wird im Pankreas gebildet, einem direkt hinter dem Magen gelegenen Organ in etwa der Größe und Form einer TV-Fernbedienung. Und tatsächlich geht es beim Pankreas um Fernsteuerung. Das Organ gibt Insulin in den Blutkreislauf ab, damit dieses zu Ihren Körperzellen reist und diesen hilft, Glukose aus dem Blut aufzunehmen. Bei Typ-1-Diabetikern hat das Pankreas aufgehört, Insulin zu produzieren. Bei Typ-2- und Schwangerschaftsdiabetes kann das Pankreas normalerweise noch Insulin produzieren, aber die Zellen reagieren nicht.

DIE GENE BESTIMMEN NICHT IHR SCHICKSAL

Diabetes ist erblich bedingt, aber schlussfolgern Sie daraus nicht, dass Sie zwangsläufig an Diabetes erkranken, nur weil eines Ihrer Elternteile Diabetes hat. Sie können die Dinge verändern.

Lassen Sie uns zuerst Typ-1-Diabetes betrachten. Viele Kinder werden mit Genen geboren, die zur Entwicklung von Typ-1-Diabetes führen können, die meisten erkranken aber nie. Tatsächlich liegt selbst bei eineiigen Zwillingen, bei denen ein Zwilling an Typ-1-Diabetes erkrankt, das Risiko für den anderen Zwilling, ebenfalls an Diabetes zu erkranken, bei unter 40 Prozent. Der Unterschied liegt, offensichtlich, in der Umwelt, vor allem den Lebensmitteln, mit denen das Kind früh im Leben Kontakt hat, Virusinfektionen und vielleicht anderen Faktoren.

Die Gene spielen bei Typ-2-Diabetes eine ähnliche Rolle. Viele Jahre, bevor die Krankheit auftritt, können spezielle Tests eine Insulinresistenz bei Jugendlichen mit einer von den Eltern geerbten Tendenz zu Typ-2-Diabetes aufdecken. Wenn sie sich genauso wie ihre Eltern ernähren, steuern sie sehr wahrscheinlich auf die Diagnose zu. Die Beweislage zeigt aber eindeutig, dass eine Umstellung von Ernährung und Lebensweise den Umständen trotzen und Diabetes verhindern kann. Wenn die Krankheit auftritt, kann Ernährung den Verlauf dramatisch abändern.

Der Punkt ist: Einige Gene sind Diktatoren, andere nicht. Die Gene für Haar- oder Augenfarbe sind zum Beispiel echte Diktatoren. Wenn sie bestimmen, dass Sie braune Haare oder blaue Augen haben sollen, dann ist das so. Aber die Gene für Diabetes ähneln eher Komitees. Sie geben keine Befehle, sie machen Vorschläge.

Wenn unsere Gene nach Diabetes rufen, müssen wir nicht unbedingt darauf hören. Wir haben mehr Macht, als Sie sich vielleicht vorstellen.

HÄMOGLOBIN A1C

Wie Sie bereits gelesen haben, diagnostizieren Ärzte Diabetes anhand Ihrer Blutglukosewerte, und diese kontinuierlich zu kontrollieren ist wichtig, um die Wirksamkeit von Ernährung und Medikamenten beurteilen zu können. Aber auch wenn Glukosemessungen hilfreich sind, zeigen sie nur Ihren Status zur Zeit des Tests an. Der beste Weg, Ihren Zustand langfristig zu beurteilen, ist es, Ihren Hämoglobin-A1c-Wert, abgekürzt HbA1c, zu bestimmen. Dies ist die wichtigste Methode, um Ihre Fortschritte bei der Diabetes-Kontrolle zu überprüfen.

Hämoglobin ist das Pigment, das den roten Blutkörperchen die Farbe verleiht und dessen Aufgabe es ist, Sauerstoff zu transportieren. Der HbA1c-Test ermittelt, wie viel Glukose von Ihren roten Blutkörperchen aufgenommen und an Hämoglobin gebunden wurde. Weist Ihr Blut viel Glukose auf, wird ein beträchtlicher Teil von Ihren Zellen aufgenommen und an Ihr Hämoglobin gebunden. Wenn sich wenig Glukose in Ihrem Blut befindet, hat Ihr Hämoglobin viel weniger, an das es sich binden kann.

Da rote Blutkörperchen relativ kurz leben (ungefähr 4 Monate), zeigt der Test, wie gut Ihr Blutzucker die vorangegangenen drei Monate eingestellt war. Die *American Diabetes Association* (ADA) empfiehlt Menschen mit Diabetes, HbA1c-Werte unter 7 Prozent anzustreben. Studien zeigen aber, dass geringere Werte das Komplikationsrisiko senken, daher empfehlen viele Experten mittlerweile Werte von 6,5 oder sogar 6 Prozent.

DIABETES-DIÄTEN

Wenn Sie Diabetes haben, haben Sie wahrscheinlich gedruckte Informationen darüber erhalten, was Sie essen und was Sie meiden sollten. Vielleicht haben Sie eine Ernährungsfachkraft getroffen, oder Sie haben einen Ernährungskurs für Diabetiker besucht. Leider erhalten die meisten Menschen nicht die fortlaufende Unterstützung, die sie benötigen, um ihre Ernährung umzustellen, infolgedessen zeigt dieser gut gemeinte Ansatz oft nicht viel Wirkung. Vielleicht geht es Ihnen wie vielen Leuten und Sie finden es schwierig, Ernährungsempfehlungen nachzukommen.

Die Ernährungsempfehlungen der ADA zielten viele Jahre lang darauf ab, eine grundlegende Nährstoffversorgung zu bieten sowie die Kalorienaufnahme und die Lebensmittelauswahl sowohl im Laufe eines Tages als auch von einem zum nächsten Tag möglichst konstant zu halten (das habe ich bereits angesprochen). Die Idee dahinter war, dass Ihr Blutzuckerspiegel sprunghaft an- und absteigen würde, wenn Sie zum Frühstück keine, bei einer späteren Mahlzeit aber reichlich Kohlenhydrate einnähmen. Genauso würde Ihr Blutzuckerspiegel wild schwanken, wenn Sie montags viele stärkehaltige Lebensmittel konsumierten, den Rest der Woche aber kohlenhydratarm äßen, sodass Ihre Medikamente nicht viel helfen würden.

Nach den ADA-Empfehlungen würden Sie sich zuerst mit einer zertifizierten Ernährungsfachkraft treffen, die Ihnen einen individuellen Plan erstellt, in dem die Anzahl der Portionen verschiedener Lebensmittel für Haupt- und Zwischenmahlzeiten beschrieben sind, unter Berücksichtigung des Gewichts, das Sie abnehmen müssen oder des Cholesterins, das Sie senken müssen, sowie der Medikamente, die Sie einnehmen. In Ihrem Plan könnten Sie anhand einer »Austauschliste« Lebensmittel auswählen. Wenn die Ernährungsfachkraft zum Beispiel eine bestimmte Menge Stärke zum Frühstück festlegt, könnten Sie entscheiden, ob diese Stärke aus einem Viertel-Bagel, einer Scheibe Rosinenbrot, hundert Gramm Zerealien oder einem anderen Lebensmittel aus der Austauschliste stammt. Wenn Sie laut Plan ein Stück Obst essen sollten, hätten Sie gleichermaßen die Wahl zwischen mehreren Obstsorten mit ähnlichen Nährstoffeigenschaften.

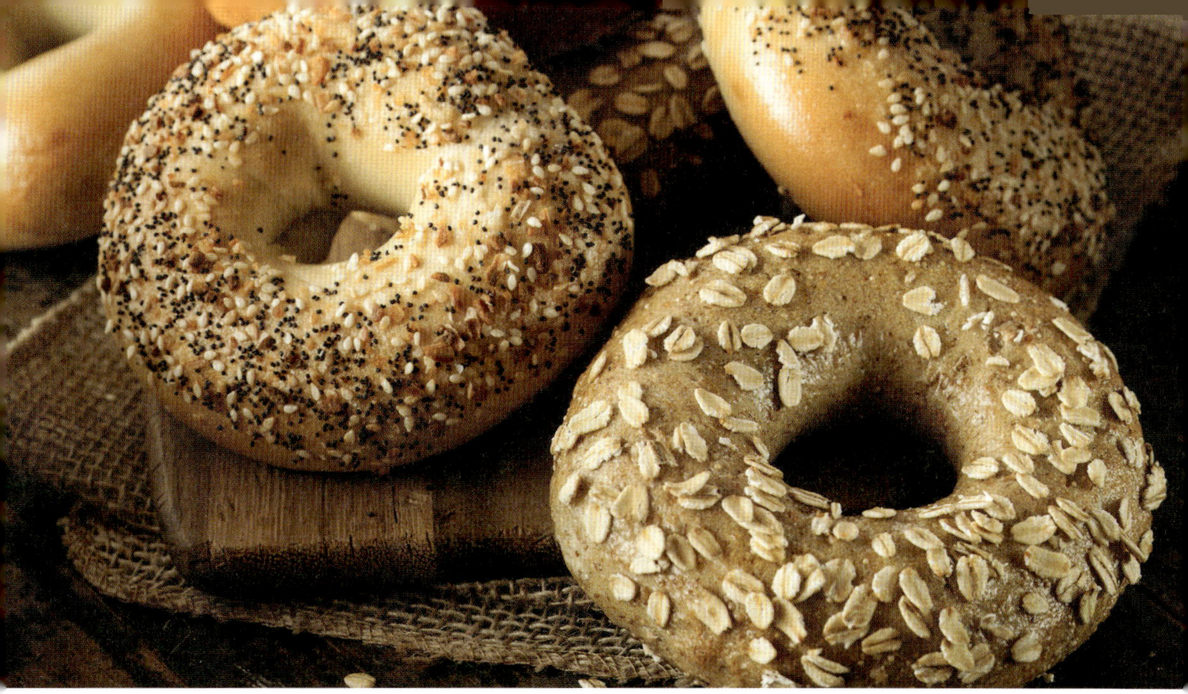

Die Empfehlungen verbessern die Ernährungsgewohnheiten der meisten Menschen. Die Ergebnisse variieren allerdings erheblich von Person zu Person. Einige nehmen ab und erleben eine Reduktion ihrer Blutglukosewerte, anderen nützt es nicht viel. In Studien sinkt der Hämoglobin-A1c-Wert – der Indikator der Blutzuckerkontrolle, wie weiter vorn beschrieben – meist um ungefähr 0,5 Prozentpunkte (z. B. von 8,0 auf 7,5 Prozent), wobei einige Studien etwas bessere und andere etwas schlechtere Ergebnisse erzielen (Sie erfahren in Kapitel 7 mehr über HbA1c und andere Tests).[2-4]

Forscher und Klinikärzte haben diese mauen Resultate lange beklagt. Ein 1993 im *Journal of the American Dietetic Association* veröffentlichter Artikel fasste die Ergebnisse der Studien zum damaligen Zeitpunkt zusammen und schlussfolgerte, dass Diabetes-Diäten schwierig umzusetzen sind und die meisten Menschen diese nicht einhalten.[5] Unsere eigene Erfahrung mit den jüngsten ADA-Empfehlungen ist ähnlich. Diese Empfehlungen sind verständlich und, größtenteils, logisch, aber selbst mit Unterstützung fällt es vielen Menschen schwer, eine solche Ernährungsweise in ihr Alltagsleben zu integrieren.

Die Ernährungsweise, die wir Ihnen in diesem Buch vorstellen, ist gänzlich anders. Viele Menschen finden sie viel einfacher, zudem ist sie viel effektiver und an neueste Erkenntnisse angepasst. Es ist immer noch eine gute Idee, eine Ernährungsfachkraft aufzusuchen, weil diese Sie bei der in den folgenden Kapiteln beschriebenen Umstellung begleiten kann. Nehmen Sie dieses Buch mit, sodass die Ernährungsfachkraft Ihnen bei den Anfängen helfen kann.

MEDIKAMENTE UND GELD

Die Ernährungsweise, die Sie in diesem Buch kennenlernen, ist höchst effektiv. Leider wird die Macht der Ernährung in vielen Arztpraxen vernachlässigt und die Behandlung von Diabetes daher auf die fortlaufende Gabe von Medikamenten reduziert.

Verstehen Sie mich nicht falsch; Diabetesmedikamente können Leben retten. Sie können Ihre Blutzuckerwerte senken und, langfristig, Ihr Risiko in Bezug auf Komplikationen reduzieren. Und wenn eine Umstellung der Ernährungs- und Lebensweise nicht ausreicht, ist es ein schwerer Fehler, auf Medikamente zu verzichten. (Eine detaillierte Beschreibung von Medikamenten finden Sie in Anhang 1.) Aber einige Ärzte und Patienten betrachten Medikamente als die einzigen Werkzeuge, die sie zur Hand haben. Das Marketing der Pharmafirmen dominiert die medizinische Praxis so sehr, dass viele Ärzte Ernährung und Bewegung nur kurz ansprechen, obwohl diese einen enormen Einfluss haben.

Schlagen Sie eine beliebige Diabetiker-Zeitschrift auf und Sie sehen teure Werbeanzeigen für jede Menge Medikamente. Die Hersteller werben sogar in populären Magazinen und fordern die Leser auf, sich die Medikamente von ihrem Arzt verschreiben zu lassen.

Wenn Sie durch die Post blättern würden, mit der ärztliche Praxen überflutet werden, würden Sie Informationen zu medizinischen Kursen, Symposien und Online-Informationsprogrammen sehen, alle von Pharmaunternehmen bezahlt, die ihre Produkte penetrant anpreisen. Diese Unternehmen richten mehrgängige Dinnerveranstaltungen aus, um Ärzte zu Präsentationen über die Anwendungen ihrer Medikamente zu locken. Viele Ärzte finden solche Einladungen zwar geschmacklos, müssen aber medizinische Kurse besuchen, um ihre Position an Krankenhäusern oder Universitäten zu behalten, und Pharmaunternehmen dominieren den Markt für medizinische Fortbildung von Ärzten.

Bei der Jahresversammlung der ADA fahren Unternehmensvertreter an den Laderampen vor und erwecken den Anschein, sie würden eine gewaltige politische Versammlung vorbereiten. Sie errichten riesige Displays im Wert von vielen Hunderttausend Dollar und beschäftigen Armeen von Personal, die Geschenke, Essen, musikalische Unterhaltung und allerlei Firlefanz darreichen, nur um die anwesenden Ärzte zu umgarnen.

Sie, der Medikamentenkonsument, bezahlen die Rechnung dafür. Eine typische Diabetestablette enthält einen aktiven Wirkstoff, der nur einige Cent kostet, aber der Verkaufspreis wird durch die Werbekosten des Herstellers und die anhaltenden Bemühungen, noch eine weitere Tablette zu entwickeln, aufgebläht, um noch ein bisschen mehr Marktanteil zu gewinnen.

Das Geschäft mit Diabetes ist nicht auf Medikamente beschränkt. Patienten müssen auch Blutzuckertestgeräte samt Zubehör kaufen. Blutzuckermessgeräte sind zwar nicht übermäßig teuer, aber die Hersteller verlangen ein kleines Vermögen für das nötige Zubehör, so ähnlich wie Rasiermittel-Hersteller, die ihre Rasierer verschenken, um teure Klingen verkaufen zu können. Die Teststreifen für ein typisches Blutzuckermessgerät kosten zwischen 0,50 und 1 Euro pro Streifen, und eine Person verbraucht pro Tag zwischen einem und acht Streifen. Wenn noch die Kosten bzw. Zuzahlungen für Laboruntersuchungen, Medikamente und Blutzuckerüberwachungsgeräte dazukommen, wird Diabetes schnell zu einer unglaublich teuren Krankheit.

Es ist meine Hoffnung, dass die kommerziellen Aspekte von Diabetes eine untergeordnete Rolle spielen werden, wenn sich die Wirksamkeit einer Ernährungsumstellung herumspricht. Verschiedene Regierungen und Institutionen haben bereits in Forschung zu Ernährung und Diabetes investiert, und diese Investition wird weiterhin Zinsen bringen. Wir müssen uns auch auf die Umsetzung dessen konzentrieren, was wir über Ernährung gelernt haben. Das bedeutet, Ärzte zu ermutigen, sich zuerst auf Ernährung zu konzentrieren, die Krankenkassen dazu zu bewegen, die Beratung von Patienten und ihren Familien zu finanzieren, Eltern über Ernährungsansätze zu informieren, um Typ-1-Diabetes bei ihren Kindern zu verhindern, und mit Schulen zu arbeiten, um gesunde Mahlzeiten zu servieren, damit die Kinder nicht übergewichtig werden und an Diabetes erkranken, wie es aktuell so oft der Fall ist. Diese Maßnahmen könnten die sogenannten Wohlstandskrankheiten viel wirksamer kontrollieren, als Ärzte dies im Moment können, und so die Nachfrage nach Medikamenten von vornherein reduzieren.

Jeder Mensch mit Diabetes hat die einzigartige Fähigkeit, zu genesen und seine Gesundheit wiederzuerlangen. Diese Fähigkeit unterscheidet sich von einer Person zur anderen, aber in unseren Studien haben wir nicht erlebt, dass Alter, Gewicht oder irgendein anderer Faktor ein Hindernis auf dem Weg zu einer Verbesserung darstellte.

Im Rest des Buchs erfahren Sie, was meiner Ansicht nach der wirkungsvollste zurzeit bekannte Ernährungsansatz bei Diabetes ist.

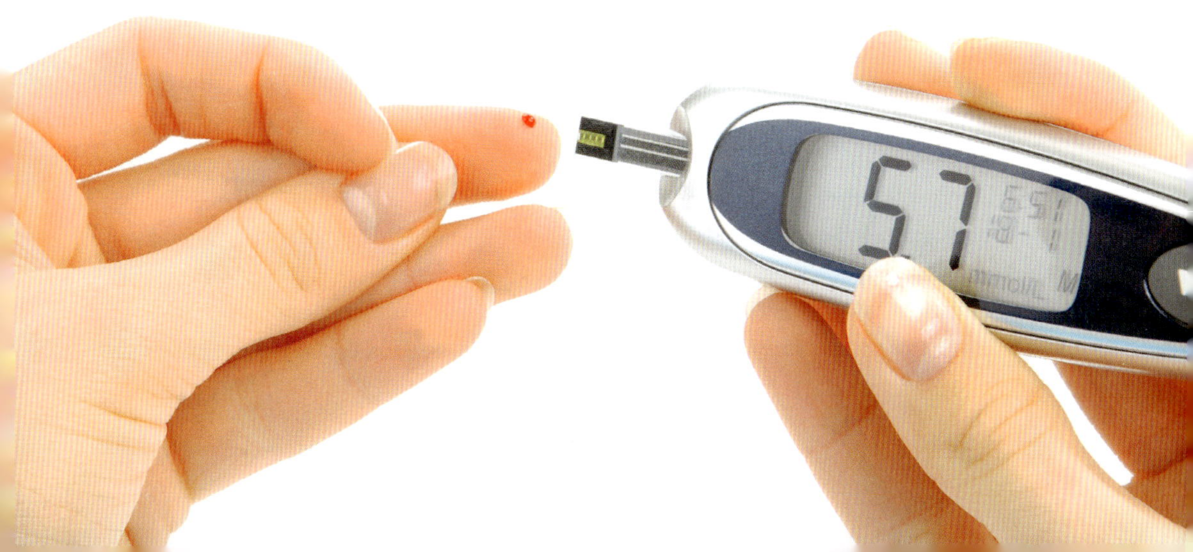

KAPITEL 2

TYP-2-DIABETES ZURÜCKBILDEN

Bemerkenswerterweise haben meine Untersuchungen gezeigt, dass Diabetes zurückgebildet werden kann - der Blutzuckerspiegel, die Medikamentendosis und das Komplikationsrisiko gesenkt werden können - und dieses Kapitel wird Ihnen zeigen, wie - mit verblüffend einfachen Ernährungsänderungen. Ich werde auch über einige überraschende neue Ergebnisse zu den Ursachen von Typ-2-Diabetes berichten - Veränderungen in Ihren Körperzellen, die Jahre vor dem Ausbruch von Diabetes nachgewiesen werden können. Die Beweislage legt nahe, dass die Umstellung auf eine gesündere Ernährungsweise einen großen Einfluss auf die Funktion Ihrer Zellen hat, wie Sie noch sehen werden.

Allen Ärzten und Ernährungsfachkräften ist klar, dass Ihr Körper, wenn Sie Diabetiker sind, Zucker nicht sehr gut verarbeitet, was bedeutet, dass der Anteil an Zucker in Ihrem Blut zu hoch ist. Wissenschaftler wissen seit Langem, dass ein konstant zu hoher Blutzuckerspiegel ein Risiko darstellt, viele weitere Gesundheitsprobleme zu bekommen.

Um den Blutzuckerspiegel zu senken, verschreiben die meisten Mediziner in der Regel eine Ernährungsweise mit sehr wenig Zucker. Es wird auch empfohlen, den Konsum stärkehaltiger Lebensmittel - wie Brot, Kartoffeln, Reis und Nudeln - zu begrenzen, weil Stärke in Ihrem Verdauungstrakt in Zucker (also Glukose) zerlegt wird. Es erscheint einleuchtend: Wenn Ihr Körper mit Zucker nicht fertigwird, müssen Sie darauf achten, nicht zu viel Zucker (oder Lebensmittel, die zu Zucker abgebaut werden) zu essen. Ihr Arzt und Ernährungsfachkräfte werden Ihnen auch empfehlen, die Aufnahme von Stärke und Zucker gleichmäßig über den Tag zu verteilen - und von einem Tag auf den anderen -, damit die Aufnahme immer relativ gleichmäßig bleibt. Diabetes-Diäten sind im Allgemeinen auch kalorienreduziert, um eine Gewichtsabnahme zu unterstützen sowie bestimmte Fette zu limitieren und damit das Risiko für

Herzkrankheiten und andere Komplikationen zu senken. Das ist, kurz zusammengefasst, eine typische »konventionelle« Diabetes-Diät bzw. Ernährungsweise.

Sie ist mit Sicherheit logisch und manchen Menschen geht es richtig gut damit. Das Problem ist, dass diese Art der Ernährungsumstellung bei den meisten Menschen nur sehr begrenzt Wirkung zeigt. Die Gewichtsabnahme ist meist bescheiden und diese Ernährung allein reicht typischerweise nicht aus, um den Blutzuckerspiegel unter Kontrolle zu bringen.

Früher oder später werden Sie und Ihr Arzt wahrscheinlich entscheiden, dass die »Diabetes-Diät« nicht viel hilft und Ihr Arzt wird Ihnen verschiedene Medikamente verschreiben. Sie benötigen vielleicht ein, zwei oder sogar drei verschiedene orale Medikamente. Mit der Zeit wird Ihr Arzt vielleicht überlegen, zusätzlich Insulinspritzen zu verordnen. Und weil viele Menschen mit Diabetes auch einen hohen Blutdruck oder hohe Cholesterinwerte aufweisen, verschreiben Ärzte oft auch Medikamente gegen diese Probleme. Statt zu einer Vermeidung oder Reduzierung scheint diese Diät nur zu einer immer weiter steigenden Liste von Medikamenten zu führen.

Den ersten zarten Hinweis, dass es auch besser gehen kann, bot ein Blick auf die Prävalenz von Diabetes weltweit. Große Länderstudien zeigten, dass Diabetes in Japan, China, Thailand und anderen asiatischen Ländern selten vorkommt. Auch in Teilen Afrikas ist die Krankheit ähnlich rar.

Diese Studien zeigten auch etwas anderes: In Ländern, in denen Diabetes selten ist, folgen die Menschen keiner »Diabetes-Diät«. Sie vermeiden keine Kohlenhydrate, sie essen täglich stärkehaltige Lebensmittel. In Asien und Afrika sind Reis und andere Getreidearten, stärkehaltiges Gemüse, Bohnengerichte und Nudeln Grundnahrungsmittel. Tatsächlich stellten die Forscher fest, dass die Menschen in diesen Ländern sehr viel mehr Kohlenhydrate essen als Nordamerikaner oder Europäer, dennoch ist Diabetes relativ selten. Genauso wie Gewichtsprobleme. Mehr als 30 Prozent der erwachsenen Amerikaner sind adipös, was den Studien zufolge auf weniger als 1 Prozent der erwachsenen, sich traditionell ernährenden Japaner zutrifft. Auch Herzkrankheiten und verschiedene Krebsarten sind selten. Japaner wiesen in den Studien eine höhere Lebenserwartung als Nordamerikaner oder Europäer auf.

Das heißt: bis sie nach Vancouver zogen – oder Seattle, Chicago, Atlanta oder Washington, D. C. Für einen Japaner erhöhte ein Umzug nach Nordamerika das Diabetesrisiko drastisch. Auch Herzkrankheiten, Übergewicht und andere Probleme nahmen zu.

Wenn Sie jetzt fürchten, dass ich Ihnen eine traditionelle japanische Ernährung ans Herz lege, können Sie sich wieder entspannen. Das ist keine schlechte Idee, aber darum geht es in diesem Buch nicht. Ich erwähne diesen internationalen Vergleich nur, um einen wichtigen Punkt hervorzuheben: *Kohlenhydrate sind nicht die Ursache von Diabetes.* Und eine Ernährung, die sich darauf konzentriert, Kohlenhydrate zu vermeiden, ist keine effektive Methode, die Krankheit zu kontrollieren – geschweige denn zurückzubilden. Wenn überhaupt, beugen gesunde komplexe Kohlenhydrate ihr vor.

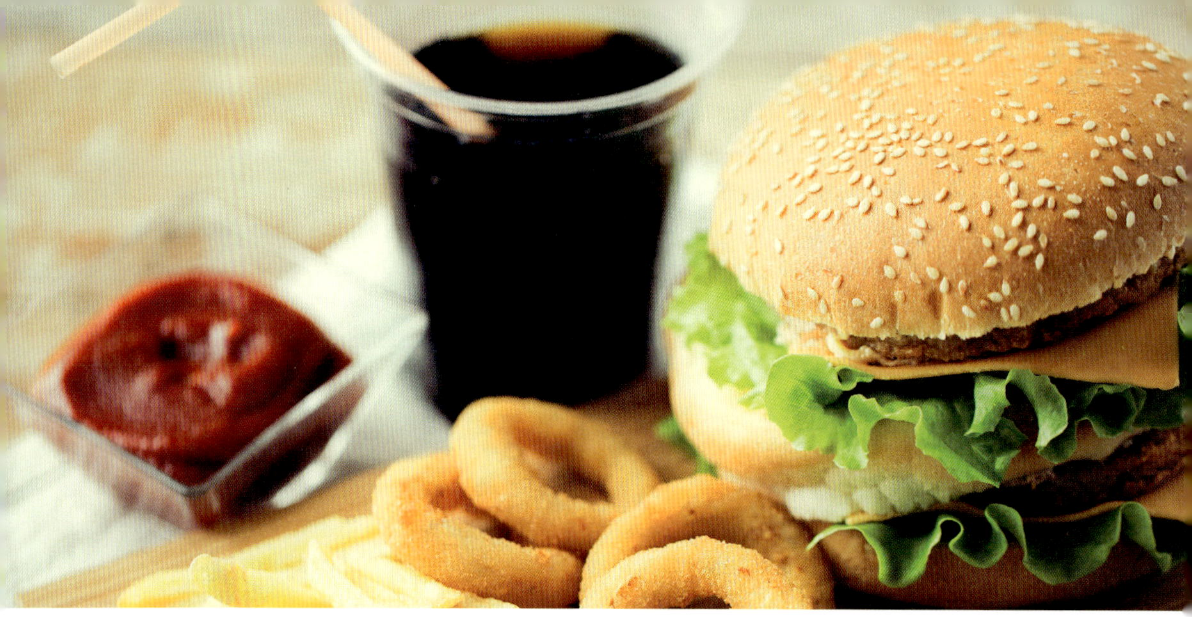

Denken Sie daran, was passiert, wenn asiatische Frauen oder Männer einen westlichen Lebensstil annehmen. Hamburger, Pommes frites, Käse und andere westliche Kost werden in die Ernährung aufgenommen, während Reis und Nudeln langsam vergessen werden. Die Ernährung wird fettiger und viel proteinreicher, während kohlenhydratreicher Reis und Nudeln sowie andere stärkehaltige Lebensmittel unter den Tisch fallen.

Tragischerweise passiert genau das. Zudem müssen Asiatinnen und Asiaten für diese Veränderungen noch nicht einmal mehr ihr Land verlassen. McDonald's ist zu ihnen gekommen, auch Burger King, KFC und westliche Ernährungsgewohnheiten haben Asien erobert. Fleisch, Käse und andere fettige Lebensmittel verdrängen Reis und Gemüse.

Mit der Verwestlichung der japanischen Ernährung haben sich auch die Diabeteszahlen explosionsartig erhöht. Vor 1980 lag die Häufigkeit von Diabetes in Studien mit über 40 Jahre alten Japanern zwischen 1 und 5 Prozent. 1990 war die Zahl auf 11 bis 12 Prozent gestiegen.[1] Statistische Hochrechnungen besagen, dass die Zahl weiter ansteigen wird. Es zeigt sich, dass die Gene, die die Entstehung von Diabetes ermöglichen, unter den Japanern erstaunlich verbreitet sind, aber solange sie bei ihrer auf Reis basierenden traditionellen Diät blieben, hielten sie die Krankheit weitgehend in Schach. Die für Diabetes verantwortlichen Gene schliefen, wie Samen in trockener Erde. Als Reis aus der Mode kam und westliche Ernährungsgewohnheiten sich etablierten, zeigten sich jedoch die genetischen Merkmale.

Wenn also die Menschen in Asien oder Afrika, die viele Kohlenhydrate essen, nur sehr selten Diabetes haben, und wenn die Krankheit immer häufiger auftritt, sobald Kohlenhydrate aus der Ernährung verbannt werden, muss die Schlussfolgerung sein, dass eine kohlenhydratreiche Ernährung nicht die Ursache der Krankheit ist. Tatsächlich scheint der Schuldige sich in unserer westlichen Ernährungsweise zu verstecken.

Die unumstößliche Tatsache ist, dass das Problem nicht die Kohlenhydrate an sich sind (also Zucker und Stärke). *Das Problem liegt darin, wie der Körper diese verarbeitet.* Wenn wir die Fähigkeit Ihres Körpers, Kohlenhydrate aufzunehmen und zu nutzen, reparieren können, können Sie nicht nur ohne Sorge gesunde kohlenhydratreiche Lebensmittel genießen; auch Ihr Diabetes sollte sich bessern – und vielleicht sogar verschwinden.

Ein Blick in das Innere Ihres Körpers wird Ihnen zeigen, was ich meine.

EIN BLICK IN DAS INNERE IHRES KÖRPERS

Ihr Pankreas, ein Organ im Bauchraum, produziert Insulin. Wie Sie inzwischen wissen, ist Insulin ein Hormon, und das Pankreas gibt es in Ihr Blut ab, damit es zu den verschiedenen Körperzellen reisen kann. Wie ein Schlüssel ins Schloss heftet Insulin sich an einen Rezeptor auf der Zelloberfläche und veranlasst die Zellmembran dazu, die Glukose hereinzulassen. Insulin tut dasselbe bei der nächsten Zelle und der übernächsten und der überübernächsten. Es heftet sich an einen Rezeptor auf der Zelloberfläche, öffnet die Tür und lässt die Glukose herein.

Bei Typ-2-Diabetes funktioniert dieses System nicht richtig. Ihr Pankreas produziert Insulin und dieses reist zu den einzelnen Zellen, aber wenn es dort ankommt, hat es Probleme, die Tür zu öffnen. Es ist, als ob das Schloss irgendwie klemmt und der Schlüssel nicht mehr funktioniert. Das ist Insulinresistenz. Der »Schlüssel«, das Insulin, ist da, kann aber seine Aufgabe nicht erfüllen. Glukose kann nicht in die Zellen gelangen und reichert sich im Blut an.

Denken Sie an das Schloss einer typischen Tür. Was passiert, wenn jemand Kaugummi ins Schloss füllt? Mit Ihrem Schlüssel ist alles in Ordnung und mit Ihrem Schloss ebenfalls, aber es ist jetzt mit Kaugummi verstopft. Damit es wieder funktioniert, müssen wir den Kaugummi entfernen.

Der neue Behandlungsansatz bei Diabetes basiert darauf, Ihre biologischen Schlösser zu reinigen. Unser Ziel ist es, Ihrem Insulin-»Schlüssel« zu helfen, seine Funktion wieder wahrnehmen zu können.

DIE NEUE ERNÄHRUNGSWEISE BEI DIABETES

Bereits zu Beginn des 19. Jahrhunderts versuchten Wissenschaftler, die Ernährung von Patienten zu ändern, in dem Versuch, die Insulinsensitivität zu erhöhen.[2,3] Im Lauf der Jahre wurden viele Wissenschaftler – einschließlich mir – von der Tatsache inspiriert, dass Lebensmittel, die in Asien oder Afrika häufig gegessen werden, Diabetes vorbeugen.

1979 untersuchten Forscher der University of Kentucky 20 Männer mit Typ-2-Diabetes, die alle durchschnittlich 26 Einheiten Insulin pro Tag einnahmen. Die experimentelle Ernährungsweise enthielt reichlich Gemüse, Obst, Vollkorngetreide und Bohnen, wies also viele Ballaststoffe und Kohlenhydrate auf. Die Diät war fast vegetarisch, mit sehr wenig tierischem Fett – tatsächlich mit sehr wenig Fett überhaupt.

Nach nur 16 Tagen konnte über die Hälfte der Männer das Insulin ganz absetzen und ihre Blutzuckerwerte waren *niedriger* als zuvor.[4] Die restlichen Männer konnten ihre Insulindosis drastisch reduzieren. Das war ein unglaubliches und sehr schnell eintretendes Ergebnis. Aber die Studie lief nur kurz und die Teilnehmer lebten währenddessen auf dem Universitätsgelände. Es war nicht klar, ob ein ähnliches Ergebnis erreicht werden könnte, wenn die Teilnehmer allein lebten und ihre eigenen Mahlzeiten zubereiteten und ob das Ergebnis langfristig gehalten werden könnte.

Eine Studie der University of California in Los Angeles, bei der 197 Männer an einem dreiwöchigen Programm mit Ernährungsumstellung und Sport teilnahmen, kam zu einem sehr ähnlichen Ergebnis. In dieser Gruppe konnten 140 Teilnehmer ihre Medikamente absetzen.[5] Das war ein großartiges Ergebnis und es stellte sich ebenfalls sehr schnell ein. Eine Einschränkung der Studie aus unserer Sicht war, dass die Auswirkungen von Ernährung und Bewegung nicht getrennt werden konnten. Natürlich sind beide Faktoren wichtig, aber wenn wir auf der Suche nach der besten Ernährungsweise bei Diabetes sind, ist es wichtig, alle anderen Faktoren beim Testen der Ernährungsweise konstant zu halten.

Vor mehreren Jahren startete mein Forschungsteam eine Reihe von Studien, um herauszufinden, was Ernährung allein bewirken kann. Wir testeten eine Ernährungsweise, die sich nicht auf die Beschränkung von Kohlenhydraten konzentrierte, sondern vielmehr darauf, so wenig Fett wie möglich auf dem Teller zu haben. Wir dachten, dass wir dadurch vielleicht die »Schlüssel«-Mechanismen, welche die Zelltüren öffnen, reinigen könnten.

Wir fingen mit einer kleinen Pilotstudie an, die ich in der Einleitung bereits kurz erwähnt habe. Die meisten der Teilnehmer waren überrascht, Reis, Nudeln, Süßkartoffeln und Bohnen auf dem Ernährungsplan zu finden und noch überraschter, dass es bei Kohlenhydraten überhaupt keine Einschränkungen gab. Unabhängig davon, wie lange sie schon Diabetes hatten oder wie nervös sie die Idee machte, wieder Kohlenhydrate auf dem Teller zu haben.

Auch die Portionsgrößen begrenzten wir nicht. Die meisten unserer Teilnehmer waren übergewichtig, aber auch diesen rieten wir nicht, ihre Portionen zu begrenzen oder Kalorien zu reduzieren.

Was wir zu eliminieren versuchten, war Fett. Wir zielten darauf ab, das ganze Fett aus der Ernährung der Teilnehmer zu entfernen. Statt Schinken und Eiern zum Frühstück konnten sie zwischen Haferflocken, einer halben Honigmelone oder Vollkorntoast wählen. Wenn sie Chili zum Mittagessen hatten, war es ein vegetarisches Chili. Statt Nudeln mit Hackfleischsoße bekamen sie fleischlose Tomatensoße. Wir baten sie, für

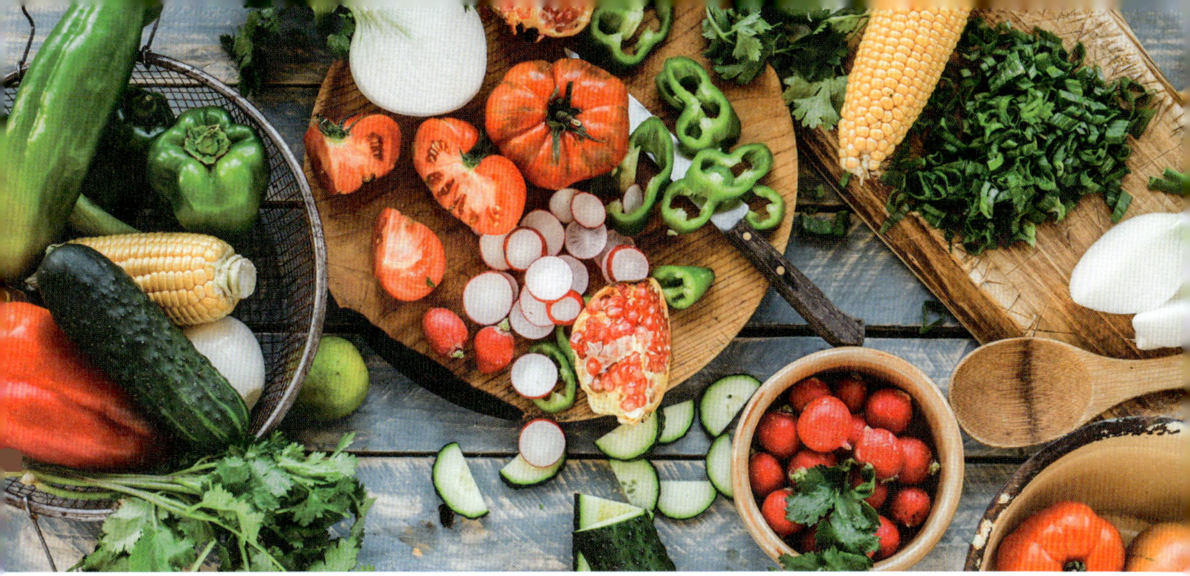

die Dauer der Studie ganz auf tierische Produkte zu verzichten und sich an pflanzliche Lebensmittel zu halten.

Ohne tierische Produkte ist natürlich auch kein Tropfen tierisches Fett in der Ernährung zu finden. Wir begrenzten auch die Verwendung pflanzlicher Öle auf das mögliche Minimum. Zudem baten wir die Teilnehmer, um die Auswirkungen der Ernährungsweise isoliert betrachten zu können, ihr normales Bewegungspensum nicht zu ändern; niemand sollte zusätzliche Bewegung bzw. Sport ins Programm aufnehmen. Bewegung ist natürlich ein wichtiger Teil einer gesunden Lebensweise und normalerweise würden wir eindeutig dazu raten. Aber in dieser Studie wollten wir nur die Ernährungsweise testen und aus wissenschaftlichen Gründen war Bewegung kein Teil davon.

Am Ende der Studie wurden alle gewogen. In nur 12 Wochen hatten die Teilnehmer durchschnittlich 7 Kilogramm abgenommen. Ihr Nüchternblutzucker war um 28 Prozent gesunken. Zwei Drittel der Teilnehmer, die Diabetes-Medikamente einnahmen, konnten diese bereits innerhalb dieser kurzen Zeitspanne reduzieren oder absetzen.[6] All dies trat ein, ohne Kalorien, Portionen oder Kohlenhydrate zu limitieren – und ohne Sportprogramm. Diese Effekte waren signifikant höher als die einer Kontrollgruppe, die sich genau an die Empfehlungen der *American Diabetes Association* (ADA) hielt.

Das war beeindruckend. Aber *warum* passierte es? Wie kann eine Ernährungsweise, die Nudeln, Reis und all den anderen Lebensmitteln, von denen Diabetiker glaubten, auf sie verzichten zu müssen, grünes Licht gibt – und die überhaupt nicht auf Kalorien achtet und Bewegung vermeidet –, den Blutzuckerspiegel und das Gewicht so einfach sinken lassen?

Um diese Frage zu beantworten, konzipierten wir eine weitere Studie. An dieser nahm eine Gruppe Frauen teil, die leicht oder schwer übergewichtig, aber keine Diabetikerinnen waren. Wieder konzentrierten wir uns auf tierische Fette und pflanzliches Öl. Die Teilnehmerinnen verwendeten keine tierischen Produkte und nur minimale Mengen Öl. Und sie konnten die Ernährungsrichtlinien an ihre eigenen Gewohnheiten anpassen, je nachdem, ob sie daheim oder auswärts aßen, daher war es auch ein guter Test, ob die Ernährungsweise auch unter realen Bedingungen funktionieren würde. Die eine Person aß auswärts vielleicht Pilz-Stroganoff mit gedünstetem Gemüse, die andere Gemüse-Sushi mit Miso-Suppe und Salat. Solange sie tierische Produkte vermieden und Öl auf ein Minimum beschränkten, durften die Teilnehmerinnen ihre Menüs an ihre persönlichen Vorlieben anpassen.

Zum Vergleich schlossen wir eine Kontrollgruppe ein, bei denen die Teilnehmer einer typischen cholesterinsenkenden Ernährungsweise folgten, mit weniger rotem Fleisch und mehr Geflügel und Fisch sowie reichlich Gemüse, Obst und Vollkornprodukten.

Die Ergebnisse stellten sich schnell ein und waren beeindruckend. Die Teilnehmerinnen der sich vegan ernährenden Gruppe nahmen pro Woche ca. ein halbes Kilogramm ab. Nach 14 Wochen hatten sie durchschnittlich knapp 6 Kilogramm abgenommen im Vergleich zu den 3,5 Kilogramm der Kontrollgruppe.[7]

Es war inzwischen keine Überraschung mehr, dass diese Ernährung das Gewicht sinken ließ, aber wir gingen noch einen Schritt weiter. Wir schickten unsere Teilnehmerinnen für einen Glukosetoleranztest ins Labor, um messen zu können, wie ihre Körper auf Zucker reagierten und wie effektiv ihr Insulin arbeitete. Alle Teilnehmerinnen schluckten eine Portion Zuckersirup und wir nahmen alle halbe Stunde eine Blutprobe, um die Blutzucker- und Insulinwerte zu messen. Aus diesen Labordaten konnten wir die Insulinsensitivität aller Teilnehmerinnen errechnen und Änderungen im Verlauf der Studie verfolgen.

Diese Ergebnisse waren ebenfalls beeindruckend. Die Tests zeigten, dass unsere Teilnehmerinnen sich körperlich veränderten. Aus den Labormessungen ging klar hervor, dass ihre Körperzellen immer stärker auf Insulin reagierten. Nach 14 Wochen hatte ihre Insulinsensitivität sich um 24 Prozent verbessert. Mit anderen Worten reaktivierte die Ernährungsweise die Fähigkeit ihres natürlichen Insulins, die Zelltüren für Glukose zu öffnen. Das bedeutet natürlich, dass die Ernährungsweise das grundlegende Problem anging, das wir bei Typ-2-Diabetes beobachten: Sie half der Glukose, ihren Bestimmungsort zu erreichen.[2]

2 Die Studie lieferte noch ein weiteres bemerkenswertes Ergebnis. In einem Labor der George Washington University ermittelten wir den Metabolismus der Teilnehmer, also wie schnell ihre Körper Kalorien verbrannten. Dafür wurde gemessen, wie viel Sauerstoff sie pro Minute verbrauchten und wie viel Kohlendioxid sie nach einer Testmahlzeit (zwei Dosen einer standardisierten Flüssignahrung) produzierten.
Nachdem sich die Teilnehmer 14 Wochen lang auf die spezielle Weise ernährt hatten, war klar, dass sie nach Mahlzeiten signifikant mehr Kalorien verbrannten: Die Kalorienverbrennungsgeschwindigkeit nach Mahlzeiten stieg um 16 Prozent.[8]
Der Grund war, dass die Ernährungsweise ihre Zellen empfänglicher für das Insulin machte, wodurch sie Nährstoffe schneller aufnehmen konnten. Die Glukose war nicht mehr im Blut, sondern in den Zellen, wo sozusagen mehr davon verbrannt werden konnte. Diese Kalorien werden als Körperwärme abgegeben, statt als Körperfett gespeichert zu werden. Wissenschaftler bezeichnen dies als thermischen Effekt von Essen, der auch beim Abnehmen hilft.

Aufgrund dieser und anderer Studien entschied sich das *National Institute of Health* – die Forschungsabteilung der US-Regierung – eine neue Studie zu finanzieren. Mit mir arbeiteten Forscher der George Washington University School of Medicine und der University of Toronto an dem Projekt sowie Ernährungsfachkräfte und Ärzte, die mit dem *Physicians Committee for Responsible Medicine* arbeiteten, einer 1985 von mir gegründeten gemeinnützigen Organisation.

An der Studie nahmen 99 Personen mit Typ-2-Diabetes teil, 49 von ihnen folgten 22 Wochen lang einer Ernährungsweise, die der von uns zuvor getesteten glich. Die Ernährung war vegan – also ohne irgendwelche tierischen Produkte – und fettarm. Auch wenn wir die Menge der Kohlenhydrate, die unsere Teilnehmer essen durften, nicht beschränkten, baten wir sie, bei der Art der Kohlenhydrate, die sie zu sich nahmen, wählerisch zu sein. Statt Weißbrot rieten wir ihnen, sich für Roggenbrot oder Pumpernickel zu entscheiden. Statt Backofenkartoffeln rieten wir zu Süßkartoffeln und Jamswurzeln. Die restlichen 50 Teilnehmer folgten einer Ernährungsweise nach den Empfehlungen der ADA. Bewegung war auch diesmal wieder beschränkt.

Im Lauf der folgenden Wochen stellten viele Teilnehmer fest, dass ihre Blutzuckerwerte so stark sanken, dass sie ihre Diabetesmedikamente reduzieren mussten. Das war ein erfreuliches Ergebnis, aber nicht unser Ziel. Tatsächlich versuchten wir, die Medikation möglichst nicht zu verändern, damit wir die Auswirkung der Ernährungsweise auf den Blutzuckerspiegel isoliert betrachten konnten. Die Kombination aus Ernährung und blutzuckersenkenden Medikamenten war aber so wirksam, dass viele Teilnehmer ihre Dosis reduzieren oder die Medikamente ganz absetzen *mussten*, damit ihr Blutzuckerspiegel nicht zu stark sank.

Um die Effektivität der Ernährungsweise wirklich einschätzen zu können, sahen wir uns die Teilnehmer mit gleichbleibender Medikamentendosis und die Auswirkung auf ihren HbA1c-Wert – den entscheidenden Wert bei der Blutglukosekontrolle – an. Die auf den ADA-Empfehlungen basierende Ernährungsweise hatte den HbA1c-Wert um 0,4 Prozentpunkte gesenkt – eine positive Veränderung. Aber die vegane Ernährungsweise war dreimal so wirkungsvoll. Sie reduzierte die HbA1c-Werte um 1,2 Prozentpunkte (durchschnittlich fielen die Werte von 8,0 auf 6,8 Prozent im Verlauf der 22 Wochen dauernden Studie). Dies ist ein stärkerer Effekt, als er bei einer typischen Behandlung mit Medikamenten erzielt wird. Das häufig verabreichte Diabetesmedikament Metformin (Glucophage) senkte den HbA1c-Wert in einer großen Studie zum Beispiel um ca. 0,6 Prozentpunkte.[9] Die vegane Ernährungsweise erwies sich auch hinsichtlich der Senkung von Gewicht und Cholesterinwerten als höchst wirksam.

Damit Sie das Ergebnis einordnen können: Die bahnbrechende britische *Prospective Diabetes Study* zeigte, dass eine Senkung des HbA1c-Werts um 1 Prozentpunkt für Menschen mit Typ-2-Diabetes das Risiko von Augen- oder Nierenkomplikationen um ca. 37 Prozent senkt.[10] Das betrifft nur die Wirkung des gesunkenen HbA1c-Werts, nicht die Auswirkung der Ernährungsweise auf die Senkung der Cholesterinwerte und des Blutdrucks.[11]

Im nächsten Kapitel werde ich Ihnen zeigen, wie Sie diese Ernährungsweise ausprobieren können, um zu sehen, was Sie damit erreichen können. Aber lassen Sie uns erst die Wissenschaft hinter diesem Ansatz genauer betrachten.

HIN ZUR PERFEKTEN ERNÄHRUNGSWEISE

Es mag sich schwierig anhören, tierische Produkte beiseitezulassen und ölreiche Lebensmittel auf ein Minimum zu begrenzen, aber unsere Teilnehmer berichteten uns häufig genau das Gegenteil. Einer der Teilnehmer, Walter, sagte: »Ich bin erstaunt, wie einfach die Ernährungsumstellung war. Und ich fühle mich großartig. Innerhalb von zwei Monaten habe ich 9 Kilogramm abgenommen. Und noch erstaunlicher finde ich, dass mein durchschnittlicher Blutglukosewert um 30 bis 40 Punkte gesunken ist.«

Für Mark war die Veränderung »ein Abenteuer«. »Ich probierte neue Restaurants, neue Gerichte und verschiedene Lebensmittel, die ich vorher nie gegessen hätte. Mein Hauptziel war es, abzunehmen, und bis jetzt habe ich fast 14 Kilogramm verloren. Als ich anfing, lag mein Nüchternblutzucker bei 260 bis 360. Und er sank rasend schnell. Jetzt liegt er zwischen 130 und 135. Und ich werde nachmittags nicht mehr wie früher müde.«

Dem stimmte Nancy zu. Nach ungefähr 30 Tagen hatte sie ihre Ernährung vollständig umgestellt. »Und 5 Monate nach der Umstellung«, sagte sie, »war mein Blutzuckerspiegel so weit, dass ich eins meiner Medikamente absetzen konnte. Ich habe mehr Energie und fühle mich einfach großartig.«

Ich werde Sie Schritt für Schritt durch die Ernährungsweise führen. Wenn es sich wie eine sehr gesunde Ernährungsweise anhört, kann ich Ihnen versichern, dass dem so ist – nicht nur für die Kontrolle des Blutzuckerspiegels.

Dr. Dean Ornish, ein junger Arzt, der in Harvard studiert hat, entdeckte 1990 eine bemerkenswerte Eigenschaft einer fettarmen vegetarischen Ernährungsweise. Er testete die Ernährungsweise an herzkranken Probanden und fügte andere gesunde Veränderungen der Lebensweise hinzu – regelmäßige Bewegung, Stressbewältigung und Raucherentwöhnung. Weil die Ernährungsweise keine tierischen Produkte enthielt, wies sie kein Cholesterin und nur sehr wenig Fett auf. Nach einem Jahr wurde das Herz jedes Patienten mit einer speziellen Technik, Angiogramm genannt, geröntgt, und das Team von Dr. Ornish verglich die Ergebnisse mit den Angiogrammen derselben Patienten zu Beginn der Studie. Die Ergebnisse schrieben im Bereich der Medizin Geschichte. Die Koronararterien der Patienten, die aufgrund jahrelanger schlechter Ernährung verstopft waren, begannen tatsächlich, sich wieder zu öffnen. Der Unterschied war bei 82 Prozent der Patienten nach einem Jahr deutlich zu erkennen. Und das ohne Operationen oder Medikamente – sogar ohne cholesterinsenkende Mittel.[12,13]

Andere Wissenschaftler haben gezeigt, dass dieselbe Ernährungsumstellung den Blutdruck senkt. Offensichtlich reduziert das Weglassen tierischer Fette die Viskosität (Zähflüssigkeit) des Bluts. Das heißt, das Blut wird weniger fettähnlich, sondern mehr wie Wasser und fließt leichter durch die Arterien, wodurch der Blutdruck sinkt. Der Blutdruck wird auch durch das Kalium aus Gemüse und Obst gesenkt, und andere Eigenschaften der pflanzlichen Lebensmittel verstärken diesen positiven Effekt.[14]

Vegetarier sind auch schlanker. Durchschnittlich verlieren Menschen, die auf vegetarische Ernährung umstellen, 10 Prozent ihres Körpergewichts.

Diese Veränderungen würden die meisten von uns begrüßen, aber wenn Sie Diabetes haben, können sie lebensrettend sein. Eben weil, wie in Kapitel 1 erwähnt, ein konstant hoher Blutzuckerspiegel die Blutgefäße des Herzens, der Augen, der Nieren und der Beine angreifen kann. Was die meisten Menschen mit Diabetes umbringt (diejenigen, die ihre Ernährung nicht wie hier beschrieben umgestellt haben) sind Schäden an ihrem Herz. Eine Ernährungsweise, die diesen Prozess umkehrt – die Uhr für Herzkrankheiten rückwärts laufen sowie den Blutdruck und das Gewicht sinken lässt – ist eine höchst wirksame Medizin für alle Menschen mit Diabetes, ob Typ 1 oder 2.

Stellen Sie sich vor, Ihre Augen wären durch die Krankheit geschädigt. Ein Augenchirurg würde mit dem Laser in der Hand vorsichtig versuchen, Ihre zarte Netzhaut zu reparieren. Aber was wäre, wenn die richtige Ernährung diesen Schaden von vornherein verhindern könnte? Eine Ernährungsumstellung, die Ihren Blutzuckerspiegel unter Kontrolle bringt, Ihren Blutdruck senkt und Ihre Arterien verjüngt, verschafft den winzigen Blutgefäßen in Ihren Augen eine Fristverlängerung. Dasselbe tut sie für die winzigen Gefäße, die als Filter in Ihren Nieren fungieren, was Ihr Risiko senkt, irgendwann zur Dialyse zu müssen. Und natürlich arbeitet sie effektiv im Inneren des Herzens.

Verstehen Sie mich aber nicht falsch. Ich rate Ihnen nicht, dass Sie medizinische Behandlungen ignorieren und sich nur auf Ernährung verlassen sollten. Aber eine Ernährungsumstellung – wenn sie weitreichend genug ist und früh genug stattfindet – kann Ihre Gesundheit revolutionieren, Ihr Komplikationsrisiko drastisch senken und diese Komplikationen bis zu einem gewissen Grad sogar rückgängig machen.

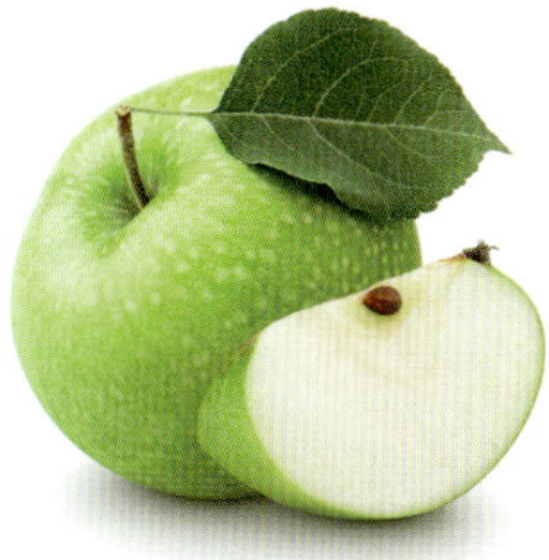

IM INNEREN EINER ZELLE

Bei den Erläuterungen zu Diabetes Typ 2 habe ich die Zellen des Körpers beschrieben, als ob sie ein mit Kaugummi verstopftes Schloss wären. Forschungen haben gezeigt, dass dieser Vergleich verblüffend zutreffend ist. Tatsächlich wird die Wirkungsweise des Insulins durch die Anhäufung einer Substanz in den Zellen blockiert: nicht Kaugummi, sondern Fett.

In der Ausgabe vom 12. Februar 2004 des *New England Journal of Medicine* der Yale University berichteten Wissenschaftler von einer erstaunlichen Entdeckung.[15] Sie untersuchten junge Erwachsene, deren Eltern oder Großeltern Typ-2-Diabetes hatten. Alle waren schlank und gesund und keiner hatte zu dem Zeitpunkt Diabetes. Aber einige wiesen eine Insulinresistenz auf, was bedeutet, dass in einem Test verabreichte Glukose sich stärker im Blut angereichert hatte, als es der Fall sein sollte. Die Wissenschaftler entdeckten die Ursache: Im Inneren der Muskelzellen befanden sich winzige Mengen Fett; Fett, das die Funktionsfähigkeit des Insulins beeinträchtigte. Ihre Körper produzierten völlig normal Insulin und es erreichte ihre Muskelzellen auch ohne Probleme. Aber wenn es dort angekommen war, funktionierte es nicht richtig. Die Muskelzellen konnten gar nicht richtig auf das Insulin reagieren, weil sie Stückchen von Fett enthielten, so wie ein Schlüssel bei einem mit Kaugummi verstopften Schloss nutzlos ist.

Wie kam das Fett da hin? Nun, Muskelzellen speichern normalerweise eine winzige Menge Fett als Energiequelle für körperliche Aktivitäten. Die Menge ist normalerweise ziemlich gering, und das Fett wartet einfach auf den Tag, an dem wir viel aktiver sind als gewöhnlich und ein kleines bisschen Extraenergie benötigen. Aus irgendeinem Grund hatte sich bei diesen jungen Menschen mehr Fett angereichert, als es der Fall hätte sein sollen – bis zu 80 Prozent mehr als bei anderen jungen Menschen. Mittlerweile hatte sich so viel Fett angereichert, dass das Schloss allmählich verstopfte. Das Fett hinderte die Fähigkeit der Zellen, auf Insulin zu reagieren, was bedeutete, dass Diabetes bereits vor der Tür stand, wenn nicht bald eine größere Veränderung erfolgen würde.

Ich sollte erklären, dass das Fett im Inneren der Zellen sich vom Fett auf der Hüfte unterscheidet. Selbst wenn Sie recht schlank sind, können Sie immer noch Fett in Ihren Muskelzellen anreichern. Die Teilnehmer der Yale-Studie *waren* schlank und wogen durchschnittlich nur 64 Kilogramm. Sie waren jung und gesund. Aber so wie junge Leute, die rauchen, die Grundlagen für Krebs Jahrzehnte später legen, machen junge Leute, die Fett in ihren Muskelzellen anreichern, den Weg frei für Diabetes.

Bisher wurden Diabetes-Diäten nicht dafür entwickelt, zu beeinflussen, was im Inneren der Zellen vorgeht. Stattdessen wurden sie sozusagen dafür entwickelt, das Problem zu kompensieren. Weil Ihre Zellen nicht mit Glukose umgehen können – weil das Insulin Probleme hat, Glukose in die Zellen zu bringen – begrenzen die

Diäten Zucker und kohlenhydrathaltige Lebensmittel, weil bei der Verdauung von Kohlenhydraten Zucker freigesetzt wird. Aber was, wenn eine Ernährungsumstellung die Fettanreicherung in den Zellen tatsächlich beeinflussen und den Trend zu einer sich schrittweise verschlechternden Insulinresistenz umkehren könnte?

Ich glaube, das ist genau das, was wir tun können – genau das, was Sie tun *werden*, wenn Sie die in diesem Buch beschriebene Ernährungsumstellung angehen. Aber zuerst möchte ich Ihnen noch einige Details aus dem Zellinneren verraten.

FETT IN DEN ZELLEN BEHINDERT DIE FUNKTION DES INSULINS

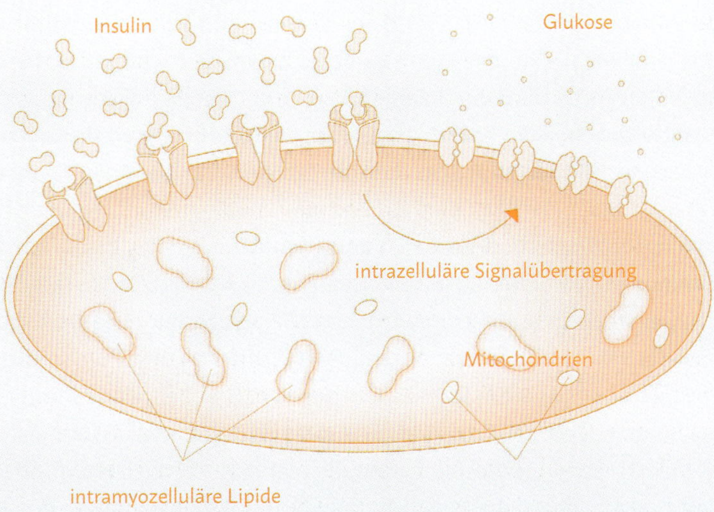

Normalerweise dockt Insulin an den Rezeptoren auf der Zelloberfläche an und signalisiert der Zellmembran, dass es die Glukose einlassen kann. Wenn Fett, intramyozelluläre Lipide genannt, sich in der Zelle anreichert, behindert es die intrazelluläre Signalübertragung des Insulins. Winzige Organellen, Mitochondrien genannt, sollen Fett verbrennen, und die Tatsache, dass sie nicht hinterherkommen und sich das Fett anreichert, kann die Ursache für Typ-2-Diabetes sein. Zum Glück zeigen Studienergebnisse, dass die Menge an Fett im Zellinnern reduziert werden kann.

WINZIGE HOCHÖFEN, DIE FETT VERBRENNEN

Es gibt einen Begriff für die winzigen Stückchen Fett, die sich in den Muskelzellen anreichern. Wissenschaftler nennen sie intramyozelluläre Lipide (*intra* bedeutet »in«, *myo* »Muskel« und ein *Lipid* ist ein »Fett«, wortwörtlich bedeutet der Begriff also Fett in den Muskelzellen). Wie Sie gesehen haben, reichern diese Fettpartikel sich bereits Jahre vor dem Ausbruch von Diabetes an.[16]

Lassen Sie uns einen Schritt weitergehen und betrachten, wie das Fett sich anreichert. Ihre Zellen haben mikroskopisch kleine »Hochöfen« oder »Brennöfen«, die kleine Stücke Fett verstoffwechseln und in Energie umwandeln sollen. Wenn alles normal abläuft, kommt das Fett in die Zellen und diese winzigen Brennöfen verbrauchen es. Sie werden Mitochondrien genannt und sind dafür zuständig, Fett oder anderen Treibstoff in Energie umzuwandeln, um Ihre Muskelzellen anzutreiben. Wenn Sie stetig Fett anreichern, ist dies ein Zeichen, dass Ihre Brennöfen – Ihre Mitochondrien – ihrer Aufgabe nicht mehr richtig nachgehen.

Bei Typ-2-Diabetes scheint das Problem zu sein, dass zu wenige Mitochondrien vorhanden sind. Menschen mit Typ-2-Diabetes haben also weniger Mitochondrien, als sie brauchen, um das sich anreichernde Fett zu verbrennen. Wenn sie mehr dieser kleinen »Hochöfen« in jeder Zelle hätten, wäre die Lage eine ganz andere.

Überraschenderweise kann es sein, dass die Zahl der Mitochondrien davon abhängt, was wir essen. Lassen Sie mich dies anhand einer zweiten Studie beschreiben.

Am Pennington Biomedical Research Center in Baton Rouge, Louisiana, nahmen 10 junge Männer an einer Studie teil. Sie waren durchschnittlich 23 Jahre alt, relativ schlank, mit einem Durchschnittsgewicht von 66,5 Kilogramm, und gesund. Sie wurden auf eine fettreiche Diät gesetzt, bei der die Hälfte der Kalorien aus Fett stammte.[17] Das ist viel mehr Fett, als Sie in Ihrer Ernährung haben wollen, aber es unterscheidet sich in der Summe nicht sehr von dem, was viele Menschen tatsächlich essen. Nach nur 3 Tagen fettreicher Ernährung hatten die Männer erheblich mehr intramyozelluläre Lipide angereichert, die erste Lektion aus der Studie war also, dass Fett sich schnell anreichert. Je nachdem, was wir essen, können wir überraschend schnell Fett in unseren Zellen einlagern.

Danach testeten die Forscher die Mitochondrien produzierenden Gene. So wie wir Gene in unseren Zellen haben, die die Bildung von Knochen, Hormonen, Haut, Haaren und all den anderen Körperstrukturen ermöglichen, haben wir auch Gene, die als Blaupause für Mitochondrien dienen. Es stellte sich heraus, dass das fettige Essen, das die Teilnehmer aßen, mehr tat, als nur Fett in den Zellen einzulagern; es *deaktivierte die Gene, die die Fettverbrennung unterstützen.* Die Mitochondrien produzierenden Gene waren tatsächlich teilweise außer Gefecht gesetzt. Es war, als ob die Körper der Männer das verzehrte Fett nicht verbrennen, sondern für zukünftige Nutzung in den Zellen speichern wollten.

Stellen Sie sich vor, was das bedeutet: Sie haben eine fettreiche Mahlzeit gegessen und reichern infolgedessen winzige Stückchen Fett in Ihren Muskelzellen an. Dieses Fett beeinträchtigt die normale Funktion der Zellen, einschließlich der Fähigkeit, auf Insulin zu reagieren. Wenn das Insulin nicht funktioniert, kann Glukose nicht in die Zellen gelangen und reichert sich im Blut an. Dann scheint dieses fettige Essen tatsächlich die Gene zu behindern, die die Mitochondrien produzieren, die Sie brauchen, um dieses sich anreichernde Fett zu verbrennen. Ihre Fähigkeit, das Fett im Inneren Ihrer Zellen zu eliminieren, scheint gedrosselt zu werden, wenn Sie fettiges Essen zu sich nehmen.

Lassen Sie mich spekulieren, warum es dazu kommt.

Ihre Körperchemie hat sich vor vielen Tausend Jahren gebildet, lange bevor Fast-Food-Restaurants und Supermärkte die erste Lieferung Käse und Frittierfett in Empfang nahmen. Für unsere Vorfahren wuchs fettige Nahrung nicht auf Bäumen – oder zumindest nicht in großen Mengen. Bei den seltenen Gelegenheiten, bei denen sie fettige Lebensmittel aßen – Fisch, Eier, Nüsse oder Avocados zum Beispiel – haben ihre Körper vielleicht versucht, etwas von dem Fett aus diesen Lebensmitteln zu speichern, für den Fall, dass sie mehr Muskelenergie brauchten oder das Essen knapp wurde. Daher wäre es nicht überraschend, wenn ein plötzlicher Zustrom von Fett in den Muskelzellen das Signal gibt, die Fett verbrennenden Mitochondrien abzuschalten und das Fett für zukünftigen Bedarf zu speichern. Heute ist dies natürlich das Letzte, was wir wollen. Wir wollen unsere Mitochondrien hochfahren – diese kleine Hochöfen anheizen, um Fett zu verbrennen.

Und können Sie dieses Fett loswerden? Nehmen wir an, Sie würden keine fettigen Lebensmittel mehr essen. Würden die intramyozellulären Lipide langsam verschwinden?

Lassen Sie mich Ihnen von den Ergebnissen eines verblüffenden Experiments berichten. An der Katholischen Universität in Rom unterzogen sich acht Patienten einer Magen-Bypass-Operation.[18] Die Operation ist normalerweise das allerletzte Mittel bei massiver Adipositas, und das aus gutem Grund. Bei der Operation passiert Folgendes: Der Magen wird geklammert, sodass nur eine winzige, hühnereigroße Tasche übrig bleibt, um Essen aufzunehmen. Dann wird der Dünndarm geteilt. Der erste Teil des Dünndarms wird einfach stillgelegt, während der untere Teil direkt mit der winzigen Magentasche verbunden wird. Dadurch kann der Patient nicht viel essen und hat viel weniger Dünndarm zur Verfügung, um die Nährstoffe aus dem Essen zu absorbieren.

Im Grunde hungerten die Patienten nach der Prozedur. Sie konnten bei jeder Mahlzeit nur sehr wenig essen, und die Fette, die sie aßen, wurden kaum absorbiert, weil der obere Teil des Dünndarms, in dem Fett absorbiert wird, nicht mehr mit dem Magen verbunden war.

Wie Sie sich vorstellen können, nahmen die Patienten ab, von durchschnittlich 137 Kilogramm auf 104 Kilogramm innerhalb von 6 Monaten. Das ist nach so drastischen Eingriffen nicht unüblich. Das Verblüffende war die Wirkung auf ihre Zellen. Das Fett in den Muskelzellen – die intramyozellulären Lipide – sank um 87 Prozent. Und auch wenn sie immer noch übergewichtig waren, war die Insulinresistenz größtenteils verschwunden.

Ich empfehle Ihnen nicht, sich einer solchen Operation zu unterziehen. Ich erzähle von dieser Studie, um einen entscheidenden Punkt hervorzuheben: Das Fett in Ihren Zellen muss dort nicht für immer bleiben. Wenn der Zufluss von Fett endet, wird das Fett in den Zellen abgebaut, und wenn das passiert, *gewinnen die Zellen ihre normale Funktion zurück.*

Eine Operation ist eine drastische Lösung, aber die italienischen Forscher untersuchten auch, ob eine kalorienarme Ernährung ohne Operation die intramyozellulären Lipide dezimieren kann – und so war es. Die Patienten ernährten sich 6 Monate lang von 1.200 Kalorien, verloren im Durchschnitt 13,5 Kilogramm und eliminierten ca. 8 Prozent des Fetts in ihren Zellen. Dieses bescheidene Ergebnis war die Folge einer Ernährung, die sich nur darauf konzentrierte, Kalorien zu beschränken, anstatt sich darauf zu konzentrieren *bestimmte* Lebensmittel zu essen, was der Fokus dieses Programms ist. Der nächste Schritt ist es, die Ernährungsweise wirksamer zu machen, damit sie eher wie ein chirurgischer Eingriff funktioniert, ohne die offensichtlichen Risiken einer Operation.

Lassen Sie uns einen Schritt weiter gehen. An der Imperial College School of Medicine in London untersuchten Forscher eine Gruppe sich vegan ernährender Probanden. Sie verglichen die Teilnehmer mit anderen Probanden, die in Alter und Gewicht ähnlich waren, sich aber nicht vegan ernährten.[19] Als die Forscher die intramyozellulären Lipide in den Wadenmuskeln der Teilnehmer maßen, stellten sie fest, dass der Anteil bei den Veganern um 31 Prozent niedriger lag als bei den Omnivoren. Es scheint, als ob etwas in der Ernährung die Anreicherung von Fett in den Zellen verhindern kann.

Diese Studien zeigen – klar und deutlich –, dass die Anreicherung von Fett in den Zellen und all die damit zusammenhängenden Probleme nicht einfach nur eine Frage der Gene sind. Die Gene spielen eine Rolle, aber diese Effekte sind zu einem großen Teil eine Frage der Ernährung, und *diese kann geändert werden.*

In Teil 2 erfahren Sie, wie Sie Lebensmittel auswählen, um das Problem auf die effektivste Art und Weise anzugehen.

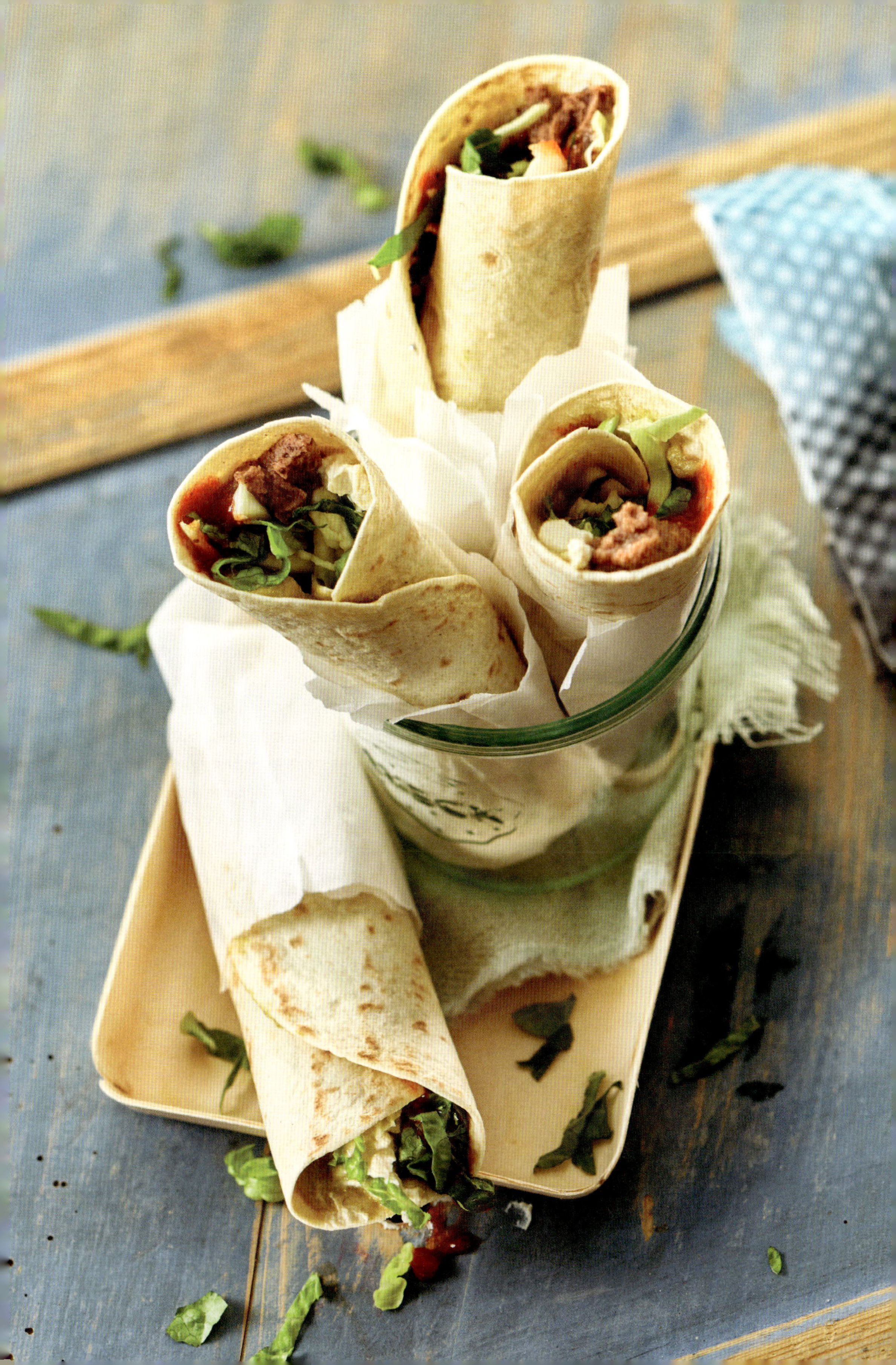

KAPITEL 3

EINE REVOLUTION BEI TYP-1-DIABETES

Wenn Sie Typ-1-Diabetes haben, kann die Ernährungsumstellung, über die Sie bald mehr erfahren, lebensrettend sein. Ohne Zweifel haben Sie gehört, dass Typ-1-Diabetes das Risiko erhöht, Herzkrankheiten und andere Komplikationen zu entwickeln. Wenn Sie wirklich die Kontrolle übernehmen, sinken diese Risiken allerdings drastisch.

Studien haben gezeigt, *dass Sie den mit Diabetes einhergehenden Komplikationen nicht hilflos gegenüberstehen*. Es gibt viel, was Sie tun können, um sich zu schützen.

Die *Diabetes Control and Complications Trial* hat es ohne Medikamente geschafft. Die Studie, an der 1.441 Personen mit Typ-1-Diabetes teilnahmen, wurde von der US-Regierung bezuschusst. Einige der Teilnehmer nahmen ein- oder zweimal täglich Insulin, wie es gängige Praxis ist. Die restlichen Teilnehmer wurden gebeten, an einem intensiveren Programm teilzunehmen. Sie nahmen drei- oder viermal täglich Insulin, entweder als Spritze oder mithilfe einer Insulinpumpe. Sie maßen ihren Blutglukosewert mehrmals am Tag und passten ihre Insulindosis entsprechend an. Im Laufe der 17 Jahre währenden Studiendauer zahlte sich diese intensivere Kontrolle der Patienten dramatisch aus. Die genaue Kontrolle des Blutzuckers und die entsprechende Medikamentenanpassung senkten das Risiko für Herzprobleme um 50 Prozent.[1]

Obwohl Diabetiker einem Risiko für Augenprobleme ausgesetzt sind, senkte eine sorgfältige Blutglukosekontrolle dieses Risiko um 76 Prozent im Vergleich zu traditionell behandelten Patienten. Das Risiko für Nierenprobleme sank um 39 Prozent und für Neuropathie um 60 Prozent.[2]

Die Studie verließ sich mehr auf Medikamente als auf Ernährung, aber sie zeigte einen überaus wichtigen Punkt auf. Viele Menschen waren davon ausgegangen, dass Komplikationen bei Diabetes unvermeidlich sind; diese Studie zeigte, dass dies nicht der Fall sein muss. Die Kontrolle der Blutglukosewerte macht einen enormen Unterschied. Mit Typ-1-Diabetes benötigen Sie Insulin, um dieses Ziel zu erreichen.

Aber Ernährung und Sport bzw. Bewegung sind zusätzliche Mittel, die von zu wenigen Menschen genutzt werden. Und in diesem Buch geht es hauptsächlich um Ernährung.

Es ist auch wichtig zu verstehen, dass Blutzuckerkontrolle – so bedeutend sie ist – nur einen Teil der Gleichung darstellt. Ihr Risiko, Probleme mit Ihrem Herzen, den Nieren, Augen oder anderen Körperteilen zu entwickeln, hängt auch von Ihrem Blutdruck, Ihren Cholesterinwerten und anderen Faktoren ab. Das Ziel ist es jetzt, Ihre Ernährung anzupassen, um all diese Faktoren so weit wie möglich zu kontrollieren, zusätzlich zu den notwendigen Medikamenten, die Ihnen Ihr Arzt verschreibt.

HIN ZU EINER OPTIMALEN ERNÄHRUNGSWEISE

Bei Typ-1-Diabetes tragen Ihr Herz und Ihre Blutgefäße das größte Risiko. Wenn Sie nichts tun, liegen die Herzkrankheiten bereits auf der Lauer. Tatsächlich trifft es die Mehrheit der Menschen mit Typ-1-Diabetes. Wir verstehen heute besser als je zuvor, wie wir mit einer Umstellung der Ernährung und der Lebensweise das Herz schützen – nicht nur das von Diabetikern, sondern das aller Menschen. In Kapitel 4 und 5 geht es sehr detailliert darum, wie und was Sie essen sollen, und in Kapitel 12 und 13 geht es um die potenziellen Komplikationen. In der Zwischenzeit kommen hier die Schlüsselfaktoren.

EINE GESUNDE ERNÄHRUNG. Folgen Sie den Ernährungsempfehlungen im nächsten Kapitel. Dadurch eliminieren Sie Cholesterin und tierisches Fett, essen allgemein sehr wenig Fett und essen statt Zucker und raffinierten Kohlenhydraten gesunde komplexe Kohlenhydrate.

Wie Sie sehen werden, hat eine vegetarische Ernährung spezielle Vorteile, vielmehr aber noch eine *vegane* Ernährung – also eine Ernährung, die überhaupt keine tierischen Produkte enthält. Nahrungscholesterin findet sich nur in tierischen Produkten.[3]

Tierische Lebensmittel enthalten häufig auch viele gesättigte (»schlechte«) Fette, die Ihren Körper oft dazu bringen, mehr Cholesterin zu bilden. Eine vegetarische, vegane Ernährung beseitigt diese Probleme. Sie hat auch einen weiteren großen Vorteil: Das Protein stammt vollständig aus Pflanzen statt aus tierischen Produkten. Studien haben gezeigt, dass tierisches Protein bei Menschen mit Nierenschäden das Risiko einer weiteren Verschlechterung der Nierenfunktion erhöht.[3] Auf der anderen Seite sind gesunde Bohnen, Getreide und Gemüse genau das, was Ihre Nieren bestellt haben.

3 Es ist eine gute Idee, Cholesterin ganz aus Ihrer Ernährung zu verbannen. Es gibt kein »gutes« Cholesterin in Lebensmitteln. Vielmehr neigt in Lebensmitteln enthaltenes Cholesterin immer dazu, Ihre Blutcholesterinwerte zu erhöhen. Im Gegensatz zu dem in Blutuntersuchungen gemessenen Cholesterin, das von Ärzten in »gutes« (HDL) und »schlechtes« (LDL) Cholesterin unterteilt wird – sowie in weitere Formen. HDL-Cholesterin ist »gut«, weil es den Körper verlässt.

Bitte lesen Sie sich die folgenden Kapitel sehr sorgfältig durch. Sie werden Ihnen zeigen, wie Sie anfangen können.

NICHT RAUCHEN. Wenn Sie rauchen, ist jetzt die Zeit gekommen, aufzuhören. Wenn Sie es 50 Mal versucht haben, wird es Zeit für Versuch Nummer 51. Sie können und Sie werden es schaffen. Bitten Sie Ihren Arzt um Hilfe.

REGELMÄSSIGE BEWEGUNG. Selbst moderate Bewegung, wie tägliche Spaziergänge, macht einen großen Unterschied. Suchen Sie Ihren Arzt auf, um Ihr Herz, Ihre Gelenke und Ihren allgemeinen Gesundheitszustand überprüfen zu lassen und sicherzustellen, dass Sie Sport ausüben dürfen. In Kapitel 11 finden Sie Ideen, wie Sie anfangen können.

STRESSMANAGEMENT. Stress beeinflusst Ihre Gesundheit direkt, weil dadurch Kampf-oder-Flucht-Hormone in Ihr Blut abgegeben werden. Im Gegenzug erhöhen diese Hormone typischerweise Ihren Blutzuckerspiegel. Stress stört auch Ihre Essgewohnheiten und wirkt sich negativ auf Ihren Schlaf aus.

Mit Stress fertigzuwerden bedeutet nicht, sich den Herausforderungen des Lebens nicht mehr zu stellen. Es bedeutet, Wege zu finden, das Leben in vollen Zügen zu genießen, ohne dass der Stress überhandnimmt. Es gibt viele Wege, sich zu entspannen, einschließlich Meditation, Yoga und einfachen Atemübungen.

Wie Sie in den vorangegangenen Kapiteln gesehen haben, hat Dr. Dean Ornish gezeigt, dass diese vier Maßnahmen – eine gesunde vegane Ernährung, mit dem Rauchen aufhören, regelmäßige Bewegung und Stressmanagement – Herzkrankheiten tatsächlich heilen können, sogar ohne die Einnahme cholesterinsenkender Medikamente. Das ist ein enormer Vorteil. Ihr Arzt wird Ihnen vielleicht zusätzliche Medikamente verschreiben, um Sie besser zu schützen.

Diese Veränderungen in Ihrer Lebensweise werden bei Typ-1-Diabetes die Notwendigkeit, Insulin einzunehmen, nicht beseitigen. Aber sie können Ihnen helfen, gesund zu bleiben und die Auswirkungen des Diabetes auf Ihr Leben zu minimieren.

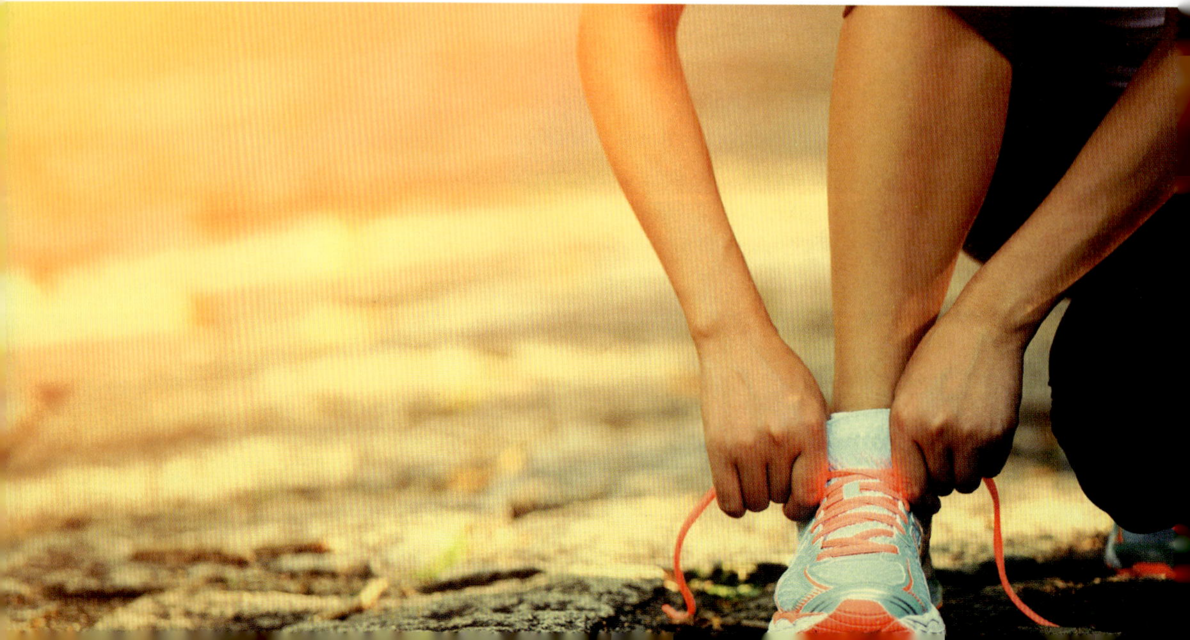

EIN NEUES VERSTÄNDNIS VON TYP-1-DIABETES

Lassen Sie uns für einen Moment über die Verbesserung der Gesundheit von Menschen mit Typ-1-Diabetes hinaus denken. Was wäre, wenn wir die Krankheit tatsächlich von vornherein verhindern könnten? Die Forschung der letzten zwei Jahrzehnte lässt vermuten, dass wir bereits das Wissen haben, um viele Fälle von Diabetes Typ 1 zu verhindern.

Wenn Sie dachten, dass die Krankheit einfach genetisch bedingt ist und es keinen Weg gibt, sie zu verhindern, dann lesen Sie weiter. Studien mit eineiigen Zwillingen haben diese Ansicht widerlegt. Eineiige Zwillinge haben – natürlich – genau gleiche Gene, sie haben dieselbe Haarfarbe, Augenfarbe und dieselben Gesichtszüge. Wenn eine Krankheit einfach genetisch bedingt ist, dann müssten beide Zwillinge sie haben. Aber so funktioniert Typ-1-Diabetes nicht. Wie in Kapitel 1 erwähnt, liegt das Diabetesrisiko einer Person mit einem an Diabetes erkrankten Zwilling bei unter 40 Prozent.

Obwohl Gene eine Rolle spielen, ist also klar, dass Typ-1-Diabetes nicht einfach eine genetische Krankheit ist. Etwas anderes löst die Krankheit aus: ein Ereignis in einem sehr frühen Stadium im Leben des Kindes.

Viele Jahre lang wussten Wissenschaftler, dass Typ-1-Diabetes auftritt, wenn das Immunsystem die Insulin produzierenden Zellen des Pankreas angreift und zerstört. Ihr Immunsystem ist – natürlich – Ihre Verteidigung gegen Viren, Bakterien und Krebszellen. Es sollte Ihr körpereigenes gesundes Gewebe nicht angreifen, aber genau das passiert bei Typ-1-Diabetes.

Lassen Sie uns einige Grundlagen betrachten, um zu verstehen, warum dies passiert. Das komplexe Verteidigungsnetzwerk Ihres Immunsystems basiert auf spezialisierten weißen Blutkörperchen. Einige dieser Blutkörperchen umschließen eindringende Keime und verdauen sie. Andere bilden Antikörper – Moleküle, die sich an eindringende Organismen heften wie Harpunen und diese für andere Immunzellen als zum Angriff freigegeben markieren. Wenn Sie Typ-1-Diabetes haben, hat Ihr Immunsystem einen großen Fehler gemacht: Es hat Ihre Insulin produzierenden Zellen angegriffen und zerstört, was zu einer sogenannten Autoimmunerkrankung führt.

Aber warum kommt es dazu? Im Jahr 1992 hat ein Team kanadischer und finnischer Wissenschaftler im *New England Journal of Medicine* über eine wichtige Entdeckung berichtet. Bei der Untersuchung der Blutproben von 142 Kindern mit einer aktuellen Diagnose auf Typ-1-Diabetes entdeckten sie, dass alle Kinder Antikörper gegen Kuhmilchproteine aufwiesen. Diese Antikörper hatten sich anscheinend als Antwort auf die Kuhproteine in der Säuglingsnahrung gebildet, aber sie waren auch in der Lage, die Insulin produzierenden Zellen des Körpers anzugreifen.[4] Es stellte sich heraus, dass ein Teil des Kuhmilchproteins biochemisch exakt baugleich mit einem Teil der menschlichen Insulin produzierenden Zellen war. Die Antikörper, die sich bildeten, um das Kuhmilchprotein zu zerstören, attackierten schließlich die Insulin produzierenden Zellen der Kinder. Die Pankreaszellen wurden durch ein »friendly fire« zerstört.

Diese und andere Studien wiesen auf ein mögliches Szenario hin, wie es zu Typ-1-Diabetes kommen kann: Wenn ein sehr kleines Kind Säuglingsnahrung auf Kuhmilchbasis bekommt, gelangen einige der Milchproteine aus dem Darm ins Blut.[5,6] Das Immunsystem des Säuglings erkennt diese Rinderproteine als fremd und bildet Antikörper, um sie anzugreifen. Leider attackieren diese Antikörper nicht nur die Kuhproteine, sondern auch die Insulin produzierenden Zellen des Pankreas. Dieser zerstörerische Prozess geht schrittweise vor sich; wenn fast alle Insulin produzierenden Zellen zerstört sind, kommt es zu Diabetes Typ 1. Die Forscher glaubten, dass der reife Verdauungstrakt von Erwachsenen diese Milchproteine nicht durch die Darmwand in das Blut passieren lässt, die Moleküle bei Säuglingen aber einfacher passieren können.

Sie schlussfolgerten, dass eine Möglichkeit, Typ-1-Diabetes, zumindest für viele Kinder, zu verhindern, die Vermeidung eines Kontakts mit Kuhmilch in den ersten Lebensmonaten sei. Es muss wohl nicht erwähnt werden, dass Anfang der 1990er-Jahre weder Eltern noch Kinderärzte eine Ahnung davon hatten. Säuglinge wurden routinemäßig mit auf Kuhmilch basierender Babynahrung gefüttert und werden es immer noch. Wenn Babys nicht gestillt werden, brauchen sie irgendeine Säuglingsnahrung. Zwar bekommen manche Kinder Babynahrung auf Sojabasis, die vermutlich kein Diabetes-Risiko darstellt, viele bekommen aber Säuglingsnahrung auf Kuhmilchbasis.

1992, als der Bericht im *New England Journal of Medicine* herauskam, hielten der bekannte Kinderarzt Dr. Benjamin Spock und ich eine Pressekonferenz ab. An dieser nahmen auch Dr. Frank Oski, Direktor der Pädiatrie an der *Johns Hopkins University*, und andere Ernährungsexperten teil. Wir empfahlen, Eltern über die potenziellen Risiken eines frühen Kontakts mit Kuhmilch zu informieren. Immerhin werden Eltern bedrängt, ihren Kindern Milch zu geben, ohne dass sie über die möglichen Risiken aufgeklärt werden. Wir forderten, den Milchkonsum bei Kindern nicht weiter zu empfehlen und sagten, dass Eltern gut genug informiert sein sollten, um entscheiden zu können, was sie ihren Kindern am besten zu essen geben.

Es entstand eine kontroverse Diskussion. Die meisten großen Zeitungen und Rundfunkanstalten brachten die Story. Die *American Medical Association* (AMA) kritisierte Dr. Spock und mich scharf, weil wir den gesundheitlichen Nutzen von Milchprodukten bezweifelten. Forschungsteams, die versuchten, die Ergebnisse zu replizieren, kamen zu unterschiedlichen Ergebnissen und einige kamen zu keinem Ergebnis. Andere Wissenschaftler wiesen darauf hin, dass spezielle Methoden nötig wären, um die Antikörper zu identifizieren, ansonsten ließen sich diese nicht bestimmen.[7] Schließlich stellte die *American Academy of Pediatrics* eine Arbeitsgruppe zusammen, um sich der Problematik anzunehmen. Zwei Jahre später, 1994, veröffentlichte die Gruppe einen Bericht. Nach Begutachtung von über 90 Studien kam die Gruppe zu der

Schlussfolgerung, dass das Diabetesrisiko tatsächlich mit großer Wahrscheinlichkeit gesenkt werden kann, wenn ein früher Kontakt mit Kuhmilch vermieden wird.[8] Die AMA zog ihren Einspruch schließlich zurück.

Zwar waren Dr. Spock und ich der Ansicht, dass bereits ausreichend fundierte Beweise und gute Gründe vorlagen, vor einem frühen Kontakt mit Milchprodukten zu warnen, die Debatte war aber noch nicht zu Ende. Es gab nur eine Möglichkeit, um sicher festzustellen, ob Milchproteine tatsächlich der Auslöser einer Reihe von Ereignissen sein konnten, die zu Typ-1-Diabetes führen. Diese Theorie galt es, zu testen. Ein Team aus Europa übernahm diese Aufgabe.

DIE KUHMILCH-DIABETES-THEORIE AUF DEM PRÜFSTAND

In einer Pilotstudie identifizierten Wissenschaftler in Finnland, Schweden und Estland 242 Neugeborene mit einem Risiko für Diabetes Typ 1 – alle hatten Verwandte ersten Grades mit dieser Krankheit. Die Wissenschaftler baten die Mütter, ihre Kinder zu stillen. Wenn die Mütter die Babys abstillten, baten die Wissenschaftler die Hälfte von ihnen, eine spezielle Säuglingsnahrung zu füttern, bei der die Milchproteine in einzelne Aminosäuren zerlegt waren – die Bestandteile von Proteinen, die zu klein sind, um eine Immunreaktion auszulösen. Die anderen Familien konnten eine reguläre, auf Kuhmilch basierende Säuglingsnahrung verwenden. Ziel der Studie war es zu sehen, ob das Vermeiden eines frühen Kontakts mit Kuhmilchproteinen die Wahrscheinlichkeit, an Diabetes zu erkranken, reduzieren kann.[9]

Im Lauf der Jahre stellten die Forscher fest, dass die mit der speziellen Säuglingsnahrung gefütterten Kinder seltener die gefährlichen Antikörper bildeten. Tatsächlich war das Risiko, Antikörper gegen Insulin produzierende Zellen zu bilden, um 62 Prozent gesunken.

Die Studie war klein, nur eine Pilotstudie, aber sie folgte den meisten Kindern die ersten 6 bis 8 Jahre ihres Lebens. In diesen Jahren entwickelten mehrere Kinder Diabetes. Von den mit normaler Säuglingsnahrung gefütterten entwickelten 8 die Krankheit, in der mit modifizierter Nahrung gefütterten Gruppe 5. Es stellte sich heraus, dass 2 von diesen 5 gleich zu Beginn aus der Studie ausgestiegen waren und die spezielle Säuglingsnahrung nie erhalten hatten. Das bedeutete, dass in der Gruppe mit modifizierter Säuglingsnahrung 3 Kinder Diabetes entwickelten, verglichen mit 8 in der Gruppe mit normaler Säuglingsnahrung. Die Forscher vermuteten, dass die Kuhmilchtheorie durchaus Teil des Puzzles sein könnte, aber die Studie war zu klein, um zu einem definitiven Ergebnis zu kommen. Das Forschungsteam startete 2002 daher eine viel größer angelegte Studie mit Familien aus 15 Ländern.

Diese Pilotstudie wies einige Einschränkungen auf. Zum einen war der Konsum von Milchprodukten nur während der ersten Lebensmonate beschränkt. Es ist unklar, ob ein späterer Kontakt, zum Beispiel im Alter von 8 oder 9 Monaten, ebenfalls einige Kinder einem Risiko aussetzt. Immerhin ist seit Langem bekannt, dass sehr große Milchproteinmoleküle manchmal sogar bei Erwachsenen aus dem Verdauungstrakt ins Blut gelangen können. Die Studie untersuchte nicht, ob der Kontakt mit Milchproteinen bei Kindern nach dem anfänglichen Säuglingsalter Typ-1-Diabetes auslösen kann.

Zum Zweiten wurden stillende Mütter nicht gebeten, Kuhmilch in ihrer eigenen Ernährung zu vermeiden. Viele stillende Mütter stellen fest, dass ihre Kinder manchmal auf das reagieren, was sie – die Mütter – gegessen haben. Wenn eine Mutter bestimmte Lebensmittel isst, kann ihr Baby Koliken bekommen – es weint, als ob es an schrecklichen Bauchschmerzen leidet, und lässt sich nicht trösten. Die am stärksten unter Verdacht stehenden Lebensmittel sind Milchprodukte. Wenn stillende Frauen Milchprodukte vermeiden, geht es ihren Säuglingen oft besser. Bei manchen Frauen und ihren Kindern macht es einen enormen Unterschied.

1991 entdeckten Forscher, dass einige mit der Nahrung aufgenommene Kuhmilchproteine bei stillenden Müttern in der Muttermilch zu finden waren.[10] Sie stammten aus dem Verdauungstrakt, wurden in den Blutkreislauf absorbiert und fanden ihren Weg in die Muttermilch. Um den Kontakt von Säuglingen mit Milchproteinen zu vermeiden, ist es daher wichtig, diese nicht nur aus der Ernährung von Säuglingen zu entfernen, sondern auch aus der Ernährung ihrer sie stillenden Mütter.

Eine letzte kritische Anmerkung zu dieser Studie: Milchprodukte waren nicht wirklich aus der Ernährung der Kinder ausgeschlossen. Stattdessen kam ein Milchprodukt zum Einsatz, bei dem die Milchproteine zerlegt waren. Wenn ein anderer Bestandteil der Milch zu diesem Problem beiträgt, wäre diese Studie nicht in der Lage gewesen, ihn zu identifizieren. Dennoch stellt die Studie einen wichtigen Schritt auf dem Weg zum Verständnis dar, wie Teile der Ernährung eines Säuglings zu Diabetes führen können.

Die Studie beleuchtete auch andere Verursacher von Diabetes. Frühere Ergebnisse hatten vermuten lassen, dass Virusinfektionen eine Rolle spielen könnten, und tatsächlich haben Viren dies bei einigen Säuglingen in der Milchstudie anscheinend getan. Im Detail scheinen Viren Immunzellen zu stimulieren; vielleicht um diese aktiver auf Kuhmilchproteine reagieren zu lassen, als es normalerweise der Fall wäre. Eine andere These besagt, dass Kuhmilchproteine den Verlauf von Virusinfektionen irgendwie beeinflussen.[11] Es wird angenommen, dass die Interaktion von Babynahrung auf Kuhmilchbasis und Viren Säuglinge einem erhöhten Risiko aussetzen kann.

Niemand weiß, was die Forschung zu Milch und Typ-1-Diabetes letzten Endes zutage bringen wird. Wenn die Theorie sich als richtig erweist, wäre die Schlussfolgerung, dass die Vermeidung eines Kontakts mit Kuhmilchprodukten zumindest während der

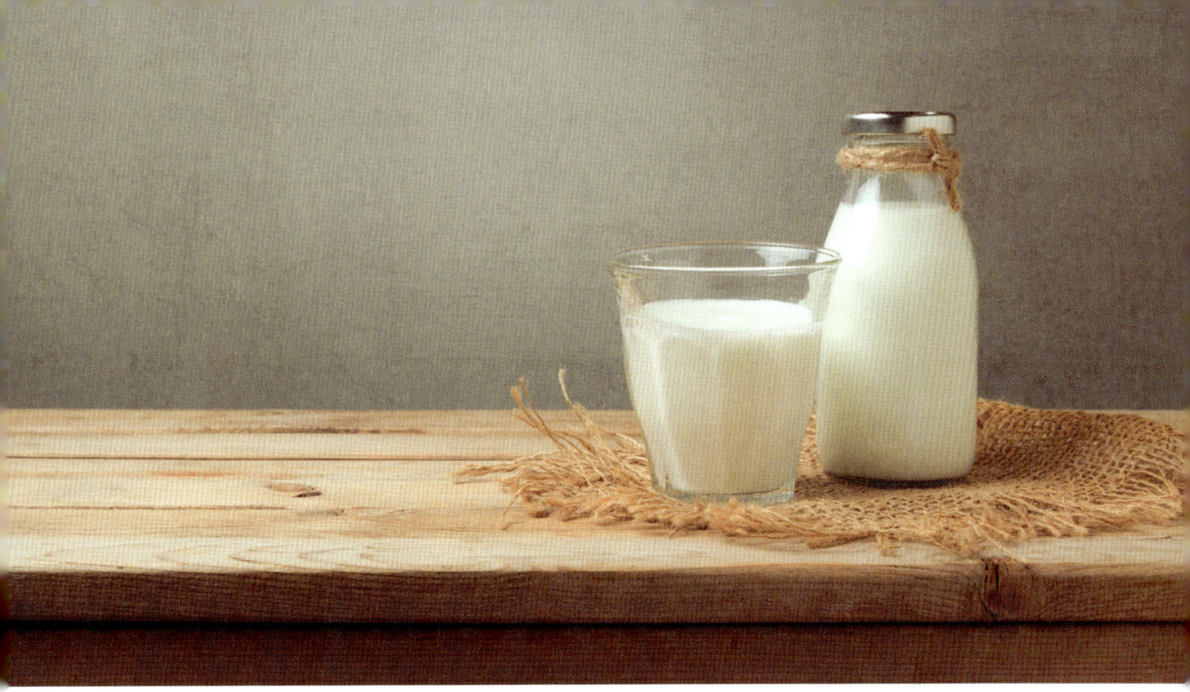

ersten Lebensmonate die Wahrscheinlichkeit einer Diabeteserkrankung drastisch reduzieren kann.

Es ist wohl unnötig zu sagen, dass Muttermilch statt Instant-Babynahrung kein Risiko für Kinder darstellt. Ganz im Gegenteil: Gestillte Kinder haben viele Vorteile, einschließlich eines allgemein besseren Gesundheitszustands und sogar ein paar IQ-Punkten mehr, verglichen mit ihren mit der Flasche gefütterten Altersgenossen. Und auf gesündeste Art werden Säuglinge gestillt, wenn ihre Mütter die Lebensmittel meiden, die ihren Kindern gefährlich werden können.

In weiteren Studien werden vielleicht andere Risikofaktoren für Diabetes entdeckt. Und für die Kinder, die bereits von Antikörpern attackiert werden, untersuchen Forscher, wie sie eingreifen können, um die Zerstörung der Insulin produzierenden Zellen aufzuhalten.

GESUND BLEIBEN

Wenn wir Diabetes vorbeugen können, haben wir ein sehr mächtiges Instrument zur Verfügung. Für Menschen, die bereits an Typ-1-Diabetes leiden, gibt es effektive Maßnahmen, die ihnen helfen können, gesund zu bleiben. Die Kontrolle der Blutglukosewerte ist dabei essenziell, ebenso wie stabile Cholesterin- und Blutdruckwerte, um Herz und Blutgefäße zu schützen. Dieselbe Ernährungsweise, die in diesem Buch für Typ-2-Diabetiker beschrieben wird, ist mit hoher Wahrscheinlichkeit auch für Menschen mit Typ-1-Diabetes enorm vorteilhaft.

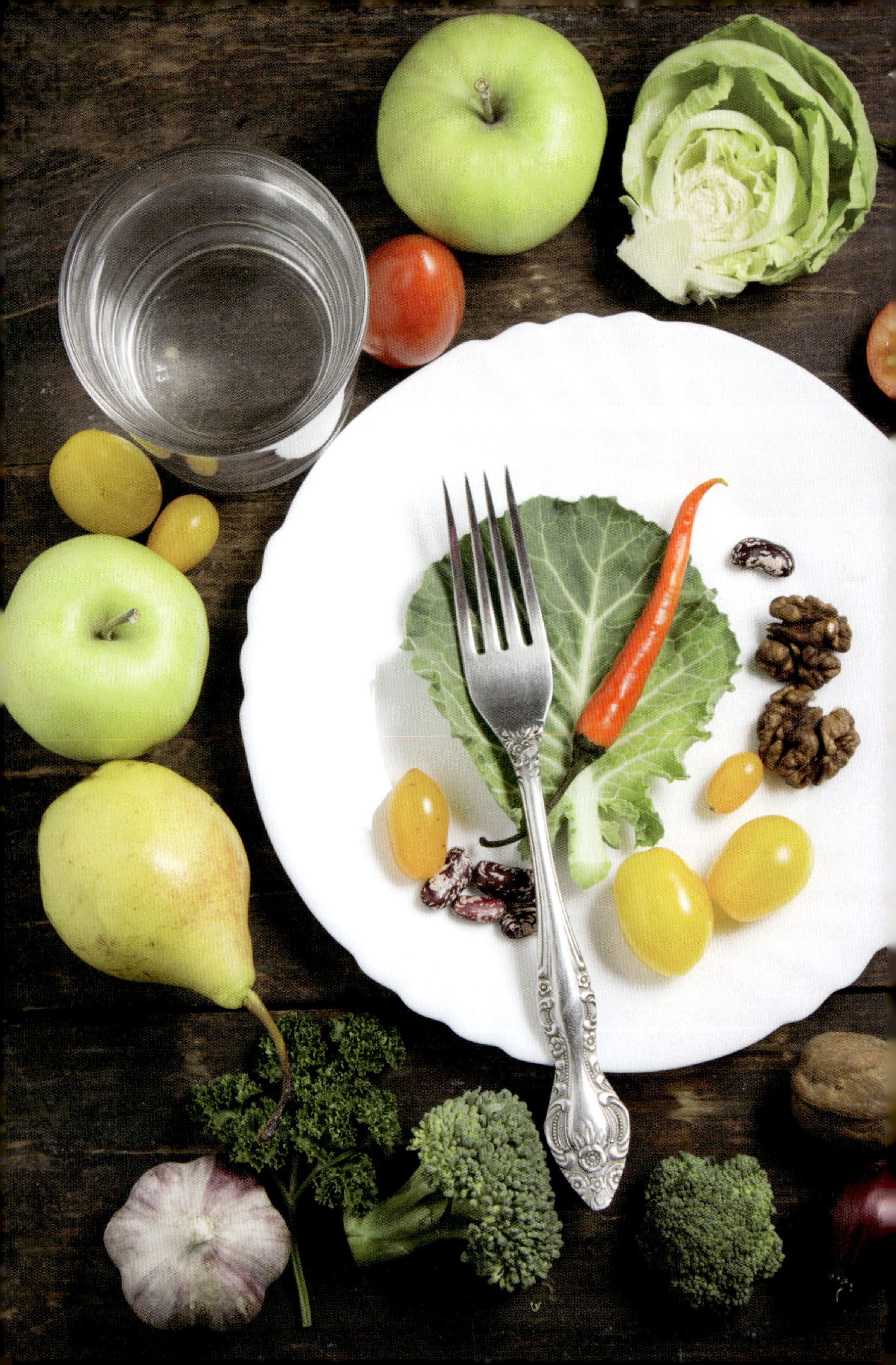

TEIL 2

DAS PROGRAMM

KAPITEL 4

EIN WIRKUNGSVOLLER NEUER ERNÄHRUNGSPLAN

Wir möchten mit unserer Ernährungsweise ein sehr viel besseres Ergebnis erzielen, als bisherige Diäten es konnten – ein Ergebnis, das auf einer neuen Herangehensweise an Ernährung basiert, was ich in diesem Kapitel erläutere. Wenn Sie Typ-2-Diabetes haben, möchten Sie sich nicht auf Insulinresistenz einstellen müssen, sondern diese vermeiden. Wenn Sie Typ-1-Diabetes haben, möchten Sie Ihren Blutzucker gut unter Kontrolle haben, Ihre Medikamente auf ein Minimum reduzieren und bei guter Gesundheit bleiben. In diesem Kapitel geht es um die Prinzipien, mit denen Sie Ihre Ernährung revolutionieren. In den nachfolgenden Kapiteln zeige ich Ihnen, wie Sie diese Grundsätze beim Planen Ihrer Mahlzeiten umsetzen können.

Bei Typ-2-Diabetes ist es unser Ziel, »Kaugummi aus den Schlössern zu entfernen«. Wie Sie bereits wissen, scheint das grundsätzliche Problem bei Typ-2-Diabetes die Anreicherung winziger Mengen Fett im Inneren der Muskelzellen zu sein. Dadurch kann das Insulin seine Aufgabe nicht richtig wahrnehmen und die Insulinsignalisierung nicht blockieren. Das heißt, das Fett behindert den Prozess, bei dem Insulin die Zellmembran öffnet, um Glukose hineinzulassen. Sie müssen Lebensmittel auswählen, die diesen Prozess umkehren.

Eine Ernährungsumstellung kann Ihren Körper auch vor dem Krankheitsverlauf schützen. Das ist sowohl bei Diabetes Typ 1 als auch Typ 2 entscheidend.

Wie Sie sehen werden, ist diese Ernährungsumstellung weitreichend und hoch effektiv. Sie werden vielleicht, wie viele unserer Studienteilnehmer, feststellen, dass es einfach ist, sich die Richtlinien des Plans einzuprägen. Es gibt keine Einschränkungen hinsichtlich Portionsgrößen, Kalorien oder Kohlenhydraten. Sie werden sich darauf konzentrieren *was Sie essen*; *wie viel Sie essen* reguliert sich dadurch im Allgemeinen von allein. Aber ich greife vor.

Lassen Sie uns zuerst die Veränderungen ansehen, die diese Ernährungsweise so effektiv machen. Dann, im folgenden Kapitel, stelle ich Ihnen verschiedene Wege vor, wie Sie diese Ernährungsweise an Ihre Bedürfnisse anpassen können.

Es gibt drei Regeln, um den Verlauf von Diabetes umzukehren, »den Kaugummi aus den Schlössern zu entfernen« und Ihren Herz- und Blutgefäßen die größtmögliche Chance zu bieten, eventuell vorhandene Verstopfungen aufzulösen.

1. Verzichten Sie auf tierische Produkte.

2. Verwenden Sie nur minimale Mengen pflanzliches Öl.

3. Bevorzugen Sie Lebensmittel mit einem niedrigen glykämischen Index.

Es gibt jetzt keinen Grund zur Panik. Ich weiß, dass das sehr viel verlangt zu sein scheint. Ich werde mit Ihnen jeden einzelnen Schritt durchgehen und Ihnen das Warum und das Wie erklären. Für den Moment sollen Sie nur die Grundsätze verstehen.

1. VERZICHTEN SIE AUF TIERISCHE PRODUKTE

Fett in der Ernährung kann aus zwei Quellen stammen: tierischen Produkten und pflanzlichen Ölen. Diese Regel betrifft die erste Quelle.

Wenn Sie kein Rindfleisch essen, nehmen Sie natürlich auch kein Rinderfett auf. Wenn Sie kein Hühnerfleisch essen, nehmen Sie kein Hühnerfett zu sich. Sich an diese Regel zu halten bedeutet, tierische Fette aus Ihrer Ernährung zu streichen. In dem Programm, dem Sie bald folgen wollen, sind Fleisch, Milchprodukte und Eier vom Speiseplan gestrichen.

Wie Sie aus Kapitel 2 wissen, haben Wissenschaftler, die das Fett im Inneren der Muskelzellen von sich fettreich ernährenden Personen gemessen haben, gezeigt, dass das Fett, das Sie essen, die Menge an Fett in Ihren Zellen rasch ansteigen lassen kann. Genau das Gegenteil passiert bei Personen, die tierische Produkte vermeiden. Wie Sie sich erinnern werden, wiesen Veganer 31 Prozent weniger intrazelluläres Fett auf als sich konventionell ernährende Personen.[1] Das bedeutet eine verbesserte Insulinsensitivität. Das ist ein großartiger Anfang, und mit den nächsten Regeln erreichen Sie noch mehr.

Sie werden von einem weiteren Vorteil profitieren. Wenn Sie tierische Produkte vermeiden, befreien Sie sich nicht nur von tierischem Fett; da tierische Produkte die einzige Quelle für Cholesterin in der Ernährung darstellen, nehmen Sie auch kein Cholesterin mehr zu sich, wenn Sie auf tierische Produkte verzichten. Mit Ihren Zellen erobert auch der Rest des Körpers seine Gesundheit zurück.

Statt Eiern und Speck können Sie zum Beispiel eine Schüssel Haferbrei mit Zimt oder Blaubeeren, eine halbe Honigmelone und etwas Roggentoast zum Frühstück essen. Vielleicht essen Sie dazu ein veganes Würstchen oder veganen Speck.

Zum Mittagessen können Sie anstelle von Chili mit Hackfleisch ein veganes Chili oder eine herzhafte Linsensuppe essen. Wenn Sie gerne Burger essen, können Sie einen Gemüseburger essen. Wenn Sie Ihr Abendessen in einem italienischen Restaurant einnehmen, können Sie Spaghetti mit Tomatensoße und frischem Basilikum bestellen. In einem mexikanischen Restaurant könnten Sie statt des Tacos mit Fleisch einen Burrito mit Bohnen (ohne Käse) nehmen. In einem chinesischen Restaurant haben Sie die Auswahl unter den vielen Gemüsegerichten mit Reis.

Vielleicht haben Sie gerade gedacht: »Spaghetti? Reis? Darf ich diese kohlenhydratreichen Lebensmittel essen?« Die Antwort lautet: ja. Ich weiß natürlich, dass Diabetiker immer und immer wieder zu hören bekommen haben, dass sie Reis, Nudeln und andere stärkehaltige Lebensmittel nur in geringen Mengen essen dürfen. Aber

BEREIT FÜR EINE VERÄNDERUNG

In unserer jüngsten Studie wurde die Hälfte der Teilnehmer auf eine fettarme vegane Ernährung gesetzt und die anderen wurden angewiesen, den Ernährungsrichtlinien der American Diabetes Association (ADA) zu folgen. Da wir ein unverzerrtes Ergebnis haben wollten, erfolgte die Zuteilung durch einen Computer. Die Verteilung war zufällig und weder die Teilnehmer noch wir konnten beeinflussen, wer welcher Ernährungsweise zugeteilt wurde. Ich war aber neugierig, wie die Teilnehmer über die beiden Ernährungsweisen dachten, daher fragte ich sie, welche Ernährungsweise sie gewählt hätten, wenn sie eine Wahl gehabt hätten. Ich war davon ausgegangen, dass die meisten die ADA-Ernährungsweise gewählt hätten – sie ist den meisten Diabetikern vertraut und ich dachte, die Teilnehmer würden ungern Fleisch und Milchprodukte aufgeben.

Es stellte sich aber heraus, dass das Gegenteil der Fall war. Etwa zwei Drittel der Teilnehmer bevorzugten die vegane Ernährungsweise. Der Grund dafür war, wie ich erfuhr, dass viele von ihnen bereits der ADA-Ernährungsweise gefolgt waren und diese fade und nicht sehr effektiv fanden. Viele von ihnen hatten von den Vorteilen einer veganen Ernährungsweise gehört. Andere hatten Verwandte, die sich vegetarisch oder vegan ernährten, und wollten es auch einmal versuchen.

Die Teilnehmer beider Gruppen nahmen die jeweilige Ernährungsweise ernst und, wie Sie bereits gelesen haben, ging es einigen mit der ADA-Ernährungsweise gut, anderen nicht. Die Ergebnisse bei der veganen Ernährungsweise waren aber überzeugend und konstant.

vergessen Sie nicht, dass Diabetes – sowie Übergewicht – in Ländern, bei denen diese Lebensmittel Grundnahrungsmittel darstellen, selten ist. Der Plan hat Regeln zu Kohlenhydraten, aber diese beziehen sich hauptsächlich darauf, welche Sie essen sollen, nicht wie viel davon. In unseren Studien stellte sich heraus, dass es Menschen mit vielen gesunden Kohlenhydraten in ihrer Ernährung *besser* geht, nicht schlechter.

»Ich verstehe, warum ich auf Rindfleisch verzichten soll«, werden Sie vielleicht sagen, »aber warum auch auf Huhn und Fisch?« Nun, die Nährstoffzusammensetzung dieser Lebensmittel wird Sie vielleicht überraschen. Sie enthalten beträchtliche Mengen Fett und Cholesterin, aber keine Ballaststoffe und gesunde Kohlenhydrate, die Sie brauchen.

Hühnerfett stammt natürlich vom Huhn. Selbst wenn Sie die Haut entfernen und nur das weiße Fleisch essen, stammen ungefähr 23 Prozent der Kalorien aus Fett. Vieles davon ist die »schlechte« Form – *gesättigtes* Fett, die Art Fett, die Ihren Cholesterinspiegel steigen lässt und die Insulinresistenz verstärkt.

Bei Fisch kommt es darauf an. Einige Fischarten enthalten weniger Fett als Huhn, andere, wie Lachs, ziemlich viel. Aber alle Fische enthalten Fett, und ein hoher Anteil davon – zwischen 15 und 30 Prozent – ist gesättigtes Fett. Fisch enthält auch immer Cholesterin. Einige, wie Garnelen und Hummer, enthalten Gramm für Gramm mehr Cholesterin als ein Steak.

Natürlich essen manche Menschen Fisch gerade, *weil* er Fett enthält. Ein Teil des Fettes in Fischen liegt als Omega-3-Fett vor. Omega-3-Fette haben den Ruf, Entzündungen zu reduzieren und die Bildung von Blutgerinnseln, die zu Herzinfarkten führen können, zu hemmen. Es gibt aber immer mehr Hinweise, dass Omega-3-Fette kein Allheilmittel sind. In einem kürzlich im *British Medical Journal* erschienenen Artikel berichtet ein Team britischer Wissenschaftler von den Ergebnissen einer Meta-Analyse – einer großen Studie, die alle bisherigen Studien zu Omega-3-Fetten und Gesundheit mit einbezieht. Bei der Analyse von 89 Studien entdeckten die Forscher, dass Omega-3-Öle, unabhängig davon, ob sie in Form von Fisch oder als Nahrungsergänzungsmittel eingenommen wurden, keinen signifikanten Schutz vor Herz-Kreislauf-Erkrankungen oder Krebs boten oder das Sterberisiko senkten.[2]

Könnten die angeblichen Vorteile von Omega-3-Fetten sich als Seemannsgarn entpuppen? Nun, es ist wichtig zu bedenken, dass Fischfette wie alle Fette Mischungen sind. Fischöle enthalten tatsächlich einige Omega-3-Fette, aber sie enthalten auch

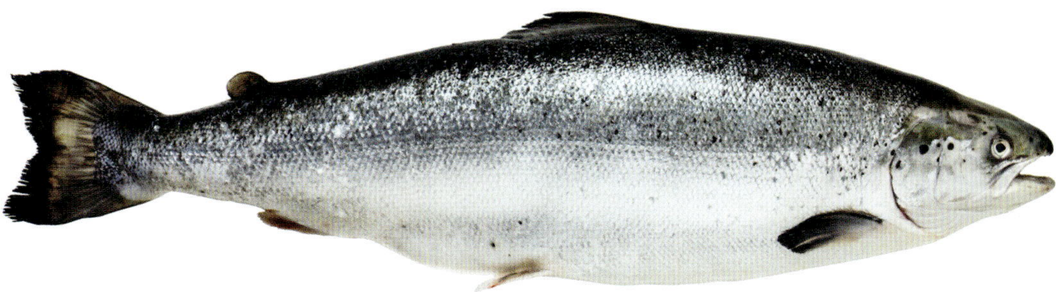

WELCH EIN UNTERSCHIED: TIERISCHE UND PFLANZLICHE LEBENSMITTEL IM VERGLEICH

Tierische Lebensmittel*			Pflanzliche Lebensmittel		
	Fett (% der Kalorien)	Cholesterin (mg)		Fett (% der Kalorien)	Cholesterin (mg)
Rindfleisch, mager	37	86	Bohnen, weiße	4	0
Hühnerbrust, ohne Haut	23	85	Brokkoli	11	0
Schweinelende, mager	41	81	Linsen	3	0
Lachs, Atlantik	40	71	Apfel	3	0
Regenbogenforelle	35	69	Orange	4	0
Thunfisch	21	42	Naturreis	7	0

* Eine Portion Fleisch besteht aus 100 Gramm.
Quelle: USDA, Agricultural Research Service Nutrient Data Laboratory, www.nal.usda.gov/fnic/foodcomp/search/index.html, abgerufen am 7. April 2006.

reichlich gesättigtes Fett. Wie bereits gesagt sind 15 bis 30 Prozent des Fetts in Fischen schnödes gesättigtes Fett. Das ist weniger als in Rindfleisch (ungefähr 50 Prozent) oder Huhn (ungefähr 30 Prozent), aber erheblich mehr, als Sie brauchen. Sie brauchen überhaupt kein gesättigtes Fett in Ihrer Nahrung.

Zu guter Letzt: Wenn Sie abnehmen möchten, müssen Sie beachten, dass »gute Fette« genauso viele Kalorien enthalten wie »schlechte Fette«. Das heißt, jeder Bissen eines Omega-3-Fetts macht genauso dick wie jedes andere Fett öder Öl.

In Studien enttäuschen Huhn-und-Fisch-Diäten regelmäßig. Wenn Wissenschaftler Diäten, die auch nur geringe Mengen Huhn und Fisch enthalten, auf ihre Wirkung auf den Cholesterinspiegel hin untersuchen, stellen sie fest, dass sie das »schlechte« LDL-Cholesterin (low density lipoprotein) nur um ca. 5 Prozent senken, im Vergleich zu einer Ernährungsweise ohne Einschränkungen.[3] LDL-Cholesterin ist die Art, die das Risiko für Herzprobleme erhöht.

Viel wirksamer sind Ernährungsweisen, die ganz auf tierische Produkte verzichten. Unsere jüngste Studie mit einer solchen Ernährungsweise ließ die LDL-Cholesterinwerte um mehr als 20 Prozent sinken. Das ist ein viermal so gutes Ergebnis wie das der Huhn-und-Fisch-Diät.

Sie haben vielleicht festgestellt, dass die von mir empfohlene Ernährungsweise nicht nur frei von tierischem Fett ist, sondern auch frei von tierischem *Protein*. Das ist wichtig, weil tierisches Protein die Nieren schädigen kann, und diese zu schützen ist ein vorrangiges Ziel. Ihre Proteine sollten aus pflanzlichen Quellen stammen.

Wenn Sie sich ein Leben ohne Hähnchen oder Käse nur schwer vorstellen können, lassen Sie sich von den positiven Erfahrungen unserer Studienteilnehmer inspirieren. Der Übergang gestaltete sich für diese problemlos und innerhalb weniger Wochen hatten sie alles im Griff – nicht nur ihren Speiseplan, sondern auch ihre Gesundheit. Sie stellten fest, dass ihre überschüssigen Kilos bereits schwanden, sie ihren Blutzuckerspiegel wieder unter Kontrolle hatten, ihre Cholesterinwerte sanken und sehr bald konnten viele ihre Medikamente reduzieren oder sogar absetzen.

Wie Nancy und Vance es geschafft haben

Wie ging es Nancy und Vance, die Sie zu Beginn des Buchs kennengelernt haben, mit der Ernährungsumstellung?

Nancy war die Umstellung willkommen. Sie hatte genug von den ausbleibenden Ergebnissen der Ernährungsweise der *American Diabetes Association* und fand, dass eine vegane Ernährungsweise sich wie ein vernünftiger Ansatz anhörte. Sie wollte abnehmen und hatte es satt, sich so energielos zu fühlen. Sie hoffte, dass in dieser Ernährungsweise die Lösung liegen könnte.

Nancy wuchs in Minnesota auf. Ihre Mutter war laut ihrer Aussage keine besonders begabte Köchin, aber ihre skandinavische Familie liebte Essen. Ihre Mutter und Schwestern kämpften alle mit Gewichtsproblemen.

Wie die meisten unserer freiwilligen Studienteilnehmer hatte Nancy im Lauf der Jahre ihre Ernährung bereits auf eine gesündere umgestellt. Sie aß kein Rindfleisch mehr, viel Gemüse und keine fettreichen Dressings, ihre Umstellung war also relativ einfach.

Sie begann ihren Tag mit Haferbrei mit Zimt und fettfreiem Vanille-Sojadrink. Am Vormittag hatte sie gern eine Zwischenmahlzeit, in der Regel Äpfel, Bananen, Himbeeren, Blaubeeren, Trauben oder Orangen.

Zum Mittagessen aß sie eine herzhafte vegane Suppe wie Minestrone, Gemüsesuppe, Süßkartoffelsuppe oder ein Chili zu einem Salat aus Spinatblättern, Tomaten, roten, gelben und orangenfarbenen Paprika, Kidneybohnen und Kichererbsen sowie anderen Zutaten. Am Nachmittag aß sie oft Obst, Roggenknäckebrot, gebackene Tortillachips mit Salsa oder Hummus zu Pitabrot.

Nach einem langen Arbeitstag hatte Nancy keine Lust, ein aufwendiges Essen zu kreieren, ihre Abendessen waren also kurz und schmerzlos: ein Gemüseburger mit gemischtem Tiefkühlgemüse, das sie in der Mikrowelle aufgetaut hatte. Manchmal aß sie nur eine Schüssel Branflakes. Als letzten Snack aß sie am späten Abend noch etwas Obst.

Wir machten mit ihrer Gruppe eine Tour durch den Supermarkt und boten Kochdemonstrationen, um alle Teilnehmer mit gesunden Produkten vertraut zu machen, falls sie diese noch nicht kannten. Nancy bevorzugte es einfach und fing damit an, einen großen Topf Suppe für die ganze Woche zu kochen. »Ich bin keine Köchin«, war ihre Aussage. »Und mir fällt es sehr leicht, mich an das Programm zu halten.«

Vance begann seinen Tag meist mit Haferbrei, entweder pur oder mit Äpfeln und Zimt. Er aß auch Toast und frisches Obst zum Frühstück. Zum Mittag- oder Abendessen gab es Nudeln oder Burritos mit frischem Gemüse und Obst. Manchmal hatte er Appetit auf Salate – in der Regel mit Bohnen, Blutorangen oder anderen Zutaten aufgepeppt.

»Ich musste lernen, Lebensmitteletiketten zu interpretieren«, berichtete er. »Man unterschätzt die Menge an Fett oder Zucker in einer Konservendose schnell. Auf dem Etikett steht »6 Gramm« und man glaubt, dass die ganze Dose gemeint ist. Dabei ist die Menge in einer Portion enthalten.«

Für Vance war die vegane Ernährungsweise das Richtige. »Ich könnte nicht nur ein kleines Stück Hühnchen oder ein wenig Rindfleisch essen«, erklärte er. »Ich muss ganz darauf verzichten. Für mich ist das eine Umstellung meiner Lebensweise.«

Gesunder Ersatz für Milchprodukte

Es mag Sie überraschen, zu erfahren, dass einige der größten Fettquellen im Regal bei den Milchprodukten lauern. Milch, Käse und Speiseeis genossen einst den Ruf, gesund zu sein, was wenige Menschen angezweifelt haben, aber das hat sich geändert. Inzwischen ist klar, dass diese Lebensmittel nicht nur Fett, sondern auch Cholesterin, tierisches Protein und, im Fall der fettfreien Varianten, eine große Menge Laktosezucker liefern.

Hier kommen die harten Fakten zu Milchprodukten, gefolgt von der guten Nachricht, wie einfach sie sich ersetzen lassen.

MILCHFETT. Bei der Kuhmilch stammen 49 Prozent der Kalorien aus Fett, ob Sie es glauben oder nicht. Wie man es auch betrachtet: das ist viel. Sie glauben vielleicht, dass eine Milch mit 1,5 % Fettgehalt viel weniger Fett enthält. Dem ist aber nicht so. Diese 1,5 % Prozent beziehen sich auf den Fettgehalt in Relation zum *Gewicht*, was irreführend ist, weil das Gewicht vom Wassergehalt der Milch bestimmt wird. Wenn Sie ein Glas Milch trinken, absorbiert Ihr Körper dieses Wasser. Für Ihre Gesundheit zählt, wie viel Fett übrig bleibt. Ernährungsexperten betrachten den *Prozentanteil der Kalorien*, die aus Fett stammen, da diese Zahl nicht vom Wassergehalt beeinflusst wird. Es stellt sich heraus, dass bei einer Milch mit 1,5 % Fettgehalt ungefähr 35 Prozent der Kalorien aus reinem Fett bestehen.

Was an Milch aber besonders bedenklich ist, ist die *Art* von Fett, die sie enthält. Das meiste Fett ist gesättigt, die Art Fett, die mit Insulinresistenz verbunden wird und den Cholesterinspiegel steigen lässt.

Auch Joghurt, Speiseeis und Sauerrahm enthalten typischerweise viel Fett. Käse ist voll davon. Bei vielen Sorten stammen ungefähr 70 Prozent der Kalorien aus Fett.

MILCHZUCKER. Bei fettfreien Milchprodukten wurde das Fett entfernt, aber es wird Sie vielleicht überraschen, was noch übrig ist. Wenn das Fett abgeschöpft wird, ist der vorherrschende Nährstoff in Milch in der Tat Zucker – und zwar Laktose, also Milchzucker.

Das Laktosemolekül besteht aus zwei kleineren Zuckern, Glukose und Galaktose. Ungefähr 55 Prozent der Kalorien in fettfreier Milch stammen von der Laktose. Menschen, die völlig zu Recht Softdrinks und andere zuckerhaltige Getränke aufgrund des Zuckergehalts vermeiden, werden wissen wollen, dass auch Milchprodukte bedeutende Quellen für Zucker sind.

Laktose ist natürlich der Zucker, der bei vielen Menschen zu Verdauungsproblemen führt. Laktoseintoleranz ist ein natürlicher Vorgang, der startet, wenn die Enzyme, die es Säuglingen erlauben, Muttermilch zu verdauen, natürlicherweise abgebaut werden. Wenn diese Enzyme weg sind, passiert die Laktose den Darmtrakt unverdaut. Im unteren Darm beginnen Bakterien den Zucker zu fermentieren, was zu Blähungen, Krämpfen und Durchfall führt. Früher hielt man Laktoseintoleranz für anormal, heute weiß man, dass es die biologische Norm ist. Die Symptome beginnen langsam, irgendwann nach dem Kleinkindalter, und sind einfach ein Zeichen, dass Sie erfolgreich das Stillalter hinter sich gelassen haben.

SUPPEN-NIRWANA

Walter kam zu einem Treffen unserer Forschungsgruppe und verkündete, dass er das perfekte Mittagessen gefunden habe. Sein örtlicher Supermarkt hat eine Produktlinie von Fertigsuppen der Tabatchnick Company im Angebot, von denen es auch mehrere fettarme vegane Varianten gibt, wie Schwarze-Bohnen-Suppe, Erbsensuppe und veganes Chili.

Mit einfachen, natürlichen Zutaten enthält eine Portion etwa 200 Kalorien und nur ein oder zwei Gramm Fett. Einige sind sowohl als normale wie auch als natriumarme Variante erhältlich. Da sie eingefroren sind, sind sie praktisch unbegrenzt haltbar und können in der Mikrowelle in wenigen Minuten in eine Mahlzeit verwandelt werden.

Viele andere Markenhersteller haben ebenfalls Suppen im Angebot, die einfach und schnell zuzubereiten und gesund sind.

MILCHPROTEINE. Diese Proteine kamen aufgrund ihres möglichen Beitrags zu Typ-1-Diabetes, wie in Kapitel 3 beschrieben, auf den Prüfstand, sind aber auch an der Entstehung vieler anderer gesundheitlicher Probleme beteiligt. Tierische Proteine scheinen den schleichenden Verlust der Nierenfunktion, zu dem es bei Diabetikern kommen kann, zu beschleunigen.[4] Pflanzliche Proteinquellen – Bohnen, Getreide, Gemüse und Sojaprodukte zum Beispiel – scheinen dieses Problem nicht zu verursachen.

Menschen mit Migräne berichten häufig von Verbesserungen, wenn sie bestimmte Lebensmittel meiden, und Milch sowie Milchprodukte stehen oft ganz oben auf der Liste. Dasselbe wurde für einige Fälle rheumatoider Arthritis berichtet. Wie es scheint, wird das Problem nicht vom Fett oder der Laktose verursacht, zumindest nicht bei diesen Krankheiten. Der Auslöser scheinen die Milchproteine zu sein.

Milchprodukte werden mit anderen gesundheitlichen Problemen in Zusammenhang gebracht von Akne bis Prostata- und Eierstockkrebs. Das letztgenannte Problem – Krebs – hat die Aufmerksamkeit der Medien geweckt. Zwei große Harvard-Studien und mehrere andere Studien aus anderen Ländern haben gezeigt, dass Milch trinkende Männer im Vergleich zu Männern, die Milch in der Regel meiden, einem signifikant höheren Risiko für Prostatakrebs ausgesetzt sind.[5,6] Die Erklärung scheint in den von der Milch ausgelösten hormonellen Auswirkungen zu liegen. Bei Eierstockkrebs sind die Ergebnisse unterschiedlich, einige Studien zeigen ein höheres Risiko bei Milchtrinkerinnen und andere zeigen kein erhöhtes Risiko.[7,8]

Milch wurde immer mit ihrem Kalziumgehalt beworben. Es gibt aber bessere Kalziumquellen und wirksamere Methoden, für starke Knochen zu sorgen. Ich werde später im Kapitel noch einmal detaillierter darauf zurückkommen.

SETZEN SIE AUF GESÜNDERE LEBENSMITTEL. Wer Milchprodukte meidet, findet eine reiche Auswahl an großartigem Ersatz. Naturkostläden, Reformhäuser, Bio- und konventionelle Supermärkte bieten Milchersatz aus Sojabohnen, Reis, Mandeln und vielen anderen Lebensmitteln an. Diese Drinks gibt es ohne Zusatz, mit Kalzium, als fettarme Varianten und mit Vanille- und Schokoladegeschmack. Sie sollten die Varianten mit dem geringsten Anteil an Fett und Zucker wählen. Es gibt auch mit Kalzium angereicherte Säfte zu kaufen. Natürlich brauchen wir all das gar nicht. Biologisch betrachtet brauchen wir nach dem Säuglingsalter nur Wasser. Keine Softdrinks, keine Säfte, keine Milch – einfach schlichtes Wasser.

Es gibt viele köstliche Eiscremevarianten auf Soja- oder Reisbasis. In vielen Fällen sind diese allerdings nur deshalb so lecker, weil ihnen Zucker zugesetzt wurde. Ihre Geschmacksnerven werden davon leicht verführt, aber für Ihren Körper wäre eine Schüssel Erdbeeren viel besser.

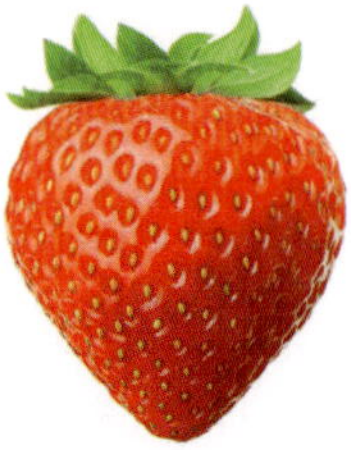
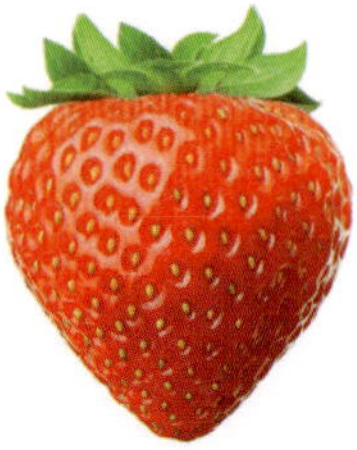
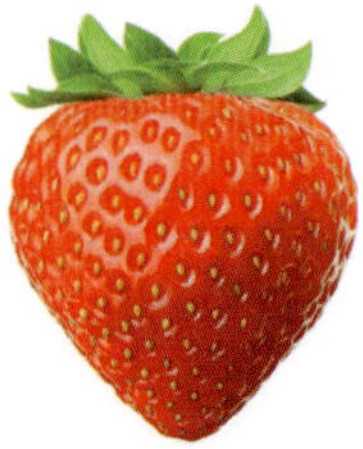

ERNÄHRUNGSRICHTLINIEN

Hier kommt eine einfache Zusammenfassung der in diesem Kapitel vorgestellten Richtlinien. Sie sollten diese genau befolgen, da auch kleine Abweichungen Ihren Erfolg beeinflussen können.

ALLGEMEINE GRUNDSÄTZE

Kaufen Sie Lebensmittel pflanzlichen Ursprungs. Vermeiden Sie alle tierischen Produkte und verwenden Sie pflanzliche Öle nur in minimalen Mengen. Bevorzugen Sie Lebensmittel mit einem niedrigen glykämischen Index (GI).

Konzentrieren Sie sich auf die neuen vier Lebensmittelgruppen

Vollkorngetreide: Vollkornnudeln, Naturreis, Branflakes (Zerealien mit Kleieanteil), Haferbrei, Pumpernickel oder Roggenbrot, Couscous, Bulgur, Hirse, Gerste etc. Empfohlene Portionen pro Tag: 8. Eine Portion sind 100 Gramm gekochtes Getreide (z. B. Haferbrei oder Nudeln), 30 Gramm trockenes Getreide oder 1 Scheibe Brot.

Hülsenfrüchte: Bohnen (schwarze, Pinto- oder Kidneybohnen, gebackene Bohnen, Sojabohnen etc.), Erbsen, Spalterbsen, Linsen, Kichererbsen, fettfreie Sojaprodukte (fettfreier ungesüßter Sojadrink, fettfreie vegane Burger, Sojaprotein, fettfreier Tofu) etc. Empfohlene Portionen pro Tag: 3. Eine Portion sind 100 Gramm gekochte Bohnen, 115 Gramm Tofu oder 225 Milliliter Sojadrink.

Gemüse: Süßkartoffeln, Brokkoli, Blumenkohl, Spinat, Grünkohl, Blattkohl, Kürbis, grüne Bohnen, Pak Choi, Artischocken etc. Wählen Sie Gemüse mit einem niedrigen GI. Empfohlene Portionen pro Tag: 4 oder mehr. Eine Portion sind 100 Gramm rohes oder gekochtes Gemüse.

Obst: Äpfel, Bananen, Trauben, Birnen, Pfirsiche, Orangen, Kiwi, Beeren etc. Wählen Sie Obst mit einem niedrigen GI. Empfohlene Portionen pro Tag: 3 oder mehr. Eine Portion ist ein Stück rohes Obst, 100 Gramm klein geschnittenes oder gekochtes Obst oder 125 Milliliter Saft.

Andere erlaubte Lebensmittel

- Fettfreie Salatdressings und andere fettfreie Würzmittel
- Kaffee (mit fettfreiem veganem Kaffeeweißer, wenn gewünscht)
- Gelegentlich alkoholische Getränke
- Selten Zucker, Nüsse, Samen, Zartbitterschokolade (milchfrei), Sojaprodukte mit vollem Fettgehalt wie Tofu, Tempeh, Sojakäse etc.

Lebensmittel, die vermieden werden sollten

- rotes Fleisch, Geflügel, Fisch, Eier (Eiweiß und Eigelb) sowie alle Milchprodukte (aus Vollmilch und fettfreier) einschließlich Milch, Joghurt, Käse, Speiseeis, Sahne, Sauerrahm, Butter etc.
- Zugesetzte Öle wie Margarine, Salatdressings, Mayonnaise, Kochöl etc.
- Frittierte Speisen wie Pommes frites, Kartoffelchips, Zwiebelringe, Donuts etc.
- Avocados, Oliven und Erdnussmus
- Raffinierte Lebensmittel bzw. Lebensmittel mit einem hohen glykämischen Index wie Weißbrot und Kartoffeln

Das tägliche Multivitaminpräparat

Nehmen Sie täglich ein Multivitaminpräparat ein, um einfach an Vitamin B_{12} zu kommen (außer Sie verzehren mit B_{12} angereicherte Produkte wie angereicherte Frühstückszerealien oder angereicherte Sojadrinks) und an Vitamin D, was Sie eventuell benötigen, wenn Sie nicht ausreichend an die Sonne kommen.

Alternativen zu Eiern

Bei Eiern gibt es nur zwei Probleme: das Eigelb und das Eiweiß. Im Eigelb versteckt sich das Cholesterin, mit 213 Milligramm pro Ei. Das ist mehr, als in einem 225 Gramm schweren Steak steckt.

Das Eigelb enthält auch das Fett, ungefähr 5 Gramm pro Ei. Das Eiweiß hat eigene Probleme, da es im Grunde reines tierisches Eiweiß ist. Wie Sie inzwischen wissen, kann tierisches Protein Ihren Nieren Probleme bereiten; pflanzliches Protein ist besser für Sie.

Kann ein einziges Ei wirklich so viel Fett, Cholesterin und tierisches Protein enthalten? Aber sicher doch. Vergessen Sie nicht, dass aus dem Ei, wenn es bebrütet wird, ein Hühnchen wird. Der Körper dieses Hühnchens hat sich aus dem gebildet, was beim Legen im Inneren des Eis war. Wie alle tierischen Produkte enthalten auch Eier keine Ballaststoffe und keine komplexen Kohlenhydrate.

Eier lassen sich auf vielerlei Wegen ersetzen, ob Sie zum Frühstück Ihr Rührei brauchen oder gerne backen. Versuchen Sie es mit diesen Ersatzstoffen.

- Wenn in einem Rezept 1 oder 2 Eier verwendet werden, lassen Sie sie weg. Geben Sie einige Esslöffel Wasser für den Gehalt an Feuchtigkeit dazu.
- Ei-Ersatzpulver finden Sie in den meisten Naturkostläden oder Reformhäusern.
- Verwenden Sie bei Backwaren pro Ei 1 gehäuften Esslöffel Sojamehl oder Maisstärke zusammen mit 2 Esslöffeln Wasser.
- Versuchen Sie es mit einer eigroßen Menge zerdrücktem Tofu als Ersatz für ein Ei.

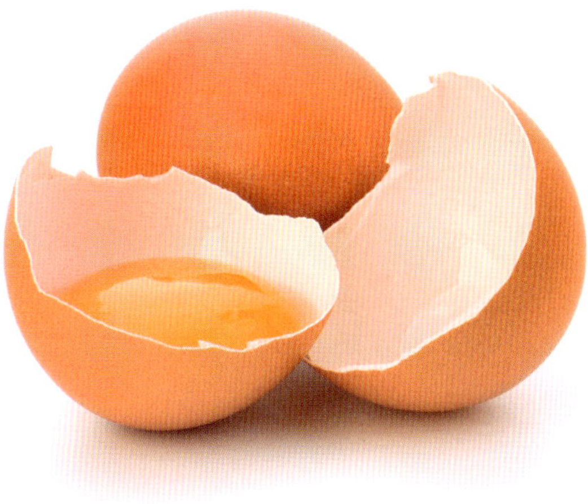

- Für Muffins und Kekse können Sie eine halbe zerdrückte Banane verwenden, allerdings hat diese einen Eigengeschmack.
- Für fleischlose Braten und vegane Burger können Sie eine der folgenden Zutaten verwenden, um die Zutaten zu verbinden: Tomatenmark, zerdrückte Kartoffeln, angefeuchtete Brotbrösel oder Haferflocken.

Statt Rühreiern ist Rührtofu zum Frühstück mittlerweile beliebt. Wenn Sie bei den Rezepten ankommen, werden Sie entdecken, warum das so ist. Die Textur von Tofu ähnelt stark dem Eiweiß und nimmt den Geschmack anderer Zutaten oder Gewürze an. Seien Sie vorsichtig bei Produkten, die als cholesterinfreie Ei-Ersatzmittel vermarktet werden: Viele bestehen einfach aus Eiweiß mit diversen Zusätzen.

2. VERWENDEN SIE NUR MINIMALE MENGEN PFLANZLICHES ÖL

Es scheint, dass man Ölen nicht ausweichen kann: Kochöl, Salatöl, pflanzliches Öl in Backwaren und Snacks. Pflanzliche Öle haben einen besseren Ruf als tierisches Fett und sie enthalten in der Tat weniger gesättigtes Fett – die Art Fett, die den Cholesterinspiegel ansteigen lässt. Aber wir wollen *alle* Öle in minimalen Mengen verwenden. Hier kommen die Gründe.

Zum einem sind alle Fette und Öle voll mit Kalorien, wie Sie inzwischen wissen. Sie enthalten 9 Kalorien pro Gramm, mehr als doppelt so viele Kalorien wie Kohlenhydrate oder Proteine (4 Kalorien pro Gramm). Zudem machen pflanzliche Öle genauso dick wie Schmalz, da sie genauso viele Kalorien enthalten. Alle Fette und Öle sind in der Tat gleich mästend.

Zum Zweiten sollten Sie, wenn Sie Ihre Insulinsensitivität so weit wie möglich zurückgewinnen wollen, nicht nur auf tierische Fette, sondern auch auf zugesetzte pflanzliche Öle verzichten. Das tierische Fett aus Ihren zellulären »Schlössern« zu entfernen hilft nicht viel, wenn Sie diese dafür mit pflanzlichem Fett verstopfen. In diesen Lebensmitteln finden sich pflanzliche Öle:

FRITTIERTE SPEISEN. Pommes frites, Kartoffelchips, Zwiebelringe und andere frittierte Snacks gleichen Löffeln, die das Fett aus der Fritteuse in Ihre Körperfettspeicher transportieren.

ZUGESETZTE ÖLE. Gewöhnliche Salatdressings und Margarine enthalten viel Fett.

ÖLE ALS ZUTATEN. Viele abgepackte Produkte und Soßen enthalten beträchtliche Mengen Öl.

ÖLE ZUM ANSCHWITZEN/SAUTIEREN. Viele Rezepte beginnen mit der Anleitung, Zwiebeln, Knoblauch oder andere Zutaten in Öl zu sautieren bzw. anzuschwitzen. Einige Restaurants verwenden Öl beinahe als Grundnahrungsmittel.

Sie können dieses ganze Fett einfach vermeiden.

- Lassen Sie die Finger von frittierten Snacks wie Kartoffelchips und Pommes frites.
- Verwenden Sie fettfreie Dressings, Zitronensaft oder Balsamicoessig für Salate.
- Verwenden Sie mit einer Anti-Haft-Beschichtung versehene Pfannen.
- Schwitzen Sie Zwiebeln, Knoblauch oder Gemüse in Wasser oder einer anderen Flüssigkeit an, statt sie auf traditionelle Art zu sautieren. Vorschläge finden Sie bei den Rezepten.
- Dünsten Sie Gemüse.
- Denken Sie darüber nach, Kochsprays zu verwenden, statt Öl aus Flaschen zu gießen, um möglichst wenig Öl zu verwenden.
- Sie können auch fettfreien Kaffeeweißer verwenden.
- Lesen Sie sich die Lebensmitteletiketten durch. Suchen Sie nach Produkten mit höchstens 2 bis 3 Gramm Fett pro Portion oder mit einem prozentualen Anteil von unter 10 Prozent Fett.

Wenn es darum geht, fettige Lebensmittel zu vermeiden, möchten manche Menschen bei Olivenöl gern eine Ausnahme machen. Es scheint natürlich zu sein und sogar angesagt. Aber denken Sie einen Moment darüber nach, wie das Öl in der Fabrik in die Flasche kommt. Der Hersteller nimmt eine enorme Menge Oliven, entfernt das Fruchtfleisch und lässt Ihnen das reine Fett übrig.

Gramm für Gramm enthält Olivenöl genauso viele Kalorien wie Rinderfett, Hühnerfett und andere Fette und Öle – nämlich 9 Kalorien pro Gramm. Kein anderes Lebensmittel ist so kaloriendicht. Während Olivenöl relativ viele einfach ungesättigte Fettsäuren enthält, die wenig oder keinen Effekt auf den Cholesterinspiegel haben, enthält es auch gesättigte Fettsäuren (ungefähr 13 Prozent), die Art Fett, die den Cholesterinspiegel erhöht und die Insulinresistenz verstärkt. Es spielt keine Rolle, wie teuer das Öl ist oder wie »extra nativ« es sein mag. Es enthält immer noch mehr Kalorien und gesättigtes Fett, als Ihr Körper zur Erhaltung optimaler Gesundheit verarbeiten kann.

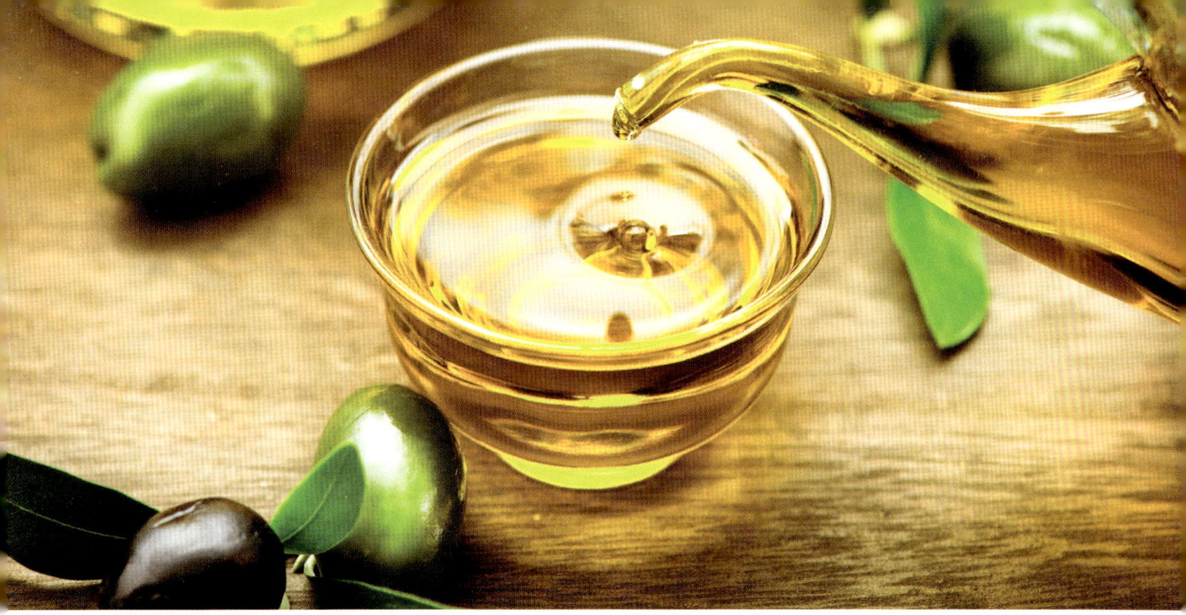

Natürlich enthalten Gemüse, Obst, Bohnen und Getreide Spuren natürlicher pflanzlicher Öle, aber um die müssen Sie sich keine Sorgen machen. Ihr Körper braucht eine geringe Menge Fett, und Pflanzen liefern dieses in der natürlichen Form. Wir bekommen Probleme, wenn Öle konzentriert sind, wie in frittierten Speisen, öligen Soßen und Rezepten mit Öl.

Einige wenige pflanzliche Lebensmittel wie Nüsse, Samen, Oliven, Avocados und einige Sojaprodukte enthalten natürlicherweise viel Öl. Diese sollten Sie auf ein Minimum begrenzen.

Was ist mit guten Fetten?

Es gibt zwei Arten von Fett, die Ihr Körper tatsächlich braucht. Ihre technischen Bezeichnungen sind Alpha-Linolensäure und Linolsäure. Diese Namen sind nicht wichtig, sie werden Ihnen nie auf einer Zutatenliste begegnen. Wichtig ist es zu wissen, dass Sie nur eine winzige Menge benötigen. Diese essenziellen Fette müssen nur 2 bis 3 Prozent Ihrer täglichen Kalorienaufnahme ausmachen, mehr braucht Ihr Körper nicht.

Wo finden Sie sie? Bohnen, Gemüse und Obst enthalten insgesamt sehr wenig Fett, aber die Spuren, die sie enthalten, sind relativ reich an »gutem« Fett – das heißt an Alpha-Linolensäure. Dies ist das grundsätzliche Omega-3-Fett, dass Ihr Körper dazu verwendet, andere gute Fette herzustellen. Nüsse, Samen und Sojaprodukte enthalten größere Mengen. Linolsäure kommt ebenfalls in vielen pflanzlichen Lebensmitteln vor.

Einige Menschen erhöhen den Anteil an Omega-3-Fetten in ihrer Ernährung, um zum Beispiel Arthritis zu behandeln. Wenn Sie das tun, seien Sie vorsichtig: Alle Fette, gute und schlechte, machen gleich dick und können Dinge enthalten, die Ihr Körper nicht braucht. Fischöl enthält zum Beispiel jede Menge Fett neben den Omega-3-Fetten. Am Ende dieses Kapitels werde ich weitere gesunde Omega-3-Quellen beschreiben.

Die beste Methode, die richtige Art und Menge Fett mit Ihrer Ernährung aufzunehmen, ist es, auf tierische Produkte, frittierte Lebensmittel und ölige Produkte zu verzichten und sich von viel Gemüse, Obst, Bohnen und Vollkornprodukten zu ernähren.

Spielt es wirklich eine Rolle, ob wir tierische Produkte und zugesetzte Öle vermeiden oder nicht? Absolut. Eine typisch westliche Ernährung kann pro Tag 80 bis 100 Gramm Fett oder mehr liefern. Rindfleisch durch Huhn und Fisch zu essen, die Portionen klein zu halten und zugesetztes Öl zu beschränken, reduziert die Fettmenge auf ungefähr 60 Gramm. Aber wenn Sie tierische Produkte weglassen und zugesetztes Öl vermeiden, können Sie die Menge auf 20 Gramm reduzieren. Nebenbei wird Ihre Aufnahme von Cholesterin, die bei einer konventionellen Ernährung gut mehr als 200 Milligramm betragen kann, sich auf null reduzieren. Null! Jede einzelne Zelle Ihres Körpers wird Ihnen danken.

3. BEVORZUGEN SIE LEBENSMITTEL MIT EINEM NIEDRIGEN GLYKÄMISCHEN INDEX

Sie werden feststellen, dass diese dritte Regel sehr nützlich ist. Der glykämische Index (GI), ein praktisches Hilfsmittel, wurde von Dr. David Jenkins entwickelt, einem Arzt und Wissenschaftler an der University of Toronto.[9] Er ist einfach eine Nummer, die anzeigt, wie schnell ein beliebiges Essen Zucker in den Blutkreislauf abgibt. Ein Lebensmittel mit einem hohen GI gibt schnell Zucker ins Blut ab.

Ein Beispiel hierfür ist Weißbrot. Würden Sie die Moleküle der Kohlenhydrate in Brot enorm vergrößern, sähen sie aus wie eine Kette mit Perlen. Jede Perle stellt ein Zuckermolekül (Glukose) dar. In Ihrem Verdauungstrakt trennen diese Perlen sich und gelangen in Ihr Blut.

Bei Weißbrot passiert dies rasch. Die Perlenkette löst sich schnell auf und die einzelnen Glukosemoleküle sprinten in Ihr Blut. Würden Sie Ihren Blutzucker nach dem Verzehr des Brots messen, könnten Sie das Ergebnis sehen. Weißbrot hat einen hohen GI, was bedeutet, dass es eine ausgeprägte Wirkung auf Ihren Blutzuckerspiegel hat.

Pumpernickel hat dagegen einen niedrigen GI.[4] Seine Perlen trennen sich viel langsamer und gehen Stück für Stück in den Blutkreislauf über. Es hat einen viel geringeren Effekt auf Ihren Blutzucker.

4 Der glykämische Index eines Lebensmittels wird ermittelt, indem 10 gesunden Personen morgens auf nüchternen Magen eine 50-Gramm-Portion Kohlenhydrate zum Verzehr gegeben wird. Die Blutglukose wird in 15- bis 30-minütigen Intervallen im Verlauf der nächsten 2 Stunden gemessen und das Ergebnis wird mit dem Ergebnis des Verzehrs derselben Menge Glukose (oder manchmal auch Weißbrots) verglichen. Ein GI unter 100 bedeutet, dass das Lebensmittel weniger Auswirkungen auf den Blutzucker hat als Glukose. Eine höhere Zahl bedeutet, dass das Lebensmittel eine stärkere Auswirkung hat.[10]

GLYKÄMISCHER INDEX GÄNGIGER LEBENSMITTEL

GETREIDE UND GETREIDEPRODUKTE	GI	OBST	GI
All-Bran-Flakes (Frühstückszerealien mit Kleieanteil)	38	Apfel	44
Graupen (Gerste)	25	Aprikose	57
Brot, Pumpernickel	55	Banane	51
Brot, Roggen	63	Honigmelone	65
Brot, weißes	70	Trauben	43
Brot, Vollkornweizen	70	Orange	48
Mais	60	Pfirsich	28
Instant-Haferbrei	65	Birne	33
Haferbrei	62	Ananas	66
Quinoa	53	Rosinen	64
Reis, Naturreis	50	Erdbeeren	40
Reis, parboiled	48	Wassermelone	72
Reis, weiß	72		
Spaghetti	48		
HÜLSENFRÜCHTE	**GI**	**GEMÜSE**	**GI**
Bohnen, schwarze	30	Karotten	41
Bohnen, Kidney	29	Kartoffeln, neue Ernte	70
Bohnen, weiße	39	Kartoffeln, gebacken	94
Bohnen, Pinto	39	Süßkartoffeln	48
Kichererbsen	36	Jamswurzel	51
Linsen, rote	31		
Erbsen	22		

Anmerkungen: Werte unter 55 gelten als niedrig, 56 bis 69 als mittel und 70 und mehr als hoch. Die Werte sollten nur als Schätzungen verstanden werden. Viele dieser Lebensmittel wurden in verschiedenen Ländern unter wechselnden Bedingungen getestet. Die Angaben stehen für typische, nicht für genaue Werte.

GI-Werte werden nur für Zucker oder Stärke enthaltende Lebensmittel ermittelt. Bestimmte Lebensmittel wie Brokkoli, Blumenkohl und viele Beerensorten enthalten viele Ballaststoffe, aber wenig Stärke, daher können keine GI-Werte ermittelt werden. Avocados enthalten viel Fett und wenig Stärke und haben daher keinen GI-Wert.

Quelle: www.glycemicindex.com, Zugang am 8. April 2006.

Kurz zusammengefasst haben Lebensmittel mit einem hohen GI eine größere Wirkung auf Ihren Blutzucker und solche mit niedrigem GI eine geringere.

Ich sollte erwähnen, dass für Studien, bei denen der GI einzelner Lebensmittel ermittelt wird, freiwillige Probanden ausgesucht werden, die keinen Diabetes haben. Ein Lebensmittel, das den Blutzuckerspiegel dieser Testpersonen nicht sehr stark erhöht, könnte bei Ihnen eine stärkere Wirkung haben. Wie auch immer, der Sinn des glykämischen Indexes ist die Möglichkeit, Lebensmittel zu bewerten bzw. miteinander zu vergleichen, damit wir die besten aussuchen können.

Unten finden Sie eine Tabelle mit den GI-Werten gängiger Lebensmittel. Lassen Sie mich erst ein paar einfache Dinge zusammenfassen, auf die Sie achten sollten, damit Sie die meisten Lebensmittel ohne Zuhilfenahme einer Tabelle einschätzen können.

Glykämischer Index auf einen Blick

- Bohnen und ihre Verwandten (Linsen, Erbsen) haben immer einen niedrigen GI.
- Grünes Blattgemüse kann auch als niedrig-glykämisch gelten (obwohl es so wenig Stärke enthält, dass der GI meist nicht berechnet wurde).
- Fast alle Obstsorten haben einen niedrigen GI. Ja, sie sind süß, aber die meisten werden Ihren Blutzucker nicht sonderlich schnell steigen lassen. Es gibt zwei Ausnahmen: Der GI von Wassermelonen und Ananas ist höher als der anderer Lebensmittel.
- Nudeln haben einen niedrigen GI. Überraschend, aber wahr.
- Gerste, Bulgur und Parboiled-Reis haben einen niedrigen GI.
- Pumpernickel und Roggenbrot haben einen niedrigeren GI, während Weizenprodukte wie Brötchen, Weißbrot und selbst Vollkornweizenbrot einen höheren GI haben.
- Jamswurzeln und Süßkartoffeln haben im Vergleich zu Kartoffeln, die einen hohen GI haben, einen niedrigen GI.
- Beim Frühstücksgetreide haben Haferflocken und Branflakes mit Kleieanteil einen niedrigen GI, während die meisten käuflichen Frühstückszerealien einen eher hohen GI haben.

Nun, als Typ-2-Diabetiker wird *jedes* Lebensmittel, das Kohlenhydrate enthält, Ihren Blutzucker bis zu einem gewissen Grad ansteigen lassen. In der Tat ist ein Blutzuckeranstieg nach einer Mahlzeit normal, und wenn Ihre Zellen insulinresistent sind, dauert es ein bisschen länger, bis die Glukose aus Ihrem Blutkreislauf in Ihre Zellen wandert. Das bedeutet aber nicht, dass Sie kohlenhydrathaltige Lebensmittel meiden sollten. Es bedeutet, dass Sie etwas unternehmen sollten, um Ihre Insulinresistenz zu reduzieren, wie in diesem Kapitel erläutert. In Bezug auf Kohlenhydrate sind die Lebensmittel mit einem niedrigen GI am besten.

Ich erwähne dies, weil Typ-2-Diabetiker manchmal Kohlenhydrate meiden. Sie meiden Reis, Bohnen, Nudeln und den ganzen Rest und essen reichlich Huhn, Fisch und Eier, weil diese Lebensmittel keine Kohlenhydrate enthalten. Aber auf lange Sicht stellen sie fest, dass ihre Blutzuckerwerte sich nicht verbessern, sondern schlechter werden, sodass sie immer mehr Medikamente benötigen. Es macht Sinn, wenn Sie an die Anreicherung von Fett in den Zellen denken – mehr Kaugummi in den Schlössern, sozusagen. Fettige Mahlzeiten heute bedeuten eine Insulinresistenz von morgen.

Es wird Sie vielleicht überraschen, zu erfahren, dass Nudeln einen niedrigen GI haben. Haben sie aber, besonders, wenn sie *al dente* serviert werden, also bissfest. Natürlich werden Nudeln aus Weizenmehl gemacht, Sie glauben also vielleicht, dass sie Ihre Blutzuckerwerte genauso hochschnellen lassen wie Weißbrot. Aber dies ist nicht der Fall.

Nudeln erzählen uns, warum manche Lebensmittel einen hohen GI haben, während der GI anderer Lebensmittel niedrig ist.

Nehmen wir an, wir bereiten einen Brotteig zu. Wir geben ein bisschen Hefe zum Mehl, damit das Brot aufgeht. Aufgrund der Hefe bilden sich lauter kleine Luftkammern, wodurch das Brot sich von, sagen wir, einem Dachziegel unterscheidet. Wenn Sie das gebackene Brot essen, gelangen Ihre Magensäure und Verdauungsenzyme in diese Luftkammern und zerlegen die Mehlmoleküle schnell in einzelne Zuckermoleküle, die dann von Ihrem Verdauungstrakt in Ihren Blutkreislauf übergehen. Selbst Vollkornweizenbrot, mit dem Anteil an zerkleinerten Fasern und damit Ballaststoffen, ist für die Verdauungsenzyme leicht auseinanderzunehmen – sie haben keine Schwierigkeiten in die Luftkammern zu gelangen und die Stärke im Brot zu verdauen.

Nudeln sind anders. Sie werden nicht mit Hefe hergestellt, haben also keine Luftkammern. Wenn Brot einen Haufen Reisig darstellt, der sich mit einem einzigen Funken anzünden lässt, stellen Nudeln einen Stapel Brennholzscheite dar – viel kompakter und schwerer entflammbar. Selbst wenn Sie die Nudeln gründlich kauen, können sie nicht so schnell verdaut werden wie Brot – und das ist der Grund für den niedrigeren GI.

Was Sie sich merken sollten, ist, dass die Verarbeitung von Lebensmitteln – z. B. Getreide zu Mehl mahlen oder Hefe zum Aufgehen des Teigs einsetzen – den Verdauungsprozess bereits startet, bevor Sie das Essen auch nur auf dem Teller liegen haben. Ein intaktes Getreidekorn lässt sich nur schwer zerlegen und gibt Glukose nur langsam ins Blut ab, während stark verarbeitetes Getreide schnell zerfällt. Daher hat Haferbrei aus ganzen Haferkörnern einen niedrigen GI. Für Instant-Haferbrei werden die Haferkörner durch Zerschneiden der Körner in Bruchstücke zerlegt. Dadurch sind sie schneller gekocht und schneller verdaut – was einen höheren GI ergibt.

Wenn Sie den GI bestimmter Lebensmittel nachschlagen wollen, können Sie sich auf einer von der University of Sydney in Australien eingerichteten Webseite informieren: www.glycemicindex.com. Tippen Sie nur den Namen des Lebensmittels ein und die Testergebnisse werden Ihnen angezeigt.

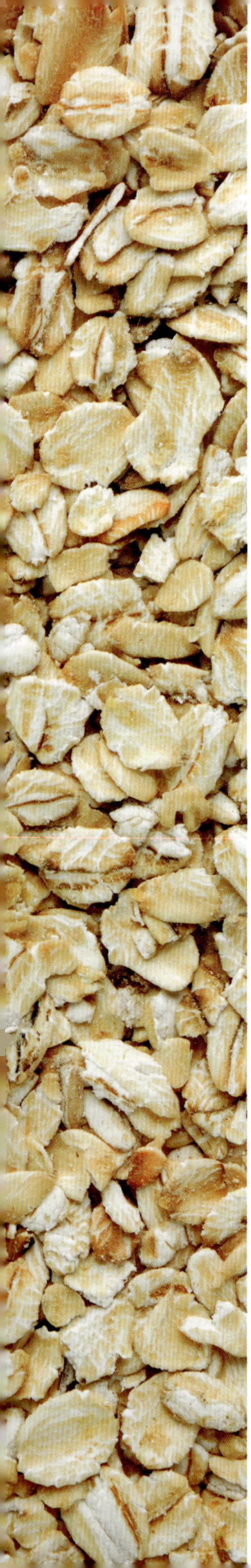

»Spielt es wirklich eine Rolle?«, werden Sie vielleicht fragen. »Kann es wirklich einen Unterschied machen, ob ich selbst gekochten Haferbrei aus Hafer(-flocken) anstelle von Instant-Brei verwende, oder ob ich zukünftig Bohnen, grünes Blattgemüse und Graupensuppe esse?« Dr. Jennie Brand-Miller von der University of Sydney hat diese Frage beantwortet, indem sie die zusammengefassten Ergebnisse aus 14 Studien zum glykämischen Index mit insgesamt 356 Teilnehmern analysiert hat. Sie fand heraus, dass der Verzehr von Lebensmitteln mit einem niedrigen GI das Hämoglobin-A1c um 0,3 bis 0,4 Prozentpunkte senkt. In einigen Studien betrug die Differenz sogar 0,6 Prozentpunkte.[11] Studien zeigen einen ähnlichen Vorteil für Typ-1- und Typ-2-Diabetiker.

Dieser Vorteil übertrifft die anderen Aspekte Ihrer geplanten Ernährungsumstellung bei Weitem. Wie Sie aus Kapitel 2 wissen, führten die in diesem Buch beschriebenen Ernährungsumstellungen – tierische Produkte vermeiden, Öle minimieren und niedrig-glykämische Lebensmittel essen – in unseren Forschungen gemeinsam zu einer Senkung des HbA1c-Werts um durchschnittlich 1,2 Prozentpunkte. Dieser Durchschnitt schließt Menschen ein, deren Werte nicht stark sinken mussten, sowie einige Teilnehmer, deren HbA1c-Wert bei 9 bis 10 Prozentpunkten lag und um etliche Prozentpunkte sank. Solche Ergebnisse kann wohl kein einziges Medikament erbringen. Für manche Menschen reicht es, um ihren HbA1c-Wert in einen normalen Bereich zu senken.

BEFÜLLEN SIE IHREN TANK MIT DEM RICHTIGEN TREIBSTOFF

Die Grundlagen haben wir jetzt geklärt, die drei Regeln, die zusammenarbeiten, damit Sie die Kontrolle zurückgewinnen können: Tierische Produkte vermeiden, die Verwendung von Ölen auf ein Minimum beschränken und Lebensmittel mit einem niedrigen glykämischen Index bevorzugen.

Diese Richtlinien arbeiten zusammen. Es reicht nicht, sich nur an eine davon zu halten. Geleebohnen können zum Beispiel vegan sein und enthalten zudem wenig Öl. Da sie im Grunde aber nur aus Zucker bestehen, haben sie einen hohen GI und lassen Ihren Blutzuckerspiegel hochschnellen.

Gleichermaßen kann ein Butterkuchen einen sehr niedrigen GI haben, weil Butter keine Kohlenhydrate enthält und sogar die Aufnahme der Glukose, die Sie mit der Nahrung aufnehmen, verlangsamen kann. Aber der Butterkuchen ist weder vegan noch fettarm. Er wird die Insulinresistenz verstärken und Sie sollten sich von ihm fernhalten. Der niedrige GI ist kein Grund ihn zu essen, wenn er unsere anderen Kriterien nicht erfüllt.

Die drei Regeln ergeben zusammen eine wirkungsvolle Kombination. Nancys HbA1c-Wert lag zu Beginn unserer Studie bei 8,3 Prozent. Als sie mit der Ernährungsumstellung anfing, sank er rasch unter 7,0, obwohl sie ihre Medikamente reduzierte. Bei Vance lag der HbA1c-Wert anfangs bei 9,5 Prozent, aber im Lauf der Wochen sank und sank und sank er. Am Ende der Studie lag sein HbA1c-Wert bei gesunden 5,3 Prozent.

Lassen Sie mich Ihnen zeigen, wie diese drei Regeln sich in Ihrem Körper auswirken, bevor wir zur Planung von Frühstück, Mittagessen und Abendessen kommen. So wie ein Auto viel mehr Leistung bringt, wenn es mit dem richtigen Treibstoff betankt wird, geht es auch Ihrem Körper viel besser, wenn Sie ihn mit dem Essen versorgen, das er braucht.

ERHÖHTE INSULINSENSITIVITÄT. Wie Sie inzwischen wissen, belegen Ergebnisse, dass eine Ernährungsumstellung einen raschen und entscheidenden Einfluss auf die Menge an Fett in Ihren Zellen haben kann. Mit sinkender Fettmenge werden Ihre Zellen immer empfindsamer gegenüber dem Insulin, was Ihre Blutzuckerwerte sinken lässt. Wenn Ihre Insulinresistenz sich zuvor verschlechtert und sich Ihre Medikamentendosis erhöht hat, wird der Prozess sich umkehren.

Das kann erstaunlich schnell passieren. Tatsächlich kann es so schnell passieren, dass ich Sie bitten möchte, Ihren Arzt häufig aufzusuchen, wenn Sie Insulin nehmen oder ein Medikament, das die Insulinabgabe erhöht (zum Beispiel Glipizid, Glimepirid, Glyburid, Natglinid oder Repaglinid[5]). Wenn Ihre Zellen ihre Insulinsensitivität zurückgewinnen, verwandeln Sie sich nach und nach in eine gesunde Person, die Medikamente nimmt, ohne sie noch zu benötigen.

Die Kombination aus gesunder Ernährung und den Medikamenten, die Sie eingenommen haben, kann Ihren Blutzuckerspiegel auf ungesunde Werte absinken lassen, sogar bis zur Hypoglykämie. Ihr Arzt wird Ihre Medikation anpassen oder bei Bedarf sogar absetzen. Werfen Sie jetzt aber nicht eigenmächtig Ihre Medikamente weg. Der Prozess geht schrittweise vor sich und Ihr Arzt wird Sie dabei begleiten. Lassen Sie sich von dieser Wiederkehr Ihrer Gesundheit nicht beunruhigen. Es ist ein wundervolles Gefühl zu entdecken, dass Ihre Insulinsensitivität sich täglich verbessert. Wenn Ihr Arzt Ihnen sagt, dass es an der Zeit ist, die Medikamente zu reduzieren oder eines ganz abzusetzen, ist es, als ob die Zeit rückwärts läuft.

In Kapitel 7 erfahren Sie wichtige Details, wie Sie hypoglykämischen Episoden vorbeugen und diese behandeln. Bitte lesen Sie sich diese aufmerksam durch, bevor Sie Ihre Ernährung umstellen.

EINFACHE GEWICHTSKONTROLLE. Wenn Sie gehofft hatten abzunehmen, haben Sie schon damit begonnen. Im Durchschnitt führt die Ernährungsumstellung, die Sie angehen, zu einem Gewichtsverlust von einem halben Kilogramm pro Woche. Mit der Zeit führt das zu einer beeindruckenden Veränderung.

5 Markennamen sind Glucotrol (Glipizid), Micronase, Glynase und DiaBeta (Glyburid), Amaryl (Glimepirid), Glucovance (eine Kombination aus Metformin und Glyburid), Avandamet (eine Kombination aus Metformin und Rosiglitazon), Starlix (Nateglinid) und Prandin (Repaglinid).

»Wie geht das?«, fragen Sie vielleicht. Wie kann man abnehmen, ohne im Geringsten auf Portionsgrößen, Kalorien und Kohlenhydrate zu achten? Es gibt drei Hauptgründe dafür.

Zum Ersten enthalten die Lebensmittel sehr wenig Fett; Sie eliminieren also die Hauptquelle unerwünschter Kalorien.

Zweitens versorgen Sie Gemüse, Obst, Bohnen und Vollkorngetreide mit einer gesunden Dosis Ballaststoffe, die so sättigend sind, dass Ihr Appetit etwas früher befriedigt ist als ohne. Im Durchschnitt sparen 14 Gramm Ballaststoffe 10 Prozent Ihrer Kalorienaufnahme ein. Wenn eine Person, die normalerweise 2.000 Kalorien pro Tag aufnimmt, anfängt, zusätzliche 14 Gramm Ballaststoffe pro Tag aufzunehmen, wird sie sich in der Regel nach dem Verzehr von 1.800 Kalorien satt fühlen.[12]

Drittens erhöhen diese Lebensmittel Ihre Kalorienverbrennung nach Mahlzeiten ein wenig. Normalerweise verbrennen Sie Kalorien nach einer Mahlzeit aufgrund des Verdauungsvorgangs schneller. Unsere Studien haben gezeigt, dass eine fettarme vegane Ernährungsweise diese Verbrennung nach den Mahlzeiten erhöht, was den Abnehmeffekt verstärkt.[13] Ich werde auf dieses Thema in Kapitel 6 detaillierter eingehen. Genießen Sie für den Moment einfach die automatisch startende Gewichtskontrolle.

Es fühlt sich natürlich großartig an, überschüssiges Gewicht zu verlieren, aber eine Gewichtsabnahme verbessert Ihre Insulinsensitivität zusätzlich zu den Auswirkungen der Ernährung selbst.

EINFACHE KONTROLLE DES CHOLESTERINSPIEGELS. Wenn Sie ein Cholesterinproblem hatten, ist das Programm, das Sie angehen, viel wirkungsvoller als typische cholesterinsenkende Diäten. Das sollte nicht überraschen. Ihre neue Ernährungsweise ist nicht cholesterin*arm*, sie enthält *überhaupt kein* Cholesterin. Sie enthält auch kein tierisches Fett, was wichtig ist, weil tierisches Fett (wie andere Quellen gesättigter Fettsäuren) Ihren Körper anregt, Cholesterin zu produzieren. Diese ganzen Quellen fallen weg. Sie ersetzen sie durch cholesterinsenkende Haferflocken, Soja und andere botanische Wundermittel, wie Sie in Kapitel 12 detaillierter erfahren werden.

Ihre Arterien atmen bereits erleichtert auf. Diabetes beschädigt in erster Linie Ihre Arterien, was zu Problemen mit Ihrem Herzen, Ihren Augen, Nieren und Nerven führt. Aber jetzt verhindern Sie diesen Prozess, und Ihren Cholesterinspiegel zu senken ist Teil davon. Sie folgen der Art von Ernährungsweise, die in Programmen zur *Zurückbildung* von Herzkrankheiten angewandt wird.

Lassen Sie es mich aber noch einmal sagen: Werfen Sie Ihre Medikamente nicht fort und halten Sie Ihre Arzttermine ein. Ihr Arzt kann Ihr Herz überprüfen und Ihre Fortschritte beobachten.

SYMPTOME UMKEHREN. Ein kalifornisches Forschungsteam wandte eine fettarme vegane Ernährungsweise in Kombination mit Bewegung bei einer Gruppe von 21 Menschen mit Typ-2-Diabetes an, die alle an schmerzvoller Neuropathie litten – den Nervensymptomen, die auftreten, wenn die Nerven erste Schäden aufweisen. Innerhalb von nur 2 Wochen berichteten 17 der 21 Teilnehmer, dass ihre Nervensymptome verschwunden seien und die übrigen 4 berichteten von merklichen Verbesserungen.[14]

Andere Wissenschaftler stellten fest, dass einige der Augenveränderungen – Ablagerungen auf der Netzhaut –, die bei Diabetikern gelegentlich auftreten, sich mit der Umstellung auf eine gesunde Ernährung bessern oder sogar verschwinden. Der Verlust von Protein über die Nieren kann sich ebenfalls verringern. Sie erfahren in Kapitel 13 mehr Details hierzu.

ERSTE SCHRITTE

Eines der Dinge, die wir bei diesem Programm sorgfältig untersucht haben, ist, wie die Patienten sich dabei *fühlen*. Fazit: Obwohl Sie Ihre Ernährung stark umstellen werden, um ohne Einschränkungen gesund zu werden, ist dies vielleicht die Ernährungsumstellung, die auf lange Sicht am einfachsten durchzuhalten ist. Das liegt zum Teil daran, dass es keine Diät ist. Es ist eine andere Betrachtungsweise von Essen, von Lebensmitteln – eine viel bessere Art, über Essen zu denken und es zu genießen. Sie werden auch nie hungrig bleiben und sich nicht darüber ärgern, nur winzige Portionen von Dingen, die Sie lieben, essen zu dürfen.

Lassen Sie mich Ihnen die Schritte zeigen, die notwendig sind, um die Umstellung so einfach wie möglich zu gestalten. Erst einmal müssen Sie noch gar nichts ändern. Ich möchte mit Ihnen lediglich die Schritte durchgehen, damit Sie sich auf den Weg machen können.

Schritt 1: Wenden Sie die vier neuen Lebensmittelgruppen an

Lassen Sie mich Ihnen zuerst einen einfachen Mahlzeitenplaner vorstellen, den meine Kollegen und ich 1991 entwickelt haben. Er nennt sich die Neuen Vier Lebensmittelgruppen und ist eine große Verbesserung der alten vier Lebensmittelgruppen, die das amerikanische Landwirtschaftsministerium, USDA, 1956 entwickelt hat, sowie der diversen pyramidenförmigen Grafiken, die in den USA und in anderen Ländern üblich sind. Die Idee dahinter ist einfach: Stellen Sie Ihre Ernährung aus vier gesunden Gruppen von Grundnahrungsmitteln zusammen – Vollkorngetreide, Hülsenfrüchte, Gemüse und Obst.

Auf Ihrem Teller landen diese einfachen Zutaten zum Beispiel in Form eines herzhaften Süßkartoffeleintopfs, einer Spinatlasagne, Kubanischer Schwarzer Bohnen und Spanischem Reis oder einer Linsen-Karotten-Suppe. Und es gibt endlose weitere Möglichkeiten. Aber lassen Sie uns zuerst die Gruppen der Grundnahrungsmittel betrachten. Diese Zutaten bilden die Basis der gesündesten Gerichte.

DIE GRUPPE DER VOLLKORNGETREIDE. Zu dieser Gruppe gehören Naturreis, Hafer, Gerste, Mais und alle Produkte, die aus Vollkorngetreide hergestellt wurden: Brot, Zerealien, Nudeln und viele weitere. In Ländern, die Getreide als Grundnahrungsmittel nutzen, kommt Diabetes viel seltener vor als in Nordamerika und Europa. Das sollte nicht überraschen. Vollkorngetreide macht satt, enthält aber sehr wenig Fett und kein Cholesterin. Nutzen Sie bei der Auswahl der Getreidearten den glykämischen Index.

DIE GRUPPE DER HÜLSENFRÜCHTE. Zu dieser Kategorie gehören Bohnen, Erbsen und Linsen. Auch die unendliche Palette an Sojaprodukten gehört dazu, von veganen Burgern bis zu fleischlosen Hotdogs, Tofu, Tempeh, Miso und allen nur denkbaren Wurstersatzprodukten. Hülsenfrüchte sind proteinreiche Lebensmittel mit einem kräftigen Geschmack und einem bemerkenswert niedrigen GI. Sie enthalten viel Kalzium, Eisen, cholesterinsenkende Ballaststoffe und sogar Spuren »guter« Fette – Omega-3-Fettsäuren. Ob Sie lieber einen Kichererbsensalat essen, ein Chili aus schwarzen Bohnen, einen veganen Burger auf Sojabasis oder einen anderen Fleischersatz – Hülsenfrüchte sind vielseitig und gesund.

Das Einzige, was der Gruppe der Hülsenfrüchte fehlt, ist eine gute PR. Die gesundheitlichen Vorteile dieser Gruppe sind kaum verbreitet. Ernährungswissenschaftler wissen aber, dass die Aufnahme dieser gesunden Energiespender an vorderster Stelle auf Ihrem Menü eine großartige Methode ist, Ihr Gewicht, Ihren Blutzucker und Ihr Cholesterin zu senken. Erkenntnisse der *National Nutrition and Health Examination Survey* der US-amerikanischen Regierung, die von 1999 bis 2002 durchgeführt wurde, zeigen, dass Personen, bei denen Bohnen regelmäßig auf dem Speiseplan standen, im Durchschnitt 3 Kilogramm weniger wogen als Personen, die diese gesunde Lebensmittelgruppe im Allgemeinen ignorierten.[15] Dieser Trend war auch bei Teenagern zu erkennen. Bohnenliebhaber im Teenager-Alter wogen über 3 Kilogramm weniger und ihr Taillenumfang war über 2 Zentimeter geringer als bei ihren Bohnen meidenden Altersgenossen.[16]

Wissenschaftler der University of Kentucky fassten die Ergebnisse 11 vorangegangener Studien zusammen und stellten fest, dass Personen, die häufig Hülsenfrüchte verzehren, in der Tat schlanker sind. Sie haben auch niedrigere Werte »schlechten« LDL-Cholesterins und höhere Werte »guten« HDL-Cholesterins (high densitiy lipoprotein).[17]

Wenn Sie bisher keine Bohnen gegessen haben, gehen Sie es langsam und mit kleinen Portionen an. Sie werden vermutlich leichte Blähungen haben, bis Ihr Verdauungstrakt sich angepasst hat.

DIE GEMÜSEGRUPPE. Jedes Mitglied der Gemüsegruppe ist überaus gesund. Grünes Gemüse – Spargel, Brokkoli, Spinat, Grünkohl, Mangold und viele andere – steckt voller Eisen und – außer Spinat – absorbierbarem Kalzium. Orangefarbiges Gemüse enthält viel Betacarotin, ein Anti-Krebs-Wirkstoff. Sie erhalten es unter anderem aus Karotten, Jamswurzeln und Butternusskürbis. Langen Sie kräftig zu.

Essen Sie zum Abendessen zwei oder sogar drei verschiedene Gemüsesorten anstelle des traurigen Haufens aus zerkochtem Gemüse, den manche Menschen auf ihrem Teller parken. Eine meiner bevorzugten Kombinationen ist Butternusskürbis-Püree mit Brokkoli. Manchmal bereite ich es frisch zu, zu anderen Zeiten verwende ich einfach Tiefkühlware. Die Farben kontrastieren genauso schön wie die Süße des Kürbisses mit dem herzhafteren Geschmack des Brokkolis. Sie müssen kein Sternekoch sein oder werden. Selbst die gestresstesten Menschen haben Zeit, eine Packung Tiefkühlgemüse zu öffnen und zu dünsten oder in der Mikrowelle zu erwärmen.

Diese Lebensmittel sind voller Vitamine und Mineralstoffe, enthalten sehr wenig Fett und, wie alle pflanzlichen Lebensmittel, überhaupt kein Cholesterin. Praktisch alle haben einen niedrigen GI. Die Hauptausnahme bilden Kartoffeln, setzen Sie daher eher auf Jamswurzeln und Süßkartoffeln.

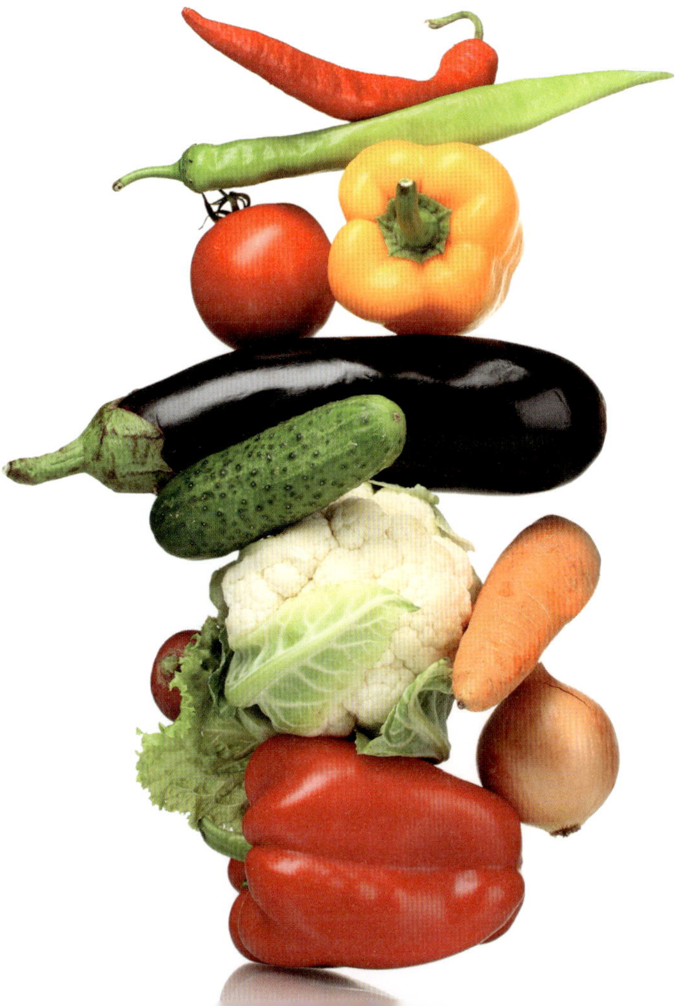

GRAPEFRUIT INTERAGIERT MIT MEDIKAMENTEN

Auch wenn es überraschend klingt, müssen Sie Grapefruits eventuell meiden, wenn Sie Medikamente einnehmen. Diese Zitrusfrucht hemmt Enzyme des Darmtrakts, die mehrere Medikamente verstoffwechseln.[18] Ein Glas Grapefruitsaft kann die Blutkonzentration cholesterinsenkender Medikamente, wie Atorvastatin (Lipitor), Simvastatin (Zocor) und Lovastatin (Mevacor) neben anderen nachweislich erhöhen. Dasselbe passiert bei Medikamenten, die häufig zur Senkung des Blutdrucks verschrieben werden wie Amlodipin (Norvasc), Nifedipin (Adalat, Procardia) und Verapamil (Isoptin, Calan). Genau so wie bei Antihistaminen und einigen psychiatrischen Medikamenten wie Diazepam (Valium).

Die Wirkung der Grapefruit hält 24 Stunden oder länger an und in seltenen Fällen kann die Konzentration der Medikamente im Blut toxische Werte erreichen. Diese Aufzählung ist nicht vollständig und die Auswirkungen sind bei jeder Person anders; wenn Sie also ein entsprechendes Medikament einnehmen, klären Sie mit Ihrem Arzt ab, ob der Verzehr von Grapefruit Ihnen schaden kann. Forscher untersuchen aktuell in Studien, inwieweit andere Zitrusfrüchte wie Orangen ähnliche Auswirkungen haben können.

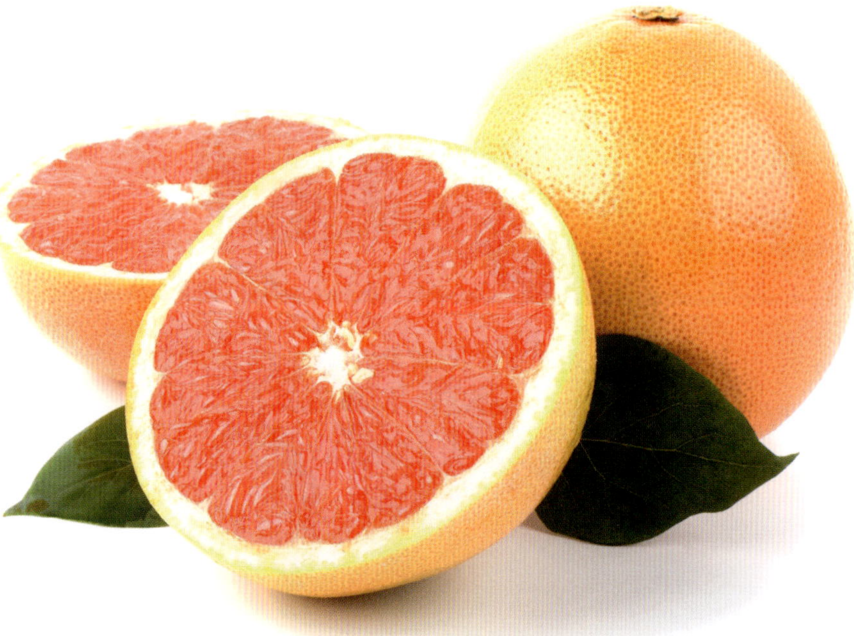

DIE OBSTGRUPPE. Obst ist voller Vitamine und enthält natürlich kein Fett oder Cholesterin. Viele Menschen mit Diabetes denken, dass Obst ihren Blutzucker ansteigen lässt, weil es süß ist. Tatsächlich haben aber fast alle Obstsorten – Äpfel, Bananen, Blaubeeren, Kirschen, Clementinen, Orangen, Pfirsiche, Birnen und die meisten anderen – einen niedrigen GI. Die Haupt-Ausnahme bilden Wassermelonen und Ananas.

Wie viele Portionen sollten Sie von jeder Gruppe verzehren? Auf der Grafik auf Seite 59 finden Sie einige Grundregeln, aber Sie können die Portionsgrößen einfach an Ihre Vorlieben anpassen. Wenn Sie die mediterrane Küche bevorzugen, können Sie Ihren Teller mit Gemüse und Nudeln füllen. Wenn Sie auf asiatische Küche stehen, kann Ihr Teller großzügige Portionen Vollkorngetreide enthalten. Wenn Sie ein Liebhaber der Küche Lateinamerikas sind, bevorzugen Sie vielleicht Bohnen- und Reisgerichte. Wenn Sie ein typischer Nordamerikaner oder Europäer sind, möchten Sie vermutlich eine reiche Auswahl verschiedener Gerichte. Im nächsten Kapitel werde ich Ihnen einige einfache, köstliche Rezepte für den Anfang vorstellen.

Natürlich gehören Fleisch, Milchprodukte, Eier oder fettige frittierte Speisen nicht zu den empfohlenen Lebensmitteln. Sie sollten auch täglich ein Multivitaminpräparat einnehmen. Es liefert Ihnen Vitamin B_{12}, was Sie für gesunde Blutwerte und Ihre Nerven benötigen und sich in pflanzlichen Lebensmitteln, sofern sie nicht angereichert sind, nicht in nennenswerten Mengen findet. Ein Multivitaminpräparat versorgt uns auch mit Vitamin D. Zwar produziert unser Körper Vitamin D selbst, wenn wir ans Tageslicht kommen, aber das moderne Leben führt dazu, dass die meisten von uns nicht viel Zeit draußen verbringen. Ich würde Ihnen ein Multivitaminpräparat ohne Eisen empfehlen, außer Ihr Arzt empfiehlt es Ihnen speziell. Die meisten Menschen haben bereits reichlich Eisen eingelagert und zu viel Eisen kann schädlich sein.

Lassen Sie uns nun, nachdem Sie die Neuen Vier Lebensmittelgruppen zumindest theoretisch kennengelernt haben, zum nächsten Schritt kommen.

Schritt 2: Probieren Sie ein oder zwei Rezepte aus

Lassen Sie uns mit einigen Rezepten für eine Probefahrt starten, bevor Sie sich in eine neue Ernährungsweise stürzen. Lesen Sie die nächsten Kapitel, um Ideen zu erhalten, und blättern Sie durch die Rezepte und Menüs. Sie werden eine reiche Auswahl an Möglichkeiten finden, wie Sie anfangen können. Wenn Sie selten kochen und eher in Restaurants essen, finden Sie im nächsten Kapitel viele Tipps, wie Sie es angehen können.

Ihr Ziel ist es, gesunde Gerichte zum Frühstück, Mittag- und Abendessen zu identifizieren, die Sie wirklich mögen. Das heißt Gerichte, die sich an alle unsere Regeln halten (keine tierischen Produkte, pflanzliche Öle in minimalen Mengen und niedriger GI) *und* die Ihnen schmecken.

Vergessen Sie nicht, dass diese neue Ernährungsweise nicht bedeutet, dass Sie täglich ein neues Gericht zubereiten müssen. Dr. William Castelli, früherer Leiter der *Framingham Heart Study*, sagte immer, dass die meisten von uns dazu neigen, sich an ihre Lieblingsgerichte zu halten. Es gibt vielleicht acht oder neun verschiedene Gerichte, die wir mögen und aus denen wir uns täglich eines aussuchen. Sie müssen also nur acht oder neun *gesunde* Gerichte finden, die Ihnen schmecken, dann sind Sie gewappnet.

Schritt 3: Suchen Sie sich 3 Wochen aus

Manche Menschen stellen sich lieber schrittweise auf eine gesunde Ernährung um. Wenn Sie zu dieser Gruppe gehören, dann fangen Sie an und nehmen Sie sich Zeit, gesündere Lebensmittel kennenzulernen. Ich empfehle allerdings einen anderen Ansatz. Markieren Sie sich auf Ihrem Kalender einen Zeitraum von 3 Wochen, in denen Sie voll in das Programm eintauchen. Suchen Sie sich vor dem Start Mahlzeiten heraus, die unsere Kriterien erfüllen und die Sie ansprechen. Verpflichten Sie sich am Starttag dazu, sich 21 Tage lang strikt an das Programm zu halten.

Wie ich unseren Studienteilnehmern immer sage: Jetzt ist nicht die Zeit, Ihren Zeh ins Becken zu tauchen, jetzt ist die Zeit gekommen, hineinzuspringen. Machen Sie es richtig. Es gibt zwei Gründe.

Zum einen erhalten Sie schnelle Ergebnisse. Wenn Sie am Montag ein gesundes Gericht essen und ein anderes am Samstag, wird Ihr Körper keinen Unterschied merken. Aber wenn Sie zu jeder Mahlzeit ein gesundes Gericht essen, stellen sich die Vorteile schnell ein. Geben Sie sich selbst eine Chance zu sehen, wie es sich anfühlt, sich so perfekt wie möglich zu ernähren.

Der zweite Grund ist, dass eine Ernährungsumstellung wirklich mit einem Sprung in ein Schwimmbecken vergleichbar ist. Wenn Sie ganz langsam immer tiefer ins Wasser steigen, ist es ein quälender Prozess. Aber wenn Sie hineinspringen, stellen Sie sehr bald fest, dass das Wasser sich angenehm anfühlt. Lassen Sie es mich erklären.

Sind Sie je von Vollmilch auf fettfreie Milch umgestiegen? Wenn es Ihnen wie den meisten Menschen ergeht, erscheint Ihnen das erste Glas fettfreier Milch wässrig und sogar farblos. Nach ein paar Wochen haben Sie sich aber an den leichteren Geschmack vollständig gewöhnt. Über kurz oder lang kommt Ihnen Vollmilch fettig und eklig vor.

Ich sage nicht, dass fettfreie Milch gesund ist. Wie Sie gesehen haben, gibt es gute Gründe Milch vollständig zu meiden. Aber wenn Sie auf eine leichtere Ernährung umstellen, passt Ihr Geschmack sich sehr schnell an. Sehr bald werden Sie den neuen, gesünderen Geschmack bevorzugen.

Sie werden feststellen, dass Ihre Geschmacksnerven ein Gedächtnis von ungefähr 3 Wochen haben, und wenn Sie die Ernährungsumstellung radikal angehen, können

Sie sich schnell anpassen. Statt dem ungesunden Essen hinterherzutrauern, das Sie hinter sich gelassen haben, werden Sie überrascht feststellen, dass Sie dieses kaum vermissen.

Wenn eine hundertprozentige Ernährungsumstellung sich etwas überwältigend anhört, lassen Sie es mich etwas relativieren. Sie müssen sich nicht für immer dazu verpflichten; Sie müssen es nur versuchen. Sie müssen nicht schwören, für immer auf einen doppelten Big Mac zu verzichten, Haferbrei die Treue zu halten oder andere abschreckende Versprechungen machen. Geben Sie sich 3 Wochen. Folgen Sie der Ernährung während dieser 3 Wochen wirklich zu 100 Prozent, und Sie werden spüren, was Ernährung bewirken kann, sich aber dennoch alle Optionen offen halten.

Schritt 4: Lernen Sie Produkte für die Umstellungsphase kennen

Die moderne Technik hat uns zahlreiche moderne Ärgernisse gebracht (klingelnde Smartphones, überfüllte Autobahnen und Spam-E-Mails), aber manchmal ist die Technik tatsächlich nützlich. Die Lebensmittelindustrie hat es geschafft, ungesunde Lebensmittel durch gesunde Varianten zu ersetzen.

Der Hotdog, von Ernährungsexperten lange geschmäht, ist wieder salonfähiger geworden seit Ernährungswissenschaftler herausgefunden haben, wie sich Sojabohnen in ein Wiener Würstchen verwandeln lassen. Vegane Hotdogs, vegane Burger und vegane Würstchen haben ihren Anfang in Naturkostläden gemacht, sind aber inzwischen beinahe überall zu finden. Selbst Salami, Putenwurst, Hühnchen und Hackfleisch haben Nachahmer auf Soja- oder Weizenbasis, die fast genau wie das Original aussehen und schmecken, ohne tierisches Fett und Cholesterin zu beinhalten.

Diese Lebensmittel sind kaum der Höhepunkt der Esskultur, aber sie sind praktisch. Wenn Sie Kinder haben, sind sie ein wahres Geschenk. Wenn Sie sehen würden, was alles in einem echten Hotdog steckt, wäre es das letzte Ding, das Sie auf den Mund Ihres Kindes zusteuern sehen möchten. Aber eine vegane Variante ist etwas, das Sie mit Stolz heimbringen können – und das Ihre Kinder lieben werden. Die Produkte helfen Ihnen bei der Umstellung auf eine größere Bandbreite gesunder Lebensmittel.

Sojadrinks sind inzwischen überall zu finden. Einst bedeutete die Suche nach Sojadrinks, dass man in einem muffigen, dunklen Naturkostladen zwischen die staubigen Regale abtauchen musste. An der Kasse saß jemand mit einem gebatikten Shirt, der Sunshine hieß und im Hintergrund lief Hippie-Musik. Das Schlimmste aber war, dass der Sojadrink als Pulver kam und man ihn daheim mit Wasser vermischen und schnell über die Zerealien gießen musste, bevor er ausflockte.

Nun, diese Zeiten sind Vergangenheit. Naturkostläden sind heute groß im Geschäft und kennen sich mit Kundenservice ziemlich gut aus. Hippie-Musik ist ebenfalls Vergangenheit und Sojadrinks kommen in verschiedenen Geschmacksrichtungen; zudem gibt es Reisdrinks, Mandeldrinks, Haferdrinks und weitere Sorten. Auch gewöhnliche Supermärkte haben diese Produkte im Angebot und Menschen aller Gesellschaftsschichten genießen sie.

Sehen Sie sich die Etiketten an, wenn Sie Fleisch- und Milchersatzprodukte kaufen. Wenn Sie die Zutatenliste betrachten, werden Sie sehen, dass einige Produkte nicht ganz so vegan sind, wie Sie es gerne hätten, da Eiweiß oder Milchproteine verwendet werden. Wählen Sie die veganen Varianten und suchen Sie nach den fettärmsten.

UMFASSENDE VERSORGUNG MIT NÄHRSTOFFEN

Wenn Sie sich an die Ernährungsregeln in diesem Kapitel halten, wird Ihre Ernährung sich drastisch verbessern.[19] Sie werden nicht nur alles tierische Fett und Cholesterin eliminieren, sondern auch viel mehr der gesunden Nährstoffe bekommen, die Ihr Körper benötigt: lösliche Ballaststoffe, um Cholesterin abzubauen, gesunde Vitamine, um das Krebsrisiko zu reduzieren, Kalium, um den Blutdruck zu senken, und Antioxidantien, um freie Radikale zu bekämpfen, um nur einige zu nennen.

Dennoch gehen Sie eine große Umstellung an und fragen sich vielleicht, ob Ihnen etwas fehlen wird. Seien Sie beruhigt. Wenn Sie Ihre Mahlzeiten aus verschiedenem Vollkorngetreide, Hülsenfrüchten, Gemüse und Obst zusammenstellen und ein gängiges Multivitaminpräparat einnehmen, haben Sie alle Grundbedürfnisse befriedigt.

Die gesunden Nährstoffe sind in folgender Form auf Ihrem Teller zu finden:

PROTEIN. Ihr Körper nutzt Proteine, um Körpergewebe aufzubauen und zu reparieren. Proteine bestehen aus kleinen Molekülen, den Aminosäuren. Alle Proteine in Ihrer Haut, den Muskeln, Knochen und inneren Organen bestehen aus verschiedenen Kombinationen von ungefähr 20 verschiedenen Aminosäuren.

Eine gesunde Ernährung, die auf Bohnen, Getreide, Gemüse und Obst basiert, versorgt Sie mit allen Proteinen, die Sie brauchen. Proteine aus pflanzlichen Quellen sind tatsächlich sogar besser für Sie. Tierisches Protein kann das empfindliche Gewebe Ihrer Nieren schädigen, wohingegen pflanzliche Proteine kein Problem darzustellen scheinen. Pflanzliche Proteine verursachen auch keinen Kalziumverlust oder Nierensteine, im Gegensatz zu tierischen Proteinen.[20] Tierische Proteine führen häufig dazu, dass Kalzium über die Nieren in den Urin ausgeschieden wird. Dadurch ist das Kalzium nicht nur verloren, sondern kann in Ihrem Urinaltrakt zur Bildung von Harnstein führen.

In der Vergangenheit glaubten einige Ernährungsexperten, dass Veganer auf eine sorgfältige Zusammenstellung bestimmter Lebensmittel achten müssten, um ausreichend Protein zu erhalten. Sie nahmen an, dass es pflanzlichen Lebensmitteln an einer oder mehreren Aminosäuren fehlen könnte, daher konnte angeblich nur die bestimmte Kombination der Lebensmittel sicherstellen, dass Veganer mit allen versorgt sind. Diese Annahme ist längst überholt. Die offizielle Position der *Ameri-*

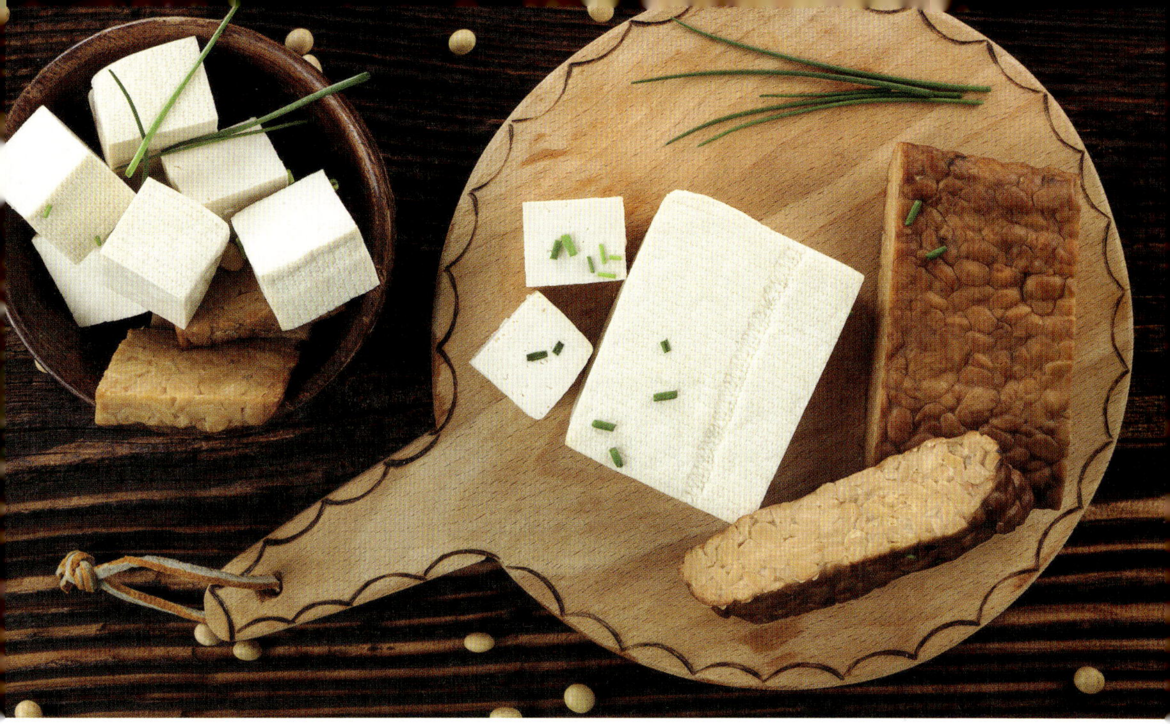

can Dietetic Association stellt klar, dass eine auf pflanzlicher Nahrung basierende Ernährung per se reichlich Protein bietet, ohne dass es nötig ist, die Lebensmittel auf eine bestimmte Art zu kombinieren.[21]

Wenn Sie, aus irgendwelchen Gründen, Ihre Proteinaufnahme erhöhen möchten, essen Sie mehr Hülsenfrüchte – Sie finden reichlich Protein in Sojaprodukten wie Tofu, Tempeh und Sojadrinks und in Fleischersatzprodukten aus Weizen, z. B. Seitan.

KALZIUM. Für viele Menschen sind Kalzium und Milch beinahe Synonyme. Sie glauben, dass Milch zu starken Knochen führt und vor Knochenbrüchen im Alter schützt. Forschungen haben aber gezeigt, dass die Vorzüge von Milch größtenteils ein Märchen sind. Die *Nurses' Health Study* der Harvard University begleitete 72.337 Frauen 18 Jahre lang, um – unter anderem – zu ermitteln, ob Milchtrinkerinnen im Alter seltener Hüftfrakturen erleiden. Es stellte sich heraus, dass die Frauen, die am meisten Milch tranken, überhaupt keine Vorteile hatten.[22] Sie haben richtig gelesen. Frauen, die täglich drei Gläser Milch tranken, trugen ein genauso hohes Risiko, sich die Hüfte zu brechen, wie Frauen, die nie Milch tranken.

Wie kann das sein? Nun, der Körper absorbiert nur ungefähr ein Drittel des in Milch enthaltenen Kalziums. Die anderen zwei Drittel werden einfach wieder ausgeschieden. Zudem enthält Milch tierisches Protein und Natrium, beides erhöht die Kalziumausscheidung über die Nieren tendenziell.

Verstehen Sie mich nicht falsch – Sie müssen Kalzium mit der Ernährung zuführen, aber es sollte aus gesunden Quellen stammen, nämlich aus grünem Blattgemüse und Bohnen. Zwar enthält Brokkoli etwas weniger Kalzium als Milch, die Absorptionsrate – der Prozentsatz, den Ihr Körper tatsächlich nutzen kann – ist bei Brokkoli und fast allem anderen grünen Gemüse höher als bei Milch. Es gibt eine Ausnahme: Spinat enthält viel Kalzium, der Absorptionsanteil ist aber sehr gering.

Grünes Gemüse und Bohnen versorgen Sie mit dem Kalzium, das Ihr Körper braucht. Wenn Sie aus irgendwelchen Gründen mehr Kalzium aufnehmen wollen, finden Sie reichlich davon in angereicherten Säften und Sojadrinks.

Für ein Gleichgewicht ist es aber nicht nur wichtig, eine ausreichende Menge aufzunehmen, sondern auch Verluste zu minimieren. Tierische Proteine führen dazu, dass Ihr Körper Kalzium über die Nieren ausscheidet, was sich im Urin messen lässt. Studien über proteinreiche Diäten, wie die Atkinsdiät, demonstrieren diese Verluste auf drastische Weise: Solche Diäten erhöhen den Kalziumverlust um mehr als 50 Prozent.[23] Es ist auch wichtig Natrium (Salz) zu limitieren und Vitamin D aus Sonnenlicht oder einem Präparat zu erhalten. Gemüse und Obst fördern starke Knochen, wobei die Gründe nicht vollständig geklärt sind, und Bewegung gibt Ihren Knochen einen Grund zu leben. Bewegung ist entscheidend für die Knochenstärke. Zu guter Letzt ist es auch wichtig Tabak zu vermeiden, da Rauchen das Risiko für Knochenbrüche erhöht.

EISEN. Eisen ist ein zweischneidiges Schwert. Sie brauchen Eisen, um Hämoglobin zu bilden, das Ihre roten Blutkörperchen wiederum brauchen, um Sauerstoff von Ihren Lungen zu Ihrem Körpergewebe zu transportieren. Aber zu viel Eisen ist schädlich. Es kann das Risiko für Herzprobleme erhöhen und sogar die Insulinresistenz verschlimmern.

Eisen fördert die Bildung instabiler Moleküle, die als freie Radikale bezeichnet werden, das empfindliche Gewebe Ihres Körpers schädigen können und mit Herzkrankheiten, Krebs und sogar bestimmten Aspekten des Alterungsprozesses verbunden werden.

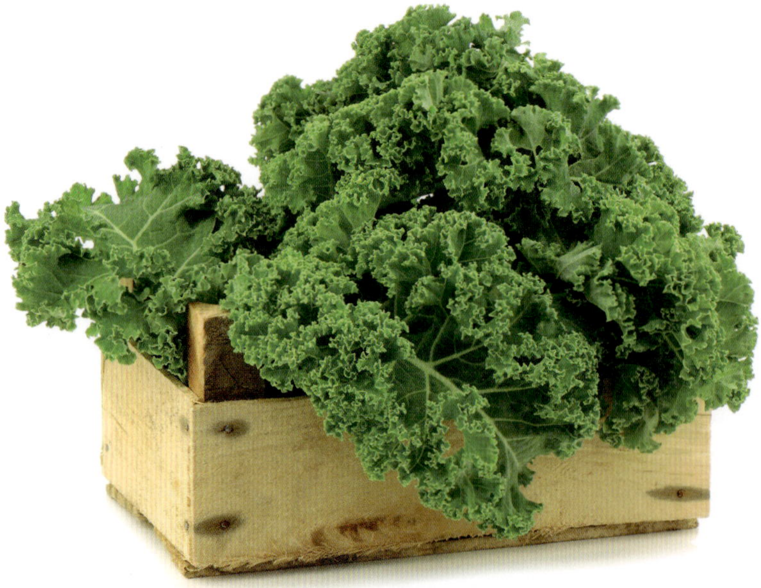

Die gesündesten Eisenquellen sind dieselben, die auch für das Kalzium sorgen: Bohnen und grünes Blattgemüse. Sie enthalten viel Eisen, aber in einer bestimmten Form, die als Nichthämeisen bezeichnet wird. Ihr Körper kann diese Form leicht absorbieren, wenn er mehr Eisen benötigt, aber wenn Ihre Eisenspeicher voll sind, wird das Eisen einfach wieder unproblematisch ausgeschieden. Fleisch dagegen enthält Hämeisen, das sich wie ein ungebetener Gast bei Ihrer Party verhält: Es platzt herein, ob Sie wollen oder nicht. Auf lange Sicht reichern Fleischesser oft zu viel Eisen an.

Wenn Sie anämisch sind, kaufen Sie nicht überstürzt Eisenpräparate ein oder, noch schlimmer, setzen Fleisch auf Ihren Speiseplan. Lassen Sie sich stattdessen von Ihrem Arzt untersuchen und klären, an welcher Art Anämie sie leiden und *warum*. Anämie kann ein Zeichen für eine Nierenkrankheit sein, sie kann von bestimmten Medikamenten verursacht werden und sie kann ein Zeichen für einen Blutverlust über Ihren Verdauungstrakt sein, der von einer gastrointestinalen Reizung verursacht wird oder sogar von Darmkrebs. Es ist wichtig, dass Sie untersucht und entsprechend behandelt werden.

Wenn Sie mehr Eisen benötigen, halten Sie sich zuerst an grünes Gemüse und Bohnen. Vitamin-C-reiche Lebensmittel wie Obst und Gemüse erhöhen die Aufnahme von Eisen aus dem, was Sie sonst noch essen, und Milchprodukte zu vermeiden hilft ebenfalls. Milchprodukte enthalten sehr wenig Eisen und reduzieren die Absorption aus dem Verdauungstrakt noch.

ZINK. Zink spielt wichtige Rollen bei der Immunfunktion, der Wundheilung und vielen anderen biologischen Vorgängen, aber wie bei Eisen ist ein Zuviel schädlich. Die gesündesten Quellen sind Hülsenfrüchte, Nüsse und angereicherte Frühstückszerealien.

FETT. Gutes Fett, schlechtes Fett, zu viel Fett – wie sollen wir uns da zurechtfinden? Die wichtigste Tatsache in Zusammenhang mit Fett ist: Ihr Körper braucht nur ganz wenig Fett, wie bereits angesprochen. Die meisten Bewohner westlicher Gesellschaften nehmen ein Vielfaches der nötigen Menge auf. Mit Fleisch und Milchprodukten als Grundlage der Ernährung erhalten wir nicht nur überall zu viel Fett, sondern auch das falsche: *gesättigtes Fett*, das den Cholesterinspiegel steigen lässt und die Insulinresistenz verstärkt.

Nüsse, Samen, Avocados, Oliven und Sojaprodukte mit vollem Fettgehalt enthalten ebenfalls viel Fett. Obwohl sie wenig gesättigtes Fett enthalten, ist ihr Fettgehalt insgesamt hoch und Sie sollten diese Lebensmittel daher begrenzen.

Wie bereits erwähnt enthalten die meisten Gemüse- und Obstsorten sowie Bohnen sehr wenig Fett, dafür aber eine gesunde Mischung, einschließlich Spuren der essenziellen Fette Alpha-Linolsäure und Linolensäure.

Wenn Sie, aus irgendwelchen medizinischen Gründen, Ihre Ölaufnahme erhöhen möchten, setzen Sie auf gesunde Omega-3-Fettquellen wie Walnüsse, Sojaprodukte, Leinsamen und, in konzentrierter Form, Lein-, Raps- und Walnussöl. Omega-6-Öle werden manchmal auch bei gesundheitlichen Beschwerden wie Arthritis angewandt, meist in Form von Nachtkerzenöl, Borretschöl, Schwarzem Johannisbeersamenöl oder Hanföl. Sie sollten diese als medizinische Nahrungsergänzungsmittel betrachten, nicht als Lebensmittel.

VITAMIN B_{12}. Ihr Körper nutzt Vitamin B_{12}, um die Nerven und Blutzellen gesund zu halten. Sie brauchen nur sehr geringe Mengen. Die einfachste Quelle ist ein typisches Multivitaminpräparat. Sie finden es auch in vielen angereicherten Zerealien, angereicherten Sojadrinks und anderen Ergänzungspräparaten.

Vitamin B_{12} wird nicht von Tieren oder Pflanzen produziert, sondern vielmehr von Bakterien und anderen einzelligen Organismen. Wie kommt diese Substanz von dem Bakterium in den menschlichen Körper? Wir nehmen an, dass im Boden und auf Gemüse und Obst vor dem Aufkommen moderner Hygienepraktiken Spuren von Bakterien zu finden waren, die winzige Mengen Vitamin B_{12} lieferten. Zusätzlich produzieren Bakterien im Verdauungstrakt von Tieren Vitamin B_{12} und Spuren davon landen im Fleisch und anderen tierischen Produkten. Das Problem mit diesen Quellen ist, dass sie auch Cholesterin, Fett und tierische Proteine liefern. Die oben angeführten Quellen liefern Ihnen die Menge B_{12}, die Sie benötigen, ohne den Rest.

VITAMIN D. Genau betrachtet ist Vitamin D überhaupt kein Vitamin. Es ist tatsächlich ein Hormon, das sich durch die Einwirkung von Sonnenlicht auf Ihrer Haut bildet und in Ihrer Leber und Ihren Nieren in seine aktive Form umgewandelt wird. Wenn es aktiviert ist, unterstützt es die Absorption von Kalzium und schützt Ihre Zellen unter anderem vor Krebs.

Wenn Sie viel Sonne abbekommen, brauchen Sie kein Vitamin D aus der Nahrung. Die meisten von uns haben aber nicht so viel Glück. Wenn Sie nicht regelmäßig an der Sonne sind, ist es wichtig, dass Sie ein Multivitaminpräparat mit einem Gehalt von 400 IU Vitamin D einnehmen. Aufgrund der vor Krebs schützenden Eigenschaften des Vitamins fordern manche Experten höhere Grenzwerte.

Im nächsten Kapitel beginnen Sie mit Ihrem neuen Programm und in Kapitel 7 zeige ich Ihnen, wie Sie Ihre Fortschritte überprüfen können.

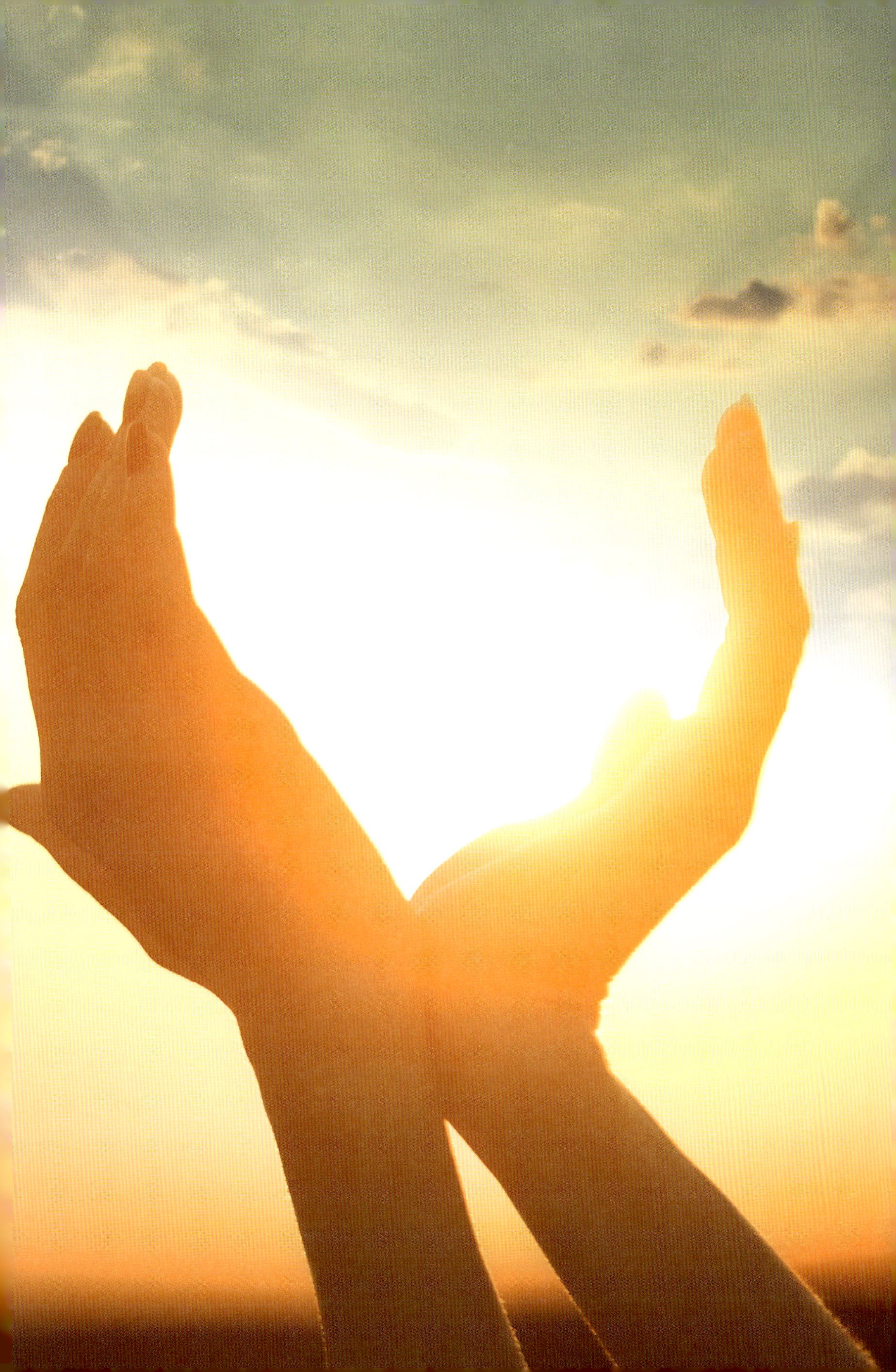

KAPITEL 5

DER EINSTIEG INS PROGRAMM

Nehmen Sie sich ein Blatt Papier und schreiben Sie darauf die Überschriften »Frühstück«, »Mittagessen«, »Abendessen« und »Zwischenmahlzeiten«. Es geht darum, ein Menü für einen Tag zusammenzustellen. Schreiben Sie einfach die Lebensmittel auf, die Sie mögen und die alle drei Regeln aus dem vorigen Kapitel einhalten. Die Lebensmittel sollten also die folgenden Bedingungen erfüllen:

VEGAN: Sie enthalten keine tierischen Produkte. Also kein Fleisch, kein Fisch, keine Milchprodukte und keine Eier – nicht einmal in winzigen Mengen. Sie sollen tierisches Fett, tierisches Protein und Cholesterin aus Ihrer Ernährung streichen. Wenn Sie die vorigen Kapitel ausgelassen haben, lesen Sie zuerst das vorangegangene Kapitel. In diesem Kapitel werden Sie sehen, wie die Umstellung überraschend einfach gelingt.

NIEDRIGER FETTGEHALT: Sie werden wenig oder kein zusätzliches Öl verwenden und andere fettige Zutaten vermeiden. Wählen Sie Produkte, die laut Lebensmitteletikett nicht mehr als 2 bis 3 Gramm Fett pro Portion enthalten.

NIEDRIGER GLYKÄMISCHER INDEX: Bevorzugen Sie Lebensmittel mit einem niedrigen glykämischen Index (GI). Das bedeutet, Zucker, Weißbrot, Kartoffeln, die meisten Frühstückszerealien und einige andere Lebensmittel zu meiden. Die meisten anderen veganen Lebensmittel können verwendet werden. Bestimmte Lebensmittel haben einen besonders niedrigen GI: Bohnen und andere Hülsenfrüchte, grünes Blattgemüse, das meiste Obst, Gerste (die sich wunderbar in Suppen macht) und die vielen Produkte, die aus diesen Lebensmitteln hergestellt sind. Überraschenderweise haben Nudeln einen niedrigen GI, im Gegensatz zu anderen Weizenprodukten.

GESUNDE VORSCHLÄGE ZUM FRÜHSTÜCK

Schreiben Sie unter »Frühstück« die Dinge auf, die Sie gerne essen, die vegan sind, fettarm und einen niedrigen GI haben. Vielleicht ist Ihre Liste bereits voll von Dingen, die Sie ohnehin schon essen. Hier kommen einige Vorschläge:

- Warme Zerealien wie Haferbrei oder Vollkornweizenzerealien mit Zimt, Rosinen und/oder Apfelmus (keine Milch)
- Kalte Zerealien wie Branflakes (Frühstücksflocken mit Kleieanteil) mit fettfreiem Soja- oder Reisdrink und/oder Beeren, Pfirsichen oder Bananen
- Honigmelone, Bananen oder ein anderes Obst
- Roggen- oder Pumpernickeltoast mit Zimt (keine Butter oder Margarine)

Wenn Sie mehr Protein mögen, versuchen Sie es mit diesen Vorschlägen:

- Vegane Würstchen
- Veganer Speck
- Rührtofu
- Frühstücks-Burritos gefüllt mit Bohnenpüree, Salat und Tomaten (keine Eier oder Käse)
- Gebackene Bohnen oder Kichererbsen
- Pumpernickel mit Hummus
- Eines der Frühstücksrezepte im Rezeptteil.

Hier kommen einige Beispiele, wie ein gesundes Frühstück aussehen könnte.

HAFERBREI. Die meisten unserer Studienteilnehmer machen Haferbrei, das gute alte englische Porridge, zum Teil ihrer täglichen Morgenroutine, und das aus gutem Grund. Hafer enthält viele *lösliche* Ballaststoffe – die Sorte, die in Wasser cremig wird und Cholesterin aus Ihrem Körper entfernt. (Weizen und Reis enthalten viele *unlösliche* Ballaststoffe). Aber eine schlichte Schüssel Haferbrei tut noch mehr. Mit ihr bringen Sie Ihren Blutzucker unter Kontrolle und aufgrund der Ballaststoffe nehmen Sie leichter ab.

Ein zusätzlicher Vorteil liegt in dem, was Hafer *nicht* enthält: Cholesterin und tierisches Fett. Ein Speck-und-Eier-Frühstück enthält eine unglaubliche Menge von beidem.

Kochen Sie Ihren Haferbrei aus ganzen Körnern oder Haferflocken und verwenden Sie keine Instant-Varianten. Bei den Instant-Varianten sind keine intakten Körner mehr enthalten. Je intakter die Körner, desto niedriger der GI und desto länger sättigt das Getreide Sie. Im Rezeptteil finden Sie Tipps für die Zubereitung einer perfekten Schüssel warmen Haferbreis.

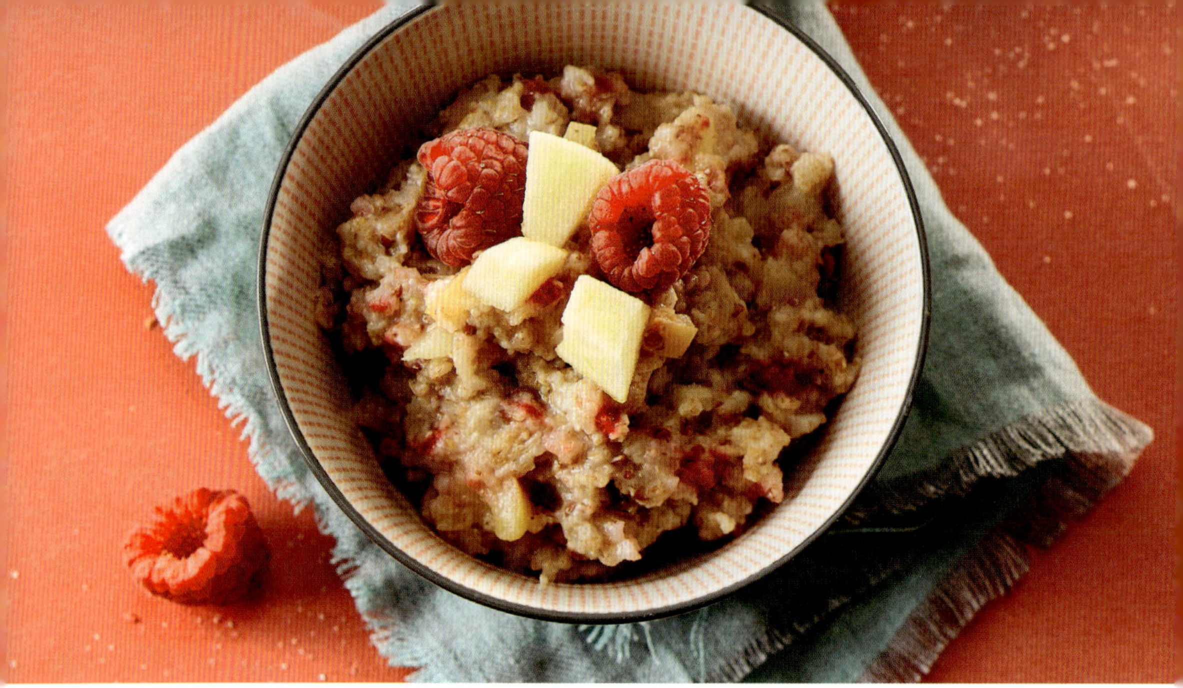

Streuen Sie für eine besonders blutzuckersenkende Wirkung Zimt drauf (auf Seite 162 erfahren Sie mehr darüber, wie Zimt den Blutzuckerspiegel beeinflusst). Oder geben Sie Rosinen, Beeren oder irgendein anderes Obst oder eine Obstmischung dazu, aber lassen Sie die Milch und den Zucker weg. Innerhalb von einem oder zwei Tagen werden Sie sich daran gewöhnt haben, diese unnötigen und ungesunden Zutaten wegzulassen. Wenn Sie sich Haferbrei ohne Milch einfach nicht vorstellen können, geben Sie etwas Soja- oder Reisdrink dazu, damit sparen Sie sich das tierische Fett und das Cholesterin aus Kuhmilch.

Die meisten trockenen Zerealien haben einen hohen GI, aber Haferbrei nicht. Er sättigt lange und sorgt für einen ausgewogenen Blutzuckerspiegel.

VEGANE WÜRSTCHEN ODER SPECK. Normale Würstchen und Speck sind voller Cholesterin und Fett und gehören zu den ungesündesten Lebensmitteln auf jedermanns Einkaufsliste. Aber wenn Sie sich ein Frühstück ohne diese Zutaten nicht vorstellen können, haben Sie Glück gehabt. Lebensmittelhersteller stillen Ihre Bedürfnisse mit veganen Varianten und die meisten Supermärkte und alle Naturkostläden haben mehrere Sorten im Angebot. Wenn Sie diese Produkte noch nicht probiert haben, betrachten Sie sie als freie Interpretation des Originals; sie schmecken gut und enthalten viel Protein. Lesen Sie sich das Etikett durch und nehmen Sie die Produkte ohne tierische Zutaten (manche werden mit Eiklar hergestellt, konzentriertem tierischem Protein, das Sie meiden wollen) und die mit dem geringsten Fettgehalt.

RÜHRTOFU. Tofu ist beinahe identisch mit Eiklar – er hat wenig Eigengeschmack, nimmt aber den Geschmack der Gewürze oder Soßen an, in denen er gekocht wird. Rührtofu ist ein großartiger Ersatz für Rührei – der volle Geschmack, aber kein Cholesterin, tierisches Fett oder tierisches Protein. Supermärkte verkaufen fertige Mischungen für Rührtofu, meist im Kühlregal oder bei den Naturkostprodukten. Befolgen Sie einfach die Anweisungen auf der Verpackung oder das schnelle und einfache Rezept auf Seite 225.

FRÜHSTÜCKS-BURRITOS. Keine Zeit zum Frühstücken? Dann sind Frühstücks-Burritos Ihre Rettung. Sie können sie gefroren kaufen und in der Mikrowelle aufwärmen und haben innerhalb weniger Minuten ein herzhaftes, gesundes Frühstück. Statt Tiefkühlware können Sie natürlich auch Ihre eigenen Burritos zubereiten, zum Beispiel am Wochenende, und diese kühl stellen oder einfrieren, damit Sie morgens nicht viel Zeit brauchen.

Was nicht auf Ihrer Frühstücksliste stehen sollte

Eier sind offensichtlich gestrichen. Ein einziges Ei enthält mehr als 200 Milligram Cholesterin – so viel wie ein 225 Gramm schweres Steak – plus eine Ladung gesättigtes Fett, die Art Fett, die den Cholesterinspiegel steigen lässt. Das Eiweiß liefert Ihnen eine große Portion tierisches Protein, das Sie aber meiden wollen. Wie Sie wissen, ist es für Ihre Nieren und die langfristige Gesundheit Ihrer Knochen besser, Ihr Protein aus pflanzlichen Quellen zu beziehen. Verwenden Sie keine Ei-Ersatzmittel auf Eiweißbasis.

Natürlich sind Frühstückswürstchen ebenfalls tabu. Sie enthalten ebenfalls Cholesterin und tierisches Protein.

Brötchen sollten Sie ebenfalls weglassen, wenn es nicht ein Vollkorn-Roggenbrötchen ist. Ja, Brötchen sind vegan und fettarm, aber sie haben einen hohen GI.

Vergessen Sie auch Donuts, Muffins und anderes Hefegebäck. Wenn Sie wissen wollen warum, legen Sie sie einige Minuten auf eine Papierserviette und schauen Sie sich an, wie viel Fett die Serviette aufgesogen hat. Dieses Fett wartet nur darauf, sich in Ihnen abzulagern, Ihren Cholesterinspiegel steigen zu lassen und Ihre Insulinresistenz zu verschlimmern.

Ein ausgewogenes Frühstück

Eine gute Wahl zum Frühstück ist ein proteinreiches Essen wie ein veganes Würstchen und danach ein stärkehaltigeres Essen wie Haferbrei mit Zimt und Rosinen oder etwas Süßes wie Obst. Der Grund, warum ein proteinreiches Essen zu Anfang nützlich sein kann, ist folgender:

Stärkehaltige oder zuckerhaltige Lebensmittel erhöhen die Bildung von Serotonin – demselben Wohlfühl-Botenstoff, dessen Bildung von Antidepressiva wie Fluoxetin (Prozac) und Sertralin (Zoloft) angeregt wird – im Gehirn. Nun, das ist ein netter Vorteil,

BEISPIELHAFTER SPEISEPLAN FÜR 1 TAG

Frühstück

Veganes Würstchen
Roggentoast
Haferbrei mit Zimt und Rosinen
Honigmelonenscheiben

Mittagessen

Grüner Salat
Erbsensuppe
Hummus auf Roggenbrot mit Tomaten- und Gurkenscheiben

Zwischenmahlzeit

Äpfel, Orangen, Bananen

Abendessen

Spinatsalat mit Kirschtomaten
Capellini-Nudeln mit Tomaten-Pilz-Soße
Gedämpfter Brokkoli

Extras

Frisches Obst
Kichererbsen
Gemüsesticks

aber manche Menschen fallen dadurch nach dem Frühstück in eine Nachfrühstücksschläfrigkeit. Es gibt Menschen, die stärkehaltige Lebensmittel tatsächlich als Mittel bei Schlaflosigkeit nutzen. Proteinreiche Lebensmittel blockieren die Serotoninproduktion und verleihen einen Energieschub. Es ist egal, welches proteinreiche Lebensmittel Sie essen: vegane Würstchen, veganen Speck, Rührtofu, Bohnen oder sogar einen oder zwei Löffel Kichererbsen – die Hülsenfrucht, die sich gut auf einem Salat macht.

GESUNDE VORSCHLÄGE FÜRS MITTAGESSEN

Okay, kommen wir zum Mittagessen. Hier kommen einige Vorschläge, aber Ihnen fällt bestimmt noch mehr ein.

Salate

- Gartensalat mit fettfreiem Dressing, Zitronensaft oder Soja- oder Teriyakisoße
- Salat aus dreierlei Bohnen
- Nudelsalat
- Salat aus schwarzen Bohnen und Mais
- Salat auf Getreidebasis wie Nudeln, Couscous, Bulgur oder Reis

Suppen

- Gemüsesuppe
- Pilz-Gersten-Suppe
- Suppe aus schwarzen Bohnen
- Veganes Chili
- Erbsensuppe

Fertigsuppen sind in Ordnung, wenn sie fettarm sind und keine tierischen Produkte enthalten.

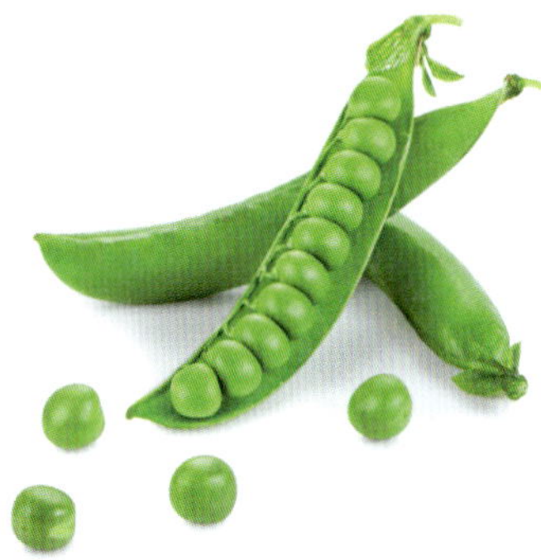

Sandwiches/belegte Brote/Wraps

- GST: Gurkenscheiben, Salat und Tomatenscheiben auf Roggenbrot mit Dijonsenf
- Hummus auf Vollkornweizenpita mit geriebenen Karotten, Sprossen und Gurkenscheiben
- Belegtes Brot mit fettfreien Fleischalternativen wie veganer Pute, Hackfleisch oder Salamischeiben oder gegrilltem Seitan (Weizengluten) mit Ihrem Lieblings-Brotbelagsgemüse auf Roggenbrot
- Wrap aus Vollkornweizentortilla mit Dip aus schwarzen Bohnen zu Paprika, Tomatenscheiben und Salat

- Italienisches Auberginenbaguette: gebackene Auberginenscheiben, Tomatensoße und »sautierte« Pilze auf Vollkornweizenbaguettebrötchen
- Burrito mit einer Füllung aus schwarzen Bohnen, Süßkartoffeln, Mais und Tomaten
- Eines der Rezepte im Rezeptteil ab Seite 255.

Hier kommt die Zusammenfassung gesunder Optionen zum Mittagessen.

SALATE. Salate reichen vom einfachen Kopfsalat mit Tomaten über Nudelsalate zu Bohnensalaten, asiatischen Salaten, Obstsalaten und vielen weiteren.

Ein gewöhnlicher Kopfsalat ist in Ordnung, aber probieren Sie auch frischen Spinat, Rucola und anderes grünes Blattgemüse aus. Geben Sie Gurke und Tomatenscheiben und auf jeden Fall Kichererbsen, Kidneybohnen oder andere Hülsenfrüchte zu Ihrem Salat. Diese bieten reichlich Nährstoffe und sorgen hervorragend für einen ausgeglichenen Blutzuckerspiegel.

Sie können auch in Ihrem Supermarkt nach Bohnensalaten in Gläsern suchen, die Sie dann zur Hand haben, wenn Sie etwas essen möchten. Manche Supermärkte haben auch gut bestückte frische Salattheken.

Suchen Sie beim Dressing nach fettfreien veganen Varianten, die ebenfalls in vielen Supermärkten zu finden sind.

SUPPEN. Suppe ist eine prima Vorspeise *zum* Mittagessen, oder Sie essen eine große Schüssel herzhafte Suppe *als* Mittagessen. Mit Gemüse, Bohnen, Gerste oder anderem Getreide und Gewürzen sind Suppen sättigend und überaus gesund. Wenn Sie am Wochenende einen großen Topf voll zubereiten, sind Sie für die kommende Woche gerüstet.

Wenn Sie es einfacher haben und Zeit sparen möchten, können Sie auch (geeignete) Tütensuppen verwenden. Diese müssen Sie einfach ins kochende Wasser geben und köcheln lassen. Geben Sie, wenn Sie möchten, Tomaten, grüne Chilis oder irgendein gefrorenes oder frisches Gemüse dazu. Rühren Sie einen oder zwei Esslöffel Hefeflocken in die Schüssel für eine würzige Note. Wenn Sie nun noch Karotten, Tomaten, Tiefkühlgemüse (z. B. Brokkoli, Grünkohl, Blumenkohl oder grüne Bohnen) und Gewürze hinzugeben, verwandeln Sie Ihre Suppe in einen Eintopf.

Wenn Sie das Kochen lieber anderen überlassen, finden Sie in Ihrem Supermarkt eine große Auswahl Suppen in Dosen und tiefgefroren. Sie müssen bei der Auswahl aufpassen, aber Sie werden dennoch viele finden, die unseren Anforderungen genügen. Linsensuppe, Minestrone und vegane Gemüsesuppen sind eine gute Wahl.

Es gibt auch Instantsuppen im Becher, bei denen Sie nur noch heißes Wasser zugießen müssen. Vielleicht möchten Sie für Notfälle einige davon im Schrank haben.

Um immer selbst gemachte Suppe dabeihaben zu können, sollten Sie sich eine Thermoskanne besorgen, in die Sie die Suppe füllen und zur Arbeit mitnehmen können. Ihre Kollegen werden sich wünschen, selbst auf diese Idee gekommen zu sein.

Eine Warnung zu Fertigsuppen: Einige Hersteller verwenden zu viel Salz, achten Sie daher auf einen niedrigen Natriumgehalt. Versuchen Sie, Ihre Natriumaufnahme auf unter 2.000 Milligramm pro Tag zu beschränken.

SANDWICHES/BROTE. Sandwiches sind schnell zubereitet und leicht transportierbar und können bei der enormen Auswahl an Zutaten heute auch gesund sein. Fangen Sie mit einem niedrig-glykämischen Brot wie Roggen oder Pumpernickel an. Versuchen Sie es mit den folgenden Zutaten:

Hummus ist ein orientalisches Gericht, das inzwischen auch bei uns populär ist. Es wird aus Kichererbsen und Gewürzen gemacht und erinnert in der Konsistenz vage an Erdnussmus, aber mit einem milderen Geschmack. Leider enthalten viele kommerzielle Sorten zu viel Fett, aber wer braucht die schon? Mit einem Mixer oder einer Küchenmaschine haben Sie in 5 Minuten Ihr eigenes Hummus gemacht, und eine größere Menge reicht Ihnen mehrere Tage. Auf Seite 237 finden Sie die Rezepte dazu.

Veganer Wurstersatz schmeckt nach Lyoner, Pute oder Schinken, ohne das tierische Fett oder das Cholesterin. Sie finden ihn in allen Naturkostläden und vielen Supermärkten, und er passt prima auf ein Brot. Vegane Hotdogs sind ebenfalls ein prima Brotbelag. Suchen Sie wie immer nach Sorten mit geringem Fettgehalt.

Vegane Burger sind leicht herzustellen und werden in Supermärkten und Restaurants verkauft. Sie bestehen zum Beispiel aus Getreide, Zwiebeln, Pilzen und Gewürzen. Ein solcher Burger enthält 1 Gramm Fett und 10 Gramm Protein. Andere Burger bestehen aus Sojabohnen und enthalten 2,5 Gramm Fett und 12 Gramm Protein.

Ein Sandwich mit veganem Speck, Salat, Tomaten und Senf ist ebenfalls eine gute Wahl. Wenn ich ein einfaches Sandwich will, nehme ich getoastetes Roggenbrot belegt mit Salat, Gurkenscheiben und Tomaten, manchmal mit einer oder zwei Scheiben veganer Wurst und Senf obendrauf.

Wenn wir gerade bei Würzmitteln sind: Senf enthält kein Fett, machen Sie ihn zu Ihrem bevorzugtem Brotaufstrich. Mayonnaise ist das genaue Gegenteil - voll mit Fett. Sie finden allerdings auch vegane Mayonnaise ohne Fett.

TIEFKÜHLGERICHTE. Die schnelle Mahlzeit vor dem Fernseher hat sich weiterentwickelt. Die unglaubliche Vielfalt an Tiefkühlgerichten, zusammen mit der Mikrowelle, macht es einfach, ein gesundes, leckeres Essen zu verzehren. Zu den Favoriten gehören Pizza und Nudelgerichte sowie vegane Enchiladas oder Burritos. Inzwischen gibt es diese Gerichte alle in veganer Form.

Wenn Sie Ihr Mittagessen auswärts einnehmen, finden Sie in Kapitel 8 Tipps für eine gesunde Wahl.

GESUNDE VORSCHLÄGE ZUM ABENDESSEN

Es gibt eine unendliche Auswahl gesunder Lebensmittel und Gerichte für Ihr Abendessen, ob Sie gerne kochen oder nicht. Viele Menschen kochen gerne, während andere keine Zeit oder keine Lust haben und einfache Gerichte bevorzugen oder lieber auswärts essen. Ich gehöre eindeutig zur zweiten Gruppe, wohingegen Bryanna Clark Grogan, die die Rezepte für dieses Buch entwickelt hat, sich eindeutig zur ersten Gruppe zählt. Bei ihr sieht Kochen nicht nach Arbeit aus, sondern nach Vergnügen.

Die gute Nachricht ist, dass beide Gruppen das Programm problemlos befolgen können. Hier kommen einige Ideen für den Anfang.

NUDELN MIT TOMATENSOSSE: Einige Fertigsoßen sind in Ordnung. Wählen Sie diejenigen mit dem niedrigsten Fett- und Zuckergehalt und ohne Käse und andere tierische Produkte aus. Bevorzugen Sie Vollkornnudeln. Geben Sie Brokkoli oder Spinat (frisch oder gefroren) dazu, und Sie haben ein perfektes Essen.

BOHNEN UND REIS: Versuchen Sie Kubanische Schwarze Bohnen mit Salsa, vegane gebackene Bohnen oder fettfreies Bohnenpüree.

TACOS: Nehmen Sie eine Vollkornweizentortilla und legen Sie Bohnen, Salat, Tomaten und Salsa drauf.

CHILI: Sie können ein veganes Chili aus der Dose verwenden.

Vegane Lasagne: Verwenden Sie statt des Ricottas fettarmen Tofu und schichten Sie gegrilltes Gemüse dazwischen.

REISPILAF, SPANISCHER REIS ODER FERTIG-REISGERICHTE: Sie finden viele Fertiggerichte, die Sie verwenden können, aber vermeiden Sie Butter.

GEBRATENER REIS MIT GEMÜSE: Verwenden Sie eine beschichtete Pfanne und würzen Sie das Essen mit natriumarmer Sojasoße.

FETTFREIE VEGANE BURGER: Sehen Sie sich das Etikett an und wählen Sie diejenigen mit dem niedrigsten Fettgehalt und ohne Käse oder andere tierische Produkte aus.

FAJITAS: Schwitzen Sie Paprikastreifen, Zwiebeln und Auberginen leicht in einer beschichteten Pfanne an und geben Sie die passenden Gewürze dazu.

HERZHAFTER GEMÜSEEINTOPF

PILZ-STROGANOFF

Jedes beliebige der wundervollen und leicht zuzubereitenden Gerichte ab Seite 273.

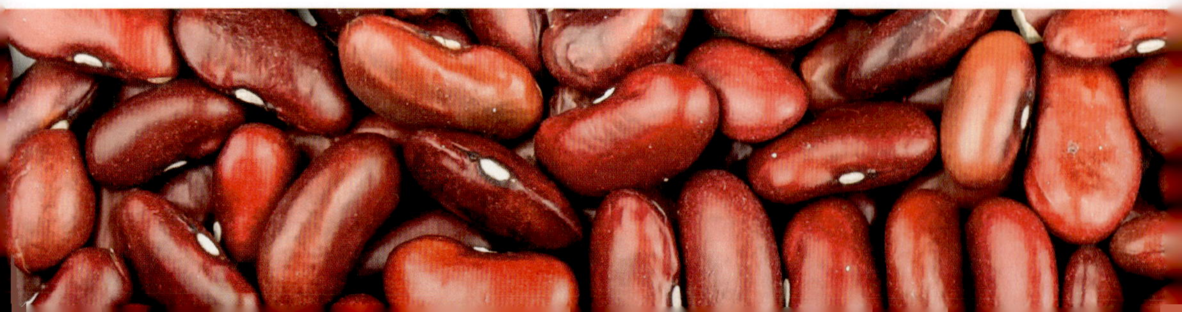

EIN AUSGEWOGENES ABENDESSEN

Eine gute Methode, um für ein ausgewogenes Abendessen zu sorgen, ist es, ein Viertel Ihres Tellers mit einem Hülsenfrüchtegericht zu belegen. Das bedeutet mit Bohnen, Erbsen oder Linsen, zum Beispiel gebackenen Bohnen, einem Bohnen-Burrito oder Augenbohnen. Diese Lebensmittel enthalten viel Protein, lösliche Ballaststoffe und Mineralien und haben einen wunderbar niedrigen GI.

Füllen Sie dann ein weiteres Viertel Ihres Tellers mit stärkehaltigen Lebensmitteln wie Naturreis, Jamswurzeln oder Nudeln. Stärke steht für komplexe Kohlenhydrate – der gesunde, sauber verbrennende Treibstoff, der Ihrem Körper Energie verleiht.

Die restliche Hälfte Ihres Tellers füllen Sie mit Gemüse. Idealerweise mit zwei verschiedenen Gemüsesorten – zum Beispiel einem grünen Gemüse wie Brokkoli und einem orangefarbenen Gemüse wie Karotten. Diese Lebensmittel versorgen Sie mit reichlich Nährstoffen. Ein Stück Obst als Nachttisch rundet die Mahlzeit perfekt ab.

Sie können die Verhältnisse nach Belieben verändern. Solange Ihr Teller vegan und fettarm ist und einen niedrigen GI aufweist, ist alles bestens.

Es gibt Millionen Möglichkeiten, dieses Ziel zu erreichen. Manche Menschen mögen ein italienisches oder mediterranes Mahl, das zum Beispiel eine Bohnensuppe und Nudeln mit einer stückigen Gemüsesoße beinhaltet. Andere bevorzugen ein lateinamerikanisches Mahl mit Bohnen, Reis und Gemüse. Einige favorisieren ein asiatisches Abendessen mit Tofu (der als Hülsenfrucht zählt, weil er aus Sojabohnen hergestellt wird), Reis und Gemüse. Ein indisches Mahl kann ein Linsen-Curry mit Reis und Gemüse sein.

Für traditionelle Gerichte bieten sich zum Beispiel grüne Bohnen, Grünkohl und Rote Bete an (lassen Sie den Braten dazu weg).

Wenn ich meine Eltern in North-Dakota besuche, ersetzen wir das Fleisch durch Bohnen und ein Gemüseschnitzel und essen dazu Jamswurzeln oder Süßkartoffeln, zusammen mit einigen Gemüsebeilagen. Zum Nachttisch gibt es zum Beispiel Birnen, Erdbeeren oder Orangen. Erkennen Sie das Muster? Es ist immer noch da: ein Bohnengericht, ein stärkehaltiges Lebensmittel für die Kohlenhydrate, Gemüse und schließlich Obst als Nachtisch.

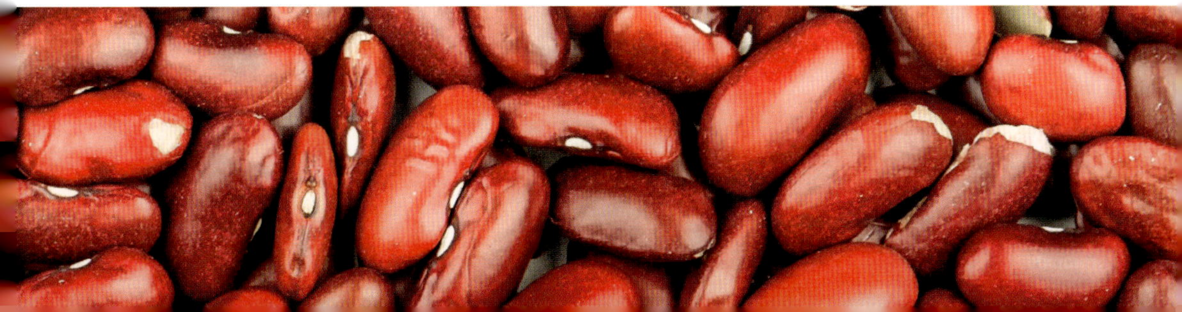

In Anhang 3 finden Sie Empfehlungen zu einigen großartigen Kochbüchern und Webseiten. Sie müssen sich keine Sorgen machen, wenn Sie nicht gerne oder gut kochen – es gibt zahlreiche Fertiggerichte und Restaurantspeisen, die ins Programm passen. Es geht im Moment nicht darum, Sie in einen Koch zu verwandeln, sondern darum, dass Sie sich ein realistisches Menü für einen Tag zusammenstellen aus Gerichten, die Sie wirklich essen und genießen werden.

Die Küchen anderer Länder bieten oft perfekte Gerichte, ob Sie diese nun selbst zubereiten, im Restaurant essen oder tiefgekühlt kaufen: mexikanische Bohnenburritos, italienische Nudeln und Bohnensuppen, chinesische Gemüse- und Reisgerichte, japanische vegetarische Sushi mit Misosuppe und Salaten, indische Currys, thailändische oder äthiopische Gerichte ... diese Liste ließe sich ewig fortsetzen. Diese Gerichte sind darum gut, weil in anderen Ländern eine auf pflanzlicher Nahrung basierende Ernährungsweise viel üblicher ist als bei uns.

Wenn Ihre Vorstellung vom Abendessen ein Anruf beim Pizzaservice ist, kann es dennoch vegan und fettarm sein. Bestellen Sie eine Pizza, die nur mit Gemüse wie Pilzen, Paprika, Peperoni, Zwiebeln, getrocknete Tomaten und Kapern belegt ist. Bitten Sie darum, den Käse wegzulassen und dafür mehr Tomatensoße draufzutun. Wenn Sie daheim Pizza machen, können Sie sie mit veganer Salami oder anderem Wurstersatz belegen.

VORSCHLÄGE FÜR EINFACHE ZWISCHENMAHLZEITEN

Okay, Ihr Tagesmenü ist beinahe vollständig. Aber selbst wenn Sie denken, dass Sie zwischen den Mahlzeiten keinen Hunger haben werden, schreiben Sie noch einige Ideen für Snacks auf, damit Sie gerüstet sind, wenn der kleine Hunger doch mal kommt. Um 15 Uhr kann ein Hungergefühl Ihre guten Vorsätze zunichtemachen, halten Sie also Dinge bereit, die Sie ohne Schuldgefühle essen können. Hier kommen einige Vorschläge für Zwischenmahlzeiten:

OBST hat in den meisten Fällen einen überraschend niedrigen GI und einen unschlagbaren Nährwert. Halten Sie Äpfel, Orangen, Birnen, Bananen und anderes Obst auf Vorrat. Manche Menschen halten gern eine Schüssel mit Melonenstücken im Kühlschrank bereit, um schnell etwas essen zu können, wenn sie nach Hause kommen. Trockenobst ist akzeptabel. Überraschenderweise ist der GI nicht unbedingt höher als der von frischem Obst. Da das Wasser entfernt wurde, ist es bei Trockenobst aber einfacher, viel mehr Kalorien aufzunehmen, als bei frischem Obst, das Sie daher bevorzugen sollten.

FERTIGSUPPEN IM BECHER können Sie bequem in Ihrer Schreibtischschublade aufbewahren; geben Sie einfach heißes Wasser dazu, wenn Sie Hunger verspüren. Minestrone, Erbsen- oder Linsensuppe und andere Gemüsesuppen sind typischerweise vegan und fettarm.

EIN EINFACHES ROGGENBROT belegt mit Salat, Gurken- und Tomatenscheiben sowie Senf sättigt Sie, ohne dass Sie es hinterher bereuen müssen.

EIN DREIBOHNENSALAT lässt Sie bis zum Abendessen durchhalten.

LUFTGEPOPPTES POPCORN kommt ohne Fett aus. Streuen Sie Knoblauchsalz, eine Gewürzmischung oder Hefeflocken darüber.

HUMMUS mit Vollkornweizenpita macht satt und ist fettarm, wenn Sie das schnelle Rezept auf Seite 237 verwenden.

Andere einfache Snacks sind Branflakes (Zerealien mit Kleieanteil) mit Sojadrink, Pumpernickel oder Roggentoast mit Marmelade, Karottensticks und Reiswaffeln (suchen Sie nach einfachen, ohne Zucker).

PLANEN SIE IHREN SPEISEPLAN FÜR DIE KOMMENDE WOCHE

Sie kommen gut voran! Sie haben sich gute Optionen überlegt, mit denen Sie gesund starten können. Lassen Sie uns die nächste Woche angehen. Schreiben Sie auf, was Sie in den nächsten 7 Tagen zum Frühstück, Mittagessen, Abendessen und als Zwischenmahlzeit haben möchten. Sie können dasselbe Gericht mehrmals essen, Reste nutzen und es sich so einfach wie möglich machen. Denken Sie aber daran, keine Kalorien zu zählen oder Mahlzeiten auszulassen.

Es ist sehr wichtig, dass Sie realistisch bleiben. Wenn Sie nicht gerne kochen, wird sich das vermutlich auch in Zukunft nicht ändern. Planen Sie Gerichte ein, die schnell zubereitet werden können.

Werden Sie bei der Arbeit sein? Unterwegs? Planung ist entscheidend. Wenn es bei Ihnen in der Kantine nichts Gesundes gibt, sollten Sie sich etwas zum Mittagessen einpacken. Manchmal, wenn ein Kollege mich fragt, was ich zum Mittagessen habe, antworte ich »*les restes d'hier*«. Das klingt exotisch, bis ich erkläre, dass es der französische Begriff für »die Reste von gestern« ist. Allerdings *sind* meine Reste vom Vortag manchmal wirklich exotisch, je nachdem, in welchem Restaurant ich abends zum Essen war und mir die Reste »für den Hund« habe einpacken lassen!

Einkaufen gehen

Okay, Sie haben Ihren Essensplan zusammengestellt, es wird also Zeit, einkaufen zu gehen. Ihr Ziel ist es, Ihre Regale mit den Lebensmitteln und Zutaten aufzufüllen, die Sie brauchen, damit Sie in den folgenden Wochen gut zurechtkommen. Und wenn der Hunger kommt, sind Sie vorbereitet.

ÜBERPRÜFEN SIE DAS ETIKETT

Es gibt zwei Dinge, die Sie auf dem Etikett von Lebensmitteln überprüfen müssen. Überprüfen Sie als Erstes, dass das Produkt keine tierischen Stoffe enthält. Häufig sind unter anderem Milchtrockenmasse, Molke, Kasein (und verschiedene Kaseinderivate wie Natriumkaseinat), Eiprodukte und Gelatine. Achten Sie auch darauf, dass kein teils gehärtetes pflanzliches Fett enthalten ist, da es so schlecht ist wie gesättigtes Fett.

Manchmal möchten Menschen Ausnahmen für Lebensmittel machen, die so klingen, als seien sie gesund. Honig hat sich zum Beispiel im Lauf der Jahrzehnte einen ungerechtfertigt guten Ruf erarbeitet. Ernährungswissenschaftlich betrachtet ist Honig einfach Zucker und bietet Ihnen gesundheitlich keine Vorteile. Ähnlich wie Olivenöl ist sein Marketing besser als sein tatsächlicher Wert.

Überprüfen Sie als Nächstes die Nährstoffangaben. Idealerweise sollte eine Portion des Lebensmittels nicht mehr als 2 Gramm Fett und kein Cholesterin enthalten. Wenn der Cholesteringehalt nicht null beträgt, enthält das Produkt Inhaltsstoffe auf tierischer Basis. Pflanzen enthalten kein Cholesterin.

Wenn es Ihnen mühsam vorkommt, das Etikett zu überprüfen, denken Sie daran, dass Sie ein Produkt nur einmal so genau ansehen müssen. Wenn Sie das passende Produkt finden, müssen Sie es nicht noch einmal überprüfen. Zudem benötigen einfache Lebensmittel keine Etiketten. Bei einer Banane oder einer Birne, bei gefrorenem Spinat oder einem Päckchen getrockneter Bohnen müssen Sie nicht nach dem Kleingedruckten suchen. Diese Lebensmittel haben alle genau eine Zutat.

Gehen Sie einmal in die Gänge des Supermarkts, die Sie in den letzten Jahren vielleicht vernachlässigt haben. Dort finden Sie eventuell Fleischersatzprodukte, Sojadrinks und andere gesunde Lebensmittel sowie eine immer weiter wachsende Auswahl an neuen und interessanten Obst- und Gemüsesorten. Suchen Sie in den Gängen auch nach »Gesundheitskost«, »Diätlebensmitteln« und »internationalen Spezialitäten«. Und betrachten Sie die unzählbaren Sorten an Reis und bunten getrockneten Bohnen.

Statten Sie Ihrem nächsten Naturkostladen einen Besuch ab, wenn Sie das noch nicht getan haben. Sie finden dort Ersatzprodukte für Fleisch, Käse und Milch sowie interessante Produkte aus anderen Ländern, die es wert sind, gekostet zu werden. Erkunden Sie alles und probieren Sie es aus; einige der Neuentdeckungen werden zu Ihren Favoriten werden. Wenn gelegentlich ein Fehlkauf dabei war, ärgern Sie sich nicht. Das gehört zum Ausprobieren dazu.

Suchen Sie nach Zutaten, damit Sie am Wochenende einige Gerichte – wie einen Topf voll Suppe oder einen Eintopf zum Beispiel – in größerer Menge zubereiten und in kleineren Portionen kühlen oder einfrieren können, um diese während der Woche einfach aufzuwärmen.

Sie werden feststellen, dass die Preise für gesunde Produkte sehr unterschiedlich sind. Im Großen und Ganzen sind vegane Lebensmittel billiger als Fleisch oder Käse. Bohnen, frisches und gefrorenes Gemüse, Nudeln, Reis – diese Zutaten sind alle sehr günstig. Allerdings verlangen Naturkostläden manchmal gehobene Preise für Fertiggerichte, sowohl für nicht-vegane als auch vegane Produkte. Sie werden bald wissen, wo Sie was zu einem vernünftigen Preis bekommen.

Nehmen Sie bei Ihrem Einkauf noch ein Multivitaminpräparat mit. Wie Sie inzwischen wissen, ist es wichtig, ausreichend mit Vitamin B_{12} versorgt zu sein und das sind Sie mit einem Multivitaminpräparat. Die besten Präparate enthalten kein Eisen und sind pflanzenbasiert.

EINIGE GRUNDNAHRUNGSMITTEL ZUM AUSPROBIEREN

Es gibt einige Grundnahrungsmittel, die Sie kennen sollten. Keine exotischen Dinge – nur einfache Grundnahrungsmittel, die Sie in Ihren Schränken haben sollten. Wenn Sie sie noch nicht kennen, werden sie Ihre Ernährung um eine gesunde Komponente bereichern. Lassen Sie mich ein paar hier aufführen und Sie motivieren, beim Einkaufen nach ihnen Ausschau zu halten.

HAFERBREI. Kaufen Sie Haferflocken für die Zubereitung. Vermischen Sie 1 Teil Haferflocken und 2 Teile Wasser, bringen Sie die Mischung zum Kochen und lassen Sie sie einige Minuten köcheln. Das war alles. Haferbrei steckt voller löslicher Ballaststoffe, um Ihren Cholesterinspiegel zu senken, und ist so sättigend, dass Ihr Hunger den ganzen Morgen befriedigt bleibt. Wenn Sie gerade im Laden sind, nehmen Sie noch ein paar weitere Zutaten mit: Zimt, Rosinen, anderes Obst oder was Sie anspricht.

BOHNEN. Lernen Sie die vielen verschiedenen Sorten dieser bescheidenen Pflanze kennen. Bohnen sind absolut im Kommen: sehr niedriger Fettgehalt, kein Cholesterin, viele lösliche Ballaststoffe, Kalzium und Eisen und ein beneidenswert niedriger glykämischer Index. Sie können getrocknete Bohnen kaufen und kochen, aber es ist praktisch, Ihre Vorratskammer mit einigen Dosen schwarzer Bohnen (und einem Glas Salsa), fettfreiem Bohnenpüree und anderen Sorten aufzustocken.

TIEFKÜHLGEMÜSE. *Komfort* ist hier das Schlagwort. Wenn Sie wenig Zeit zur Verfügung haben, werden Sie froh sein, gefrorenes Gemüse in Ihrer Tiefkühltruhe zu haben, das Sie nur kurz dämpfen müssen. Der Nährwert gefrorenen Gemüses ist gleich dem von frischem Gemüse. Suchen Sie nach Brokkoli, Winterkürbis, Rosenkohl, Karotten, Blumenkohl und was Sie sonst noch gerne essen.

LINSENSUPPE. Linsen verwandeln sich in eine herzhafte und gesunde Suppe. Halten Sie eine oder zwei Dosen vorrätig.

HUMMUS. Dieser einfache Dip aus Kichererbsen erfreut sich als Brotaufstrich mittlerweile großer Beliebtheit. Aber lassen Sie die kommerziellen Produkte im Regal, da sie oft zu viel Fett enthalten. Wenn Sie eine Küchenmaschine oder einen Mixer besitzen, können Sie Ihr eigenes Hummus in weniger als 5 Minuten machen und haben genug für den Rest der Woche. Schauen Sie bei den Rezepten auf Seite 237 nach und schreiben Sie die Zutaten auf Ihre Einkaufsliste.

KICHERERBSEN. Kichererbsen lassen sich wirklich überall einsetzen – nicht nur als Hummus, sondern auch in Salaten, Suppen, Nudelsoßen und Pfannengerichten. Sie können sie sogar zum Frühstück essen. Halten Sie immer ein paar Dosen auf Vorrat; die kleinen Dosen, bei denen Sie keinen Dosenöffner brauchen, sind besonders praktisch.

DIPS UND SOSSEN. Dijonsenf passt prima zu Brot und Zitronensaft oder Apfelessig passen bestens zu grünem Gemüse und Salaten. Salsa wurde für Bohnen erfunden und fettfreie Dressings jeder Art sind auch immer praktisch.

NATURREIS. Die meisten Menschen haben noch nie eine richtig zubereitete Schüssel Reis gegessen. Der Trick ist es, Naturreis zu nehmen, ihn leicht anzurösten und zu kochen wie Nudeln, das heißt, »zu viel« Wasser zu nehmen und den Rest am Ende abzugießen.

GERSTE. Dieses Getreide findet sich überall bei den Frühstückszerealien, in gepuffter und gezuckerter Form, aber zur Hochform läuft Gerste in Suppen oder als Beilage auf. Sie können sie mit Reis mischen und zusammen kochen. Gerste hat einen niedrigen GI, viele lösliche Ballaststoffe und einen großartigen Geschmack sowie eine wunderbare Konsistenz.

TOMATENSOSSE. Nehmen Sie sich ein paar Minuten Zeit, um die Etiketten auf Nudelsoßen zu lesen und Sorten ohne Käse und andere tierische Produkte und mit möglichst wenig Öl und Zucker zu finden. Kaufen Sie dann einige davon, damit Sie immer eine Soße für ein schnelles und einfaches Abendessen da haben. Kaufen Sie dazu Ihre Lieblingsnudeln.

FLEISCHERSATZ. Versuchen Sie die veganen Varianten von Hotdogs, Burgern und Wurst. Es ist keine Haute Cuisine, aber sie dienen einem sinnvollen Zweck und einige schmecken wirklich fast so wie das Original. Lesen Sie aber die Zutatenliste und meiden Sie Produkte mit tierischen Zutaten oder mehr als 2 bis 3 Gramm Fett pro Portion. Naturkostläden haben eine große Auswahl und Sie finden sie auch in vielen Supermärkten.

HEFEFLOCKEN. Sie finden diese bei den Nahrungsergänzungsmitteln in Naturkostläden. Hefeflocken können Sie zu Tomatensoßen, Pfannengerichten, Aufläufen, Suppen und vielen anderen Gerichten geben und diesen einen leicht käsigen Geschmack verleihen. Hefeflocken ist nicht dasselbe wie Bierhefe oder Backhefe, die beide einen bitteren Geschmack haben. Hefeflocken gibt es als Flocken und als Pulver. Vielseitiger und angenehmer in der Konsistenz sind die Flocken.

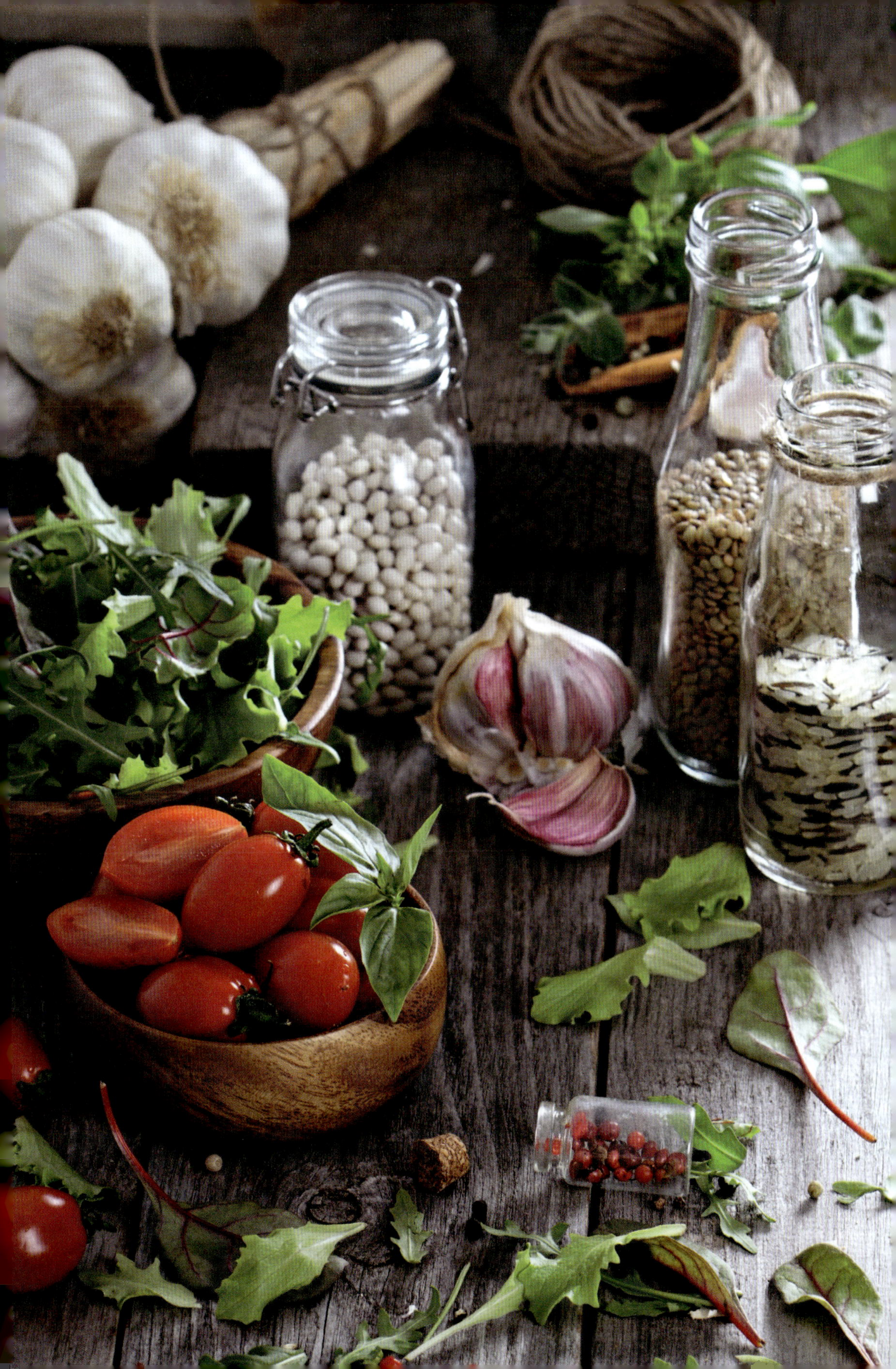

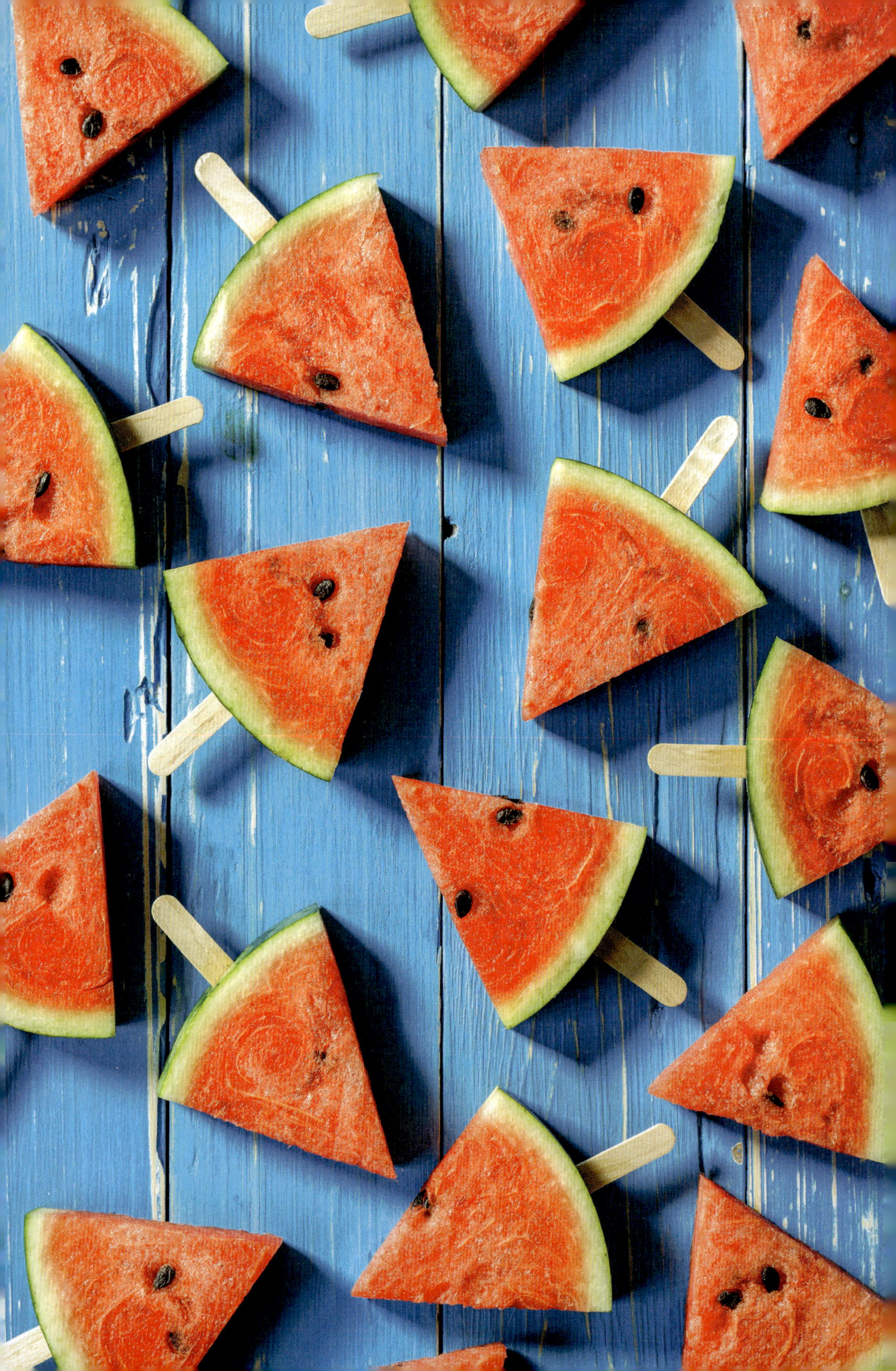

FRISCHES OBST. Frisches Obst ist eine perfekte Zwischenmahlzeit und Sie sollten immer etwas daheim haben, allerdings können Sie es nicht lange lagern. Seien Sie realistisch und kaufen Sie nur Obst, das Sie auch essen werden.

Wohin mit ungesunden Produkten?

Sie haben jetzt Ihre Vorratskammer und Ihren Kühlschrank mit gesunden Grundnahrungsmitteln gefüllt. Was sollen Sie aber mit nicht so gesunden Produkten machen, die noch Platz in Ihrer Küche beanspruchen? Die Antwort ist einfach: Werden Sie sie los. Verschenken Sie sie, werfen Sie sie weg oder verfüttern Sie sie an Ihre Katze. Aber lassen Sie verlockendes Essen nicht in Ihrer Nähe herumstehen. Es führt Sie mehr in Versuchung, als Sie gebrauchen können.

Vorausplanen

Mit der Zeit wird gesunde Ernährung Ihnen zur zweiten Natur werden. Im Moment müssen Sie aber noch darüber nachdenken, wo Sie Ihr Mittag- und Abendessen einnehmen werden und was Sie essen möchten. Auch außerhalb Ihres Heims können Sie gesundes Essen finden, aber in einer Gesellschaft, die hauptsächlich ungesunde Gelüste befriedigt, ist es manchmal nicht so offensichtlich. Es hilft, wenn Sie vorausplanen.

AUF DIE PLÄTZE, FERTIG …

Wie im letzten Kapitel angesprochen sollten Sie sich einen 3-Wochen-Zeitraum aussuchen und sich während dieses Zeitraums wirklich zu einhundert Prozent in die neue Ernährungsweise stürzen. Suchen Sie sich einen Zeitraum aus, in dem Sie die mentale Energie für eine Umstellung aufbringen. Wenn Sie in der Buchhaltung arbeiten, ist das Jahresende vermutlich kein günstiger Zeitpunkt. Wenn Sie studieren, ist die Prüfungswoche vielleicht nicht die erste Wahl. Aber wenn Sie Ihren Zeitraum gefunden haben, springen Sie mit beiden Füßen rein. Stellen Sie Ihre Ernährung zu 100 Prozent um. Halten Sie sich so genau wie menschenmöglich an unsere drei Regeln und tun Sie dies jederzeit.

Okay, Sie haben ein gutes Stück Arbeit geschafft, die Grundlagen stehen. In den nächsten Kapiteln werden wir spezielle gesundheitliche Probleme behandeln sowie Situationen, die Sie vielleicht meistern müssen, und ich werde Ihnen dafür zahlreiche Tipps an die Hand geben.

KAPITEL 6

GESUNDE GEWICHTSKONTROLLE

Wenn Sie versuchen abzunehmen, lassen Sie mich Ihnen Schritte zeigen, um den Prozess so einfach, effektiv und nachhaltig wie möglich zu gestalten. Es ist für jeden – aber für Diabetiker besonders – wichtig, unerwünschte Pfunde loszuwerden. Zum einen steigert es Ihre Insulinsensitivität: Je mehr Körperfett Sie loswerden, desto empfindlicher reagieren Ihre Zellen auf Insulin. Das gilt besonders für Fett um Ihre Leibesmitte herum.

Eine Gewichtsabnahme senkt auch Ihren Cholesterinspiegel und Ihren Blutdruck. Und wenn Sie das Körperfett los sind, ist Bewegung viel einfacher und einladender. Ihre Gelenke – insbesondere Ihre Knie – werden es Ihnen danken.

Es gibt natürlich zahlreiche Methoden, um abzunehmen. Die Ernährungsrichtlinien der *American Diabetes Association* (ADA) funktionieren für manche Menschen; für andere sind die Richtlinien aber sehr schwer einzuhalten, weil die Kalorien begrenzt werden. Wenn Sie zum Beispiel normalerweise pro Tag 2.000 Kalorien essen, würden die Richtlinien der ADA Sie auf 1.500 begrenzen – und das fühlt sich sehr bald sehr anstrengend an. Wenn Sie um 20 Uhr hungrig sind und bereits 1.500 Kalorien zu sich genommen haben, werden Sie hungrig ins Bett gehen. Das wird Ihnen mit dem Programm in diesem Buch nie passieren.

Kohlenhydratarme Diäten führen bei vielen Personen potenziell zu einem Desaster, besonders aber bei Diabetikern. Sie führen oft kurzfristig zu einem Gewichtsverlust, aber die meisten Kilos sind schnell wieder da. Kohlenhydratarme Diäten wirken sich auch oft unvorhersagbar auf die Gesundheit aus. In Studien wiesen bis zu einem Drittel der Probanden, die sich kohlenhydratarm ernährten, einen signifikanten Anstieg des LDL-Cholesterins (das »schlechte«) auf. Einige hatten so hohe Cholesterinwerte, dass sie die Studie abbrechen mussten.

Noch schlimmer ist, dass kohlenhydratarme Diäten meist viel Protein liefern. Das tierische Protein, das bei diesen Diäten meist reichlich verzehrt wird, kann Ihre

Nieren belasten. Wissenschaftler aus Harvard erfassten die Nierenfunktion von 1.624 Probandinnen der *Nurses' Health Study* über einen langen Zeitraum, wobei sie sich besonders auf diejenigen konzentrierten, die zu Beginn der Studie bereits einen teilweisen Ausfall der Nierenfunktion aufwiesen. Es zeigte sich, dass die Frauen umso mehr ihrer Nierenfunktion einbüßten, je mehr tierisches Protein sie konsumierten.[1] Angesichts der Tatsache, dass ungefähr 40 Prozent aller Diabetiker bereits einen Teil der Nierenfunktion eingebüßt haben, sollten Sie sich vor weiteren Schäden schützen.[2] Ich möchte Sie eindringlich vor Diäten warnen, die proteinreiche Lebensmittel favorisieren.

Wie Sie gelesen haben, basieren solche Diäten auf der überholten Annahme, dass das Vermeiden von Kohlenhydraten essenziell für die Kontrolle des Blutzuckerspiegels ist. Wie Sie inzwischen wissen, haben Gesellschaften, deren Ernährung auf Reis, Nudeln und anderen kohlenhydratreichen Lebensmitteln basiert, nur sehr wenige Übergewichtige und Diabetiker. Kohlenhydratarme Diäten können kurzfristig zu einem Gewichtsverlust führen, aber es gibt sehr viel gesündere Methoden, dieses Ziel zu erreichen und langfristig abzunehmen.

Eine gesunde Herangehensweise an eine Gewichtsabnahme ist, die richtigen Lebensmittel auszuwählen, nicht die *Menge* der Lebensmittel zu kontrollieren. Wenn Sie die richtigen Lebensmittel essen, pendelt sich das mit den Kalorien und Portionsgrößen von alleine ein und Sie nehmen fast automatisch ab.

SAGEN SIE NEIN ZU LOW-CARB-DIÄTEN

Eine Gewichtsabnahme senkt den Cholesterinspiegel. Im Durchschnitt senkt jedes Pfund, das Sie abnehmen, Ihren Cholesterinspiegel um ungefähr 1 Punkt (das heißt, um 1 mg/dl oder 0,3 mmol/l),[3] daher ist ein Nebeneffekt der meisten Diäten ein verbesserter Cholesterinspiegel. Die Ausnahme bilden kohlenhydratarme Diäten. Diese enthalten so viel Fett und Cholesterin, dass sie bei einem Drittel der Diätwilligen den Cholesterinspiegel erhöhen. Einige dieser Menschen wiesen extrem hohe Cholesterinwerte und ernsthafte Symptome von Herzkrankheiten auf.[4,5] Es gibt keinen guten Grund für eine kohlenhydratarme, proteinreiche Diät.

EINE »DIÄT«, DIE WIRKLICH FUNKTIONIERT

2005 veröffentlichten wir die Ergebnisse einer wichtigen Studie, in der wir einen neuen und vielversprechenden Ansatz zur Gewichtsabnahme untersucht hatten. Die Teilnehmerinnen hatten mittlere bis ernste Gewichtsprobleme. Die meisten hatten viele verschiedene Diäten ausprobiert: kalorienreduziert, kohlenhydratarm, Weight Watchers, Kohlsuppendiät und praktisch alle anderen Diäten. Wie den meisten Menschen war es ihnen schwergefallen, diese Diäten einzuhalten, und das Gewicht, das sie abgenommen hatten, war bald wieder zurück.

Unser Ansatz war ein ganz anderer. Es ging nicht darum, Kalorien zu zählen, Portionen oder Kohlenhydrate zu beschränken und auch nicht um Bewegung. Wir wollten die Wirkung der Ernährungsweise isolieren, aus wissenschaftlichen Gründen.

Die Teilnehmerinnen nahmen leicht ab, im Durchschnitt ein halbes Kilogramm die Woche – Woche für Woche für Woche.[6] Mit einer ähnlichen Ernährung bei Diabetikern kamen wir zum selben Ergebnis. Im Laufe von 12 Wochen nahmen die Teilnehmer durchschnittlich 7 Kilogramm ab.[7]

Wie funktioniert unsere Ernährungsweise also?

Zuallererst ist es wichtig zu verstehen, wo die Kalorien sich in den Lebensmitteln verstecken. Ein Huhn speichert extra Kalorien in Hühnerfett. Eine Kuh speichert Kalorien in Rinderfett. Ein Fisch in Fischfett. Körperfett – bei Menschen oder Tieren – dient dazu, Kalorien zu speichern.

Wenn Sie ein bisschen Fett von einem Hühnerbein oder -flügel entfernen und an ein Labor schicken, werden Sie feststellen, dass ein Gramm Fett 9 Kalorien hat. Das ist eine ganze Menge. Es ist mehr als doppelt so viel wie ein Gramm Kohlenhydrate enthält – die Stärke in Reis, Bohnen oder Süßkartoffeln zum Beispiel. Kohlenhydrate enthalten nur 4 Kalorien pro Gramm. Da verwundert es kaum, dass Menschen, deren Grundnahrungsmittel Reis oder andere pflanzliche Lebensmittel bilden, meist schlank sind. In Asien und dem ländlichen Afrika bilden Reis und anderes Getreide, Wurzelgemüse und verschiedene Hülsenfrüchte die traditionelle Grundlage der Ernährung. Diese Lebensmittel machen satt, enthalten aber relativ wenig Kalorien.

In Nordamerika und Europa sieht die Lage allerdings ganz anders aus; die Mahlzeiten hier bestehen hauptsächlich aus Fleisch und Milchprodukten und enthalten genau das Fett, in dem die Tiere ihre überschüssigen Kalorien gespeichert haben. Gewichtsprobleme sind das allzu häufige Ergebnis. Wenn Sie keine Extrakalorien aufnehmen wollen, sollten Sie die konzentrierten Kalorien meiden, die Tiere in ihrem Körperfett verstecken.

Schritt eins ist also das Vermeiden tierischer Produkte. Wenn Sie das tun, vermeiden Sie tierisches Fett natürlich vollständig.

Schritt zwei ist es, pflanzliche Öle nur minimal zu verwenden. Bohnen, Getreide, Gemüse, Obst und die meisten anderen Lebensmittel pflanzlichen Ursprungs enthalten sehr wenig Fett. Es gibt allerdings einige Ausnahmen: Nüsse, Samen, Oliven, Avocados und einige Sojaprodukte enthalten viel Fett. Setzen Sie auch diese nur sehr sparsam ein.

Seien Sie besonders vorsichtig mit pflanzlichen Ölen beim Kochen oder in Salatdressings. Manche Menschen führen an, dass pflanzliche Öle gesünder sind als tierische Fette, und es stimmt, dass sie viel weniger *gesättigtes* Fett enthalten – die Art Fett,

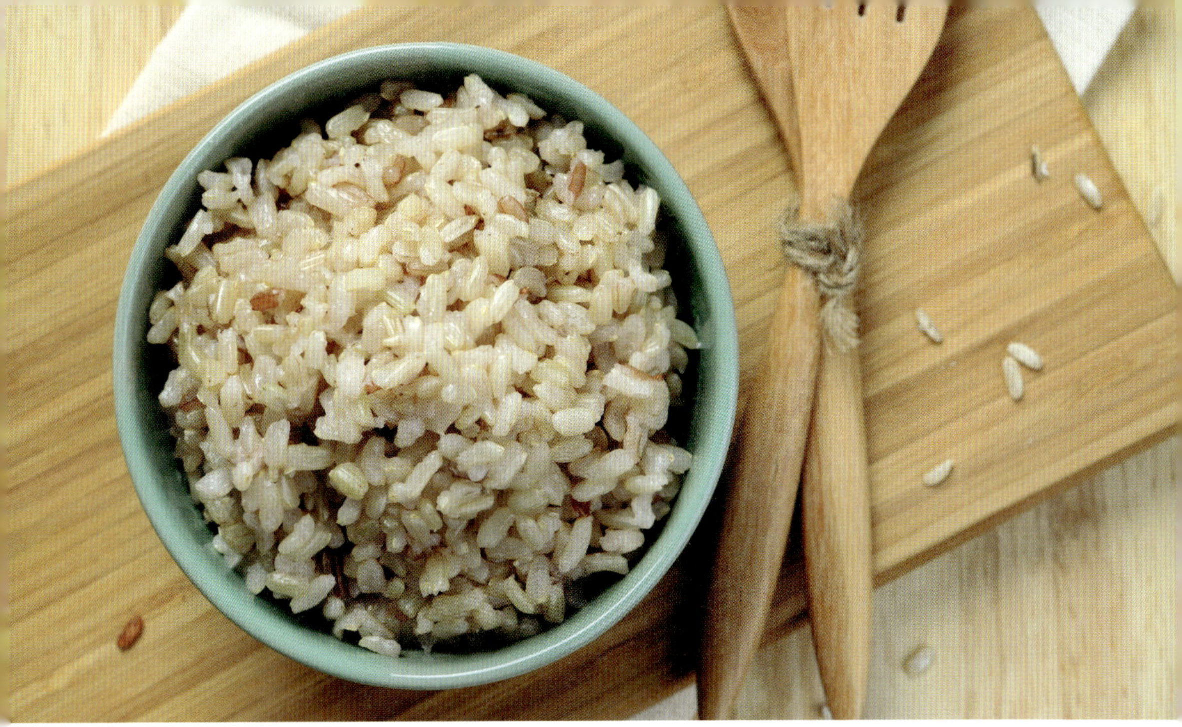

die den Cholesterinspiegel steigen lässt und mit Brustkrebs und Insulinresistenz in Verbindung gebracht wird. Bei Gewichtsproblemen sind tierische Fette und pflanzliche Öle allerdings im Grunde alle gleich. Sie enthalten alle 9 Kalorien pro Gramm.

Schritt drei ist, sich auf ballaststoffreiche Lebensmittel zu konzentrieren. Ein Naturreiskorn hat zum Beispiel eine dünne Schale, die es umgibt und dem Reis seine hellbraune Farbe verleiht. Für geschälten, weißen, Reis entfernen die Hersteller diese Schale, aber der Reis ist mit Schale besser für uns. Ballaststoffe sorgen durch ihr Volumen dafür, dass Sie sich nach einer Mahlzeit natürlich gesättigt fühlen.

Wie Sie aus Kapitel 4 wissen, reduzieren jeweils 14 Gramm Ballaststoffe in Ihrem täglichen Speiseplan Ihre Kalorienaufnahme durchschnittlich um 10 Prozent.[8] Das bedeutet einfach, dass ballaststoffreiche Lebensmittel Sie schneller sättigen und Sie so früher aufhören zu essen. Statt zu versuchen, Ihre Kalorienaufnahme mit reiner Willenskraft zu reduzieren, nehmen Sie weniger Kalorien zu sich, *ohne nur darüber nachzudenken*.

Die reichhaltigste Quelle für Ballaststoffe sind Bohnen, Gemüse, Obst und Vollkornprodukte. Frühstückszerealienhersteller betonen zwar gern, dass Getreide die beste Quelle für Ballaststoffe sei; Sie finden aber viel mehr Ballaststoffe in Bohnen und den meisten Gemüsesorten als in den meisten Getreidearten. Aber sie summieren sich. Versuchen Sie, täglich mindestens 40 Gramm aufzunehmen. Ein Warnhinweis: Wenn Sie bisher nicht viele ballaststoffreiche Lebensmittel gegessen haben, besonders Bohnen, erhöhen Sie die Menge langsam, damit Ihr Verdauungstrakt sich daran gewöhnen kann. In Kapitel 9 finden Sie mehr Tipps, wie Sie Verdauungsprobleme vermeiden können.

Im nächsten Kapitel werde ich Ihnen zeigen, wie Sie Ihre Ballaststoffaufnahme mit dem Schnellen Ballaststoff-Check einfach überprüfen können.

Okay, kommen wir zur Zusammenfassung: Um abzunehmen, sollten Sie tierische Produkte vermeiden, pflanzliche Öle sparsam verwenden und viele Ballaststoffe aufnehmen. Gemüse, Obst, Vollkornprodukte und Bohnen erfüllen diese Bedingungen alle perfekt.

MASSNAHMEN, UM ABZUNEHMEN

1. Vermeiden Sie tierische Produkte. Wenn Sie sich von Fisch, Huhn, Rind, Milchprodukten und allen anderen tierischen Produkten fernhalten, reduzieren Sie Ihre Aufnahme tierischen Fetts auf null. Noch bedeutender ist, dass diese Umstellung dafür sorgt, dass Sie automatisch ballaststoffreiche Lebensmittel essen, um die tierischen Lebensmittel zu ersetzen, die keine Ballaststoffe enthalten.
2. Verwenden Sie Öl nur in minimalen Mengen. Wenn in Ihrer Küche eine Flasche mit Öl steht, entsorgen Sie diese. Es gibt einfachere und bessere Methoden zu kochen (siehe Seite 211). Limitieren Sie auch den Verzehr von Nüssen, Samen, Oliven, Avocados und Vollfett-Sojaprodukten.
3. Bevorzugen Sie ballaststoffreiche Lebensmittel. Machen Sie Bohnen und andere Hülsenfrüchte, Gemüse, Obst und Vollkornprodukte zur Grundlage Ihrer Mahlzeiten.

   Nehmen Sie täglich ein Multivitaminpräparat ein, um sicherzustellen, dass Sie mit allen Nährstoffen versorgt sind.

GESUNDE BEISPIELE

Inzwischen haben Sie bereits eine gute Vorstellung, wie Ihr Teller aussehen könnte, da die Ernährungsumstellung für eine Gewichtsreduzierung der für Diabetiker sehr ähnlich ist. Zum Frühstück können Sie ein veganes Würstchen oder veganen Speck essen – also »falsches« Fleisch aus Soja- oder Weizenprotein –, gefolgt von einer großen Schüssel Haferbrei oder vielleicht etwas frischem Obst. Speck, Eier und Weißmehlbrötchen lassen Sie aus, weil diese keine Ballaststoffe enthalten.

Zum Mittagessen könnte es ein belegtes Roggenbrot mit Tomatenscheiben, Salat und veganen Wurstscheiben geben. Oder auch einen Nudelsalat.

Zum Abendessen können Sie es mit einer Tomaten- oder Erbsensuppe probieren, gefolgt von einer Gemüsepfanne oder einem herzhaften Gemüseauflauf. An diesem Tag haben Sie tierische Fette vermieden, sehr wenig pflanzliches Öl verzehrt, dafür viele Ballaststoffe aus dem gesunden Gemüse.

Als Zwischenmahlzeit passt ein Apfel oder eine Banane gut dazu, wohingegen Kartoffelchips oder eine Tüte Nüsse zu viel Fett liefern. Im Rezeptteil finden Sie viele Anregungen.

Vance

Als Vance unserer Studie beitrat, wollte er auf 100 bis 95 Kilogramm runter. Da er zu Anfang 125 Kilogramm wog, hatte er sich etwas vorgenommen. Er hielt sich unverdrossen an das Ernährungsprogramm, machte sich keine Gedanken über Kalorien und Portionen, achtete aber genau auf die Art Lebensmittel, die er aß. Er ernährte sich rein vegan und fettarm. Um wirklich nur die Ernährungsweise zu testen, stimmte er zu, die ersten 6 Monate keinen Sport zu treiben.

Die Pfunde begannen zu purzeln. Drei Monate später wog er 114 Kilogramm – er hatte in ungefähr 12 Wochen 11 Kilogramm abgenommen. Das fiel seinen Freunden zwangsläufig auf und viele fragten ihn nach seinem Geheimnis. Nach 6 Monaten wog er 108 Kilogramm. Nach 14 Monaten 98 Kilogramm.

Nancy

Nancy stieg mit 89 Kilogramm in die Studie ein. Wie Vance stellte sie ihre Ernährung um, bewegte sich aber nicht mehr als vorher, damit wir sehen konnten, was die Ernährungsweise allein bewirken kann. Nach 3 Monaten im Programm hatte sie 6 Kilogramm abgenommen. Nach 6 Monaten hatte sie 11 Kilogramm abgenommen und nach 14 Monaten wog sie 70 Kilogramm – ein Gewichtsverlust von 19 Kilogramm, ohne Kalorien zu zählen.

LEBENSMITTEL, DIE WUNDER BEWIRKEN KÖNNEN

Diese einfachen Lebensmittel bewirken Überraschendes. Sie sparen mit ihrer Hilfe nicht nur Hunderte Kalorien in Ihrem Speiseplan ein, sondern sie führen auch zu einer tief greifenden Veränderung in Ihren Körperzellen. Wie Sie in Kapitel 2 gelesen haben, haben klinische Tests gezeigt, dass Sie mit ihrer Hilfe nach den Mahlzeiten mehr Kalorien verbrennen. Der Grund hierfür ist folgender: Wenn Sie Ihre Ernährung umstellen, verbessert sich Ihre Insulinsensitivität. Das bedeutet, dass Glukose leichter in Ihre Zellen kommen und als Energielieferant verbrannt werden kann, statt weiter in Ihrem Blutkreislauf zu zirkulieren.[9] Es werden nur wenige Kalorien nach einer Mahlzeit verbrannt, aber der Effekt hält ungefähr drei Stunden nach jeder Mahlzeit an, wodurch Sie etwas schneller Gewicht verlieren.

NICHT WIRKLICH GESUNDES ESSEN

Vor einigen Jahren führte ich eine Studie zu Ernährung und Gewichtsabnahme durch und stellte fest, dass einige der Teilnehmer auf Twizzlers herumkauten – einem roten Kaubonbon, das in der Form an Lakritze erinnerte. Wenn ich fragte, warum sie Süßigkeiten aßen, wiesen sie mich darauf hin, dass das Produkt sowohl vegan als auch fettarm ist. Und natürlich war eine frohe Botschaft auf der Packung der Twizzlers Strawberry Twists aufgedruckt:

Wussten Sie, dass ... Strawberry Twists fettarm sind! Sie haben richtig gelesen, dieselben großartigen Twizzlers, die Sie kennen und lieben, sind fettarm, wie immer. Nichts hat sich geändert.

Ein Blick auf die Zutatenliste zeigte, dass sich tatsächlich nichts geändert hatte. Der Maissirup, das Mehl, der Zucker, die Maisstärke, das teils gehärtete Sojaöl, das Salz und die künstlichen Aromastoffe waren immer noch alle da. Wie andere Süßigkeiten sind Twizzlers im Grunde ein Gebilde aus Zucker, das nichts enthält, das Ihr Körper auch nur im Entferntesten braucht. Ohne Ballaststoffe, die Sie sättigen, kommen Sie mit solchen Lebensmitteln wirklich auf Ihre Kalorien.

Wenn Sie Twizzlers oder andere zuckerhaltige Süßigkeiten im Schrank haben, denken Sie an die dritte Regel dieses Programms. Unsere Lebensmittel sind nicht nur vegan und fettarm, sondern haben auch einen niedrigen GI. Zucker enthält längst nicht so viele Kalorien wie Fett, liefert aber immer noch mehr Kalorien, als Sie brauchen.

NUTZEN SIE DIE VOLUMETRIE

Dr. Barbara Rolls, eine Wissenschaftlerin der Pennsylvania State University, hat eine innovative Methode entwickelt, um den Appetit zu kontrollieren, die sie als Volumetrie bezeichnet.[10] In ihren Studien hat sie untersucht, was Sättigung – das Gefühl, sich nach einer Mahlzeit voll zu fühlen – auslöst und gezeigt, wie Mahlzeiten geplant werden können, damit das Sättigungsgefühl sich früher einstellt.

Überraschenderweise scheint es weder die Anzahl aufgenommener Kalorien zu sein, die uns dazu veranlasst, mit dem Essen aufzuhören, noch die Grammzahl Kohlenhydrate oder Proteine in einer Mahlzeit. Es ist vielmehr das *Gewicht* des aufgenommenen Essens. Es ist, als ob Ihr Magen eine Gewichtsanzeige hätte und nach der Aufnahme einer bestimmten Grammzahl Essen ein Signal an Ihr Gehirn sendet, dass Sie genug hatten.

Wir alle nehmen jeden Tag in der Regel die gleiche Gewichtsmenge an Essen zu uns. Wenn Sie nicht die übliche Menge essen, sagt Ihr Appetit Ihnen, dass Sie noch etwas mehr essen sollten.

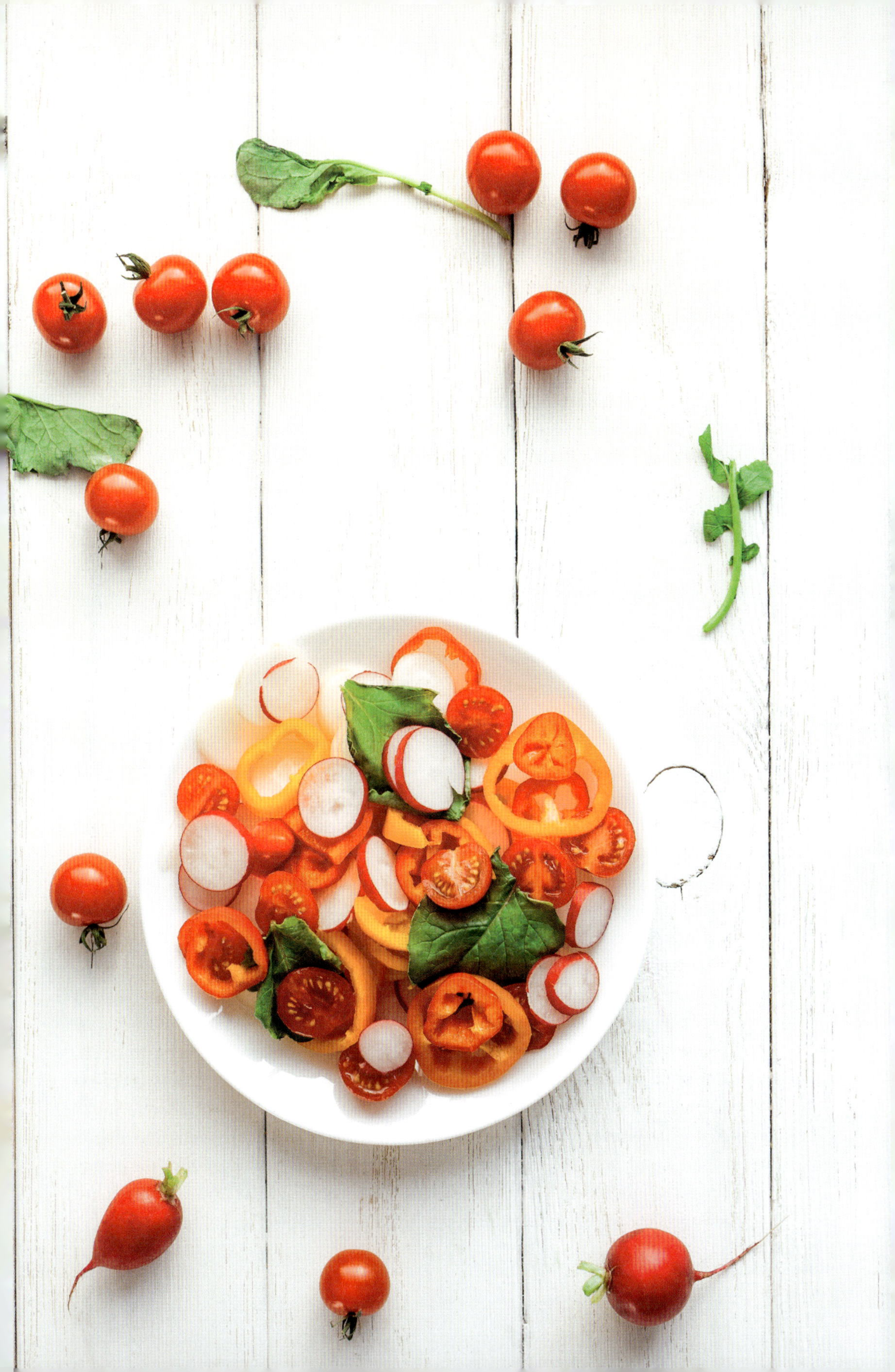

Daraus lässt sich eine effektive Strategie zur Gewichtsabnahme entwickeln. Wenn Ihr Essen einen relativ großen Anteil Wasser enthält – Suppen oder Obst, zum Beispiel – ist es so schwer, dass es die »Waage« in Ihrem Magen dazu bringt, Ihren Appetit zu drosseln. Weil das Gewicht aus diesen Lebensmitteln in erster Linie durch das Wasser verursacht wird, das keine Kalorien enthält, wird Ihre Kalorienaufnahme an diesem Tag in der Regel niedriger ausfallen.

Dr. Rolls verwendet den Begriff *Energiedichte*, um zu beschreiben, wie viele Kalorien ein Lebensmittel enthält. Ein Lebensmittel mit einem hohen Wassergehalt hat eine niedrige Energiedichte. Es hat also sehr wenige Kalorien pro Kilogramm.

Wenn es hilfreich ist, Lebensmittel mit einem hohen Wasseranteil zu bevorzugen, was bietet sich dann an? Das folgende Essen zum Beispiel.

SUPPEN. Sie machen satt, enthalten aber im Allgemeinen wenig Kalorien. Bevorzugen Sie klare, natriumarme statt cremiger Suppen.

SALATE. Geben Sie Tomaten, Kichererbsen, Gurken, Paprika und anderes Gemüse hinzu, um aus einem Salat eine Mahlzeit zu machen, die wenige Kalorien enthält. Verwenden Sie fettfreie Dressings, Zitronensaft oder Apfelessig statt der üblichen Dressings auf Ölbasis.

OBST. Äpfel, Orangen und Birnen sind im Vergleich zu anderen Lebensmitteln schwer und haben wenig Kalorien.

GEMÜSE. Gemüse ist immer eine gute Wahl. Wenn Sie deftiges Gemüse zu Salaten und Aufläufen geben, erhöhen Sie deren Volumen.

BOHNENGERICHTE. Denken Sie an Chilis und Aufläufe.

VOLLKORNPRODUKTE. Reis ist besser als Reiswaffeln. Nudeln sind besser als Brot. In jedem Fall basiert das eine auf Wasser und macht satt, während das andere viel Luft enthält und überhaupt nicht sättigend ist.

Diese Lebensmittel in Ihren Speiseplan zu integrieren, wird Ihren Gewichtsverlust beschleunigen.

Ein wichtiger Hinweis: Aus irgendwelchen Gründen reicht es nicht, einfach Wasser zu trinken, um Ihren Appetit zu reduzieren. Ihr Magen reagiert anscheinend anders auf schweres Essen – das ein Abschalten des Appetits auslöst – als auf ein Glas Wasser, das diesen Effekt nicht hat.

Dr. Rolls hat das mit einem interessanten Experiment gezeigt. Sie bat Freiwillige, als Appetitanreger ein wenig Eintopf zu essen und ermittelte, wie viel sie im Anschluss zu Mittag aßen. In ihrem Experiment verzehrten die Freiwilligen durchschnittlich 400 Kalorien zu Mittag. Wenn Sie den Appetitanreger zusammen mit einem Glas Wasser aßen, nahmen sie zu Mittag wieder ungefähr 400 Kalorien zu sich. Mit anderen Worten hat das Glas Wasser nichts geändert. In einem dritten Test rührte sie das Glas Wasser in den Eintopf, um eine Suppe daraus zu machen. Als sie hinterher die Kalorienaufnahme der Teilnehmer ermittelte, stellte sie fest, dass sie sich auf 300 reduziert hatte. Die Suppe hatte dazu geführt, dass ihre Mägen den Appetit abstellten.

Lebensmittel, die Wasser als Hauptzutat enthalten, sind gut, es gibt aber andere Lebensmittel, die nicht so gut sind. Sie sollten sich von fetthaltigen oder lufthaltigen Produkten fernhalten. Fettiges Essen wie Fleisch, Käse, Kartoffelchips und Zwiebelringe macht satt, enthält aber viele Kalorien. Wie wir bereits wissen, enthält Fett 9 Kalorien pro Gramm.

Lufthaltige Nahrungsmittel – wie Toast Melba, Brezeln und Brot – enthalten nicht besonders viele Kalorien, sättigen aber auch nicht. Sie können Portion um Portion dieser Lebensmittel essen, ohne sich satt zu fühlen. Die Idee ist es, Lebensmittel zu essen, die wenige Kalorien enthalten *und* satt machen.

Gute volumetrische Lebensmittel

Hier kommen einige Tipps, wie Sie die Energiedichte Ihrer Mahlzeiten reduzieren können:

- Essen Sie zum Frühstück frisches Obst oder einen Haferbrei.
- Geben Sie Gemüse an Ihre Salate und verwenden Sie fettfreie Dressings, Zitronensaft oder Essig.
- Wählen Sie klare Suppen statt cremiger.
- Essen Sie als Zwischenmahlzeit lieber frisches Obst statt getrocknetem. Denken Sie daran, dass Obst besser ist als Cracker oder Brezeln.
- Geben Sie Zucchini, Kürbis, Paprika, Zwiebeln oder Auberginen in Soßen oder auf Ihre Pizza.

Sie können die Energiedichte kommerzieller Produkte ganz leicht überprüfen: Werfen Sie einfach einen Blick aufs Etikett. Wenn eine Portion weniger Kalorien als Gramm aufweist, ist es eine gute Wahl. Ein Beispiel: Wenn das Etikett auf einer Dose schwarze Bohnen (siehe unten) angibt, dass eine Portion 90 Kalorien enthält und 122 Gramm wiegt, sind diese Bohnen eine gute Wahl. Sie sind also volumetrisch.

SCHWARZE BOHNEN, NÄHRSTOFFANGABEN

Portionsgröße:	120 Gramm
Portionen pro Behälter:	Ungefähr 3 ½
Menge pro Portion	
Kalorien	90
Kalorien aus Fett	5

Eine Dose Spinat hat 30 Kalorien und 115 Gramm pro Portion, ist also auch ein Gewinner. Beide Lebensmittel enthalten weniger als 1 Kalorie pro Gramm, das Gewicht der Lebensmittel sättigt Sie also, bevor die Kalorien Ihr Gewicht steigen lassen.

Wie sieht es mit Hühnerbrust ohne die Haut aus? Eine Portion hat 173 Kalorien und wiegt ungefähr 100 Gramm. Keine gute Wahl. Abgesehen davon, dass Huhn nicht vegan und nicht besonders fettarm ist (23 Prozent der Kalorien), enthält es viel mehr Kalorien als Gramm.

Eine Scheibe Brot kann 80 Kalorien haben – bei einem ungefähren Gewicht von 32 Gramm. Brot hat wenige Kalorien, ist aber sehr leicht, also nicht sättigend. Mit mehr Kalorien als Gramm ist es einer Gewichtsabnahme nicht sonderlich förderlich.

Ich sage nicht, dass Sie sich an die Volumetrie statt an die anderen Ernährungsrichtlinien in diesem Buch halten sollen. Nutzen Sie sie zusätzlich zu diesem Programm, um den Abnehmeffekt Ihrer neuen Ernährungsweise noch zu verstärken. Volumetrie wird Ihnen helfen, sich aus den erlaubten Lebensmitteln diejenigen herauszusuchen, die mit den wenigsten Kalorien am meisten sättigen.

Noch einmal, die Idee ist einfach, die *Energiedichte* der Lebensmittel, die Sie essen, zu reduzieren, indem Sie diejenigen wählen, die natürlicherweise eine größere Menge Wasser enthalten, um Sie zu sättigen und Ihren Appetit zu stoppen.

WAS KÖNNEN SIE ERWARTEN?

Jeder nimmt in seinem eigenen Tempo ab. In unseren Studien mit fettarmen veganen Ernährungsweisen nahmen die Teilnehmer im Durchschnitt ein halbes Kilogramm pro Woche ab. Jedes Pfund, das Sie verlieren, senkt Ihre Cholesterinwerte in der Regel wiederum um 1 mg/dl im Durchschnitt.[11] Sport und Bewegung können das Tempo erhöhen, je nachdem, was Sie tun.

Sie stellen vielleicht fest, dass Sie abnehmen und ein Gewicht erreichen, auf dem Sie eine Weile stehen bleiben. Wenn das passiert, versuchen Sie festzustellen, ob Sie etwas an Ihrer Ernährung ändern können, zum Beispiel versteckte Quellen von Fett oder Öl ausschalten oder Ihre Ballaststoffaufnahme erhöhen. Unsere Körper scheinen unterschiedliche Plateaus zu haben, abhängig vom Fettgehalt unseres Essens. Das heißt, wenn Sie den Fettgehalt ein wenig reduzieren, wird Ihr Gewicht vermutlich ein wenig sinken und dann ein Plateau erreichen. Wenn Sie den Fettgehalt weiter reduzieren, werden Sie ein neues, niedrigeres Plateau erreichen.

Mit den Ballaststoffen ist es genauso. Machen Sie einen Schnellen Ballaststoff-Check Seite 124), und wenn Sie noch nicht bei 40 Gramm pro Tag sind, versuchen Sie mehr Bohnen, Gemüse, Obst und Vollkorngetreide in Ihre Ernährung zu integrieren. Sie werden feststellen, dass die Kombination aus weniger Fett und mehr Ballaststoffen die Pfunde besser purzeln lässt.

Nehmen Sie sich Zeit

Wenn Sie im Laufe der Jahre langsam zugenommen haben, nehmen Sie auch langsam wieder ab. Hungern Sie nicht in der Hoffnung, schnelle Ergebnisse zu erzielen. Wenn Sie sich optimal ernähren und körperlich aktiv sind, wird die Natur Ihren Lauf nehmen. Mit der Zeit werden Sie nicht nur schlanker, Sie werden auch gesünder sein. Ihre Cholesterinwerte und Ihr Blutdruck werden sehr wahrscheinlich zusammen mit Ihrem Blutzucker sinken. Wie immer aber gilt: Bleiben Sie in Verbindung mit Ihrem Arzt, damit er Ihre Medikamente anpassen kann, während Sie Ihre Gesundheit zurückerobern.

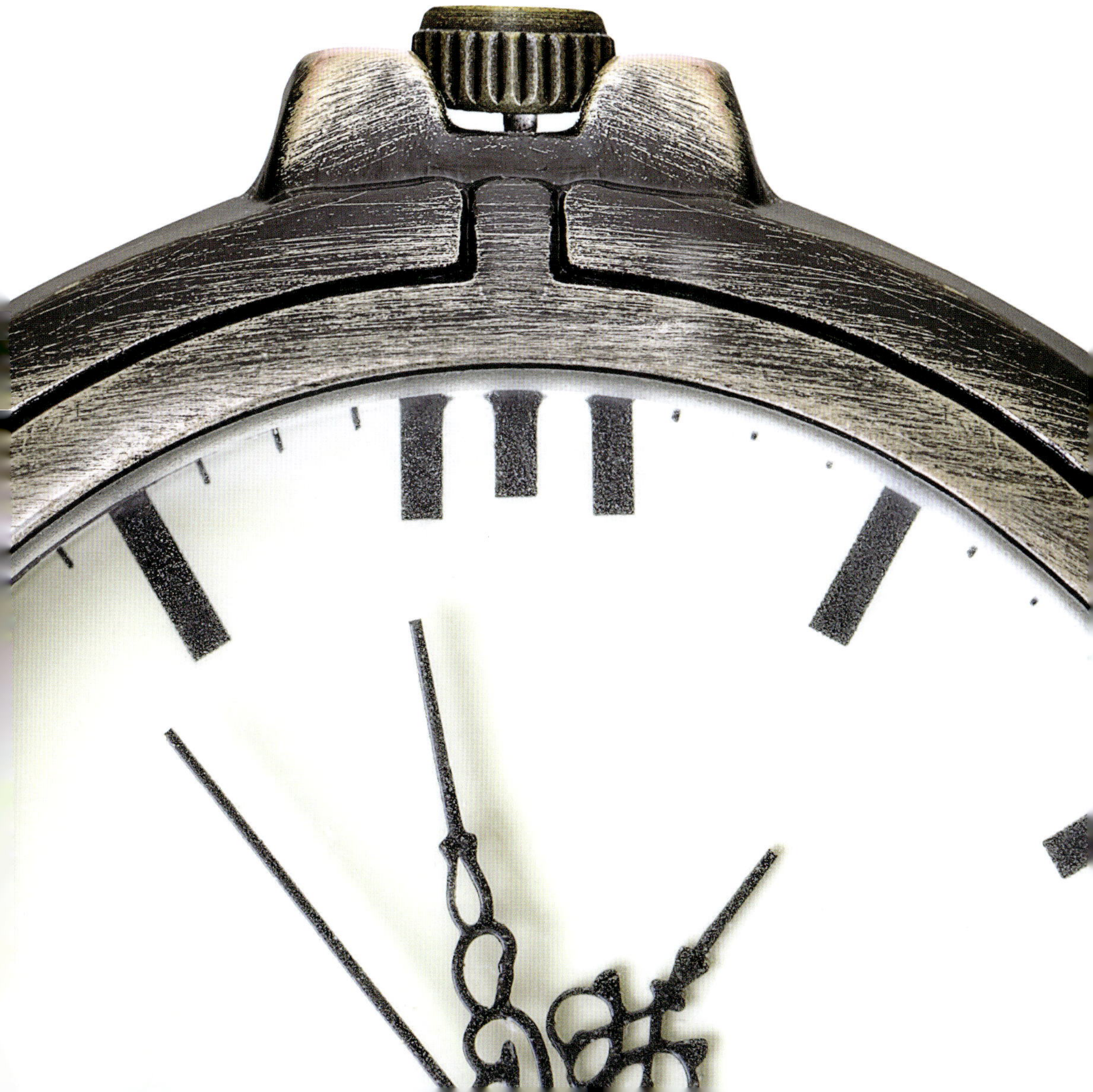

KAPITEL 7

WIE SIE IHREN FORTSCHRITT MESSEN KÖNNEN

In diesem Kapitel werden wir uns die verschiedenen Untersuchungen und Tests ansehen, mit deren Hilfe Sie Ihren Fortschritt messen können. Die erste, die Blutzuckermessung, ist besonders wichtig, aber lesen Sie bitte das ganze Kapitel. Es wird Ihnen helfen, dranzubleiben. Wir fangen mit Blutuntersuchungen an und sehen uns dann andere Tests an, einschließlich Gewichtskontrolle, Blutdruckmessung und Untersuchungen der Augen und Füße.

BLUTZUCKERMESSUNG

Ihren Blutzucker zu überwachen, ist für eine Diabeteskontrolle unabdingbar. Glukose wird in Milligramm pro Deziliter (mg/dl) gemessen, alternativ in Millimol pro Liter (mmol/l).

Wenn Sie Typ-1-Diabetes haben oder bei Typ-2-Diabetes oder Schwangerschaftsdiabetes Insulin benötigen, sollten Sie Ihre Glukosewerte mindestens dreimal am Tag oder nach dem ärztlich verordneten Schema messen. Wenn Sie Typ-2-Diabetiker sind und orale Medikamente einnehmen, gibt es keinen optimalen Abstand zwischen den Messungen. Als Faustregel können Sie sich aber merken, dass es wichtig ist, häufiger zu messen, wenn Ihre Ernährung, Bewegung oder Ihr Gesundheitszustand sich ändert. Wenn Sie Ihren Arzt noch nicht darüber informiert haben, dass Sie eine Ernährungsumstellung planen, sollten Sie das jetzt nachholen. Sie sollten auch besprechen was Sie tun sollen, wenn Ihre Blutzuckerwerte zu hoch oder zu niedrig sind. Da Sie auf eine gesunde Ernährung umstellen, werden Ihre Werte wahrscheinlich deutlich sinken.

Regelmäßige Glukosemessungen sind besonders wichtig, wenn Sie Diabetesmedikamente einnehmen, besonders Insulin oder Medikamente, die Ihren Körper anregen, Insulin abzugeben. Der Grund ist, dass dies hochwirksame Medikamente sind, die Ihren Blutzuckerspiegel aktiv senken. Und Sie stellen jetzt auf eine hochwirksame neue Ernährungsweise um. Die Kombination dieser Behandlungen – Medikamente und Ernährung (manchmal zusammen mit Bewegung) – kann dazu führen, dass Ihr Blutzuckerspiegel zu stark sinkt.

Ich weiß, was Sie jetzt denken: unmöglich! Wenn Sie bisher von Ihrem Arzt immer nur gehört haben, dass Ihr Blutzucker zu hoch ist, ist es schwer sich vorzustellen, dass er auch zu niedrig sein könnte. Kann er aber. *Die Kombination aus einer wirkungsvollen Ernährung und Diabetesmedikamenten, die Sie vielleicht bereits einnehmen, kann sehr stark sein.* Ihr Blutzuckerspiegel kann tatsächlich so weit abfallen, dass Sie anfangen zu zittern und zu schwitzen (unten sind noch weitere Symptome aufgeführt). Dieser Zustand wird Hypoglykämie, Unterzuckerung, genannt. Es kann in seltenen Fällen bei Menschen, die Ihre Ernährung grundlegend umstellen oder ein intensives Sportprogramm beginnen, aber Ihre normale Medikamentendosis beibehalten, dazu kommen, dass die Blutzuckerwerte gefährlich tief sinken – so tief, dass Sie sogar das Bewusstsein verlieren können. Darum ist es so wichtig, dass Sie Ihrem Arzt von den Veränderungen, die Sie angehen, erzählen – damit Ihre Medikamente angepasst werden können, wenn Ihre Blutzuckerwerte in die Tiefe stürzen.

Eine gefährliche Hypoglykämie ist sehr unwahrscheinlich, wenn Sie keine Medikamente einnehmen, und ist auch unwahrscheinlich, wenn Sie nur Metformin (Glucophage) oder ein Glitazon einnehmen, wie Pioglitazon (Actos) oder Rosiglitazon (Avandia). Hypoglykämie kann aber *durchaus* eintreten, wenn Sie eines der folgenden Medikamente einnehmen.

- Insulin (Injektion, Pumpe oder inhaliert)
- Glyburid (Micronase, Glynase, DiaBeta oder das Kombinationsmedikament Glucovance)
- Glipizid (Glucotrol)
- Glimepirid (Amaryl)
- Nateglinid (Starlix)
- Repaglinid (Prandin)

Dies ist nur eine kurze Liste von Medikamenten, bei denen das Risiko einer Hyopglykämie besteht. Fragen Sie Ihren Arzt, ob die Medikamente, die Sie einnehmen, eine Hypoglykämie verursachen können.

Zwar ist Hypoglykämie ein Zeichen, dass Ihr Körper seine Insulinsensitivität zurückgewinnt – was natürlich gut ist – es ist aber auch ein Zeichen, dass Ihre Medikamente jetzt zu stark sind und Sie umgehend mit Ihrem Arzt sprechen müssen, um Ihre

Medikamente anzupassen. Wenn Ihr Arzt Ihre Medikamente abgesetzt hat, ist eine Hypoglykämie sehr unwahrscheinlich.

Zu den Symptomen einer Hypoglykämie gehören die folgenden:

- Zittern
- Schwitzen
- Hunger
- Ängstlichkeit
- Schwäche
- Beschleunigter Herzschlag
- Schwindel oder Benommenheit
- Schläfrigkeit oder Verwirrung
- Schwierigkeiten mit dem Sprechen

Wenn Sie diese Symptome an sich feststellen, überprüfen Sie Ihren Blutzucker. Wenn er unter 70 mg/dl (3,9 mmol/l) oder dem vom Arzt empfohlenen Wert liegt, müssen Sie etwas essen, das Ihren Blutzucker rasch ansteigen lässt. Wenn Sie Symptome wahrnehmen, während Sie Auto fahren, halten Sie an einem sicheren Ort an. Und wenn Sie Ihren Blutzucker nicht messen können oder sich nicht sicher sind, ob er niedrig ist, gehen Sie davon aus, dass er niedrig ist, und essen Sie etwas. Glukosetabletten eignen sich dafür ausgezeichnet. Sie finden sie in jeder Drogerie und sollten immer welche in Ihrem Geldbeutel und im Handschuhfach dabei haben. Wenn Ihre Blutzuckermessung ergibt, dass Sie im Unterzucker sind, sollten Sie 15 Gramm Glukose einnehmen. Wenn Ihre Glukosetabletten klassischerweise je 4 Gramm Glukose enthalten, müssen Sie vier Tabletten auf einmal nehmen. Hier kommen noch andere gute Möglichkeiten.

- 125 Milliliter Fruchtsaft (egal welcher)
- 125 Milliliter eines Softdrinks (kein Diätdrink)
- 5 oder 6 Stück Bonbons
- 1 oder 2 Teelöffel Zucker

Messen Sie nach 15 Minuten noch einmal Ihren Blutzucker. Wenn er immer noch unter 70 mg/dl (3,9 mmol/l) liegt, nehmen Sie noch einmal dasselbe ein und messen Sie erneut nach weiteren 15 Minuten. Wenn Sie innerhalb der nächsten Stunde etwas essen wollten, ziehen Sie die Mahlzeit vor und essen Sie jetzt. Wenn nicht, essen Sie etwas Kleines. Halten Sie für Notfälle immer Glukosetabletten oder etwas zu essen, das schnell Energie liefert, bereit, tragen Sie ein Notfall-Armband mit sich und achten Sie besonders bei sportlichen Aktivitäten auf Ihren Glukosespiegel, da Bewegung zu einem raschen Absinken des Blutzuckerspiegels führen kann.

Hypoglykämie kann auch im Schlaf auftreten. Achten Sie auf diese Anzeichen.

- Albträume oder Aufschreien
- Pyjamas oder Bettlaken, die feucht vom Schweiß sind
- Wenn Sie ungewöhnlich müde, verwirrt oder gereizt aufwachen

Bei diesen Anzeichen sollten Sie sich auf nächtlichen Unterzucker überprüfen. Stellen Sie Ihren Wecker auf 2 oder 3 Uhr morgens und testen Sie Ihren Blutzucker einige Nächte hintereinander. Fragen Sie Ihren Arzt, ob eine Umstellung Ihrer Medikamente notwendig ist.

Hypoglykämie bedeutet nicht, dass Sie sich falsch ernähren. Es bedeutet vielmehr, dass Ihre Medikamente für Sie inzwischen zu stark sind. Der nächste Schritt ist es, Ihren Arzt aufzusuchen, der Ihre Medikamente vermutlich reduzieren oder eines oder mehrere absetzen wird. Suchen Sie Ihren Arzt so bald wie möglich auf – gleich an dem Tag, an dem Sie im Unterzucker sind. Schieben Sie es nicht auf; hypoglykämische Episoden werden wahrscheinlich wieder auftreten, bis Ihre Medikamente reduziert werden.

CARLS HYPOGLYKÄMISCHE EPISODE

Carl nahm seit ungefähr 5 Jahren Metformin und Glipizid ein und seine Morgen-Blutglukosewerte lagen zwischen 120 und 150 mg/dl (6,7 und 8,3 mmol/l). Er stellte seine Ernährung um in der Hoffnung, seine Medikamente absetzen zu können, und tatsächlich sanken seine Werte sehr bald, nachdem er das Programm aufgenommen hatte. Nach ungefähr 2 Wochen lagen sie häufig unter 100 mg/dl (5,6 mmol/l). Carl war angesichts eines solch klaren Beweises, dass die Umstellung Erfolg brachte, hoch erfreut.

Ungefähr einen Monat nach der Ernährungsumstellung hatte er ein ungewöhnliches Erlebnis. Eines Morgens gegen 10.00 Uhr fühlte er sich ungewöhnlich hungrig. Er hatte immer einen regen Appetit, aber es fühlte sich anders an. Er hatte Heißhunger. Im Lauf der folgenden Minuten fing er an zu zittern und zu schwitzen. »Oh ja«, dachte er bei sich. »Das ist es. Sie haben mir erzählt, dass es passieren kann.« Er maß seinen Blutzucker und dieser lag bei 65 mg/dl (3,6 mmol/l), niedriger als er sein sollte. Er trank etwas Orangensaft und aß ein vorgezogenes Mittagessen. Er rief seinen Arzt an, der seine Glipizid-Dosis reduzierte. Im Lauf der nächsten Wochen wiederholten die Episoden sich mehrmals. Schließlich setzte sein Arzt das Glipizid ganz ab.

Carls Morgen-Blutglukosewerte pendelten sich bei 80 bis 90 mg/dl (4,4 bis 5,0 mmol/l) ein. Er musste nie wieder Glipizid einnehmen und hatte nie wieder eine weitere hypoglykämische Episode.

Verwenden Sie ein Tagebuch oder Notizbuch, um Ihren Blutzucker zu kontrollieren, oder eine einfache Tabelle wie die folgende.

BLUTZUCKER

Datum	Medikamente	frühmorgens	Frühstück	Mittagessen	Abendessen	spätabends
			/	/	/	
			/	/	/	
			/	/	/	
			/	/	/	
			/	/	/	
			/	/	/	
			/	/	/	
			/	/	/	
			/	/	/	
			/	/	/	
			/	/	/	
			/	/	/	
			/	/	/	
			/	/	/	
			/	/	/	
			/	/	/	
			/	/	/	

Anmerkung: Sie sollten Ihre Blutzuckerwerte vor den Mahlzeiten ermitteln. Notieren Sie diese Werte links des Schrägstrichs. Notieren Sie die nach den Mahlzeiten ermittelten Werte rechts des Schrägstrichs.

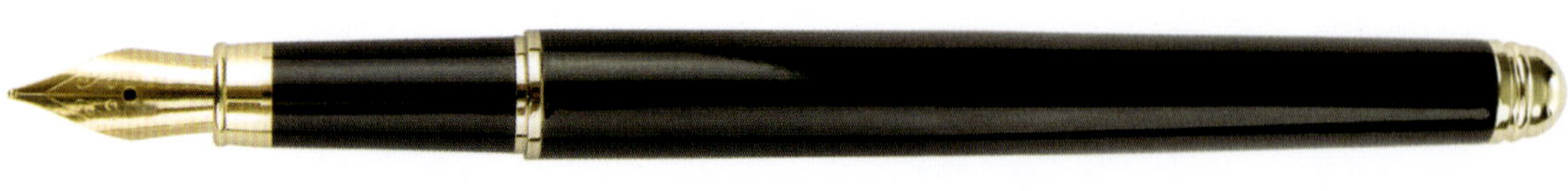

Die Glukosewerte richtig interpretieren

Blutglukosewerte sind ein bisschen wie Börsenkurse: Sie folgen zwar meistens einem Trend, können aber von Tag zu Tag unterschiedlich ausfallen. Bestimmte Situationen können einen unerwarteten Anstieg auslösen. Krankheiten oder Infektionen können Ihre Blutzuckerwerte ansteigen lassen; selbst eine leichte Erkältung oder ein Kratzer am Fuß können Ihre Werte deutlich ansteigen lassen. Genauso wie Stress, aufgrund der Wirkung der stressbedingten Hormone.

Ein leicht auf- und ab schwankender Blutzuckerspiegel ist normal, aber wenn Ihre Werte Tag für Tag oben bleiben, führt dies zu hohen HbA1c-Werten, was das Risiko für Komplikationen erhöht. Die *American Diabetes Association* empfiehlt Diabetikern die folgenden Richtwerte.

- Nüchtern oder vor den Mahlzeiten: 90 bis 130 mg/dl (5,0 bis 7,2 mmol/l)
- 1 bis 2 Stunden nach einer Mahlzeit: unter 180 mg/dl (10,0 mmol/l)
- Wenn Sie ins Bett gehen: 100 bis 140 mg/dl (5,6 bis 7,8 mmol/l)

Dawn-Phänomen und Somogyi-Effekt

Sie werden gelegentlich überrascht feststellen, dass Ihr Blutzucker morgens höher ist als am Abend zuvor, als Sie ins Bett gegangen sind. Oder vielleicht haben Sie Ihren Wert frühmorgens gemessen und sind noch einmal eingeschlafen, um festzustellen, dass der Wert gestiegen ist, als Sie geschlafen haben. Wie ist das möglich?

Nein, es liegt nicht daran, dass Sie von Süßigkeiten geträumt haben. Tatsächlich misst Ihr Körper kontinuierlich, wie viel Glukose in Ihrem Blut ist und passt die Werte an. Glukose ist für Ihre Körperfunktionen unverzichtbar – besonders für Ihr Gehirn – daher kann Ihr Körper Ihre Blutglukosewerte ansteigen lassen, wenn sie zu niedrig werden. In den frühen Morgenstunden – meist zwischen 5 und 9 Uhr – veranlassen Hormone (Wachstumshormone, Cortisol und Catecholamin) Ihre Leber, Glukose ins Blut abzugeben. Diese Hormone können auch die Bemühungen des Insulins hemmen, Glukose aus dem Blut zu entfernen. Dieses »Dawn-Phänomen« kann Ihren Blutzuckerspiegel nachweislich erhöhen.[1]

Eine ähnliche Reaktion kann eintreten, wenn eine Person, die lang wirkendes Insulin einnimmt, ein ungewöhnliches Absinken des Blutglukosespiegels mitten in der Nacht zeigt. Es kann zum Beispiel sein, dass Sie Ihr übliches Betthupferl ausgelassen haben und das Insulin, das Sie nehmen, Ihre Glukosewerte zu stark sinken lässt. Ihre natürlichen Hormone sorgen wieder für Ausgleich und erhöhen Ihren Blutzuckerspiegel. Dieser Effekt wird Somogyi-Effekt genannt. Er unterscheidet sich von dem Dawn-Phänomen dadurch, dass er von einem zu niedrigen Blutzuckerspiegel mitten in der Nacht ausgelöst wird.

Der Körper hat zwar ein System zur Blutzuckerkontrolle, es ist aber nicht sehr präzise. Ihr Blutzucker kann immer noch zu niedrig oder zu hoch sein, trotz der Anstrengungen Ihres Körpers, und Sie werden gelegentlich einen hohen oder niedrigen Wert messen, den Sie sich nicht erklären können.

HÄMOGLOBIN A1C

Wie in Kapitel 1 besprochen, ist die wichtigste Messung, um Ihren Fortschritt zu beurteilen, die Messung Ihres Hämoglobin-A1c-Werts. Ihr HbA1c-Wert sollte alle 6 Monate überprüft werden oder alle 3 Monate, wenn sich Änderungen bei Ihrer Ernährung, den Medikamenten oder Ihrer allgemeinen Gesundheit ergeben oder wenn die bisherigen Werte zu hoch waren. Wenn Ihr HbA1c hoch ist, wird Ihr Arzt sich Sorgen machen und Sie sollten das auch tun. Wenn er niedrig ist, ist alles bestens. Um Ihnen einen Anhaltspunkt zu geben: Laut der *American Diabetes Association* sollte Ihr HbA1c unter 7 Prozent liegen und bei Personen, bei denen eine weitere Senkung möglich ist, eher Richtung 6 Prozent. Leider erreicht nur eine Minderheit der Diabetiker in den USA HbA1c-Werte unter 7 Prozent.

Ein typisches orales Diabetesmedikament senkt das HbA1c um durchschnittlich 1 Punkt oder etwas weniger. Die Auswirkungen einer gesunden Ernährung auf HbA1c hängen davon ab, wie gut Sie Ihren Blutzucker zu Beginn unter Kontrolle hatten, wie genau Sie sich an die Ernährungsweise halten und wie viel Sie abnehmen. Ihre Ergebnisse werden auch von Ihrem Bewegungspensum, Ihren Genen und anderen Faktoren beeinflusst.

Die größte Senkung, die wir in kürzeren Studien gesehen haben, bewegten sich in der Größenordnung von 3 oder 4 Punkten in ungefähr 6 Monaten. Diese kommen bei Probanden mit anfänglich hohen HbA1c-Werten vor (zum Beispiel 9 oder 10). Wenn die HbA1c-Werte im Bereich 7 bis 8 liegen, wird die Senkung eher zwischen 1 und 2 Punkte betragen. Wenn Sie über diese Zeitspanne hinaus weiter abnehmen, können Sie eine noch größere Senkung erleben, wenn Sie bis dahin nicht schon Normalwerte haben.

Je höher Ihre HbA1c-Werte, desto höher Ihr Risiko für Durchblutungsstörungen. Studienergebnisse legen nahe, dass es für die Gesundheit Ihrer Augen und Nieren und zur Vorbeugung von Nervensymptomen besonders wichtig ist, Ihren HbA1c-Wert niedrig zu halten.

Von Ihrem Herzen aus betrachtet steigt das Risiko für Herzprobleme im Lauf eines Jahrzehnts um 20 Prozent pro Punkt mehr auf der HbA1c-Skala – zum Beispiel von 7 auf 8 oder von 8 auf 9.2. Anders gesagt, wenn Ihr Risiko für einen Herzinfarkt im Laufe des Jahrzehnts bei 10 Prozent lag, würde ein um 1 Prozent höherer HbA1c-Wert, der während der ganzen Zeit so hoch bleibt, Ihr Risiko auf 12 Prozent ansteigen lassen. Ein Anstieg um 2 Punkte würde ein 14-prozentiges Risiko bedeuten und so weiter.

Was diese Zahlen uns sagen, ist, dass HbA1c wichtig ist und dass Sie Ihren HbA1c-Wert unter allen Umständen senken sollten, wenn er zu hoch ist. HbA1c ist aber nicht der einzige Schlüssel zu guter Gesundheit. Um den Diabetes daran zu hindern, Ihr Herz und Ihre Blutgefäße anzugreifen, sollten Sie sich auch auf Ihren Blutdruck, Ihren Cholesterinspiegel und Ihr Gewicht konzentrieren. Natürlich kann und sollte Ihr Arzt diese Werte mit Ihnen überprüfen.

FRUCTOSAMIN

Fructosamin ist eine Zwischenmessung bei der Blutzuckerkontrolle. HbA1c spiegelt Ihre Kontrolle der vorangegangenen 8 bis 12 Wochen wider; Fructosamin spiegelt dagegen Ihre Kontrolle der vorangegangenen 3 Wochen wider. Ärzte verwenden diesen Wert viel seltener als Glukose oder HbA1c, aber Ihr Arzt kann Ihr Fructosamin messen, wenn Ihre Medikamente häufig verändert wurden.

CHOLESTERIN

Ihr Arzt wird Ihr Cholesterin regelmäßig überprüfen, mindestens einmal im Jahr. Wie Sie in Kapitel 12 sehen werden, kann ein hoher Anteil an Cholesterin im Blut Ihr Herz, Ihre Hauptblutgefäße und die empfindlichen Blutgefäße der Augen und Nieren schädigen. Diese Werte sollten Sie erreichen:[3]

GESAMTCHOLESTERIN. Laut dem *National Cholesterol Education Program* der US-Regierung sollte Ihr Gesamtcholesterin bei unter 200 mg/dl (5,2 mmol/l) liegen. Ich schlage Ihnen aber vor, ein erheblich niedrigeres Ziel anzustreben. Zuallererst liegt der durchschnittliche Cholesterinwert in den USA bei ungefähr 205 mg/dl (5,3 mmol/l), und in einem Land, in dem Herzinfarkte die Todesursache der halben Bevölkerung sind, möchten Sie sich nicht in der Nähe des Durchschnitts aufhalten! In großen Populationsstudien wird deutlich, dass das Risiko für Herzprobleme umso niedriger liegt, je niedriger der Cholesterinspiegel ist, bis Sie die Grenze von 150 mg/dl (3,9 mmol/l) erreichen. Ich schlage vor, diese Zahl als Ziel zu nehmen anstelle der großzügigeren »offiziellen« Zahl.

LOW-DENSITY-LIPOPROTEIN-CHOLESTERIN (LDL-CHOLESTERIN). LDL-Cholesterin wird oft als schlechtes Cholesterin bezeichnet, weil es das Risiko für Herzprobleme und andere Blutgefäßkomplikationen erhöht. Laut der US-Regierung sollte Ihr LDL-Wert unter 100 mg/dl (2,6 mmol/l) liegen, wenn Sie Diabetiker sind, und viele Wissenschaftler fordern niedrigere Richtwerte, einschließlich einer Senkung auf unter 70 mg/dl (1,8 mmol/l) für Hochrisikopatienten. Manche Institutionen empfehlen, Ihre LDL-Werte um 30 bis 40 Prozent zu senken, unabhängig von Ihrem Ausgangswert.[4]

Ihr Risiko für Herzkrankheiten sinkt mit fallenden LDL-Werten, bis Sie einen Wert von ca. 40 mg/dl (1,0 mmol/l) erreichen.[5]

HIGH-DENSITY-LIPOPROTEIN-CHOLESTERIN (HDL-CHOLESTERIN). HDL-Cholesterin wird oft als gutes Cholesterin bezeichnet, weil es Cholesterin aus dem Körper transportiert. Im Allgemeinen gilt, je höher Ihr HDL-Cholesterinwert, desto besser. Die aktuellen Empfehlungen gehen von einem HDL-Wert über 45 mg/dl (1,2 mmol/l) für Männer und 55 mg/dl (1,4 mmol/l) für Frauen aus.

Einige Ärzte betrachten den HDL-Wert aber in Zusammenhang mit Ihrem Gesamtcholesterinwert: In diesem Fall entspräche ein guter HDL-Wert mindestens einem Drittel Ihres Gesamtcholesterins. Wenn Ihr Gesamtcholesterin zum Beispiel bei 150 liegt, wäre ein gesunder HDL-Wert 50 oder höher. Das ist ein wichtiger Punkt, denn viele Menschen, die sich gesund ernähren, haben gar keine besonders hohen Cholesterinwerte – LDL, HDL oder gesamt.

TRIGLYZERIDE. Triglyzeride sind winzige Fettteilchen, die im Blut transportiert werden. Normale Triglyzeridwerte liegen unter 150 mg/dl (1,7 mmol/l).

In Kapitel 12 finden Sie Informationen, wie Sie Ihr Cholesterin und Ihre Triglyzeride kontrollieren können.

IHRE NIERENFUNKTION ÜBERPRÜFEN

Weil Ihre Nieren leicht durch Diabetes in Mitleidenschaft gezogen werden können, wird Ihr Arzt Ihre Nieren mindestens einmal im Jahr mit einem einfachen Urintest auf ihre Funktion hin überprüfen. Der Test soll zeigen, ob Ihre Nieren Protein verlieren, besonders ein Protein namens Albumin. Albumin selbst ist nicht besonders wichtig. Wenn es aber in Ihrem Urin nachgewiesen werden kann, ist dies ein Anzeichen, dass Ihre Nieren durch den Diabetes geschädigt sind und Albumin nicht zurückhalten, wie sie es eigentlich tun sollten. Albuminverluste über 30 Milligramm innerhalb von 24 Stunden gelten als anormal. Ihr Arzt wird auch Ihr Blut auf Kreatinin untersuchen und Ihre glomeruläre Filtrationsrate schätzen und die Ergebnisse der Untersuchungen für Sie interpretieren. Mehr über Faktoren, die einen Einfluss auf Nierengesundheit haben, finden Sie in Kapitel 13.

ANDERE ROUTINE-LABORUNTERSUCHUNGEN

Ihr Arzt wird noch weitere Untersuchungen vornehmen, um Ihre Gesundheit zu überprüfen. Die beiden folgenden Untersuchungen werden häufig durchgeführt.

GROSSES BLUTBILD. Diese Untersuchung zeigt, wie es um Ihre Blutkörperchen bestellt ist. Viele Diabetiker entwickeln eine Anämie, was bedeutet, dass sie weniger

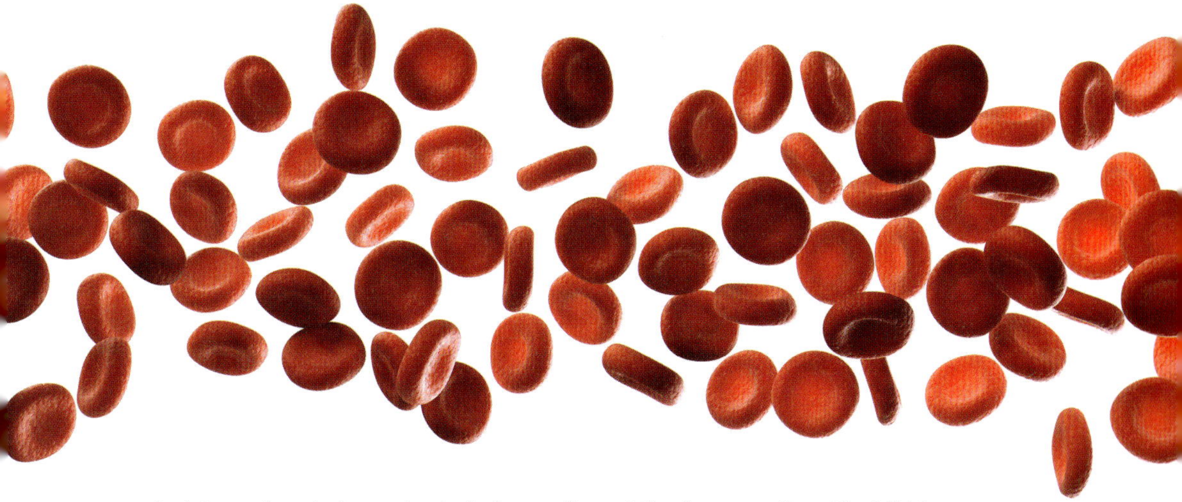

rote Blutkörperchen haben, als sie haben sollten. Mit einem großen Blutbild kann Ihr Arzt diese und viele andere Parameter schnell überprüfen. Wenn die Anzahl Ihrer Blutzellen niedrig ist, wird Ihr Arzt die Gründe dafür untersuchen, zu denen eine Nierenkrankheit, Eisenmangel, Einnahme bestimmter Medikamente, anormale Blutungen oder andere Faktoren zählen können.

BLUTCHEMISCHE DIAGNOSTIK: Eine blutchemische Diagnostik ist auch unter anderen Namen bekannt. Dabei wird Ihre allgemeine Gesundheit untersucht, mit einem speziellen Fokus auf dem Zustand Ihrer Nieren und Ihrer Leber, und Ihr Arzt kann nach möglichen nachteiligen Auswirkungen Ihrer Medikamente suchen.

Es gibt keinen Grund zur Verzweiflung, wenn Ihre Laborwerte nicht das Ergebnis liefern, das sie sollten, aber es ist definitiv ein Grund, etwas zu unternehmen. Sie sollten Ihre Ernährung optimieren und sich mit Ihrem Arzt besprechen, um festzulegen, wie Sie die Wirksamkeit Ihres allgemeinen Gesundheitsregimes überprüfen wollen.

ÜBERPRÜFUNG IHRER ERNÄHRUNG

Ich möchte jetzt gern zu Ihrer Ernährung und Ihrer allgemeinen Gesundheit kommen. Lassen Sie uns zuerst eine Minute Zeit nehmen, uns zu vergewissern, dass Ihre Ernährung nach Plan verläuft.

Ernähren Sie sich vegan? Sie wissen inzwischen, dass es gut für Sie ist, wenn Sie sich keine Lebensmittel tierischer Herkunft auf Ihren Teller laden, nicht einmal kleine Stücke Fisch, fettfreie Milch oder Eiweiß – nichts davon. Wenn Sie das umgesetzt haben, finden sich also *kein* tierisches Fett, *keine* tierischen Proteine und *kein* Cholesterin in Ihrer Ernährung. Ihre Ernährung basiert auf pflanzlichen Lebensmitteln und enthält viele Ballaststoffe und all die gesunden Nährstoffe aus dem Königreich der Pflanzen. Wenn Sie nicht mehr genau wissen, warum das so sein soll, lesen Sie sich Kapitel 4 noch einmal durch.

Sind alle Ihre Mahlzeiten fettarm? Es ist wichtig, dass Sie Fette und Öle wirklich auf ein absolutes Minimum beschränken. Seien Sie vorsichtig bei Nüssen und Nussprodukten.

Haben die Lebensmittel einen niedrigen GI? Die hauptsächlich problematischen Lebensmittel sind Zucker, Maissirup (ein in verarbeiteten Lebensmitteln häufig eingesetztes Süßungsmittel), Weißbrot und Weizenvollkornbrot (bevorzugen Sie Roggenbrot und Pumpernickel) und Kartoffeln (bevorzugen Sie Süßkartoffeln und Jamswurzeln).

Schneller Ballaststoff-Check

Eine Methode zur Überprüfung, wie es mit Ihrer Ernährung aussieht, ist der Schnelle Ballaststoff-Check. Es ist eine hilfreiche Methode und ich empfehle Ihnen, zu Beginn Ihrer Ernährungsumstellung einmal die Woche diesen Check zu machen. Die Bewertung ist einfach und es dauert nur eine oder zwei Minuten, sich mit der Methode vertraut zu machen. Bald werden Sie im Handumdrehen den Ballaststoffgehalt praktisch aller Produkte im Supermarkt einschätzen können. Sie werden dann auch feststellen, ob Sie täglich ausreichend Ballaststoffe aufnehmen. Es dauert nicht lange und Sie können Ihre Ernährung einfach und schnell überprüfen.

Nehmen Sie sich zuerst eine Minute Zeit, mithilfe des Formulars unten alles aufzuschreiben, was Sie im Laufe eines ganzen Tages gegessen und getrunken haben. Die Spalte für die Ballaststoffe wird folgendermaßen ausgefüllt:

Schreiben Sie neben jedes Lebensmittel die Ballaststoffpunkte mithilfe der folgenden Anleitung.

BOHNEN: Für je 100 Gramm Bohnen oder Linsen oder jedes Produkt, das diese Menge Bohnen oder Linsen enthält, gibt es 7 Punkte. 250 Milliliter Sojadrink oder 100 Gramm Tofu (die beide aus Sojabohnen hergestellt werden) erhalten eine 3.

GEMÜSE: Für je 200 Gramm Gemüse vergeben Sie eine 4. Eine Ausnahme bildet Salat, dieser bekommt eine 2 je 50 Gramm. Eine Kartoffel mit Haut bekommt eine 4, ohne Haut eine 2.

OBST: Für jedes Stück Obst (z. B. ein Apfel, eine Orange oder Banane, 280 Gramm Apfelmus, ein Bananen-Smoothie) vergeben Sie eine 3. Für 250 Milliliter Saft vergeben Sie eine 1.

GETREIDE: Für jede Scheibe Weißbrot, jedes Brötchen oder ähnliche Produkte vergeben Sie eine 1. Vollkornbrot bekommt eine 2, genau wie 100 Gramm gekochte Nudeln. 225 Gramm Reis bekommen eine 1, wenn es geschälter, und eine 3, wenn es Naturreis ist. 200 Gramm Haferbrei bekommen eine 4, eine Portion (150 Gramm) Instant-Frühstückszerealien eine 3, stark verarbeitetes Getreide eine 1 und Kleie eine 8.

GETRÄNKE, WASSER: Werden mit 0 bewertet.

Wie Sie Ihre Punktzahl interpretieren

Zählen Sie die Punkte zusammen und lassen Sie uns sehen, wie Sie abgeschnitten haben.

UNTER 20: Sie müssen mehr Ballaststoffe in Ihre Ernährung integrieren. Bei Ihrer momentanen Ernährung werden Sie Mühe haben, Ihren Appetit zu kontrollieren und werden vielleicht mitunter an Verstopfung leiden. Wenn Sie mehr Ballaststoffe aufnehmen, haben Sie Ihren Appetit besser im Griff und reduzieren Ihr Risiko für viele gesundheitliche Probleme.

20-39: Sie ernähren sich besser als die meisten Bewohner westlicher Länder, aber mit mehr Ballaststoffen in Ihrer Ernährung werden Sie feststellen, dass Sie sich gesättigter fühlen und etwas weniger Kalorien aufnehmen.

40 ODER MEHR: Gratulation! Sie nehmen mit Ihrer Ernährung reichlich Ballaststoffe auf, können Ihren Appetit damit kontrollieren und bleiben gesund. Ballaststoffe senken auch das Risiko für Krebs, Herzkrankheiten, Diabetes und Verdauungsprobleme.

Lebensmittel (ein Lebensmittel oder Produkt pro Zeile)	**Ballaststoffe**
Gesamt	

GEWICHTSKONTROLLE

Von allen Faktoren für eine erfolgreiche Diabetesbehandlung gehört das Verabschieden überflüssiger Pfunde zu den wichtigsten. Die in Kapitel 6 vorgestellte Strategie ist für dieses Ziel höchst wirkungsvoll. Hier möchte ich Ihnen noch einige Tipps vorstellen, wie Sie Ihren Fortschritt überprüfen können.

Wiegen Sie sich regelmäßig. Manche Menschen, die lange übergewichtig waren, haben sich jahrelang von Waagen ferngehalten. Wenn Sie auch dazugehören, wagen Sie einen neuen Anlauf. Sie müssen wissen, wie viel Sie abnehmen. Wenn Sie nicht abnehmen, müssen Sie Ihren Ansatz überarbeiten. In der Regel bedeutet das, etwas an Ihrer Ernährung zu ändern. Abzunehmen kann manchmal schwierig sein und genetische Einflüsse spielen eine Rolle, aber Ihre Ernährung ist etwas, das Sie beeinflussen können.

- Verwenden Sie immer die gleiche Waage. Verschiedene Waagen können stark voneinander abweichen.
- Wiegen Sie sich jeden Tag zur gleichen Zeit. Durch Essen und Trinken können Sie im Laufe eines Tages leicht einige Pfund gewinnen und wieder verlieren. Normalerweise sind wir abends schwerer.
- Ein halbes Kilogramm die Woche abzunehmen ist ein gesundes Ziel. Dieses Ziel können Sie erwarten, wenn Sie der in diesem Buch vorgestellten Ernährungsweise folgen, ohne besonders intensive Bewegung auszuüben. Eine langsamere Abnahme ist auch in Ordnung, solange sich das Gewicht in die richtige Richtung bewegt.
- Verlassen Sie sich für eine Gewichtsabnahme nicht nur auf Bewegung. Eine gesunde Ernährungsumstellung kann leicht 300 bis 400 Kalorien von Ihrem täglichen Speiseplan streichen, aber wenn Sie so viel Kalorien durch Bewegung verbrennen wollen, *müssen Sie täglich 5 oder 6 Kilometer gehen oder joggen.* Bewegung ist wichtig, kann aber keine Ernährungsumstellung ersetzen.

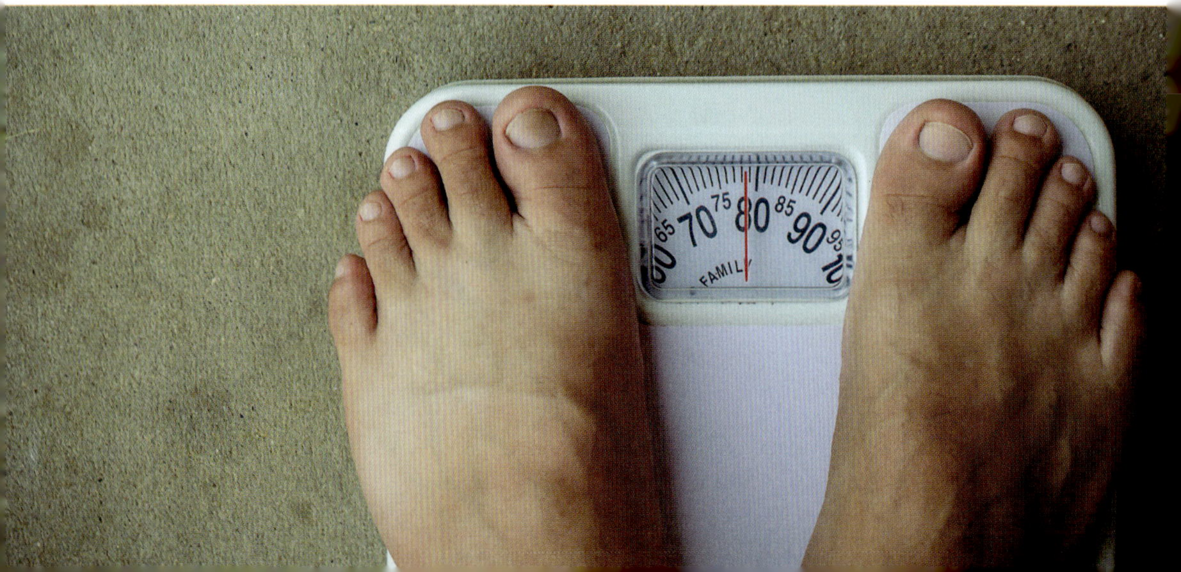

BLUTDRUCKKONTROLLE

Ein gesunder Blutdruck ist extrem wichtig. Wie Sie sich vorstellen können, kann ein erhöhter Druck im Inneren Ihrer Arterien diese schädigen, genauso wie Ihr Herz, Ihre Augen, Nieren und Nerven. Je länger Ihr Blutdruck hoch bleibt, umso mehr Schaden kann er anrichten.

Das Problem kann auch aus der anderen Richtung kommen: Nierenschäden können zu Bluthochdruck führen. Der Grund ist, dass Ihre Nieren eine wichtige Rolle bei der Regulierung Ihres Blutdrucks spielen, und wenn diese durch den Diabetes angegriffen wurden, können Sie einen Teil Ihrer Fähigkeit diesbezüglich einbüßen.

In Kapitel 12 sehen wir uns an, wie die Ernährung sich auf den Blutdruck auswirkt. Hier kommen erst einmal die Zielwerte.

Ein normaler Blutdruck liegt unter 120/80 Millimeter Quecksilbersäule (mmHg).[6] Für Diabetiker werden die meisten Ärzte einen Blutdruck unter 130/80 mmHg anstreben.[7] Wenn Sie Nieren- oder andere Probleme haben, wird die Vorgabe strikter, in der Regel 125/75 mmHg.

Lassen Sie Ihren Blutdruck regelmäßig überprüfen. Wenn der Wert nicht ideal ist, überprüfen Sie noch einmal Ihre Ernährung und besprechen Sie mit Ihrem Arzt, welche weiteren Maßnahmen Sie eventuell benötigen.

AUGENUNTERSUCHUNG

Sie sollten mindestens einmal jährlich zur Kontrolle zum Augenarzt gehen, um sich auf Anzeichen einer Retinopathie hin überprüfen zu lassen. Diese Veränderungen kann ein Hausarzt mit einem Opthalmoskop, einem Augenspiegel, ebenso wenig feststellen wie ein Optiker, wenn er Ihre Sehschärfe überprüft. Suchen Sie auch einen Facharzt auf, wenn Ihre Sehfähigkeit sich verändert.

Sagen Sie es Ihrem Augenarzt, wenn Sie rauchen. Ja, er wird Ihnen einen Vortrag halten und Sie sollten zuhören, wenn Sie immer noch rauchen. In Kapitel 13 erfahren Sie mehr über die Auswirkungen von Ernährung auf die Augengesundheit.

FUSSUNTERSUCHUNG

Fußprobleme sind bei Diabetikern häufig. Wenn Ihr Blutzucker nicht gut eingestellt ist, sind Sie dem Risiko ausgesetzt, eine Neuropathie zu entwickeln – einen Nervenschaden, – was bedeutet, dass Sie kleinere Verletzungen an Ihren Füßen unter Umständen nicht bemerken. Auch die Wundheilung kann verlangsamt sein. Kleinere Verletzungen können sich mit der Zeit verschlimmern und entzünden.

Aus diesem Grund sollten Sie nicht nur Ihre Ernährung optimieren, indem Sie den Empfehlungen in diesem Buch folgen, Sie sollten auch Ihren Arzt einmal jährlich Ihre Füße untersuchen lassen. Der Arzt wird mit einem dünnen Plastikfaden überprüfen, wie stark Sie Berührungen wahrnehmen, mit einer Stimmgabel, ob Sie Vibrationen wahrnehmen, und Ihre Haut auf Verletzungen überprüfen. Folgen Sie dem Rat von Mary Ellen Wolfe, einer Krankenpflegerin an der George Washington University, die empfiehlt, bei jedem Arztbesuch Socken und Schuhe auszuziehen, um sicherzugehen, dass Ihr Arzt nicht vergisst, Ihre Füße zu untersuchen.

BLEIBEN SIE GESUND

Wie gesund Sie auch werden, Sie sollten ein Augenmerk auf Ihren Blutzuckerspiegel, Ihren HbA1c-Wert, Ihren Cholesterinspiegel, Ihr Gewicht sowie Ihre Augen und Füße haben. Ich hoffe aber, dass Sie nicht mehr tun müssen, wenn Sie Ihre Ernährung und Ihre Lebensweise optimieren, als bestätigt zu bekommen, dass alles in Ordnung ist.

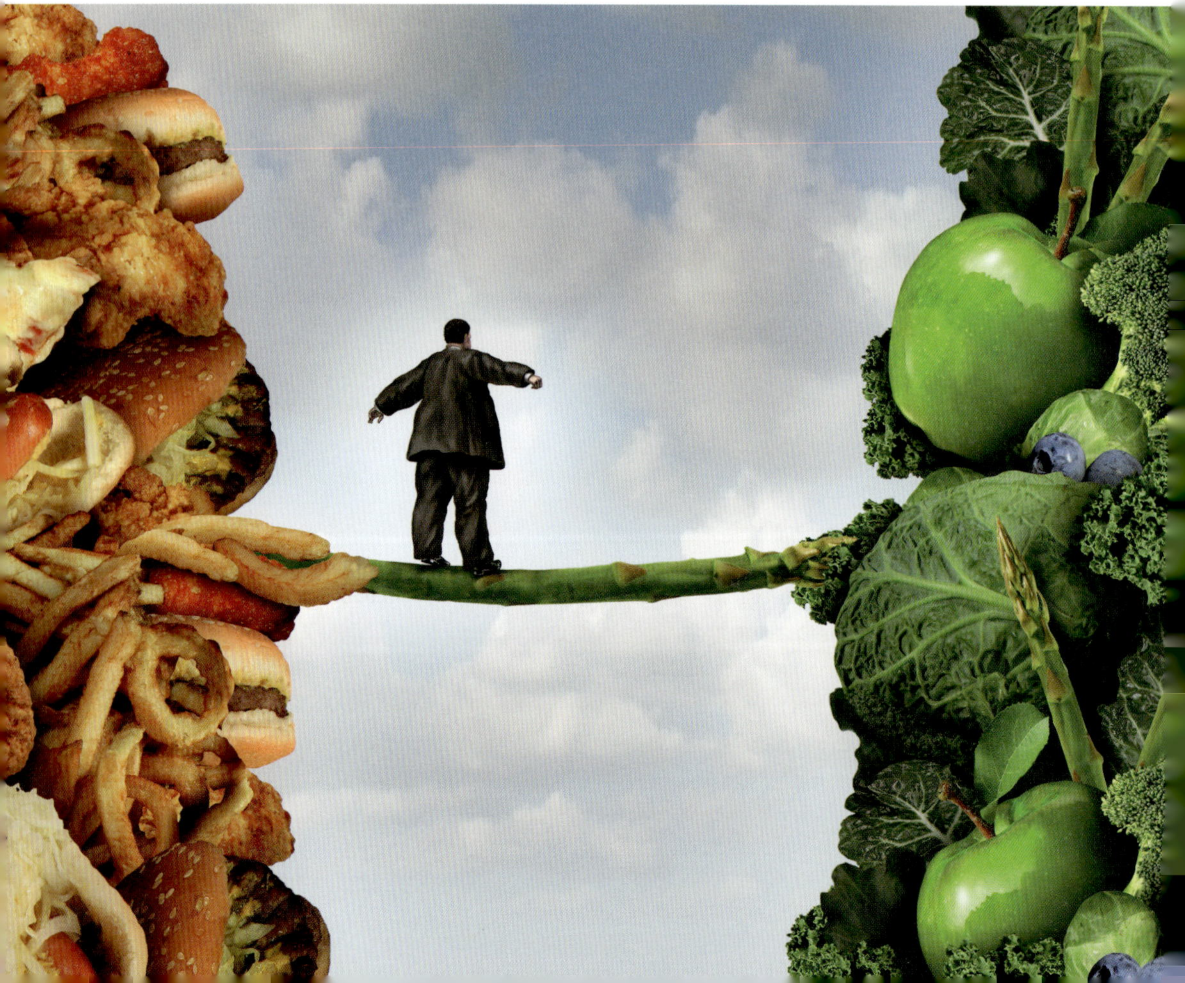

KAPITEL 8

EINE VOLLKOMMENE ERNÄHRUNGSWEISE IN EINER UNVOLLKOMMENEN WELT

Es ist nicht immer einfach, sich in einer nicht perfekten Welt perfekt zu ernähren. Es wird immer Zeiten geben, in denen Menschen, auf die Sie angewiesen sind – in Restaurants, im Flugzeug, Kollegen und selbst Familienmitglieder – wenig Verständnis für Ihr Interesse an gesundem Essen aufbringen. Um diese Situationen geht in diesem Kapitel. Das Kapitel behandelt die Themen auswärts essen, Reisen, gesellschaftliche Situationen, Zusammenarbeit mit Ihrem Arzt und Umgang mit Familienmitgliedern. Wenn das Leben Ihnen Steine in den Weg legt, zeige ich Ihnen, wie Sie diese aus dem Weg räumen und weitermachen.

AUSWÄRTS ESSEN

Auswärts zu essen ist Teil des Lebens, und Sie sollten einen Restaurantabend mit Freunden, Ihrem Partner oder Ihrer Familie genießen können, ohne dafür Ihre neue gesunde Ernährungsweise zeitweise opfern zu müssen. Zum Glück haben viele Restaurants zahlreiche gesunde Gerichte im Angebot. Manche aber leider nicht. Oft können Sie das Problem lösen, indem Sie sich vorher überlegen, wohin Sie gehen wollen und was Sie dort bestellen. Einige Tipps hierzu.

ERSTENS: DENKEN SIE INTERNATIONAL. In den Ländern des Mittelmeerraums sowie in Asien, Afrika und Lateinamerika basiert die Ernährung traditionell auf

Getreide, Gemüse, Hülsenfrüchten und Obst. Es überrascht nicht, dass in diesen Regionen Diabetes historisch betrachtet viel seltener auftrat als in Nordamerika und Westeuropa. Wenn Sie die besten Gerichte wählen, die die Küchen dieser Länder zu bieten haben, kann ein Essen im Restaurant gesund *und* lecker sein.

ITALIENISCHE Restaurants gibt es an jeder Ecke und dort serviert man Ihnen gern Spaghetti mit Tomatensoße, Minestrone, Pasta e fagioli (eine traditionelle Nudel-Bohnen-Suppe), gesunde Salate, Pizza mit Gemüse und Tomaten, gegrillten Brokkoli und gedämpften Spinat. Da die Gerichte in der Regel auf Bestellung zubereitet werden, können die Köche leicht wenig Öl verwenden, den Käse weglassen und so weiter.

MEXIKANISCHE Restaurants servieren mit Bohnen oder Gemüse gefüllte Burritos, Reis und Salate. Die meisten verwenden kein Schmalz mehr für Ihre Bohnen und es wird nie ein Problem sein, den Käse wegzulassen. Salsa können Sie immer dazunehmen.

Auch in der **LATEINAMERIKANISCHEN** Küche gibt es wundervolle Gerichte. Kubanische und brasilianische Restaurants bieten Gerichte mit schwarzen Bohnen, Reis, Kochbananen, Salate, Salsa und andere gesunde Optionen.

CHINESISCHE Restaurants servieren Ihnen als Vorspeise Frühlingsrollen oder mit Gemüse gefüllte Teigtaschen sowie die verschiedensten gesunden Suppen. Setzen Sie auf gedünstete Gerichte statt frittierte. Ignorieren Sie die Fleischgerichte und kommen Sie gleich zur langen Liste pikanter Gemüsegerichte mit Tofu, grünen Bohnen, Brokkoli, Spinat und anderen gesunden Zutaten. Die Gefahr in chinesischen Restaurants, wie in den meisten gastronomischen Einrichtungen, ist der übermäßige Gebrauch von Öl. Bitten Sie darum, Ihr Essen mit so wenig Öl wie möglich zuzubereiten und essen Sie zu Ihrem Hauptgericht viel Reis, möglichst Naturreis.

JAPANISCHE Restaurants bieten eine besonders gute Auswahl an gesunden Gerichten. Sushi-Köche haben ihre helle Freude daran Karotten, Gurken, Rettiche, Süßkartoffeln und andere einfache Zutaten in essbare Köstlichkeiten zu verwandeln. Essen Sie dazu Miso-Suppe, Salate, Algen und verschiedene Vorspeisen.

THAILÄNDISCHE und **VIETNAMESISCHE** Restaurants servieren viele Gemüsegerichte mit Reis, Nudeln, Gemüse und Tofu mit wunderbaren Soßen.

In **INDISCHEN** Restaurants kommt es darauf an. Zwar gehört eine vegane Ernährung vielerorts zur Tradition und wird von vielen Indern respektiert, oft kommen aber Öl und Milchprodukte zum Einsatz, womit diese Gerichte sich nicht für Sie eignen. Am besten setzen Sie auf Suppen, Reisgerichte und Gemüse-Currys, die mit möglichst wenig Öl zubereitet wurden.

ÄTHIOPISCHE Restaurants finden sich häufiger in größeren Städten. Da manche religiösen Gruppen in Äthiopien sich zu bestimmten Zeiten im Jahr vegan ernähren, servieren die Restaurants viele Gerichte mit Kichererbsen, Erbsen, Linsen, grünen Bohnen, Paprika und köstlichen Gewürzen. Sie werden Ihnen gern alle veganen Gerichte auf einer großen Platte servieren – für ein wunderbares Abendessen.

TRADITIONELLE WIRTSHÄUSER und selbst Steakhäuser haben Salatbuffets und bieten auch vegetarische Gerichte an. Viele servieren Nudelgerichte, auch wenn sie nicht auf der Karte stehen.

ZWEITENS: FRAGEN SIE NACH DEM, WAS SIE ESSEN WOLLEN. Wenn das, was Sie suchen, nicht auf der Karte steht, fragen Sie einfach. In den meisten Restaurants wird man speziellen Wünschen gerne nachkommen. Wenn Sie Ihren Salat ohne Käse und Speck wollen, wenn Sie eine Gemüseplatte möchten oder wenn Sie Ihre Nudeln lieber mit Tomatensoße statt mit Hackfleischsoße möchten, dann fragen Sie. Sie werden nicht nur Ihr Essen genießen können, sondern auch der Restaurantleitung helfen, Kunden wie Sie zukünftig besser bedienen zu können.

Wie ich oben bereits angemerkt habe, wird in Restaurantküchen häufig zu viel Öl verwendet, fragen Sie die Bedienung daher, wie das Essen zubereitet wird, und bitten Sie darum, dass für Ihr Essen so wenig Öl wie möglich verwendet wird. In italienischen Restaurants werden Spinat und Brokkoli oft in Öl sautiert, sie können aber auch gedünstet werden. Das Gleiche gilt für die meisten asiatischen Gemüsegerichte.

Soßen und Würzmittel können immer separat gereicht werden. Das gilt für Nudelsoßen, Salatdressings, in der asiatischen Küche verwendete braune Soßen, Aufstriche und ähnliche Produkte.

Fragen Sie nach dem, das Sie gern hätten. Sie werden froh sein, es getan zu haben.

Fast Food

Fast Food ist selten die erste Wahl, wenn die Priorität gesundes Essen ist. Andererseits sind Fast-Food-Ketten große Unternehmen, die die wachsende Nachfrage nach gesundem Essen registriert haben. Daher bieten sie immer mehr an, das auch zu einer gesunden Ernährung passt.

Sie finden zum Beispiel fettarme und gänzlich vegane Tacos – wenn Sie den Käse weglassen. Sie können auf Wunsch Tomaten, Salat oder Jalapeño-Chilis hinzugeben.

Burger King hat einen Veggie Burger, der viel weniger Fett enthält als die anderen Burger und verkauft Ihnen auch gern einen Veggie Whopper mit dem ganzen Belag außer dem Burger. Andere gute Möglichkeiten sind das Veggi Delite bei Subway und Wendy's Garden Pita (lassen Sie das Dressing weg).

Denny's bietet einen Veggie Burger und in den meisten traditionellen Restaurants gibt es zahlreiche Beilagen, die zusammen eine leckere vegetarische Platte ergeben.

Einige Fast-Food-Restaurants haben Salatbüffets. Mit Kichererbsen, Bohnensalat, Kirschtomaten und klein geschnittenem Gemüse wird aus einem Salat ein satt machendes Gericht.

Wenn wir schon beim Thema sind: Die beste Methode, schnell an gesundes Essen zu kommen, ist, an einem größeren Supermarkt zu halten und sich am Salatbüffet zu bedienen. Eine Fülle großartiger Zutaten liegt direkt vor Ihnen.

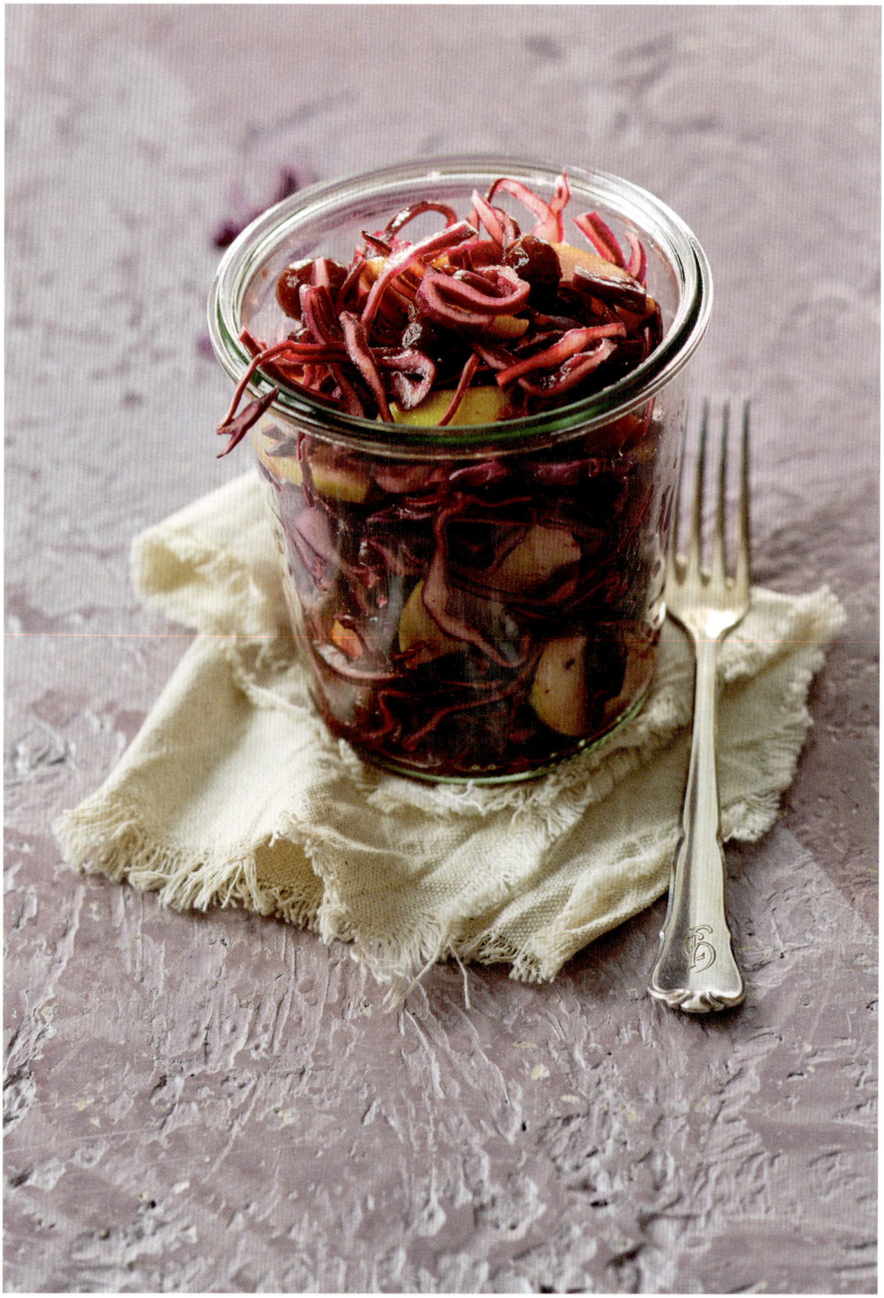

Nancys und Vances Erfahrungen

Nancy ging oft mit Freunden essen, die gutes Essen und gute Restaurants liebten. Ich schlug ihr vor, internationale Restaurants aufzusuchen – chinesische, japanische, italienische oder Thai-Restaurants, zum Beispiel. Leider war dies nicht die Art Restaurant, in das die meisten ihrer Freunde gehen wollten, und sie fühlten sich unwohl mit dem Wissen, dass sie nichts Ungesundes essen wollte.

Wenn sie sich mit Freunden in einem Restaurant traf, das nicht viel für sie im Angebot hatte, aß sie oft vorher etwas, damit sie nicht hungrig dort sitzen musste. Wenn sie sich in den Weihnachtsferien bei jemandem zu Hause trafen, bot sie häufig an, eine Obst- und Gemüseplatte mitzubringen.

Im Urlaub in Island nahm sie Getreideriegel und Sojadrinks in kleinen Größen mit, um für den Notfall gerüstet zu sein. Sie kam gut klar.

»Manchmal komme ich in Versuchung, besonders wenn ich gestresst oder müde bin. Ich rede mir dann gut zu«, sagte sie.

Ihr hat geholfen, sich die Alternativen vor Augen zu halten. »Man muss sich entscheiden, wo die Prioritäten liegen«, erklärte sie. »Ich wollte nicht an den Auswirkungen dieser Krankheit leiden. Ich wollte verhindern, dass sie weiter voranschreitet. Ich habe nicht einmal darüber nachgedacht, dass sich die Krankheit zurückbilden könnte. Und jetzt bin ich eine lebende Reklametafel für das Programm. Ich werde ständig gefragt, wie ich es geschafft habe. Ich habe es wahrscheinlich 40 Leuten detailliert geschildert.«

Wenn Vance auswärts essen ging, suchte er nach Gemüseburgern, frischem gedünstetem Gemüse und Nudeln ohne Käse und Öl. Seine Herausforderung war das Sportstadion. »Ich gehe gern zu Baseball- und Footballspielen, bei denen es nur Pommes frites, Hotdogs und Softdrinks zu kaufen gibt. Es wäre großartig, wenn ich gesundes Essen mitbringen könnte oder auch nur Karottensticks und eine Flasche Wasser, aber in der Regel darf man kein Essen mit ins Stadion nehmen. Am Anfang habe ich mich daher an Brezeln, Popcorn und Crystal Light gehalten. Bei einem Spiel in Seattle roch ich den Fisch und die Pommes frites und hatte Mühe, standhaft zu bleiben«, sagte er.

Seine Rettung waren vegane Hotdogs und Burger. Sie gehören zwar nicht gerade zur Haute Cuisine, sind aber sehr viel besser als das Essen, das sie ersetzen und sie sind in immer mehr Stadien, Kinos und an anderen öffentlichen Plätzen zu finden.

REISEN

Reisen stecken immer voller Herausforderungen, egal wie Sie sich ernähren. Hier habe ich ein paar Tipps für Sie, wie Sie trotzdem Ihrem neuen Ernährungsplan folgen können.

SUCHEN SIE SICH RESTAURANTS SORGFÄLTIG AUS. Wie Sie gesehen haben, gibt es auch in normalen Restaurants in der Regel eine große Auswahl an veganen Gerichten, besonders wenn dort internationale Küche geboten wird. Selbst einige Fast-Food-Restaurants haben inzwischen vegane Gerichte im Angebot.

Sie können im Internet nach veganen Restaurants in den Städten suchen, in die Sie reisen. Aber rufen Sie vor der Abreise lieber dort an, um sicherzugehen, dass es das Restaurant noch gibt. Sie müssen sich natürlich nicht auf diese Restaurants beschränken, Sie sollten in praktisch jedem Restaurant etwas Geeignetes zu essen finden.

VOR DEM ABFLUG. Fragen Sie, wenn Sie einen längeren Flug buchen (oder in der Regel spätestens 48 Stunden vor dem Abflug), nach einer veganen Mahlzeit. Sie erhalten ein gesundes Gericht und bekommen dieses oft vor den anderen Reisenden serviert.

Auf kurzen Flügen gibt es oft nichts zu essen, für diese können Sie sich vorher in einem Naturkostladen oder Supermarkt mit gesunden Snacks eindecken. Vegane Wurstscheiben eignen sich prima für ein belegtes Brot und Sie können Versuchungen leichter widerstehen. Sojadrinks oder Reisdrinks gibt es in kleinen Packungen, die Sie nicht kühlen müssen. Ein Glas Hummus mit Pitabrot, etwas frisches Obst, einige Karottensticks, Instantsuppen (die Flugbegleiter bringen Ihnen gerne heißes Wasser) oder eine kleine Dose Kichererbsen können Sie retten.

SOZIALE EVENTS

Auf Feiern kann es hart sein, sich an den Plan zu halten, auch wenn Sie wissen, dass Sie einen Ausrutscher am nächsten Morgen bereuen werden. Wenn Sie unvorbereitet zu einer Feier gehen, kann es passieren, dass es dort nichts gibt, was Sie essen können. Mit ein wenig Planung können Sie aber feiern, ohne von Ihrer gesunden Ernährung abweichen zu müssen. Hier sind ein paar Vorschläge.

BIETEN SIE AN, EIN GESUNDES GERICHT MITZUBRINGEN. Nehmen wir an, Sie sind bei Freunden zum Abendessen eingeladen und wissen nicht, was es zu Essen geben wird. Ich schlage Ihnen Folgendes vor: Rufen Sie die Gastgeber an, wenn Sie die Einladung erhalten haben oder sobald wie möglich im Anschluss daran und teilen Sie ihnen mit, dass Sie Ihre Ernährung umgestellt haben und keinen Aufwand verursachen möchten. Sagen Sie, dass Sie gerne etwas mitbringen möchten, wie ein fettarmes Hummus oder einen exotischen Obstsalat. Ich kann fast garantieren, dass Ihre Gastgeber Ihnen versichern werden, dass es keinen Grund zur Sorge gibt und Sie nichts mitbringen müssen, weil genug zu essen da sein wird. Unabhängig davon, was Ihre Gastgeber wirklich gedacht haben mögen, haben Sie sie auf Ihr Problem aufmerksam gemacht, ohne sie im mindestens zu etwas genötigt zu haben.

Sie sollten wirklich nicht zögern, Ihre Gastgeber zu informieren. Wenn sie Ihnen ein Abendessen auftischen, von dem Sie nichts essen möchten, werden Sie sie viel mehr in

Verlegenheit bringen. Zudem werden Sie vielleicht feststellen, dass andere Gäste – und vielleicht sogar Ihre Gastgeber – ebenfalls ihre Ernährung in ähnlicher Weise umstellen.

BRINGEN SIE EIN GESUNDES GESCHENK MIT. Warum überreichen Sie statt der üblichen Flasche Wein nicht ein gesundes Mitbringsel? Ein Obstkorb, ein selbst gebackenes Roggenbrot oder ein gesunder Dip (kann auch alles im Naturkostladen gekauft werden) wird Ihre Gastgeber freuen und sicherstellen, dass Sie etwas zu essen haben.

VERMEIDEN SIE ES, HUNGRIG ANZUKOMMEN. Wenn Sie ausgehungert ankommen, werden Sie versucht sein, sich beim ungesunden Essen zu bedienen. Wenn Sie vorher etwas essen, wird alles gut gehen.

BRINGEN SIE EINEN BELEGTEN TELLER MIT. Gäste, die mit leeren Händen dastehen, laden andere ein, ihnen etwas anzubieten. Richten Sie sich einen Teller mit Häppchen oder etwas Brot und niemand wird sich verpflichtet fühlen Ihnen etwas zu essen anzubieten, das Sie gar nicht essen wollen.

IN DER ARZTPRAXIS

Gesundheitspflege ist Teamarbeit, Sie und Ihr Arzt müssen zusammenarbeiten, um Ihre Bedürfnisse am besten befriedigen zu können. Dieser Satz gilt immer, aber besonders dann, wenn Sie dabei sind, Ihre Ernährung umzustellen. Tatsache ist, dass Ihr Diabetes sich wahrscheinlich verbessern wird und Sie Ihre Medikamente reduzieren müssen.

Einige Ärzte sind schwer zu greifen, und selbst wenn Sie die Aufmerksamkeit Ihres Arztes haben, bedeutet es nicht, dass er über Ernährung diskutieren möchte. Einige Ärzte zeigen an dem Thema wenig Interesse, während andere überholte oder unbegründete Vorstellungen haben.

Ich schlage vor, dass Sie Ihrem Arzt eine Kopie dieses Buchs leihen, mit einem Lesezeichen bei Kapitel 14. Es wurde für Ärzte geschrieben und liefert die wissenschaftliche Grundlage der in diesem Buch vorgestellten Ernährung, Angaben zu den Studien sowie Infos darüber, was sie erwarten können.

Sie können den Prozess unterstützen, indem Sie Ihren Part der Partnerschaft ernst nehmen. Das bedeutet, dass Sie dem Rat Ihres Arztes folgen (vorausgesetzt der Rat ist fundiert und Sie können diesem zustimmen) und ihn wissen lassen, wie es Ihnen geht, ihn umgehend anrufen, wenn Ihre Blutglukose unter 70 mg/dl (3,9 mmol/l) liegt oder den Grenzwert erreicht, den er für angemessen hält, und ein Multivitaminpräparat einnehmen, damit er sich keine Sorgen machen muss, dass Sie mangelversorgt sind. Die Wahrheit ist, dass Sie bei einer veganen Ernährungsweise viel besser mit Nährstoffen versorgt sind als bei einer omnivoren, aber ein Arzt, der sich damit auskennt, wird sicherstellen wollen, dass Sie ausreichend B_{12} bekommen. Das erreichen Sie ganz einfach mit einem Multivitaminpräparat.

In der Mehrheit der Fälle sind die Ärzte begeistert, wenn ihre Patienten sich besser ernähren. Sie sind noch begeisterter, wenn sie die Fortschritte auf der Waage und bei den Laborergebnissen sehen.

Einer unserer Studienteilnehmer nahm an, seine Ärztin würde seinem Plan skeptisch gegenüberstehen. Sie sprachen bei den Terminen hauptsächlich über Blutuntersuchungen und Medikamente. Zu seiner Überraschung war die Ärztin aber hocherfreut, als sie herausfand, dass er auf vegane Ernährung umstellte. »Das wird Ihnen vermutlich viel helfen«, war ihre Aussage. Und das tat es tatsächlich. Innerhalb von 6 Monaten nahm er knapp 14 Kilogramm ab, konnte eines seiner zwei Diabetesmedikamente absetzen und es ging ihm von Woche zu Woche besser. Seine Ärztin hatte keine spezielle Weiterbildung in Ernährung, aber sie ordnete den Erfolg richtig zu. Heute empfiehlt sie anderen Diabetikern in ihrer Praxis dieselbe Ernährungsweise.

FAMILIE UND FREUNDE, DIE SIE UNTERSTÜTZEN – ODER AUCH NICHT

Manchmal helfen unsere Freunde und unsere Familie uns, auf dem Pfad der Gesundheit zu bleiben. Wenn wir wenig Lust auf Bewegung haben, unterstützen sie uns, indem sie mit uns laufen gehen. Wenn wir von Lebensmitteln in Versuchung geführt werden, die alles, nur nicht gesund sind, erinnern sie uns an unser Vorhaben.

Unsere Ernährungsweise zu verbessern, ist, wie mit dem Rauchen aufzuhören oder mit einer anderen Gewohnheit zu brechen: Wir brauchen die Unterstützung unserer Familie. Aber manchmal sind die, die wir lieben, nicht sehr hilfreich – beabsichtigt oder unbeabsichtigt. Vielleicht sind ihnen die Risiken schlechter Ernährung nicht klar, oder vielleicht sind sie ihnen nur zu klar und sie kämpfen selbst mit ungesunden Angewohnheiten. Sie werden vielleicht sogar versuchen, Ihre Bemühungen, schlechte Gewohnheiten abzulegen, zu sabotieren.

Wenn das Problem darin liegt, dass Ihre Angehörigen einfach nicht viel über gesunde Ernährung wissen, leihen Sie ihnen dieses Buch. Wenn sie nicht gerne lesen, versuchen Sie es mit diesem kleinen Trick: Markieren Sie jede Seite, die Ihrer Meinung nach für sie von Interesse sein könnte, mit einem Post-it. Sie werden diese Seite automatisch aufschlagen und wahrscheinlich weiterlesen, wenn sie einmal mit dem Lesen angefangen haben.

Wenn Ihre Familie Sie wegen Ihrer Essgewohnheiten aufzieht, erinnern Sie sie daran, wie wichtig Ihnen Ihre Gesundheit ist. Erklären Sie ihnen, dass es schwer für Sie ist, von ungesunden Lebensmitteln umgeben zu sein und dass Sie ihre Unterstützung wirklich benötigen. Idealerweise werden sie ebenfalls Ihre neue, gesunde Ernährungsweise übernehmen. Wenn sie sich einfach nicht ändern wollen, dann müssen sie zumindest ihr Essen woanders aufbewahren und Sie nicht mit ungesunden Produkten ärgern oder in Versuchung führen.

GUTES ESSEN FÜR DIE GANZE FAMILIE

Wenn Sie für Ihre Familie kochen und diese neue Lebensmittel ablehnt, verzweifeln Sie nicht. Es ist normal, neuen Dingen gegenüber vorsichtig zu sein. Bringen Sie gesundes Essen auf den Tisch, ohne Ihre Familie zu bedrängen, und erkennen Sie an, dass es oft ein paar Versuche braucht, bevor man mit neuem Essen wirklich warm wird.

Ich halte es für keine gute Idee, wenn Sie für sich gesunde Mahlzeiten und für Ihren Partner oder Ihre Kinder ungesunde Mahlzeiten zubereiten. Einige Menschen tun dies, weil sie davon ausgehen, dass sie die schlechten Gewohnheiten anderer nicht ändern können. Aber denken Sie daran: Ihre Familie mit gesundem Essen vertraut zu machen bringt Ihnen nicht nur wichtige Verbündete ein, es kommt Ihrer Familie genauso zugute wie Ihnen.

Am besten ist, wenn die ganze Familie gemeinsam entscheidet, die Ernährung umzustellen. Es gibt für niemanden gesundheitliche Gründe, tierische Produkte, fettige Lebensmittel oder zuckerhaltiges Essen zu verzehren. Ja, diese Produkte sind in modernen Gesellschaften überall, aber sie sind der Hauptgrund für die Epidemie von Übergewicht, Herzkrankheiten, Krebs und anderen Gesundheitsproblemen in Nordamerika und Europa. Wenn die ganze Familie ihre Ernährung umstellt, profitieren alle von denselben Vorteilen.

Ein guter Weg, den Widerstand zu überwinden, ist es, Ihre Familienmitglieder zu bitten, die Ernährung für eine kurze Zeit als Experiment umzustellen. Sagen Sie, dass Sie für 3 Wochen gern eine neue und gesunde Ernährungsweise ausprobieren möchten und dass Sie sich wünschen, dass Ihre Familie mitmacht. Die meisten Menschen probieren alles aus, wenn es nur für kurze Zeit ist. Wenn die 3 Wochen um sind, wird Ihre Familie wissen, welche der neuen Lebensmittel sie mag und bereit für mehr sein.

Wenn Sie gesunde Lebensmittel an Kinder herantragen, ist es am besten, bei einfachen, gewohnten Dingen zu bleiben. Manche Kinder machen sich vielleicht noch nichts aus exotischem Gemüse, werden aber in der Regel Mais, grüne Bohnen, Karotten und Erbsen mögen. Streiten Sie nicht mit einem Kind, das nichts Neues probieren will. Manchmal macht es einen großen Unterschied, die Form des neuen Essens zu verändern. Ein Kind, das gekochten Spinat nicht mag, mag diesen vielleicht roh in einem Salat. Gedämpfter Brokkoli und Blumenkohl mögen wenig einladend wirken, aber klein geschnitten in einer Suppe oder in einem Eintopf werden sie vielleicht leicht akzeptiert. Kinder machen sich vielleicht nichts aus einem Linsenlaib, lieben aber vegane Burger und Hotdogs und Brote mit veganer Wurst.

Es ist immer hilfreich, eine Auswahl anzubieten. Hätten Ihre Kinder lieber gebackene Bohnen oder Linsensuppe? Sollen die veganen Burger halbiert oder geviertelt werden? Die Idee ist, den Kindern das Gefühl eines Mitspracherechts zu geben, ihnen aber nur gesunde Möglichkeiten zur Auswahl zu stellen.

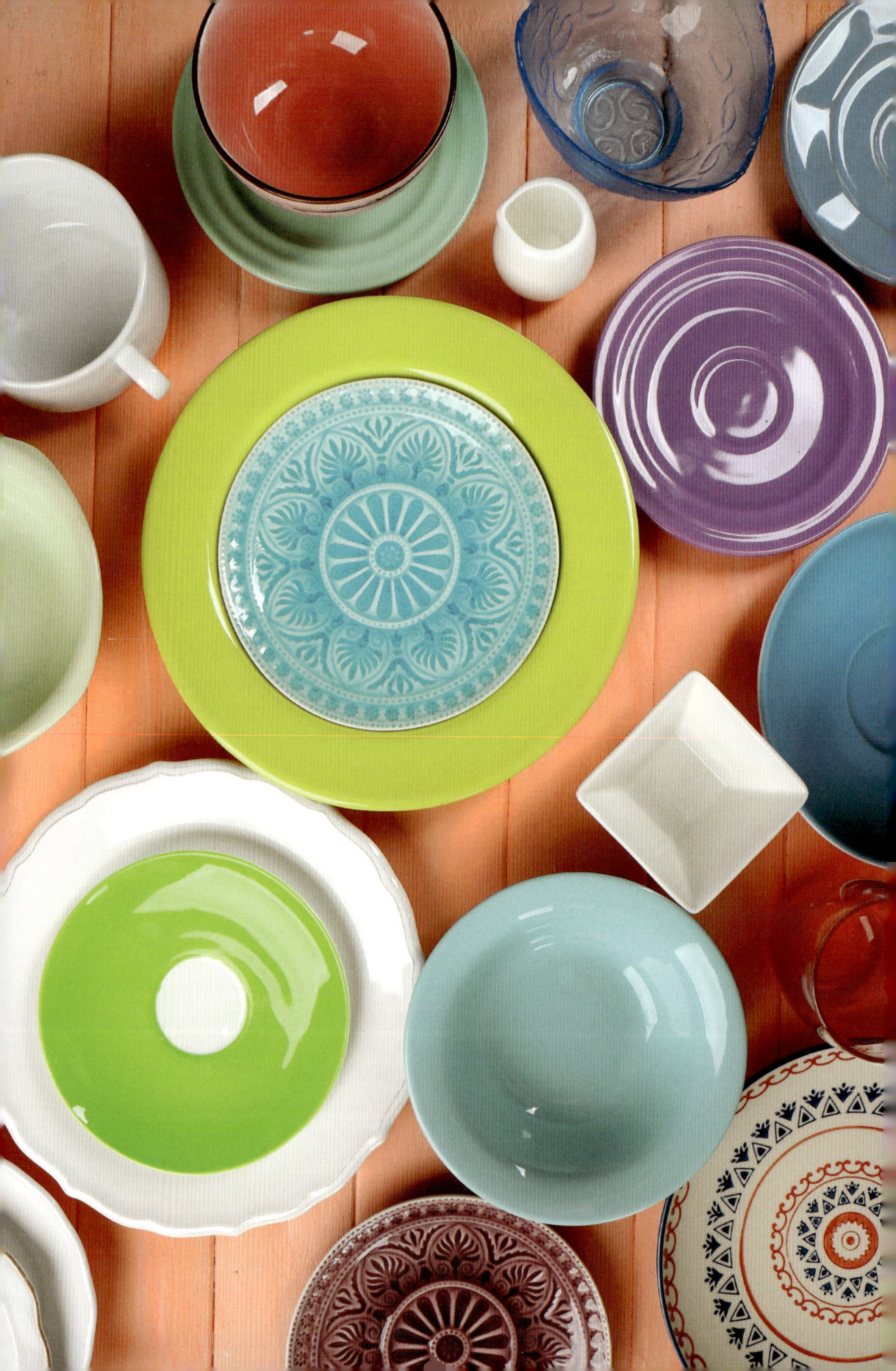

In manchen Familien ist Essen ein Ausdruck der Zuneigung. Eltern stopfen ihre Kinder mit Keksen und klebrigen Süßigkeiten voll, als ob Liebe in Kalorien gemessen werden könnte. Was auch immer die Motivation dahinter ist, es ist schlecht für alle Beteiligten. Finden Sie andere Wege, Ihre Zuneigung auszudrücken. Ein Buch, einen Spaziergang, ein Kinobesuch – es gibt zahlreiche bedeutungsvolle Geschenke und Gesten.

GESUNDES ESSEN IN EINER UNGESUNDEN WELT

Es ist gut möglich, dass ein Besucher von einem anderen Planeten zu dem Schluss käme, dass die moderne Zivilisation kein erkennbares Interesse an gesunder Ernährung hat. Fast-Food-Restaurants – und normale Restaurants – bieten zahlreiche fettige Gerichte voll mit Cholesterin an und kaum gesunde Gerichte. Die Spots im Fernsehen werben ununterbrochen für Snacks, die alles andere als gesund sind. Imbissbuden und Süßigkeitenautomaten bieten vieles, das Sie nicht wollen und sehr wenig, das Sie wollen. Manchmal werden Sie sich vielleicht wie eine Person fühlen, die versucht, mit dem Rauchen aufzuhören, aber in eine Kneipe gesperrt ist, in der die Zigaretten umsonst sind.

Es trifft zwar oft zu, aber es gibt auch viele gesunde Optionen. Für jede Imbissbude, die ungesundes Essen verkauft, gibt es einen Supermarkt mit einer immer größer werdenden Auswahl großartiger Produkte. Für jedes Restaurant, das sich weigert, etwas auf die Karte zu schreiben, das gesundheitsbewusste Konsumenten essen möchten, gibt es ein Dutzend Restaurants, die gesunde Optionen auf der Karte aufführen. Das Angebot an gesundheitsorientierten Kochbüchern ist wahrhaft enorm, und es ist jetzt einfacher als je zuvor, sich gesund zu ernähren. Freunde und Familienangehörige – selbst diejenigen, die sich selbst überhaupt nicht gesund ernähren – wissen alle, dass das, was Sie tun, Unterstützung verdient hat.

KAPITEL 9

WAS TUN BEI PROBLEMEN?

Wie geht es Ihnen mit Ihrer neuen Ernährungsweise? Nehmen Sie so ab, wie Sie es sich wünschen? Sinken Ihre Blutglukose- und Ihre HbA1c-Werte? Verbessern sich Ihre Cholesterinwerte?

Falls Sie auf Probleme stoßen, finden Sie in diesem Kapitel Lösungen für die häufigsten.

KEINE GEWICHTSABNAHME

In der Regel nehmen Personen, die auf eine fettarme, vegane Ernährungsweise umstellen, leicht ab. In unseren Studien nehmen die Probanden durchschnittlich ein halbes Kilogramm pro Woche ab. Manche schneller, andere etwas langsamer, aber ein Pfund die Woche ist ein guter Richtwert. Wenn Sie bedenken, wie viel dadurch im Lauf eines Jahres zusammenkommt, ist das Ergebnis beeindruckend, besonders da Sie keine Angst vor dem Jo-Jo-Effekt haben müssen, der die Folge kalorienreduzierender Diäten ist. Weil dies keine kurzfristige »Hunger-dich-schlank-Diät« ist, leiden Sie nicht an Hunger und riskieren keine Heißhungerattacken und Fressanfälle. Was Sie erwarten können, ist eine stetige, gesunde Gewichtsabnahme. Ihre Gewichtskurve kann manchmal einem Aktienindex ähneln. Mal zeigt die Tendenz nach oben, mal nach unten, aber der generelle Trend sollte klar erkennbar sein. Wenn Sie nicht abnehmen, ist es Zeit, etwas zu unternehmen. Sie sollten es mit den folgenden Maßnahmen versuchen:

ZURÜCK ZUM START. Überprüfen Sie, ob Sie sich zu 100 Prozent an die Regeln aus Kapitel 4 halten. Das heißt: keinerlei tierische Produkte in Ihrer Ernährung. Wenn Sie zum Beispiel Fisch oder Käse essen, beeinträchtigt das Ihre Bemühungen, abzunehmen.

SUCHEN SIE KEINE AUSREDEN

Manche Menschen machen die Gene, den Mangel an Bewegung oder eine andere Ursache verantwortlich, wenn sie nicht abnehmen. Die Gene und Bewegung spielen natürlich eine Rolle. Aber wenn Sie nicht abnehmen, liegt die Ursache fast immer in Ihrer Ernährung.

Auf einem Flug von Washington nach London habe ich auf meinem Laptop an einem Artikel über Ernährungsumstellung zur Gewichtsabnahme gearbeitet. Der Passagier neben mir bekam mit, über was ich schrieb und zeigte sich interessiert. Er war seit mehreren Jahren übergewichtig und wollte wissen, was ich vorschlug. Ich berichtete von unseren Forschungsergebnissen und wie eine Ernährungsumstellung zu einem nachhaltigen Gewichtsverlust führen kann. Ich wies darauf hin, dass der Schlüssel darin zu liegen scheint, die Art der Lebensmittel zu ändern, die wir essen. Ich fing einen Vortrag über die Vorzüge von Gemüse, Obst, Bohnen und Vollkornprodukten und den köstlichen Mahlzeiten an, die sich aus diesen zubereiten lassen.

»Das ist interessant«, sagte er, »aber ich glaube, ich muss einfach mehr Sport treiben. Das ist mein Problem. Früher habe ich viel Sport getrieben, aber heute habe ich so viel zu tun.« Er wischte das ganze Thema Ernährung einfach zur Seite.

Einige Minuten später kam das Flugpersonal mit dem Essen. Er bekam ein Schinken-Käse-Sandwich, eine Tüte Chips und einen Softdrink und schaufelte alles wortlos in sich hinein. Ich nehme an, ihm war nicht klar, dass er sehr viel Zeit im Fitnessstudio verbringen müsste, um diese überflüssigen Kalorien zu verbrennen. Die Airline hatte auch vegetarische Gerichte im Angebot, was eine viel bessere Wahl gewesen wäre.

Kurz darauf sprach ich zusammen mit Stanley Talpers, einem Internisten an der Fakultät der George Washington University School of Medicine in Washington D.C., mit einem Patienten. Der Patient sagte, er habe nicht abgenommen und nahm an, dass er einfach mehr laufen müsse. Dr. Talpers riet ihm, erst seine Ernährung umzustellen: »Um ein Pfund durch Laufen abzunehmen, müssten Sie bis Baltimore laufen.« Das ist richtig. Bewegung ist vorteilhaft und ich rate eindeutig dazu. Aber ein Mangel an Bewegung ist nicht der Hauptgrund für Gewichtsprobleme und Bewegung kann nie den Platz einer gesunden Ernährung einnehmen.

SUCHEN SIE NACH VERSTECKTEN FETTEN. Abgepackte Produkte sollten nicht mehr als 2 bis 3 Gramm Fett pro Portion beinhalten. Wenn Sie häufig auswärts essen, versuchen Sie herauszufinden, wie viel Fett in den Mahlzeiten enthalten ist. Wenn Sie sich nicht sicher sind (oder die Bedienung sich nicht sicher ist), bitten Sie darum, dass die Lebensmittel gedünstet statt frittiert oder angebraten werden und Soßen und Dressings separat serviert werden. Mehr Informationen dazu finden Sie in Kapitel 8.

MACHEN SIE EINEN SCHNELLEN BALLASTSTOFF-CHECK. Wenn Sie Ihre Ballaststoffaufnahme überprüfen (siehe Seite 124) und feststellen, dass Sie weniger als 40 Gramm Ballaststoffe pro Tag aufnehmen, sollten Sie mehr Bohnen, Gemüse und Obst in Ihre Ernährung integrieren.

Wenn Sie sich vegan, fettarm und ballaststoffreich ernähren, ist es sehr schwer, nicht abzunehmen. Dennoch kommen hier ein paar Hinweise, die Sie beherzigen sollten:

MACHEN SIE ES SICH EINFACH. Es zahlt sich aus, einfache Dinge zu essen statt verarbeiteter Produkte. Je weniger Zutaten, desto besser – eine ist ideal. Bohnen, Brokkoli, Karotten oder Naturreis benötigen zum Beispiel keine Zutatenliste, weil Sie genau das bekommen, was Sie vor sich sehen. Sie können sicher sein, dass niemand Fett zugesetzt oder Ballaststoffe entfernt hat.

ESSEN SIE MEHR ROHKOST. Manche unserer Teilnehmer haben beachtliche Mengen abgenommen, nachdem sie mehr Rohkost verzehrten. Klein geschnittenes Gemüse, Salate, frisches Obst – all diese Lebensmittel enthalten viele Ballaststoffe, kein zugesetztes Fett und haben einen niedrigen GI.

BLUTGLUKOSEWERTE SINKEN NICHT SCHNELL GENUG

Am effektivsten überprüfen Sie Ihre Blutglukosewerte mit dem Hämoglobin-HbA1c-Wert. Wie Sie wissen, rät die *American Diabetes Association* dazu, einen HbA1c-Wert unter 7,0 Prozent zu erreichen; viele Ärzte möchten inzwischen noch weiter gehen und 6,5 oder 6,0 Prozent erreichen. Wenn Sie Ihrem Ziel nicht wirklich näher kommen, habe ich hier ein paar Hinweise für Sie, was Sie tun können.

ZURÜCK ZUM START (ERNEUT). Wenn Sie übergewichtig sind, ist eine Gewichtsabnahme der wichtigste Faktor, um einen gesunden HbA1c-Wert zu erreichen. Lesen Sie sich die Tipps oben und in Kapitel 6 durch, um den Gewichtsverlust anzukurbeln. Ob Sie übergewichtig sind oder nicht – dieselben Punkte sind auch entscheidend, um Ihre Blutglukosewerte unter Kontrolle zu bringen.

Wenn Sie sich vegan ernähren, enthält Ihre Ernährung natürlich kein tierisches Fett. Und wenn Sie pflanzliche Öle weglassen, enthält Ihre Ernährung kaum Fett irgendeiner Art. Mit diesen gesunden Änderungen können Sie sich geradezu bildlich

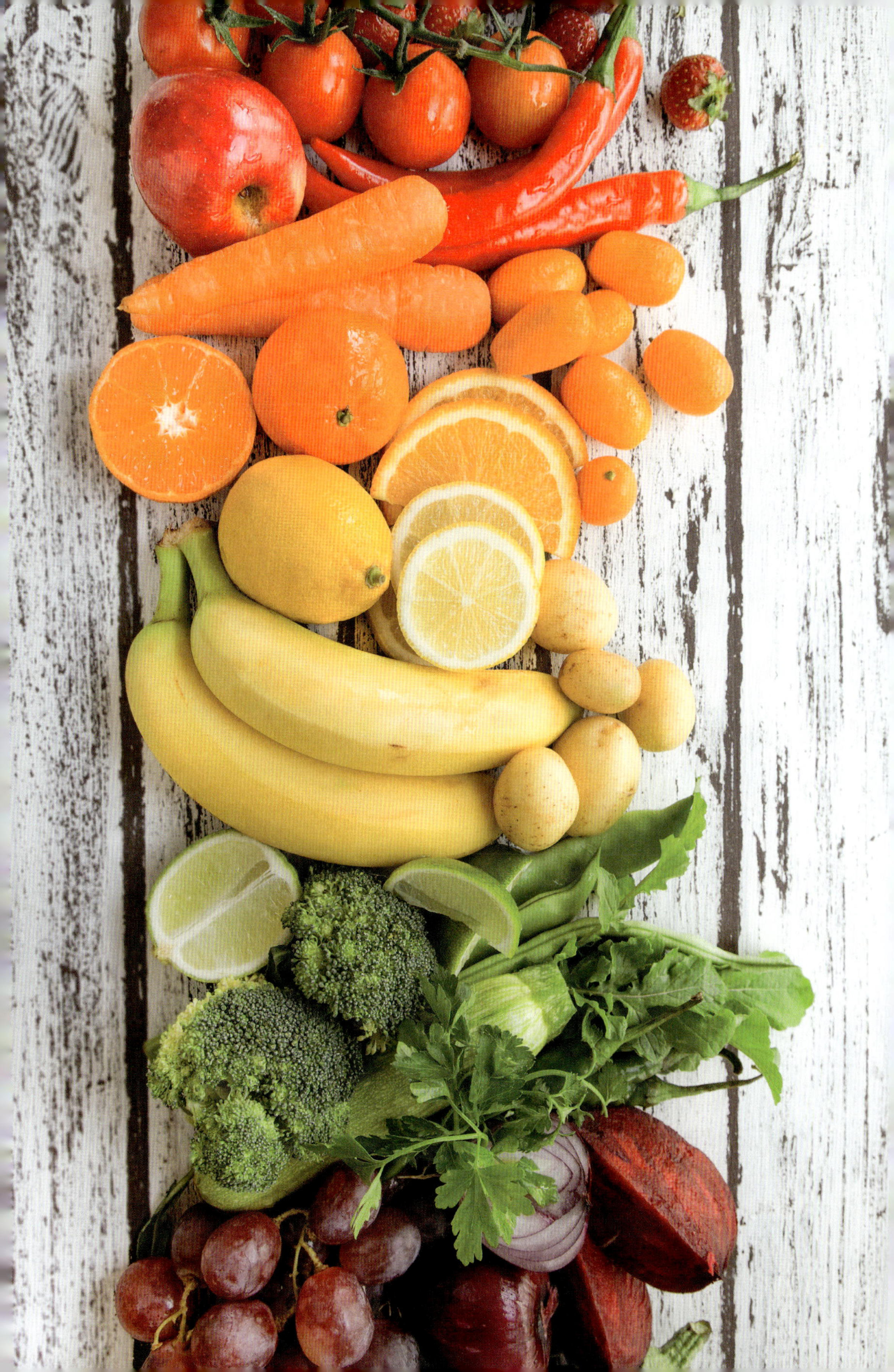

vorstellen, wie diese kleinen Stückchen Fett im Inneren Ihrer Muskelzellen schrumpfen. Wie Sie in Kapitel 2 gesehen haben, scheinen diese kleinen Stückchen Fett die Ursache der Insulinresistenz zu sein.

ESSEN SIE GESUNDE KOHLENHYDRATE. Viele Menschen verrenken sich, nur um stärkehaltige Lebensmittel zu meiden. Sie glauben, dass Bohnen, Linsen, Nudeln, Süßkartoffeln oder Jamswurzeln ihre Blutglukose ansteigen lassen. Und natürlich wird Ihre Blutglukose direkt nach einer Mahlzeit höher sein als vorher. Lassen Sie sich davon aber nicht gegen stärkehaltige Lebensmittel einnehmen und wenden Sie sich nicht fettigen oder proteinreichen Lebensmitteln zu. Und zwar aus folgenden Gründen:

Das Fett in Fisch und Huhn wird Ihren Gewichtsverlust in der Regel verhindern. Es wird in der Regel auch Ihre Insulinresistenz verschlimmern. Ein Beispiel, was bei einem typischen Fall passiert:

Ein Mann hat gehört, dass »Kohlenhydrate schlecht sind« oder ihm ist vielleicht aufgefallen, dass seine Blutglukosewerte nach einer Mahlzeit mit Reis oder einem stärkehaltigen Gemüse gestiegen sind. Er beschließt, Kohlenhydrate zu vermeiden und isst wieder Fisch und Huhn. Zuerst scheint diese Veränderung gut zu sein. Seine Blutglukosewerte steigen nach den Mahlzeiten nicht mehr so stark an, weil er sehr wenig Stärke zu sich nimmt. »Aha!«, sagt er sich. »Ich habe die richtige Ernährung gefunden, um meinen Blutzuckerspiegel niedrig zu halten!« In den nächsten Tagen fällt ihm aber auf, dass sich seine Nüchternglukosewerte in die falsche Richtung entwickeln. Sie steigen langsam an und nach einer oder zwei Wochen ist der Anstieg signifikant. »Und was jetzt?«, denkt er. Das geht vor sich:

Es gibt nur drei Quellen für Kalorien: Kohlenhydrate, Fett und Protein. Bei seinem Versuch Kohlenhydrate zu vermeiden, hat er mehr Fett zu sich genommen – was die Insulinresistenz in der Regel verstärkt – und Protein, was zu weiteren Problemen führt. Die gesteigerte Fettaufnahme hat seinen Blutzucker nicht gleich ansteigen lassen, aber eine fettreiche Ernährung erhöht in der Regel die Menge an Fett in den Zellen. Das Ergebnis ist eine sich langsam verstärkende Insulinresistenz. Das bedeutet, dass die Kohlenhydrate, die er später gegessen hat, den Blutzucker stärker ansteigen ließen, als sie es sonst tun würden. Mit der Zeit stieg sein Blutzucker langsam weiter an.

Die Lösung ist, fettige Lebensmittel zu vermeiden und gesunde, kohlenhydratreiche Lebensmittel zu essen, wobei Ihnen der glykämische Index bei der Auswahl der besten Lebensmittel hilft (siehe Kapitel 4). Das bedeutet Hülsenfrüchte (Bohnen, Erbsen und Linsen), Gemüse, Obst und Vollkorngetreide.

Mahlzeiten werden immer zu einem temporären Anstieg des Blutzuckerspiegels führen; was Sie erreichen wollen ist ein allgemeiner Abwärtstrend, proportional zur langsamen Verbesserung Ihrer Insulinsensitivität.

SUCHEN SIE IHREN ARZT AUF. Ein häufiger Grund für gestiegene Blutglukosewerte ist eine Entzündung. Eine Erkältung, eine Entzündung des Urinaltrakts, eine Wunde am Fuß, eine Mittelohrentzündung - und so weiter. All diese Entzündungen können Ihre Blutglukosewerte ansteigen lassen. Manchmal lässt eine überraschend kleine Wunde oder eine Erkältung, von der Sie fast nichts mitbekommen, Ihre Nüchternblutzuckerwerte sprunghaft ansteigen. Ihre Werte werden sich wieder normalisieren, wenn die Entzündung ausheilt (falls nötig mit medikamentöser Behandlung). Ihr Arzt wird vielleicht entscheiden, Ihre Diabetesmedikamente für diesen Zeitraum anzupassen.

ÜBERPRÜFEN SIE IHREN STRESSPEGEL. Stress führt zu erhöhten Blutzuckerwerten. Die Fight-or-flight-Reaktion - die körperliche Reaktion, die Sie befähigt, zu kämpfen oder davonzulaufen - kann bei jeder Art Bedrohung ausgelöst werden, ob echt oder eingebildet. Ein erhöhter Blutzucker war viel hilfreicher, als die Bedrohungen die Gestalt von Raubtieren und feindlichen Stämmen hatten. Die extra Portion Blutzucker versorgte die für die Flucht oder den Kampf benötigten Muskelgruppen mit Energie. Heute werden wir eher von Problemen am Arbeitsplatz bedroht, von finanziellen Schwierigkeiten oder Beziehungsproblemen, und höhere Blutzuckerwerte sind dabei nicht hilfreich. Aber Stress ruft immer noch dieselbe Reaktion hervor und führt immer noch zu einem Anstieg des Blutzuckers.

Wenn der Stress vorübergehend ist, werden Ihre Werte sich schnell wieder normalisieren. Wenn der Stress anhält, suchen Sie Hilfe auf. Meditation, Yoga und andere Techniken können Ihnen bei der Stressbewältigung helfen. Wenn das Problem tiefer liegt - wenn Sie Anzeichen einer Depression oder chronischer Angstzustände zeigen - versuchen Sie nicht den Helden zu spielen. Suchen Sie eine qualifizierte medizinische Fachkraft auf und fangen Sie eine Behandlung an, mit der Sie sich wohlfühlen.

BEWEGUNG UND SPORT. Wenn Sie viel sitzen, ist es an der Zeit, mehr körperliche Bewegung in Ihr Leben zu bringen. Intensive körperliche Bewegung unterstützt eine Senkung der Blutglukosewerte. Mehr Informationen dazu finden Sie in Kapitel 11.

In den meisten Fällen werden diese Maßnahmen Ihnen helfen, Ihre Blutzuckerwerte zu senken. Wenn sie trotz aller Bemühungen oben bleiben, wird Ihr Arzt eventuell Ihre Medikamente anpassen.

ANHALTENDE HUNGERGEFÜHLE

Wenn Sie Kalorien reduzieren um abzunehmen, kann es sein, dass Sie sich hungrig fühlen. Einer der Gründe, warum ich eine fettarme vegane Ernährungsweise empfehle, ist, dass sie so gehaltvoll ist - sie bietet reichlich Ballaststoffe, um Sie zu sättigen, und hat keine Einschränkungen hinsichtlich Portionsgrößen oder Kalorien. Das Ergebnis ist eine Gewichtsabnahme ohne Hunger. In unseren Studien verwenden wir einen Fragebogen, um den Hunger bei der Ernährungsweise zu ermitteln, und stellen durchgängig fest, dass unsere Probanden sich gut gesättigt fühlen.

Was ist aber, wenn Ihnen Ihre Mahlzeiten irgendwie nicht ausreichen? Hier kommen einige Vorschläge, angefangen mit dem offensichtlichsten:

ESSEN SIE MEHR. Vielleicht reicht die kleine Schüssel Haferbrei einfach nicht. Wenn Sie neue Lebensmittel ausprobieren, brauchen Sie ein bisschen Zeit, bis Sie wissen, welche Portionsgröße für Sie die richtige ist. Das gibt sich aber bald.

SETZEN SIE AUF EINEN NIEDRIGEN GI UND VIELE BALLASTSTOFFE. Wenn Sie Instant-Haferbrei zum Frühstück essen, werden Sie schneller hungrig als mit selbst gekochtem Haferbrei aus gequetschten Körnern oder Haferflocken. Der Unterschied ist einfach der, dass die Körner bei der Instantvariante stark zerkleinert sind. Statt Haferflocken haben Sie eine Schachtel Hafermehl. Das bedeutet, dass der Hafer schneller gekocht, aber auch schneller verdaut wird, Ihren Blutzucker schneller ansteigen lässt (also einen höheren GI aufweist) und Sie schneller wieder hungrig werden. Lebensmittel zu essen, die so natürlich wie möglich sind, verhindert eine zu schnelle Verdauung und hält Hungergefühle fern.

Sie brauchen Lebensmittel, die sowohl einen niedrigen GI-Wert *als auch* viele Ballaststoffe aufweisen. Ein Lebensmittel, das die eine Sache bietet, liefert nicht unbedingt auch die andere. Vollkornweizenbrot enthält zum Beispiel viele Ballaststoffe, aber Weizenkörner geben den natürlich enthaltenen Zucker relativ schnell ins Blut ab (haben also einen hohen GI). Tatsächlich hat Weißbrot (bei dem die Ballaststoffe entfernt wurden) praktisch denselben GI wie Vollkornweizenbrot. Dagegen wird Roggenbrot langsamer verdaut und gibt den natürlicherweise enthaltenen Zucker langsamer ins Blut ab, hat also einen niedrigen GI. Ihre Ballaststoffaufnahme können Sie mit einem schnellen Ballaststoff-Check überprüfen (Seite 124).

ESSEN SIE GESUNDE ZWISCHENMAHLZEITEN. Es wird oft vorkommen, dass Sie zwischen den Mahlzeiten etwas zu essen haben wollen, und Sie sollten auch etwas zwischendurch essen! In Kapitel 5 finden Sie eine Übersicht über die geeignetsten Zwischenmahlzeiten.

ESSGELÜSTE STILLEN

Wenn Sie seit einiger Zeit Diabetes haben, mussten Sie sich bereits mit der allgegenwärtigen Verfügbarkeit von Junkfood auseinandersetzen. Ungesunde Snacks sind überall. Aber warum führen sie uns so stark in Versuchung? Warum sind Zucker oder Schokolade manchmal so unwiderstehlich? Warum ist es manchmal so schwer, Käse oder Fleisch zu widerstehen? Woher kommt dieses Verlangen?

Eine unserer Teilnehmerinnen fragte mich einmal, was mit ihr nicht stimme. Sie hatte seit 12 Jahren Diabetes und träumte von zuckerhaltigen Lebensmitteln, obwohl sie wusste, dass sie sich von ihnen fernhalten sollte. Besonders wenn sie gestresst oder müde war, schienen Kekse, Schokolade und Kuchen nach ihr zu rufen. Sie hatte das Verlangen beinahe täglich. »Ich glaube, ich habe einfach einen schwachen Willen«, sagte sie. Ihr Verlangen war ihr peinlich, daher vermied sie das Thema, wenn sie mit Ihrer Ernährungsfachkraft sprach.

Das Wichtigste in Bezug auf Essgelüste ist: Die Ursache ist weder ein schwacher Wille noch Fressgier. Gelüste werden von *biologischen Eigenschaften der Lebensmittel selbst* ausgelöst. Das heißt, die chemische Zusammensetzung bestimmter Lebensmittel führt dazu, dass wir nach diesen regelrecht süchtig werden, so wie Drogen, Alkohol und Tabak süchtig machende Komponenten enthalten.

Damit wir uns nicht missverstehen: Nur bestimmte Lebensmittel lösen ein solches Verlangen aus. Dieselben Lebensmittel verführen fast alle Menschen.

Vier Arten von Lebensmitteln erzeugen biochemische Effekte, die denen süchtig machender Drogen nicht unähnlich sind. Diese Lebensmittel sind nicht so wirksam oder gefährlich wie Drogen, aber die chemische Seite der Sucht scheint bei diesen Lebensmitteln ebenfalls gegeben zu sein. Ich habe diese Effekte detailliert in meinem Buch *Breaking the Food Seduction* beschrieben. Ich möchte die wichtigsten Punkte für Sie zusammenfassen. Die vier Kategorien süchtig machender Lebensmittel sind: Zucker, Schokolade, Käse und Fleisch.

ZUCKER. Zucker ist nicht einfach nur süß. Zusätzlich zum Geschmack hat Zucker auch einen leichten drogenähnlichen Effekt. Das heißt, er wirkt auf das Gehirn im Grunde auf die gleiche Weise wie Opiate – Morphin und Heroin zum Beispiel – wenn auch nicht so stark. Dieser Effekt erklärt, warum manche Menschen nach Zucker geradezu süchtig sind, besonders wenn sie unter Stress leiden.

Woher wissen wir, dass Zucker diese Wirkung hat? In kontrollierten Studien verwenden Wissenschaftler ein Medikament namens Naloxon. Naloxon kommt normalerweise in der Notaufnahme zum Einsatz, um die Wirkung von Heroin oder anderen Opiaten zu unterbinden. Wenn eine Person eine Überdosis Heroin eingenommen hat, injizieren die Ärzte Naloxon, um das Heroin (und jedes andere Narkotikum) daran zu hindern, an Rezeptoren im Gehirn anzudocken. Ein komatöser Drogensüchtiger, der gerade noch kurz vor dem Tod stand, erwacht dank einer Dosis Naloxon schlagartig.

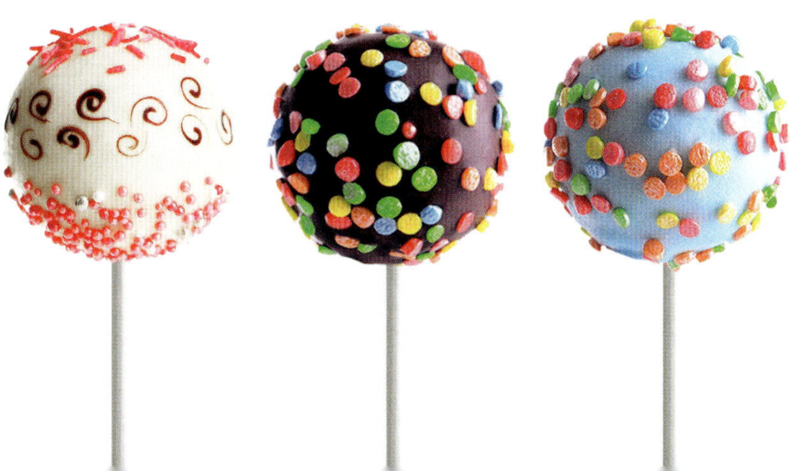

Wissenschaftler haben Naloxon freiwilligen Testpersonen verabreicht und ihnen verschiedene zuckerhaltige Lebensmittel angeboten. Dann haben sie gemessen, wie viel die Testpersonen aßen und die Ergebnisse mit der Kontrollgruppe verglichen, die kein Naloxon erhalten hatte.

Es stellte sich heraus, dass Naloxon das Verlangen nach Zucker merklich dämpft. Normalerweise würden Sie vielleicht nach einem Donut mit Zuckerglasur oder einem Stück Kuchen lechzen, aber nach einer Dosis Naloxon ist das Verlangen stark gehemmt. Die Wirkung wird besonders bei Produkten deutlich, die sowohl Zucker als auch Fett enthalten: Kekse, Kuchen und Eiscreme.

Naloxon wird intravenös verabreicht und ist nicht zur Behandlung einer Esssucht geeignet; es wurde nur zu Forschungszwecken eingesetzt. Diese Experimente zeigen, dass Zucker nicht einfach nur die Geschmacksnerven erfreut; er stimuliert auch die Freilassung von Opiaten im Gehirn. So wie intensive Bewegung die Freisetzung von Endorphinen bewirkt – natürlichen Wohlfühlstoffen im Gehirn – scheint Zucker etwas sehr Ähnliches zu tun.

Lassen Sie mich das klarstellen: Zucker enthält keine Opiate. Vielmehr ist es anscheinend der Geschmack von Zucker auf der Zunge, der die Freisetzung von Opiaten im Gehirn bewirkt. Im Gegenzug veranlassen diese Opiate die Freisetzung eines anderen natürlichen Stoffs, Dopamin, entscheidend für die Belohnungszentren des Gehirns. Drogen – Heroin, Kokain, Marihuana, Tabak, Alkohol und alle anderen – führen zur Ausschüttung von Dopamin. Zucker scheint das Gleiche zu tun. Forschungsergebnisse lassen vermuten, dass die Wirkung von Zucker auf das Gehirn Schmerzen und Unwohlsein lindert und uns einen kleinen Energieschub verleiht. Es ist also kein Wunder, dass wir zuckerhaltiges Essen lieben, besonders wenn wir gestresst sind.

Zucker hat auf wenige Stunden alte Neugeborene dieselbe Wirkung. Wenn Säuglinge zur Blutabnahme in die Ferse gepiekst werden, weinen sie deutlich weniger, wenn ihnen vorher ein wenig Zuckerwasser in den Mund geträufelt wird.

Das Verlangen nach Zucker geht über schlichten Zucker hinaus. Manche Menschen sind auch süchtig nach Weißbrot oder Brötchen, die schnell zu Zucker abgebaut werden und Zucker ins Blut freisetzen. Im Grunde gieren sie nach hochglykämischen Lebensmitteln – Zucker, Keksen, Crackern, Weißbrot, Kartoffeln oder Frühstückszerealien. Zwar genießen wir auch niedrig-glykämische Lebensmittel, werden aber normalerweise nicht süchtig danach.

SCHOKOLADE. Dass Schokolade süchtig machen kann, ist schon lange Thema psychiatrischer Journale. In wissenschaftlichen Studien verlieren die süchtigsten Schokoholiker das Verlangen nach Schokolade, wenn sie opiathemmende Medikamente erhalten. Diese Experimente zeigen, dass es nicht nur der Geschmack oder das Mundgefühl ist, nach denen wir verlangen. Schokolade scheint auch ein wenig auf unser Gehirn zu wirken.

Die Anziehungskraft von Schokolade beruht nicht einfach darauf, dass sie süß ist. Schließlich wäre kein ernsthafter Schokoladenliebhaber nur mit Zucker zu befriedigen. Schokolade enthält auch Koffein, Theobromin und Phenethylamin. Lauter Stimulantien, die eine große Rolle bei der Verführungskraft der Schokolade spielen können, abgesehen von der opiatähnlichen Wirkung.

Wenn Sie Schokolade lieben, wissen Sie vermutlich bereits, dass diese manchmal mehr als nur etwas zu essen ist: Sie merken nicht nur, dass Sie Schokolade *wollen*, Sie spüren, dass Sie sie *brauchen*. Leider enthält Schokolade nicht nur viel Zucker, sondern auch ziemlich viel Fett.

KÄSE. Auch wenn Käse manchmal ein wenig nach alten Socken riecht, ist es eines der Lebensmittel, von dem Menschen, die ihre Ernährung verbessern, am schwersten lassen können. Käse enthält offensichtlich etwas neben Fett und Cholesterin, was für seine Beliebtheit verantwortlich ist.

Dieses »Etwas« kann das Milchprotein oder Kasein sein. Wie bei allen Proteinen erinnert die molekulare Struktur sehr an eine lange Perlenkette, bei der jede Perle für eine Aminosäure steht. Normalerweise werden diese Aminosäuren bei der Verdauung der Proteine nach und nach gelöst und gehen in den Blutkreislauf über, um beim Aufbau von Körpergewebe und zur Reparatur von Schäden eingesetzt zu werden.

Kasein verhält sich anders. Es lässt nicht einfach einzelne Aminosäuren frei, wenn es abgebaut wird. Es zerbricht in kurze Ketten von Aminosäuren – Ketten mit vielleicht vier, fünf oder sieben »Perlen«. Dies sind nicht einfach nur die Aminosäurebausteine für Proteine; es sind auch biologisch aktive Verbindungen mit einer milden narkotischen Wirkung. Wissenschaftler nennen sie Kasomorphine – vom Kasein stammende morphinähnliche Verbindungen. Gäben Wissenschaftler Ihnen Käse zum Essen und würden anschließend eine Probe aus dem Inhalt Ihres Verdauungstrakts entnehmen, würden sie verschiedene Kasomorphine mit milder narkotischer Wirkung vorfinden. Einige vermuten daher, dass die narkotische Wirkung der Kasomorphine für die Anziehungskraft von Käse verantwortlich ist. Diese Effekte könnten auch erklären, warum Käse zu Verstopfung führen kann, da narkotische Verbindungen häufig die Verdauung verlangsamen.

Die Wissenschaft versucht immer noch, Kasomorphine zu verstehen. Wir wissen, dass sie im Verdauungstrakt beim Abbau von Kasein gebildet werden und dass sie bei Säuglingen in den Blutkreislauf gelangen können. Sie scheinen bei Säuglingen als mildes Beruhigungsmittel zu wirken. Wir wissen auch, dass Kasein in Milch und Speiseeis enthalten ist und in besonders hoher Konzentration in Käse. Was wir noch nicht wissen ist, in welchem Ausmaß Kasomorphine bei Erwachsenen ins Blut aufgenommen werden.

Sie wissen, ob Sie gerne Käse essen. Wenn dem so ist, arbeiten Fett und Cholesterin Hand in Hand gegen Sie. In Kürze werden wir uns ansehen, wie Sie sich von diesen und anderen Esssüchten befreien.

FLEISCH. Vor allem Männer beschreiben Fleisch als das allerletzte Lebensmittel, das sie je aufgeben würden. Egal, wie oft sie daran erinnert werden, was Fleisch für ihren Taillenumfang oder ihren Cholesterinspiegel bedeutet, vielen fällt es schwer, sich von ihrer emotionalen Abhängigkeit von Rinderbraten, Steaks oder Hühnerschlegeln zu lösen.

Wieder legen Versuche mit opiathemmenden Medikamenten nahe, dass ein Teil der Anziehungskraft des Fleischs in dessen opiatähnlicher Wirkung im Gehirn liegt. Englische Wissenschaftler verabreichten freiwilligen Testpersonen opiathemmende Medikamente und untersuchten ihr Verlangen nach Schinken, Salami und Thunfisch. Die Ergebnisse zeigten, dass ein Unterdrücken der Opiatwirkung dazu führte, dass die Testpersonen ihr Interesse an Fleisch größtenteils verloren.[1]

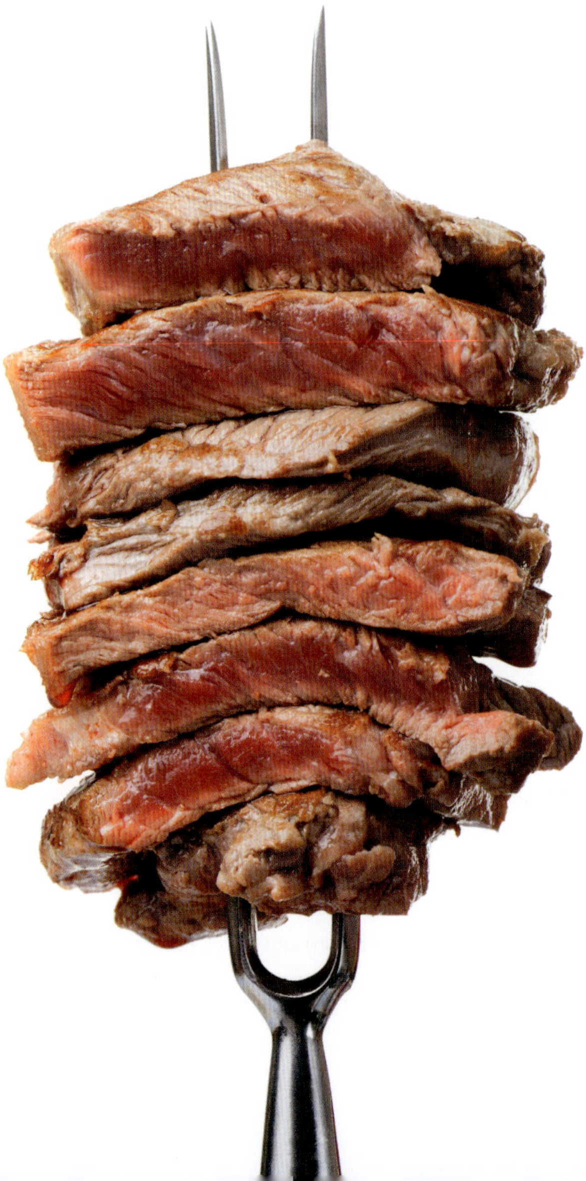

Richten Sie Ihre Prioritäten neu aus

Wenn Ihre Essgelüste Ihre neue Ernährungsweise sabotieren, lassen Sie sich nicht entmutigen. Sie sind nicht das Opfer der falschen Erziehung oder einer schwachen Persönlichkeit. Tatsächlich sind Sie nach den meisten Lebensmitteln nicht süchtig. Sie mögen vielleicht Äpfel, Orangen, Bananen oder Spargel, aber Sie haben noch nie nach diesen Lebensmitteln gegriffen, wenn Sie im Stress waren. Sie sind noch nie kurz vor Ladenschluss zum Supermarkt gefahren, weil Sie *unbedingt* noch Blumenkohl haben mussten. Sie haben stattdessen nach Zucker, Schokolade, Käse oder Fleisch gegriffen, weil diese Lebensmittel mehr sind als nur etwas zu essen. Sie wirken mithilfe chemischer Stoffe auf unser Gehirn. Manche Getränke, wie Wein oder Kaffee, haben auch drogenähnliche Effekte und können süchtig machen. Was Lebensmittel angeht, ist die Liste aber auf die vier erwähnten beschränkt. Diese Lebensmittel nehmen mit ihrem unheilvollen Zauber fast jeden gefangen.

Bevor wir uns ansehen, was Sie anstelle des überzuckerten Donuts, des Schokoriegels oder des Cheeseburgers essen können, lassen Sie uns noch einmal ansehen, was in Ihrem Gehirn passiert, wenn Sie diese Dinge essen.

Ein Netzwerk aus Zellen tief im Inneren Ihres Gehirns bildet das sogenannte Belohnungszentrum. Tatsächlich ist es für Glücksgefühle zuständig. Ohne dieses Netzwerk wäre das Leben ein einziger langer grauer Tag.

Das Belohnungszentrum ist aber nicht nur zum Spaß da. Es ist da, um Sie und unsere Art am Leben zu erhalten. Lassen Sie mich dies näher erläutern: Wenn Essen Ihnen keinerlei Vergnügen bereiten würde, hätten Sie keine Motivation, etwas zu essen. Vielleicht würden Sie ganz vergessen, etwas zu essen! Genauso ist es mit dem Sex: Wenn es eine vollständig langweilige Sache wäre, würde unsere Art bald aussterben. Wenn Sie essen oder Sex haben, schüttet Ihr Belohnungszentrum daher ein wenig Dopamin zur Belohnung aus.

Dabei führt das Dopamin zu leichten neurologischen Veränderungen, die dringlich danach verlangen, dass Sie die Aktion von eben wiederholen. »Das hat Spaß gemacht«, scheint Ihr Belohnungszentrum zu sagen. »Das müssen wir auf jeden Fall noch einmal machen.«

In der Natur würde dies bedeuten, dass Sie eine Belohnung bekommen, wenn Sie eine neue Nahrungsquelle entdecken oder einen Geschlechtspartner, mit dem Ergebnis, dass Sie Ihren Fund immer wieder genießen könnten. Das Problem ist, dass dieses System leicht missbraucht werden kann. Alkohol, Drogen, Tabak – und ja, ungesundes Essen – führen zu einer signifikanten Dopaminausschüttung, daher mögen Sie diese Dinge nicht nur, sondern wollen sie immer wieder haben. Ihr Belohnungszentrum richtet Ihre Prioritäten neu aus, um das zu bevorzugen, von dem es zuletzt stimuliert wurde. Sie stellen fest, dass Sie Ihren Tag rund um Zucker oder Schokolade planen, so wie ein Alkoholiker sich regelmäßig Gedanken macht, wie er an seinen nächsten

Drink kommt. Vielleicht haben Sie sich schon einmal gefragt, warum diese ansonsten banalen Lebensmittel solche Macht haben. Es liegt daran, dass sie Ihr Belohnungszentrum und Ihr internes Prioritäten-System beeinflussen.

Befreien Sie sich

Wenn Sie Zucker und Schokolade nur gelegentlich in Ihrem Leben brauchen, müssen Sie sich keine weiteren Gedanken machen. Aber wenn Ihr Hüftumfang zusehends größer wird oder Ihre Gesundheit aufgrund Ihrer Ernährungsgewohnheiten leidet, wird es Zeit, dass Sie sich Ihrer Sucht bewusst werden. Was können Sie tun, wenn Sie süchtig sind?

Mit ungesundem Essen werden Sie am einfachsten fertig, wenn Sie sich nicht in Versuchung führen. Räumen Sie es ganz beiseite, zumindest für den Moment. Haben Sie nichts davon im Haus und kaufen Sie es nicht ein. Denken Sie nicht darüber nach, ob Sie zukünftig wieder süchtig danach werden. Lassen Sie es im Moment einfach weg.

Dadurch kann Ihr Gehirn die Prioritäten wieder auf Essen ausrichten, das gut für Sie ist. Sie werden vermutlich feststellen, dass Ihr Verlangen nach ungesunden Lebensmitteln schwächer wird, je länger Sie sich von diesen fernhalten. Die folgenden Maßnahmen können auch hilfreich sein:

- Essen Sie ein gesundes Frühstück und lassen Sie keine Mahlzeiten aus. Essgelüste treten auf, wenn Sie Hunger haben.
- Sorgen Sie für regelmäßige Bewegung, damit Sie abends müde sind und gut schlafen, und gönnen Sie sich ausreichend Pausen. Essgelüste sind stärker, wenn Sie nicht gut schlafen.
- Vermeiden Sie Situationen, die ein Verlangen auslösen. Bei manchen Menschen setzt die Sucht ein, wenn sie allein sind, wenn sie sich Kochsendungen im Fernsehen ansehen, wenn sie Verkaufsstände im Kino sehen oder wenn sie bei Freunden zu Besuch sind, die selbst esssüchtig sind. Versuchen Sie herauszufinden, was Ihre Auslöser sind und vermeiden Sie sie, so gut es geht.

Genuss ohne Reue

Manchmal genügt ein einfacher Ersatz, um von einem ungesunden Lebensmittel die Finger zu lassen. Nachfolgend finden Sie Beispiele.

WENN SIE SÜCHTIG NACH ZUCKER SIND: In manchen Gerichten können Sie Zucker durch Ahornsirup, Melasse, Hirsesirup und Zuckerrohrsaftgranulat ersetzen. Das sind keine gesunden Lebensmittel! Die Idee ist, weißen Zucker durch geringere

Mengen Sirup oder Saft zu ersetzen. Diese sind so geschmacksintensiv, dass es nicht auffällt, wenn Sie weniger verwenden.

Stevia ist ein stark süßendes Derivat einer Kräuterpflanze aus Paraguay und ist in der EU als Süßstoff zugelassen.

Sucralose ist ein kalorienfreier Süßstoff aus Rohrzucker, dem auf chemische Weise Chlor zugesetzt wurde, was dazu führt, dass das Endprodukt sehr viel süßer ist. Zuckeralkohole wie Mannitol, Sorbitol und Xylitol sind kalorienarme Süßstoffe, die manchmal in Bonbons, Kaugummi und Desserts eingesetzt werden. Sie enthalten nur ungefähr halb so viele Kalorien wie Haushaltszucker. Es gibt natürlich noch mehr künstliche Süßstoffe. Der Nachteil von vielen ist, dass sie Ihnen nicht helfen, Ihre Liebesbeziehung mit Süßigkeiten zu beenden, daher werden Sie wieder nach Zucker greifen, wenn Sie keine Ersatzstoffe mehr im Haus haben.

Von meinem Freund und Kollegen Dr. Hans Diehl, Leiter des *Coronary Health Improvement Projects*, stammt die Aussage, dass man einen süßen Zahn am erfolgreichsten behandelt, wenn man ihn zieht! Wenn Sie Süßigkeiten eine Weile vermeiden, werden Sie sie mit der Zeit vergessen.

Natürlich ist frisches Obst das Beste für Ihren süßen Zahn – die Süßigkeiten der Natur. Dadurch stellen Sie auch sicher, dass Sie ausreichend komplexe Kohlehydrate aufnehmen – Getreide, Süßkartoffeln und Bohnen zum Beispiel. Diese Lebensmittel liefern die Energie, die Sie brauchen, in einer Form, die sehr viel gesünder ist als Zucker.

WENN SIE SÜCHTIG NACH SCHOKOLADE SIND: Kakaopulver ist im Grunde entfettete Schokolade. Sie können es in Getränken oder Backwaren verwenden oder als Dip für Erdbeeren oder anderes frisches Obst nutzen. Es gibt auch fettarmes Eis und Sorbets auf Sojabasis.

WENN SIE SÜCHTIG NACH KÄSE SIND: Lernen Sie Hefeflocken kennen. Sie finden diese zum Beispiel in Naturkostläden. Hefeflocken (keine Bierhefe oder Backhefe) verleiht Soßen und Aufläufen einen käsigen Geschmack.

In Gerichten mit Ricotta oder Hüttenkäse können Sie diese durch zerdrückten Tofu mit etwas Zitronensaft ersetzen. Wenn Sie Käseersatz aus Soja kaufen, lesen Sie das Etikett, um den Fettgehalt zu überprüfen und zu sehen, ob Kasein zugesetzt wurde, das Milchprotein.

WENN SIE SÜCHTIG NACH FLEISCH SIND: Für Hotdogs, Burger und Wurstwaren finden Sie heute in vielen Läden gute Ersatzprodukte. Seitan (aus Weizengluten), Tofu, Tempeh und texturiertes pflanzliches Protein sind vielseitig einsetzbare Produkte, die sich in Gerichten gut anstelle von Fleisch verwenden lassen. Bei den Menüs und Rezepten im hinteren Teil des Buchs finden Sie viele Vorschläge. Überraschenderweise lässt das Verlangen nach Fleisch sehr schnell nach, wenn Sie es aus der Ernährung streichen. Menschen, die der Meinung waren, ohne Steak oder Lachs nicht leben zu können, stellen fest, dass sie überhaupt kein Verlangen mehr danach haben.

Genetische Einflüsse auf Esssüchte

Obwohl Esssüchte jeden treffen können, sind manche Menschen besonders anfällig. Wissenschaftler haben festgestellt, dass manche Menschen mit weniger Rezeptoren für Dopamin geboren werden, dem Botenstoff im Hirn, der für Glücksgefühle zuständig ist. Anscheinend bedeutet dieser Mangel, dass diese Menschen weniger Dopaminstimulation erfahren und weniger Wohlgefühle, die das Dopamin liefert. Sie fühlen sich dadurch manchmal ein wenig als Außenseiter. Und greifen deshalb zu Tabak, Alkohol oder Drogen; vermutlich auf der Suche nach der Stimulation, die die Natur ihnen vorenthalten hat. Sie können sogar der Spielsucht verfallen oder zu zwanghaften Essern werden.

Die Ursache liegt in einem Gen. Die Rezeptoren für Dopamin werden nach den Vorgaben auf unseren Chromosomen gebaut – der langen, gewundenen, treppenförmigen Reihe Gene in jeder unserer Zellen, die bestimmt, wer wir sind. Ihre Eltern haben ihre Gene an Sie weitergegeben und Ihr Körper spiegelt die Einflüsse beider Elternteile wider. Wenn ein Elternteil ein Gen für eine zu geringe Anzahl Dopaminrezeptoren weitervererbt hat, haben Sie ungefähr ein Drittel weniger Rezeptoren als andere Menschen.

Wenn Sie die Menschen in Raucherentwöhnungsprogrammen oder in Drogenentzugskliniken untersuchen könnten, würden Sie feststellen, dass bis zu 40 Prozent ein Gen haben, das dazu führt, dass sie zu wenige Rezeptoren namens Dopaminrezeptor D2 oder abgekürzt DRD2 haben.

Vor mehreren Jahren habe ich mich gefragt, ob Menschen, denen es schwerfällt, sich gesund zu ernähren, diese genetische Variante haben. Der Mediziner Dr. Ernest Noble von der University in California in Los Angeles führte an unseren Patienten genetische Analysen durch. Zu unserer Überraschung stellte er fest, dass fast die Hälfte unserer Forschungsteilnehmer mit Typ-2-Diabetes das Gen hatte, das mit einer geringeren Anzahl Dopaminrezeptoren assoziiert war. Diese Anzahl liegt deutlich über dem Anteil von ungefähr einem Fünftel der Gesamtbevölkerung.

Dies warf eine verstörende Frage auf: Führte der Mangel an Dopaminrezeptoren dazu, dass sie zu viel aßen? Führte das übermäßige Essen wiederum dazu, dass sie zunahmen, was wiederum zu Diabetes führte? Wir haben nicht alle Fragen diesbezüglich beantwortet, aber wir stellten fest, dass Probanden mit diesem Gen zwar stark von unserer Ernährungsweise profitierten, aber nicht so sehr wie Probanden mit der normalen Anzahl Dopaminrezeptoren. Ihre HbA1c-Werte sanken durchschnittlich um 0,9 Prozentpunkte, die der Probanden ohne das Gen um 1,6 Prozentpunkte. Könnte dieses Gen bedeuten, dass manche Menschen mit einer geringeren Widerstandskraft gegenüber ungesundem Essen geboren werden? Oder zeigen sich bei einem Dopaminmangel vielleicht direkte biochemische Auswirkungen? Ist weniger Dopamin mit erhöhter Insulinresistenz gleichzusetzen? Wir wissen es noch nicht.

POSTSYNAPTISCHE ZELLE

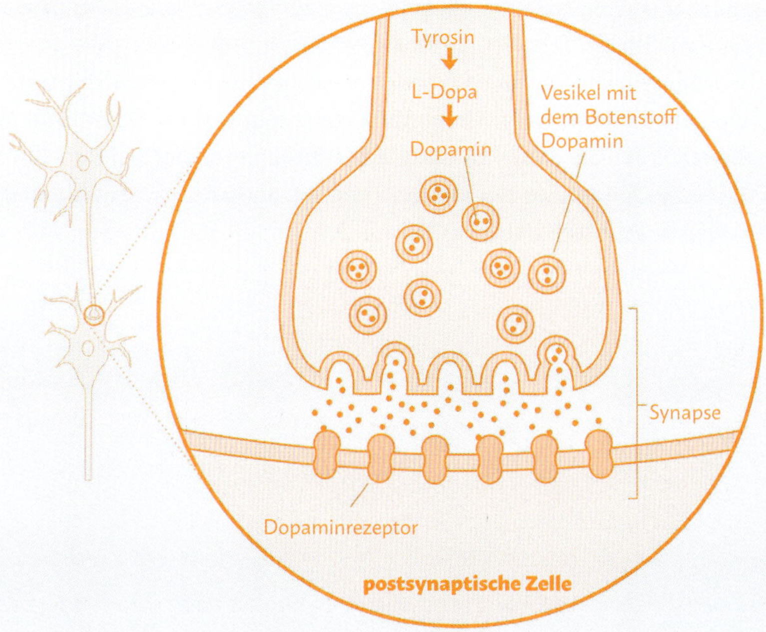

Die Gehirnzelle (in der Abbildung oben) enthält kleine Pakete (Vesikel) mit Dopamin. Wenn Sie eine angenehme Empfindung erleben, lassen diese Vesikel Dopamin in den Raum (die Synapse) frei, der sich zwischen dieser Zelle und der nächsten befindet. Wenn die Dopaminmoleküle die nächste Zelle erreichen, heften sie sich an die Dopaminrezeptoren; die Wirkung hängt davon ab, wie viele Dopaminrezeptoren Sie besitzen. Manche Menschen haben ungefähr ein Drittel weniger Rezeptoren als andere.

Im Moment wird diese Art genetischer Untersuchung nur in wissenschaftlichen Studien durchgeführt. Ihr Arzt kann nicht bestimmen, ob Sie genetisch bedingt mit weniger Dopaminrezeptoren ausgestattet sind. Was Ihren Ernährungsplan betrifft, spielt dies allerdings auch keine Rolle. Die in diesem Buch beschriebene Ernährungsweise wird Ihnen sehr wahrscheinlich helfen, unabhängig von Ihrer genetischen Ausstattung. Ich habe die Sache mit den Genen nur erwähnt, um den Punkt zu unterstreichen, dass Gelüste und Esssüchte *körperlich* bedingt sind und keine Frage der Moral. Die Ursache liegt in den Eigenschaften der Lebensmittel, die mit unserer körpereigenen Biochemie interagieren.

Ein letzter Punkt: Wenn bestimmte Lebensmittel wie Drogen wirken, macht es Sinn, sie wie Drogen zu behandeln. Mit anderen Worten: Vermeiden Sie sie. So wie es für Raucher einfacher ist ganz aufzuhören, als weniger zu rauchen, und für Alkoholiker einfacher ganz aufzuhören, als Wein in Maßen zu trinken, ist es sehr hart, wenn Sie sich mit Lebensmitteln in Versuchung führen, nach denen Sie schnell süchtig werden. Es ist tatsächlich einfacher, wenn Sie sie ganz ignorieren und Ihr Möglichstes tun, sie zu vergessen. Wenn Sie einige Wochen lang keines dieser biochemisch aktiven Lebensmittel essen, werden Sie viel weniger Verlangen danach spüren, als wenn Sie erst gestern welche gegessen haben.

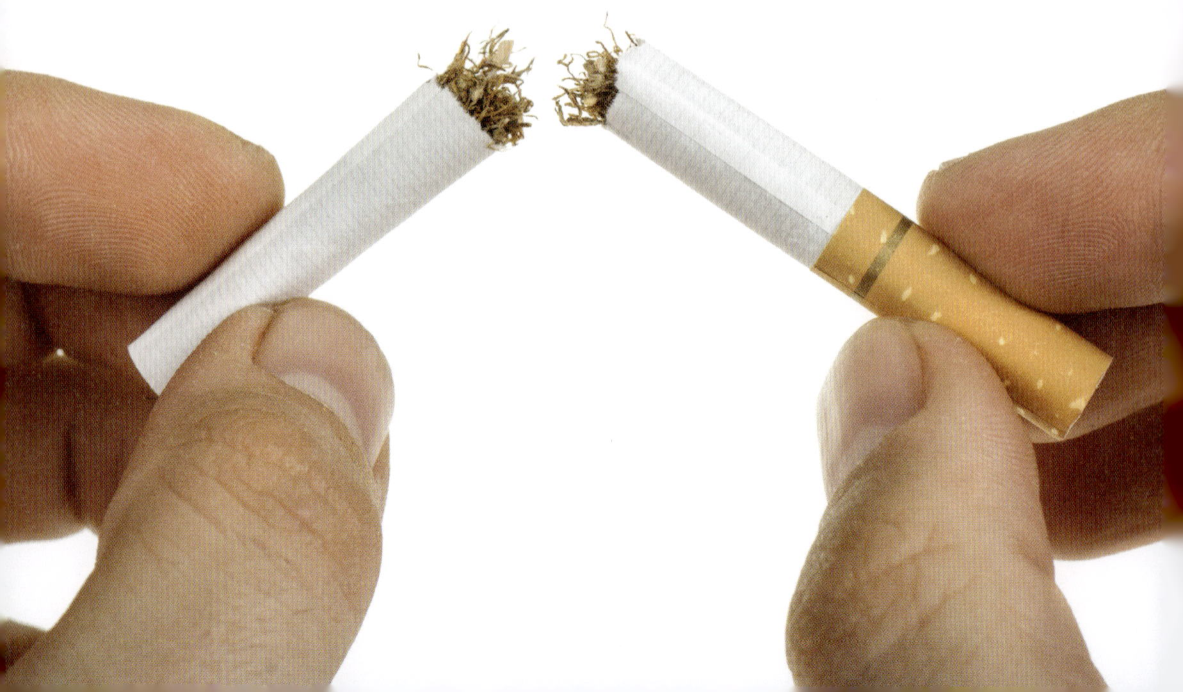

VERDAUUNGSPROBLEME

Eine auf Pflanzen basierende Ernährung ist perfekt für Menschen, die von Verstopfung geplagt sind. Die natürlichen Ballaststoffe, die sie liefert, ist genau das, was Ihr Verdauungstrakt braucht. Manche Lebensmittel können allerdings zu leichten Blähungen führen. Wenn es Ihnen so geht, lesen Sie weiter und erfahren Sie, was Sie dagegen tun können.

Erst einmal verursachen nur bestimmte Lebensmittel Blähungen. Getreide, Obst und das meiste Gemüse werden für unschuldig erklärt. Bohnen und nicht ausreichend gekochte Kreuzblütlergemüsearten (Brokkoli, Weißkohl, Blumenkohl und Rosenkohl zum Beispiel) sind die Hauptschuldigen. Die Chancen stehen gut, dass Sie nur die Portionen etwas verkleinern müssen. Wenn Sie statt eines riesigen Steaks eine riesige Menge Bohnen gegessen haben, denken Sie daran, dass eine kleine Menge Bohnen lange vorhält. Versuchen Sie Ihre Portionen zu verkleinern.

Mit der Zeit werden Sie feststellen, dass Ihr Körper sich anpasst, sodass Sie größere Portionen verzehren können, ohne an Blähungen zu leiden. Wenn Sie getrocknete Bohnen kochen, schütten Sie das Einweichwasser weg und kochen Sie sie in frischem Wasser. Kochen Sie sie gründlich (es gibt keine Bohnen *al dente*)! Das Gleiche gilt für Kreuzblütlergemüse. Frischer Brokkoli ist auch roh sehr lecker, aber wenn Sie dadurch Verdauungsprobleme bekommen, sollten Sie Gemüse kochen, bis Sie es leicht mit einer Gabel aufspießen können.

Milchprodukte und Zucker sollten Sie natürlich vermeiden. Milchprodukte sind ohnehin bereits aus der Ernährung gestrichen, aber Verdauungsprobleme sind noch ein Grund mehr, sich von ihnen fernzuhalten, wie in Kapitel 4 erläutert. Die Laktose (Milchzucker), die für ganze 55 Prozent der Kalorien in fettfreier Milch verantwortlich ist, führt bei vielen Menschen zu Blähungen, Krämpfen und Durchfall. Und zwar aus folgendem Grund:

Bei Säuglingen wird das Enzym Laktase vom Körper produziert, das Laktose im Verdauungstrakt abbaut, damit sie absorbiert und zur Energieerzeugung verwendet werden kann. Nach der Säuglings- und Kleinkindphase verlieren die meisten Menschen dieses Enzym wieder. Die Folge, Laktoseintoleranz, hielt man früher für anormal, heute weiß man, dass es die biologische Norm ist – nicht nur bei Menschen, sondern bei allen Säugetieren. Weil der Körper die Laktaseproduktion nach und nach einstellt, ist vielen Menschen die Verbindung zwischen ihren Verdauungsproblemen und Milchprodukten nicht klar.

Bei ungefähr 85 Prozent der Menschen kaukasischer Herkunft führt eine genetische Mutation dazu, dass das Enzym Laktase auch im Erwachsenenalter noch lange produziert wird. Dennoch werden die meisten früher oder später von Laktoseintoleranz betroffen. Wenn Sie Milchprodukte einige Tage lang aus Ihrer Ernährung streichen, werden Sie sehen, ob Sie dazu gehören.

Manche Menschen haben Probleme Zucker (Sukrose) zu verdauen. Auch das ist leicht zu überprüfen. Lassen Sie Zucker einige Tage weg und sehen Sie, ob es Ihnen besser geht.

HOHE TRIGLYZERIDWERTE

Wenn Ihr Arzt Ihre Cholesterinwerte überprüft, werden auf dem Laborbericht häufig auch die Triglyzeridwerte aufgeführt. Triglyzeride sind Fettmoleküle, die verschiedene Funktionen übernehmen. Wie bei Cholesterin ist eine gewisse Menge Triglyzeride im Blut normaler Bestandteil der menschlichen Biochemie. Hohe Triglyzeridwerte steigern aber das Risiko für Herzkrankheiten, Krankheiten der Bauchspeicheldrüse und andere Probleme. Wie in Kapitel 7 angesprochen liegt eine normale Triglyzeridkonzentration bei unter 150 mg/dl. Werte zwischen 150 und 199 mg/dl gelten als grenzwertig und Werte zwischen 200 und 499 mg/dl als hoch. Konzentrationen von 500 mg/dl und mehr gelten als sehr hoch.

Die Ergebnisse einiger Studien lassen vermuten, dass eine Ernährung mit vielen raffinierten Kohlenhydraten zu einem temporären Anstieg der Triglyzeridwerte führen kann. Ballaststoffreiche und niedrig-glykämische Lebensmittel scheinen die gegenteilige Wirkung zu haben.[2] Sie sollten diese Lebensmittel daher klar favorisieren. Zudem führt eine fettarme, vegane Ernährung dazu, dass Sie abnehmen, was wiederum die Triglyzeridwerte senkt.

Regelmäßige Bewegung hilft ebenfalls. Moderate körperliche Aktivität wie Spazierengehen senkt die Triglyzeridkonzentration um ungefähr 10 mg/dl, und intensivere Bewegung kann höhere Effekte erzielen.[3] Auf Alkohol zu verzichten ist ebenfalls hilfreich. Alkohol scheint die Triglyzeridwerte leicht zu erhöhen, daher sinken sie wieder, wenn Sie Alkohol meiden.[4,5]

INTERAKTION VON GEMÜSE UND BLUT VERDÜNNENDEN MEDIKAMENTEN

Warfarin (Coumadin) ist ein Blut verdünnendes Medikament, das verschrieben wird, um Herzinfarkten, Schlaganfällen, Blutgerinnseln in den Beinen und anderen Problemen vorzubeugen. Es wirkt als Antagonist für Vitamin K, das am Aufbau der für die Blutgerinnung benötigten Proteine beteiligt ist.

Viele Menschen, die Warfarin einnehmen, glauben, dass sie auf Gemüse verzichten müssen, besonders auf viel Vitamin K enthaltendes grünes Blattgemüse, weil das Vitamin ihre Tendenz zur Bildung von Blutgerinnseln angeblich verstärkt. Aber diese gesunden Lebensmittel zu vermeiden führt zu einer sehr niedrigen Versorgung mit wichtigen Vitaminen und Mineralstoffen.

Ich empfehle Ihnen, das Problem mit Ihrem Arzt und Ihrem Ernährungsberater zu erörtern, aber Gemüse zu vermeiden ist keine Lösung. Es ist wichtig, dass die Menge Gemüse, die Sie verzehren, relativ konstant bleibt, damit Ihre Dosis Warfarin nicht immer wieder angepasst werden muss. Wenn Sie viel gesundes Gemüse essen und dann plötzlich damit aufhören, wird die Wirkung von Warfarin verstärkt und Ihr Blutungsrisiko steigt. Würden Sie aber Gemüse generell meiden und eines Tages plötzlich mehr Gemüse essen, hätte das Vitamin K aus dem Gemüse den gegenteiligen Effekt und Ihr Körper könnte leichter Blutgerinnsel bilden. Fazit: Genießen Sie Gemüse und essen Sie täglich möglichst gleiche Mengen.

Übrigens verstärkt Alkohol die Wirkung von Warfarin, daher empfehlen Ärzte ihren Patienten, auf Alkohol zu verzichten. Viele Medikamente (z. B. Aspirin, Paracetamol und viele andere) können die Wirkung von Warfarin ebenfalls verstärken.

Ich hoffe, dass die Vorschläge Ihnen bei Problemen behilflich sein konnten und dass Sie sich jetzt wieder auf Ihre gesunde Ernährungsweise konzentrieren können.

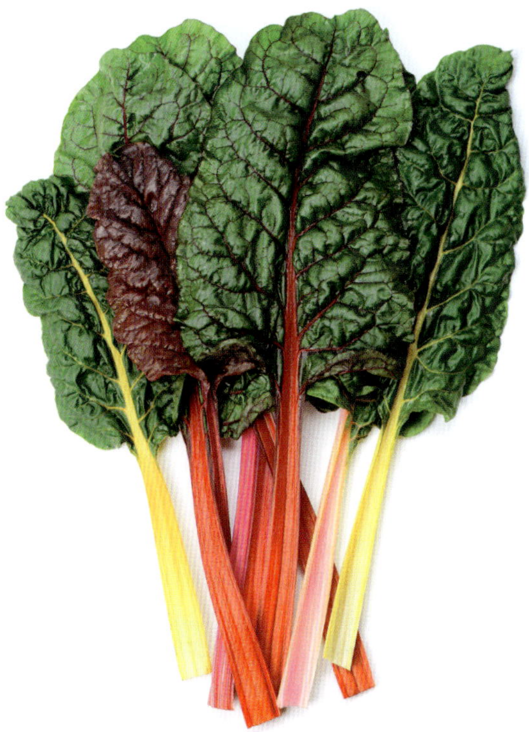

KAPITEL 10

WELCHE NAHRUNGS-ERGÄNZUNGSMITTEL SOLL ICH EINNEHMEN?

Berichte und Werbeanzeigen verkünden lautstark die Vorteile verschiedener Nahrungsergänzungsmittel. Drogerien und Supermärkte füllen reihenweise Regale mit Ergänzungspräparaten. Welche sind hilfreich und welche sind überflüssig?

Nachfolgend finden Sie einige grundlegende Informationen als Entscheidungshilfe. Sie sollten dennoch mit Ihrem Arzt, Apotheker oder einer Ernährungsfachkraft abklären, welche Produkte für Sie sinnvoll sind. Je nach Ihrem Gesundheitszustand benötigen Sie vielleicht das eine oder andere bestimmte Präparat. Oder Sie sollten bestimmte Produkte meiden, weil diese sich nicht mit Ihren Medikamenten vertragen.

Wenn Sie Präparate einnehmen, die sich auf Ihren Blutzuckerspiegel auswirken können, vergessen Sie nicht, Ihre Blutglukosewerte regelmäßig zu überprüfen. In Kapitel 7 können Sie noch einmal nachlesen, wie Sie einen niedrigen Blutzuckerspiegel erkennen und behandeln.

Lassen Sie uns spezifische Vitamine und Nährstoffverbindungen anschauen, angefangen bei den grundsätzlichen.

MULTIVITAMINPRÄPARATE. Ein Multivitaminpräparat einzunehmen ist aus mehreren Gründen eine gute Idee.

Zum einen liefert es Vitamin B_{12}, was Sie für gesundes Blut und Nerven benötigen. Vitamin B_{12} finden Sie zwar auch in angereicherten Produkten wie Frühstückszerealien, Säften und Sojadrinks, aber die meisten Quellen sind tierischer Herkunft und liefern unerwünschtes Cholesterin und Fett. Viele Menschen, besonders ältere, neigen zu einem niedrigen Vitamin-B_{12}-Spiegel, unabhängig von ihrer Ernährung, vielleicht weil ihr Körper das Vitamin mit der Zeit weniger effizient absorbiert. Mit einem täglichen Multivitaminpräparat decken Sie Ihren Bedarf auf gesunde Art ab.

Zum anderen liefert ein Multivitaminpräparat Vitamin D. Ihr Körper produziert dieses Vitamin normalerweise, wenn Sie Ihre Haut der Sonne aussetzen. Aber wenn Sie die meiste Zeit des Tages in geschlossenen Räumen verbringen, kommen Sie bei der natürlichen Quelle meist zu kurz und können dies mit einem Multivitaminpräparat ausgleichen. Vitamin D hilft Ihrem Körper Kalzium aufzunehmen und hat wichtige vor Krebs schützende Eigenschaften.

Drittens enthalten Multivitaminpräparate Folsäure. Dieses B-Vitamin ist dafür bekannt Geburtsdefekte zu vermeiden, scheint aber auch vor Krebs zu schützen.

Ein Bericht im *Journal of the American Medical Association* empfahl im Juni 2002 nicht nur einmal, sondern zweimal täglich ein Multivitaminpräparat einzunehmen, um eine ausreichende Versorgung mit den Vitaminen B_{12} und D zu gewährleisten.[1] Frauen, die schwanger werden möchten, wird die Einnahme eines Multivitaminpräparats und zusätzlich eines 400-Mikrogramm-Folsäurepräparats empfohlen.

Erwachsene sollten ein Multivitaminpräparat ohne Eisen wählen, da die meisten Menschen bereits reichlich Eisen gespeichert haben und nicht mehr benötigen (wenn Sie an Anämie leiden oder litten, sollten Sie mit Ihrem Arzt klären, ob Sie Eisen einnehmen sollten oder nicht). Außerdem sollten Sie auf ein pflanzliches Präparat achten (diese sind in den meisten Geschäften erhältlich). Es liefert Vitamin A in Form von Betacarotin anstelle von vorgebildetem Vitamin A, das in Übermaßen toxisch sein kann.

Manchmal glauben Menschen, die Fleisch essen, dass sie ausreichend Nährstoffe aufnehmen und kein Multivitaminpräparat benötigen. Tatsächlich haben sie oft einen Mangel an Vitamin C, Folsäure, Betacarotin und anderen Nährstoffen. Es fehlt ihnen im Allgemeinen auch an Ballaststoffen, aber Multivitaminpräparate können weder einen Mangel daran ausgleichen, noch können sie die Auswirkungen von Cholesterin, Fett oder anderen unerwünschten Bestandteilen der tierischen Produkte, die sie essen, ausgleichen.

VITAMIN B_{12}. Dieses Vitamin ist essenziell für gesunde Blutzellen und Nervenfunktionen. Wenn Sie nicht täglich ein Multivitaminpräparat einnehmen, sollten Sie ein Vitamin-B_{12}-Präparat einnehmen mit einem Gehalt von mindestens 5 Mikrogramm. Die meisten Präparate enthalten mehr, aber höhere Dosen sind nicht toxisch.

VITAMIN D. Wie oben angeführt wird Vitamin D in der Haut durch die Einwirkung von Sonnenlicht gebildet. Neben anderen Funktionen unterstützt es die Aufnahme von Kalzium. Es ist eine gute Idee, jeden Tag 15 bis 20 Minuten draußen zu verbringen. Dieser Zeitraum reicht aus, um kein Nahrungsergänzungsmittel zu benötigen. Wenn Sie nicht so viel Zeit im Freien verbringen und auch nicht regelmäßig ein Multivitaminpräparat einnehmen, sollten Sie ein Vitamin-D-Präparat mit 400 IU einnehmen.

Neben den grundlegenden Vitaminen sind noch weitere Präparate für Diabetiker vorteilhaft.

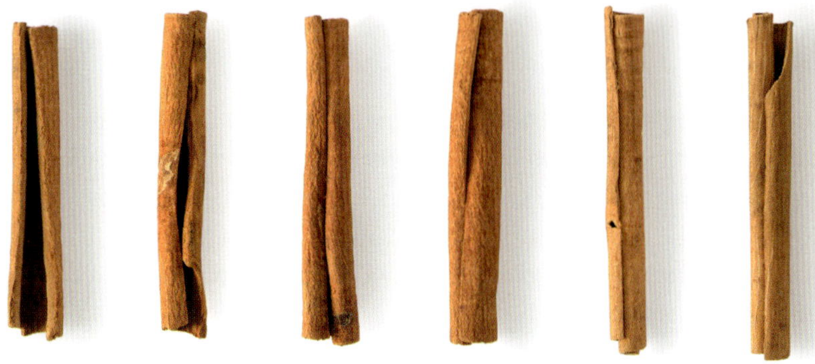

ZIMT. Es hat sich gezeigt, dass Zimt den Nüchternglukosespiegel um 18 bis 29 Prozent senken kann. Bereits ein halber Teelöffel gewöhnlicher Zimt zu Ihrem Frühstücks-Haferbrei oder anderen Gerichten scheint nicht nur den Blutzuckerspiegel zu senken, sondern auch die Blutcholesterinwerte.[2] Einige der positiven Wirkungen von Zimt können durch sogenannte Polyphenole erklärt werden, Verbindungen, die in dem Gewürz enthalten sind und eine insulinähnliche Wirkung haben können.[3]

MAGNESIUM. In der *Harvard's Nurses Health Study* hatten Frauen, die mehr Magnesium mit der Ernährung aufnahmen, eine signifikant geringere Wahrscheinlichkeit Diabetes zu entwickeln.[4] Offensichtlich erhöht Magnesium die Insulinsensitivität und kann die Abgabe von Insulin durch das Pankreas erhöhen, was nahelegt, dass es auch nach der Diabetes-Diagnose von Vorteil sein kann.

Das bedeutet aber nicht, dass Sie ein Magnesium-Präparat einnehmen müssen. Zu den viel Magnesium enthaltenden Lebensmitteln gehören Vollkorngetreide (Getreide mit intakten Fasern) wie Naturreis, Gerste und Hafer sowie grünes Gemüse wie Spinat und Mangold. Viele Bohnenarten enthalten ebenfalls viel Magnesium. In der Harvard-Studie standen 400 Milligramm für eine hohe Aufnahme. In der Tabelle können Sie sehen, wie viel Magnesium gängige Lebensmittel enthalten.

CHROM. Chrom ist ein Insulin unterstützendes Element, das heißt, es hilft dem Hormon dabei, Glukose aus Ihrem Blut in Ihre Zellen zu transportieren. Es kommt natürlicherweise in vielen Lebensmitteln vor wie Brokkoli, grünen Bohnen, Vollkorngetreide, Nüssen und selbst Kaffee. Manche Experten empfehlen auch hier die Einnahme von Ergänzungspräparaten. Ob Sie dies tun sollten, hängt davon ab, wie viele chromreiche Lebensmittel Sie regelmäßig essen.

Technisch gesehen ist Chrom ein sogenannter Insulin-Kofaktor – ein Insulinunterstützer sozusagen. So wie Sie einen Wagenheber nicht benutzen können, wenn der Hebel fehlt, hat das Insulin Probleme Glukose in die Zellen zu befördern, wenn das Chrom nicht zur Unterstützung da ist.

Die essenzielle Rolle von Chrom wurde erst vor relativ kurzer Zeit entdeckt. Ende der 1960er-Jahre entdeckten Wissenschaftler, dass ein Chrommangel zu höheren Blutzuckerwerten führen kann.[5] 1977 beschrieben kanadische Forscher den Fall einer Frau Mitte dreißig, der nach einer Darmoperation sämtliche Nahrung intravenös

MAGNESIUMGEHALT GÄNGIGER LEBENSMITTEL

LEBENSMITTEL	PORTION *	MAGNESIUM (MG)
Gerste	1 Tasse	158
Schwarze Bohnen	1 Tasse, gekocht	91
Brokkoli	1 Tasse, gekocht	38
Naturreis	1 Tasse, gekocht	86
Rosenkohl	8 Stück	32
Butternuss-Kürbis	1 Tasse, gekocht	60
Kichererbsen, Dose	1 Tasse	78
Blattkohl	1 Tasse, gekocht	52
Datteln, getrocknet	10 mittelgroße	29
Feigen, getrocknet	10 mittelgroße	111
Weiße Riesenbohnen	1 Tasse, gekocht	88
Grüne Bohnen	1 Tasse, gekocht	32
Grünkohl	1 Tasse, gekocht	24
Linsen	1 Tasse, gekocht	71
Limabohnen	1 Tasse, gekocht	82
Blattsenf	1 Tasse, gekocht	20
Weiße Bohnen	1 Tasse, gekocht	107
Instant-Haferbrei	1 Tasse, gekocht	70
Erbsen	1 Tasse, gekocht	62
Pintobohnen	1 Tasse, gekocht	95
Rosinen	⅔ Tasse	35
Sojabohnen	1 Tasse, gekocht	148
Spinat	1 Tasse, gekocht	158
Süßkartoffeln	1 Tasse, gekocht	32
Mangold	1 Tasse, gekocht	152
Tofu	½ Tasse	118
Vegetarische gebackene Bohnen	1 Tasse	82
Weiße Bohnen	1 Tasse, gekocht	113

Quelle: Jean A. T. Pennington and Judith S. Douglass. *Bowes and Church's Food Values of Portions Commonly Used.* 18th edition. Baltimore: Lippincott Williams and Wilkins, 2005.

* 1 Tasse entspricht 250 ml

CHROMGEHALT GÄNGIGER LEBENSMITTEL

LEBENSMITTEL	PORTION*	Chrom (MCG)
Brokkoli	½ Tasse, gekocht	111
Traubensaft	1 Tasse	88
Englischer Muffin, Vollkornweizen	1	44
Kartoffeln, zerdrückt	1 Tasse, gekocht	33
Knoblauch, getrocknet	1 Teelöffel	33
Basilikum, getrocknet	1 Esslöffel	22
Orangensaft	1 Tasse	22
Vollkornweizenbrot	2 Scheiben	22
Rotwein	140 Gramm	11-13
Apfel mit Schale	1 mittelgroßer	11
Banane	1 mittelgroße	11
Grüne Bohnen	½ Tasse, gekocht	11

Quelle: National Institutes of Health, http://ods.nih.gov/factsheets/Chromium_pf.asp, Zugriff am 16. Dezember 2005.

* 1 Tasse entspricht 250 ml

zugeführt wurde. Mit der Zeit begann sie Gewicht zu verlieren. Ihr Blutzucker stieg unerklärlicherweise an und schließlich entwickelte sie Nervensymptome in ihren Beinen, die anscheinend von einer diabetischen Neuropathie herrührten. Ihre Ärzte mussten große Mengen Insulin verabreichen, um ihre Blutzuckerwerte unter Kontrolle zu bringen. Schließlich gaben sie ihr Chrom, was ihrer Fertignahrung gefehlt hatte. Im Laufe weniger Wochen sanken ihre Blutglukosewerte so stark, dass sie kein Insulin mehr benötigte und ihre Nervensymptome verschwanden.[6]

Auch wenn die Behebung eines Chrommangels essenziell für die Kontrolle der Blutglukosewerte ist, ist noch nicht klar, ob eine zusätzliche Einnahme von Chrom sinnvoll oder sicher ist. Studien, bei denen Menschen mit Diabetes Typ 1, Typ 2 oder Schwangerschaftsdiabetes Chrom einnahmen, lieferten unterschiedliche Ergebnisse. Das Problem kann darin liegen, dass einige Studien klein waren und eher kleine Mengen Chrom einsetzten, aber einige Studien, bei denen Probanden mit Tpy-2-Diabetes höhere Dosen (bis zu 1.000 Mikrogramm) gegeben wurden, zeigten keine Vorteile.[7] Die meisten für

Diabetes zuständigen Behörden und Expertengremien empfehlen daher keine Einnahme von Chrompräparaten.[8,9]

Laut dem *US Food and Nutrition Board of the Institute of Medicine* beträgt die sichere und angemessene Einnahme von Chrom bei Männern zwischen 19 und 50 Jahren 35 Mikrogramm und für Frauen 25 Mikrogramm. Für Menschen über 50 sind es 30 Mikrogramm für Männer und 20 Mikrogramm für Frauen. Nachfolgend finden Sie den Chromgehalt gängiger Lebensmittel, basierend auf Angaben der US-Regierung.

Sie sollten zum einen sichergehen, dass Sie ausreichend Lebensmittel mit hohem Chromgehalt in Ihre Ernährung integrieren, sich aber auch von Zucker und raffinierten Getreideprodukten wie Weißmehl fernhalten. Diese Lebensmittel enthalten nicht nur sehr wenig Chrom, sie erhöhen auch Chromverluste des Körpers. Infektionen, sehr intensive körperliche Bewegung und eine Schwangerschaft führen ebenfalls zu gesteigerten Verlusten.

Wenn Sie Chrom supplementieren möchten, sollten Sie sich bewusst sein, dass Chrom in den meisten gängigen Multivitaminpräparaten enthalten ist, in der Regel in Größenordnungen von 100 bis 200 Mikrogramm, sodass eine zusätzliche Supplementierung vielleicht nicht nötig ist.

Die Sicherheit hoher Chromgaben wurde nicht so intensiv untersucht, wie es bei anderen Mineralien der Fall ist. In Studien, bei denen Chrom zur Behandlung von Diabetes eingesetzt wird, werden oft höhere Dosen eingesetzt als von der US-Regierung empfohlen, bis zu 1.000 Mikrogramm pro Tag. Personen mit eingeschränkter Leber- oder Nierenfunktion könnten dadurch dem Risiko gegenteiliger Effekte ausgesetzt sein und sollten vermutlich weit weniger hohe Dosen einnehmen. Die langfristigen Vorteile und Risiken einer Chromsupplementierung sind nicht bekannt.

Die meisten typischen Multivitaminpräparate versorgen Sie mit ausreichend Chrom. Wenn Sie mehr einnehmen möchten, sollten Sie dies am besten vorher mit Ihrem Arzt abklären.

ALPHA-LIPONSÄURE. Alpha-Liponsäure, manchmal als Thioctsäure bezeichnet, wird natürlicherweise im menschlichen Körper gebildet. Sie spielt wichtige Rollen in den Mitochondrien, den winzig kleinen »Brennöfen«, die in den Zellen Energie bereitstellen. Sie hat die Rolle als Kofaktor mehrerer Enzyme in Zusammenhang mit dem Energiestoffwechsel.

Die Gabe isolierter Alpha-Liponsäure dient nicht dazu, einen Mangel zu beheben; die Säure soll vielmehr wie ein Medikament wirken. In hohen Dosen wirkt sie als Antioxidans. Bei Menschen mit Typ-2-Diabetes scheint sie die Insulinsensitivität zu erhöhen und Nervenschädensymptome zu reduzieren.[10,11]

In vielen Studien zu Alpha-Liponsäure verwendeten die Wissenschaftler intravenöse Infusionen anstelle einer oralen Einnahme. Bisher scheint die Einnahme sicher zu sein, aber es ist ungeklärt, ob sie langfristig klinisch bedeutsame Wirkungen erzielen wird und, falls dies der Fall ist, welche Mengen bei langfristiger Einnahme sicher und wirksam sind.

KAPITEL 11

BEWEGUNG UND SPORT FÜR DEN REST VON UNS

Ja, Bewegung und Sport sind gut für Sie. Körperliche Aktivität senkt Ihren Blutzuckerspiegel und ist gut für Ihr Herz. Sie verbessert die Qualität Ihres Schlafs und Ihren allgemeinen Energiespiegel. Wenn Sie in einen Bewegungsflow kommen, fühlen Sie sich großartig.

Viele von uns denken bei Sport aber an »Ohne Schweiß keinen Preis«-Training und undankbare Plackerei. Viele Menschen haben Probleme, Bewegung zum Teil ihrer Alltagsroutine zu machen; es scheint einfach nicht hinzuhauen. Für jede Person, die ich Folgendes sagen höre:

Ich fühle mich so gut, wenn ich Sport treibe. Ich habe mehr Energie, mein Blutzuckerspiegel ist stark gesunken und ich fühle mich einfach großartig. Ich kann mir keinen Tag ohne vorstellen.

... gibt es eine andere Person, die sich eher so fühlt:

Ich schaffe es einfach nicht, regelmäßig Sport zu treiben. Ich weiß, es ginge mir besser, wenn ich es schaffen würde, aber jedes Mal, wenn ich Mitglied in einem Fitnessstudio werde oder mir vornehme, sportlich aktiv zu werden, halte ich nicht lange durch.

Wenn Sie viel Extragewicht mit sich herumtragen, kann Sport schwierig sein. Vielleicht beeinträchtigen Gelenkschmerzen oder Herzprobleme Sie. Vielleicht scheinen Ihre guten Vorsätze sich einfach aufzulösen, wenn es an der Zeit ist, Ihre Turnschuhe anzuziehen. In diesem Kapitel werden wir die verschiedenen Varianten von Sport und Bewegung durchgehen – die Vorzüge, die Einschränkungen und die Schwierigkeit anzufangen – und sehen, wie Sie Bewegung in Ihren Alltag integrieren können.

Eine Mut machende Anmerkung: Wenn Sie aufgrund körperlicher Einschränkungen keinen Sport treiben können, können Sie dennoch abnehmen, Ihren Blutzuckerspiegel senken und ein gesundes Leben führen. Tatsächlich traten die meisten Vorteile einer Ernährungsumstellung, von denen Sie bereits gelesen haben, *ohne* Bewegung und

Sport ein. Das liegt daran, dass wir in unseren Ernährungsstudien die Probanden in der Regel bitten, ihre Gewohnheiten Sport und Bewegung betreffend *nicht* zu ändern, damit wir die Auswirkungen einer Ernährungsumstellung zu wissenschaftlichen Zwecken isoliert betrachten können. Sport und Bewegung tragen sicher zu den gesundheitlichen Vorteilen bei, die mit einer gesunden Ernährung einhergehen, aber wenn es für Sie einfach nicht machbar ist, kann es Ihnen trotzdem gut gehen.

WAS SIND IHRE ZIELE

Verschiedene Sportarten bieten sehr verschiedene Vorteile.

AEROBES TRAINING ist jede Art rhythmischer, kontinuierlicher Aktivität, die Sie über einen anhaltenden Zeitraum ausüben – in der Regel mindestens 10 Minuten. Ein strammer Spaziergang, Joggen, Tennis spielen, Tanzen oder Skaten können alle aerob sein. Diese Art Bewegung reduziert Ihren Blutzuckerspiegel und Ihre Triglyzeridwerte, und wenn Sie die Bewegung regelmäßig ausüben, werden Sie länger leben.

Zum **KRAFTTRAINING** gehören Gewichtheben und andere Aktivitäten, bei denen der Muskeleinsatz betont wird: Liegestützen und tiefe Kniebeugen zum Beispiel. Es baut Ihre Muskelmasse auf oder bewahrt zumindest die Muskelmasse, die bereits vorhanden ist. Es verbessert auch die Insulinsensitivität.

DEHNUNGSÜBUNGEN (Stretching) sollen die Beweglichkeit Ihrer Gelenke erhalten. Sie können auch Stress abbauen.

Weiter unten finden Sie Richtlinien, wie intensiv und wie oft Sie sich bewegen sollten.

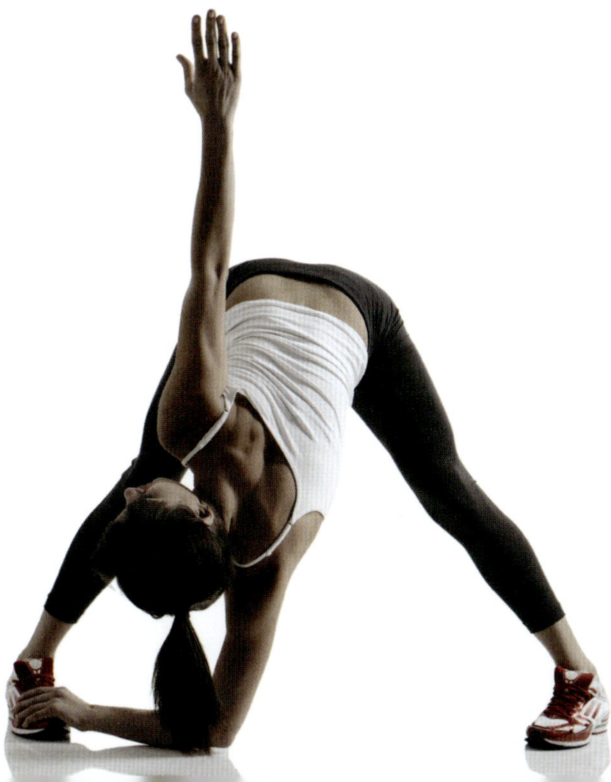

Eine Kombination aus Ernährung und Bewegung ist hilfreich, es gar nicht erst zu Diabetes kommen zu lassen. Eine bahnbrechende Studie, das *Diabetes Prevention Program*, beobachtete 3.234 Personen, deren Blutzuckerwerte langsam stiegen, aber noch nicht hoch genug waren, um als Diabetes zu gelten. Mit einer Kombination aus Ernährung und Bewegung konnten die Teilnehmer das Risiko, an Diabetes zu erkranken, um 58 Prozent senken. Das Trainingsprogramm umfasste insgesamt 150 Minuten die Woche – fünf Mal die Woche eine halbe Stunde.[1]

Ich muss hier aber einen deutlichen Hinweis geben: Bewegung kann die Wirkung einer gesunden Ernährung verstärken, aber schlechte Ernährung nicht ausgleichen. Tatsächlich ist von den zwei Komponenten – Ernährung und Bewegung – die Ernährung viel wichtiger für eine Gewichtsabnahme und damit letzten Endes für eine Vorbeugung oder Kontrolle von Diabetes.

Eine sorgfältige Analyse veröffentlichter Studien zeigte, dass Personen, die nur Trainingsprogramme aufnahmen, nicht wesentlich mehr Gewicht verloren als Personen, die nicht aktiv wurden.[2] Einige Studien sind optimistischer und kommen zu der Schlussfolgerung, dass ein Trainingsprogramm den Gewichtsverlust aufgrund einer Ernährungsumstellung um ungefähr 20 Prozent steigern kann.[3] Aber es ist klar, dass Bewegung in puncto Gewichtskontrolle nicht den Platz einer Ernährungsumstellung einnehmen kann.

Das bedeutet aber nicht, dass Bewegung unnütz ist. Sie ist definitiv sinnvoll und hilfreich. Zum Beispiel hilft Bewegung einem Diabetiker, den HbA1c-Wert zu senken. Eine erneute Durchsicht mehrerer Studien zur Auswirkung von Sport und Bewegung ergab, dass der durchschnittliche HbA1c-Wert von Probanden, die ein Sportprogramm aufnahmen, auf 7,7 Prozent sank, was ein besserer Wert ist als die 8,3 Prozent der Gruppe, die keinen Sport trieb.[4] Dennoch ist das Ergebnis nicht mit dem einer Ernährungsumstellung zu vergleichen. Um Diabetes vorzubeugen oder in den Griff zu bekommen, ist eine Kombination aus Ernährung *und* Bewegung das Beste.

Ein Teil Ihres Körpers, der von Bewegung sehr stark profitiert, ist Ihr Herz. Eine aktuelle Studie verfolgte die Intensität körperlicher Bewegung bei erwachsenen Probanden mit Typ-2-Diabetes 19 Jahre lang und betrachtete dabei insbesondere die Risiken eines Tods durch Herzkrankheiten. Es zeigte sich, dass diejenigen, die moderat körperlich aktiv waren, ein um 40 Prozent geringeres Risiko hatten, einer Herzkrankheit zu erliegen als Probanden mit einem sitzenden Lebensstil. Das Pensum beinhaltete mindestens 4 Stunden die Woche moderate Bewegung wie Spaziergänge, Fahrradfahrten oder leichte gärtnerische Tätigkeiten.[5] Aktive Menschen reduzieren auch ihr Schlaganfallrisiko.[6]

Bewegung bietet noch drei weitere erwähnenswerte Vorteile. Der erste ist, dass Bewegung und Essen sich gegenseitig ausschließen, im Gegensatz zu Essen und Fernsehen. Es ist kein Problem, ein paar zusätzliche Kalorien aufzunehmen, während Sie

Ihren Lieblingskrimi oder einen Film ansehen, aber ist echt schwer das zu schaffen, während Sie Tennis spielen. Sport ist Vergnügen ohne Kalorien.

Zum Zweiten fördert Bewegung einen guten Schlaf. Wenn Sie Ihre Muskeln beansprucht haben, *verlangen* sie nach Schlaf. Sie werden viel besser schlafen, als wenn Sie den ganzen Tag am Schreibtisch verbracht, ferngesehen oder gelesen haben. Und wenn Sie ausgeschlafen sind, fällt es leichter, sich an eine gesunde Ernährung zu halten und Nein zu ungesunden Lebensmitteln zu sagen.

Drittens fühlen Sie sich durch Sport und Bewegung besser. Es hebt die Stimmung und wirkt als natürliches Antidepressivum.

TYP-I- UND TYP-II-MUSKELFASERN

Warum treiben manche Menschen gerne Sport und andere hassen es? Überraschenderweise liegt ein Teil der Antwort in den Genen. Wenn Sie in das Innere Ihrer Muskeln schauen und diese mit denen anderer Menschen vergleichen könnten, würden Sie eine ernüchternde Tatsache feststellen: Manche Menschen wurden dafür geboren, Sport zu treiben. Das heißt, ihre Muskeln enthalten naturgegeben viele Typ-I-Fasern (der Name hat nichts mit Typ-1-Diabetes zu tun, es ist reiner Zufall). Diese Muskelfasern werden aufgrund eines weitverzweigten Netzwerks aus Kapillaren, die Sauerstoff weiterleiten und Erschöpfung reduzieren, besonders gut durchblutet. Sie haben auch einen höheren Anteil eines Enzyms namens Lipoproteinlipase, das Fett abbaut, um es zur Energiegewinnung zu verbrauchen. Das Ergebnis ist mehr Energie für lange Läufe. Wenn Sie Menschen sehen, die beim Joggen eher belebt aussehen als abgekämpft, oder wenn jemand sich in Lobeshymnen auf das Runner's High verliert, dann müssen Sie diese nicht um ihre Willenskraft beneiden. Es ist sehr wahrscheinlich, dass sie mit Muskeln geboren wurden, die voller Typ-I-Fasern stecken.

Die Muskeln anderer Menschen enthalten hauptsächlich Typ-II-Fasern, die gut für kurze, intensive Bewegungseinheiten sind, aber keine große Ausdauer zeigen.

Allerdings muss ich hier darauf hinweisen, dass Muskeln sich natürlich verändern können, zumindest bis zu einem gewissen Grad. Wenn Sie langsam, aber stetig die Intensivität Ihres Trainings steigern (innerhalb sicherer Grenzen), wird die Blutversorgung der Typ-II-Fasern sich verbessern. Mit der Zeit werden Sie fast so ausdauernd wie Typ-I-Fasern.

Ich erwähne diese biologische Unterscheidung, um auf einen wichtigen Punkt hinzuweisen. Sportliches Talent – oder ein Mangel daran – ist keine Frage des Charakters; es ist eine Frage der biologischen Grundvoraussetzung. Wenn Sie sich mit Selbstvorwürfen überschüttet haben aufgrund Ihres Mangels an sportlichen Fähigkeiten, wird es Zeit für eine Begnadigung.

WIE SIE BEWEGUNG IN IHREN ALLTAG INTEGRIEREN KÖNNEN

Es gibt zwei entscheidende Faktoren, wie Sie Bewegung in Ihr Leben integrieren können.

Als Erstes ist es wichtig, dass es Ihnen Spaß macht. Für die vermutlich meisten bedeutet dies, dass es ein soziales Ereignis sein sollte. Es macht mehr Spaß, zusammen mit jemand laufen zu gehen, als allein. Wenn Sie vorhaben, in einem Fitnessstudio zu trainieren, werden Sie viel wahrscheinlicher dranbleiben, wenn Sie sich für einen Kurs anmelden – Aerobic, Yoga oder was auch immer –, als wenn Sie einfach nur so hingehen. Sie werden auch viel wahrscheinlicher zu dem Kurs gehen, wenn Sie jemand begleitet.

Sie können es als Event sehen und eine besonders gesunde Mahlzeit im Anschluss planen. Wenn Sie tanzen gehen oder Tennis spielen, kommt Ihnen das Wort *Training* vielleicht nicht in den Sinn. Ihre Aktivität macht Ihnen zu viel Spaß, als dass Sie sie so bezeichnen würden. Sorgen Sie dafür, dass es Spaß macht, ansonsten werden Sie es nicht zweimal und noch viel weniger dreimal die Woche tun. Und die meisten Menschen brauchen Freunde dazu, damit es Spaß macht. Sie brauchen andere Menschen, damit es funktioniert.

Zum Zweiten ist es wichtig, regelmäßig Sport zu treiben und nicht nur immer mal wieder. Frei nach Newtons erstem Bewegungsgesetz: »Ein Körper im Ruhezustand neigt dazu, im Ruhezustand zu verbleiben und ein Körper in Bewegung neigt dazu, in Bewegung zu bleiben.« Wenn Sie der Körper im Ruhezustand sind – das heißt, wenn Sie es sich auf der Couch gemütlich gemacht haben – werden Sie sehr wahrscheinlich im Ruhezustand verbleiben. Wenn Sie dagegen mit einem Freund jeden zweiten Tag nach dem Abendessen spazieren gehen, dann bleiben Sie dabei.

Es gibt noch einen Grund, Bewegung regelmäßig auszuüben. Die Wirkung einer einzelnen Bewegungseinheit ist klein. Wenn Sie Mitglied in einem Fitnessstudio sind, können Sie es an sich selbst beobachten. Springen Sie auf das nächste Laufband und joggen Sie eineinhalb Kilometer. Wenn Sie nach Luft schnappen, drücken Sie den kleinen Knopf, der Ihnen sagt, wie viele Kalorien Sie verbrannt haben. Überrascht? Es stimmt, Sie haben nur ungefähr 100 Kalorien verbrannt. Das ist noch nicht einmal die Hälfte der Kalorien in einer Tüte Pommes von McDonald's oder einem Softdrink. Eine einzige Runde Bewegung hin und wieder wird Ihnen nicht mehr helfen, als gelegentlich eine gesunde Mahlzeit einzunehmen. Um wirklich effektiv zu sein, müssen gesunde Gewohnheiten zur Routine werden.

Zudem hält die Wirkung von Bewegung wohl oder übel nicht sehr lang an. Wenn Sie aufgrund einer Verletzung pausieren müssen, werden Sie zum Beispiel feststellen, dass Ihre Blutzuckerwerte oder Ihr Gewicht sich langsam wieder auf die Werte von vor der Aufnahme Ihres Sportprogramms zubewegen. Wenn Sie es sich angewöhnen, jeden oder jeden zweiten Tag einen strammen Spaziergang zu machen oder mit dem Fahrrad zu fahren, profitieren Sie dauerhaft davon.

Fazit: Um Bewegung in Ihren Alltag zu integrieren, müssen Sie dafür sorgen, dass es Spaß macht und Sie müssen es regelmäßig tun.

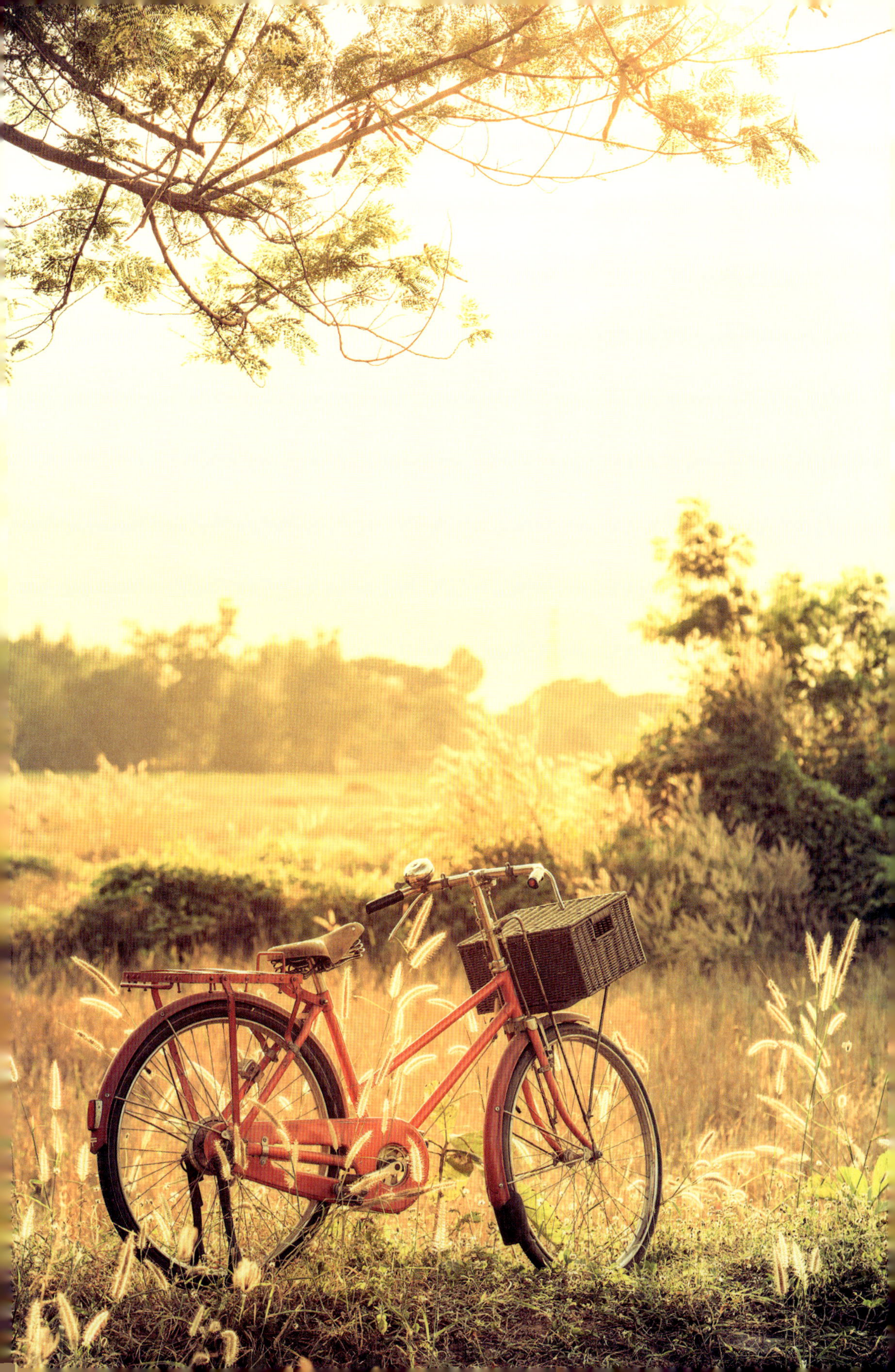

SUCHEN SIE ZUERST IHREN ARZT AUF

Holen Sie erst den Rat Ihres Arztes ein, bevor Sie ein neues Trainingsprogramm aufnehmen. Ist Ihr Herz gesund genug? Verkraften Ihre Gelenke Sport? Wie anfällig sind Sie für Hypo- oder Hyperglykämie? Haben Sie ein spezielles Augen- oder Fußproblem, das sich durch Sport verschlimmern könnte? Ihr Arzt sollte diese Fragen mit Ihnen abklären.

Fangen Sie nicht zu schnell mit einem intensiven Sportprogramm an. Wenn es Monate (oder Jahre) her ist, dass Sie regelmäßig Sport getrieben haben, dann fangen Sie langsam an. Ihr Körper braucht Zeit, bis sich die Vorteile Ihrer neuen, verbesserten Ernährung zeigen. Ein Herzpatient zum Beispiel, der auf eine vegane Ernährung umstellt, mit dem Rauchen aufhört und anfängt, sich wirklich um seine Gesundheit zu kümmern, wird sich wahrscheinlich sehr schnell besser fühlen. Seine Brustschmerzen sind innerhalb weniger Wochen weg und er wird begierig sein, ein intensives Sportprogramm aufzunehmen. Tatsächlich hat er aber immer noch die Verstopfungen in den Arterien, die sich über Jahre aufgebaut haben. Ja, der Schaden ist reversibel, aber es braucht Zeit und der Patient sollte sich nicht über die vom Arzt empfohlenen Grenzen hinaus anstrengen.

Wenn Sie Typ-1-Diabetes haben, stellen Sie vielleicht fest, dass Ihre Blutzuckerwerte während und nach dem Training stark abfallen. Das kann auch Typ-2-Diabetikern passieren, die Insulin nehmen oder Medikamente, die eine Insulinabgabe anregen (z. B. Glyburid, Glipizid, Glimepirid, Nateglinid oder Repaglinid). Es ist wichtig, dass Sie sich der Möglichkeit eines größeren Absinkens der Blutzuckerwerte bewusst sind und Ihre Mahlzeiten, Ihre Medikamenteneinnahme und Ihr Training entsprechend anpassen.

Gelegentlich kann auch das Gegenteil eintreten: Sie stellen vielleicht fest, dass Ihre Blutzuckerwerte nach dem Training kurzfristig höher sind als vorher.

Ein Forschungsteam aus Florida untersuchte die Blutglukosewerte von Kindern mit Typ-1-Diabetes beim Laufen auf einem Laufband in 15-minütigen Einheiten mit 5-minütigen Pausen zwischendrin. Die durchschnittlichen Blutglukosewerte lagen zu Beginn bei 159 mg/dl, sanken aber im Anschluss auf 112 mg/dl. Mindestens ein Viertel der Kinder wurde während oder gleich im Anschluss an die Bewegung hypoglykämisch. Sie hatten auch während der folgenden Nacht ein größeres Risiko, hypoglykämisch zu werden.[7]

Bewegung und Sport können Ihren Blutzucker senken, und das schnell. Wenn Sie zu viel essen, in der Absicht einer Hypoglykämie vorzubeugen, kann Ihr Blutzucker auch zu hoch werden.

Aus diesen Gründen ist es wichtig, dass Sie mit Ihrem Arzt Ihre Medikamente, Ihre Ernährung und Ihr Bewegungsprogramm besprechen, um sicherzugehen, dass Sie Sport ausüben können, nachdem Sie eventuelle Anpassungen vorgenommen haben.

DER EINSTIEG

Okay. Ihr Arzt hat Ihnen grünes Licht gegeben, Sie haben Ihre Freunde aktiviert und können anfangen.

Wenn Sie dachten, dass ich Sie zu stundenlangen Joggingrunden und Hanteltraining drängen und Sie mit »Ohne Schweiß kein Preis« malträtieren würde – nun, dann vergessen Sie es. Das Ziel ist es, dass Sie Bewegung genießen – so sehr, dass sie Teil Ihres Lebens wird.

Für ein aerobes Training schlage ich vor, dass Sie mit einem halbstündigen strammen Spaziergang an 5 Tagen die Woche anfangen, davon ausgehend, dass Sie nicht aus gesundheitlichen Gründen eingeschränkt sind. Wenn es Ihnen lieber ist, können Sie dreimal die Woche trainieren, indem Sie entweder stramme einstündige Spaziergänge unternehmen oder eine halbe Stunde ein intensiveres Training ausüben. Sie können aus diesen 30-minütigen Spaziergängen auch 10- oder 15-minütige Mini-Einheiten machen, wenn Ihnen das lieber ist. Machen Sie aber nicht mehr als 2 Tage hintereinander eine Pause. Die Vorteile eines Spaziergangs sind nicht so groß wie die eines intensiveren Trainingsprogramms, aber es ist ein guter Anfang.

Das Wichtige ist, dass Sie eine Zeit finden, die Ihnen gut passt. Eine Freundin hat mir berichtet, dass sie ihr Trainingsprogramm vor dem Mittagessen erledigen muss, ansonsten wird es nichts mehr – zu viele unerwartete Aufgaben tauchen jeden Tag auf und lassen keine freie Zeit am Nachmittag oder Abend mehr zu.

Es ist eine gute Idee, sich das Training in den Kalender zu schreiben wie einen Termin mit sich selbst und eine andere Person in Ihren Plan einzuschließen oder einzuweihen.

Mit einem Schrittzähler können Sie Ihren Fortschritt messen. In unseren Studien nutzen wir einen Schrittzähler von Omron, um alle Schritte zu messen, die unsere Teilnehmer jeden Tag zurücklegen, sowie die Anzahl »aerober Schritte« (die Schritte, wenn sie mindestens 10 Minuten ununterbrochen gelaufen sind). Die Teilnehmer können auch ihre Schrittlänge eingeben, um die zurückgelegten Kilometer zu ermitteln, und sogar die Anzahl verbrannter Kalorien. Achten Sie darauf, wie viele (oder wie wenige!) Schritte Sie an einem normalen Tag zurücklegen und erhöhen Sie die Zahl langsam. Zum Vergleich: 10.000 Schritte oder mehr sind für eine gesunde Person eine intensive Leistung, aber Sie haben vielleicht nicht die Kraft oder die Ausdauer, so viel zu laufen. Überschreiten Sie nicht die von Ihrem Arzt gesetzten Grenzen.

Fußpfleger oder eine auf Diabetes spezialisierte Pflegekraft werden Ihnen helfen, sich um Ihre Füße zu kümmern. Das ist wichtig, weil Bewegung manchmal zu Fußverletzungen führen oder eine bestehende Verletzung verschlimmern kann. Es ist überraschend, wie oft Menschen sich langsam verschlechternde wunde Stellen an den Füßen nicht bemerken.

Ihr Arzt wird Ihnen helfen, Ihre Verbesserung zu messen und kann Ihnen Tipps geben, wie Sie die Intensität der Bewegung steigern können. Wenn Ihre Ausdauer sich verbessert, werden Sie feststellen, dass Ihre Energie stetig zunimmt und Ihr Gewicht und Ihr Blutzuckerspiegel sich besser kontrollieren lassen.

Was macht Ihnen Spaß?

Regelmäßige Spaziergänge sind perfekt, um mit Bewegung anzufangen. Wenn Sie so weit sind, auch andere Sportarten bzw. Aktivitäten aufzunehmen, überlegen Sie, was Ihnen Spaß machen könnte.

- Aerobic-Kurse können Spaß machen, gesellig und manchmal intensiv sein.
- Tanzen ist ein wundervoller Sport, mit besserer Musik als in den meisten Aerobic-Kursen.
- Tennis kann ein großartiges Training sein, auch im Doppel.
- Sie können auch Squash spielen oder Badminton.
- Golf kann für großartige Bewegung sorgen, wenn Sie sich zu Fuß über den Platz bewegen.
- Leichtathletikvereine organisieren oft Trainingsgruppen für alle, die einen 10-Kilometer-Lauf, einen Halbmarathon oder einen ganzen Marathon laufen möchten.
- In Büchereien finden Sie zahlreiche Videos und DVDs mit Trainingseinheiten.

Für Kraftaufbau und Dehnungsübungen empfehle ich Ihnen, sich einen Personal Trainer zu suchen, sowohl aus Sicherheitsgründen und um sich ein individuelles Programm mit den richtigen Geräten zusammenstellen zu lassen. Nicht nur Profisportler haben Zugang zu professionellen Fitnessexperten, sondern auch Sie. Ein Personal Trainer kann mit Ihnen einen kompletten Trainingsplan erstellen, nicht nur für aerobes Training, sondern auch für Krafttraining und Dehnungsübungen.

In den meisten Fitnessstudios gibt es Trainer und manche bieten auch eine Freistunde als Anreiz für eine Mitgliedschaft. Warum sollten Sie diese nicht nutzen? Wenn Sie nicht vorhaben einem Fitnessstudio beizutreten, machen Sie nur einen Termin für eine einzelne Beratung aus, um sich ein Trainingsprogramm zusammenstellen zu lassen, das gut für Sie ist. Machen Sie dann einen späteren Termin aus, um Ihr Programm gegebenenfalls anzupassen.

Die *American Diabetes Association* empfiehlt Typ-2-Diabetikern ohne gesundheitlich bedingte Einschränkungen hinsichtlich Sport ein Krafttraining dreimal die Woche, bei dem alle großen Muskelgruppen eingeschlossen sind. Das Training sollte drei Durchgänge mit 8 bis 10 Wiederholungen beinhalten, mit einem Gewicht, das Sie nicht mehr als 8 bis 10 Mal heben können.[8]

Setzen Sie sich nicht unter Druck

Bei der Bewegung ist es wie mit der Ernährung: Die meisten Menschen sind noch nicht dort, wo sie gerne wären. Die meisten von uns haben keine Herzfrequenzmesser, die neuesten Laufschuhe oder Shorts mit einer Extratasche für ihren iPod.

Wenn in Unterhaltungen das Thema Sport auftaucht, kann man sich etwas verloren fühlen, wenn man kein Mitglied im Fitnessstudio ist. Schuldgefühle und Selbstvorwürfe kommen ins Spiel, wenn wir uns wenig bewegen, so wie diese sich auch einstellen, wenn wir uns nicht richtig ernähren. Manchmal versuchen Familienmitglieder uns zu Sport zu drängen und manchmal versuchen Ärzte das Gleiche. Aber diese ganzen Moralpredigten sind nichts im Vergleich zu den Selbstvorwürfen, mit denen wir uns überhäufen, als ob es eine unglaubliche moralische Verfehlung wäre, keinen Sport zu treiben.

Wenn das Ihre momentane Situation ist, dann möchte ich Sie darin bestärken, Schuldgefühle und Vorwürfe zur Seite zu schieben. Lassen Sie sie alle hinter sich. Erzählen Sie Ihren Schuld einredenden Freunden, dass Sie bis jetzt Newtons erstes Bewegungsgesetz verkörpert haben. Jetzt werden Sie sich aber aufmachen und den zweiten Teil dieses Prinzips untersuchen.

Dasselbe gilt, wenn Sie sich einmal nicht daran halten. Vielleicht haben Sie Ihr Trainingsprogramm in letzter Zeit etwas vernachlässigt – vielleicht schon seit sehr langer Zeit. Verschwenden Sie Ihre Zeit nicht damit, sich deswegen schlecht zu fühlen; es passiert uns allen. Erheben Sie sich einfach und nehmen Sie Ihr Programm wieder auf.

Wenn Sport und Bewegung Ihnen Spaß machen und Sie diesen mit Freunden oder Familie teilen – und wenn Sie auf dem für Sie richtigen Level beginnen und sich regelmäßig bewegen –, dann haben Sie die Erfolgsformel gefunden.

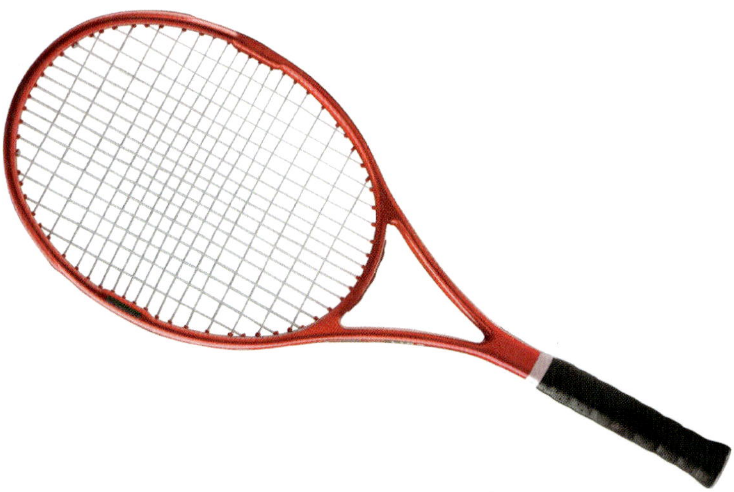

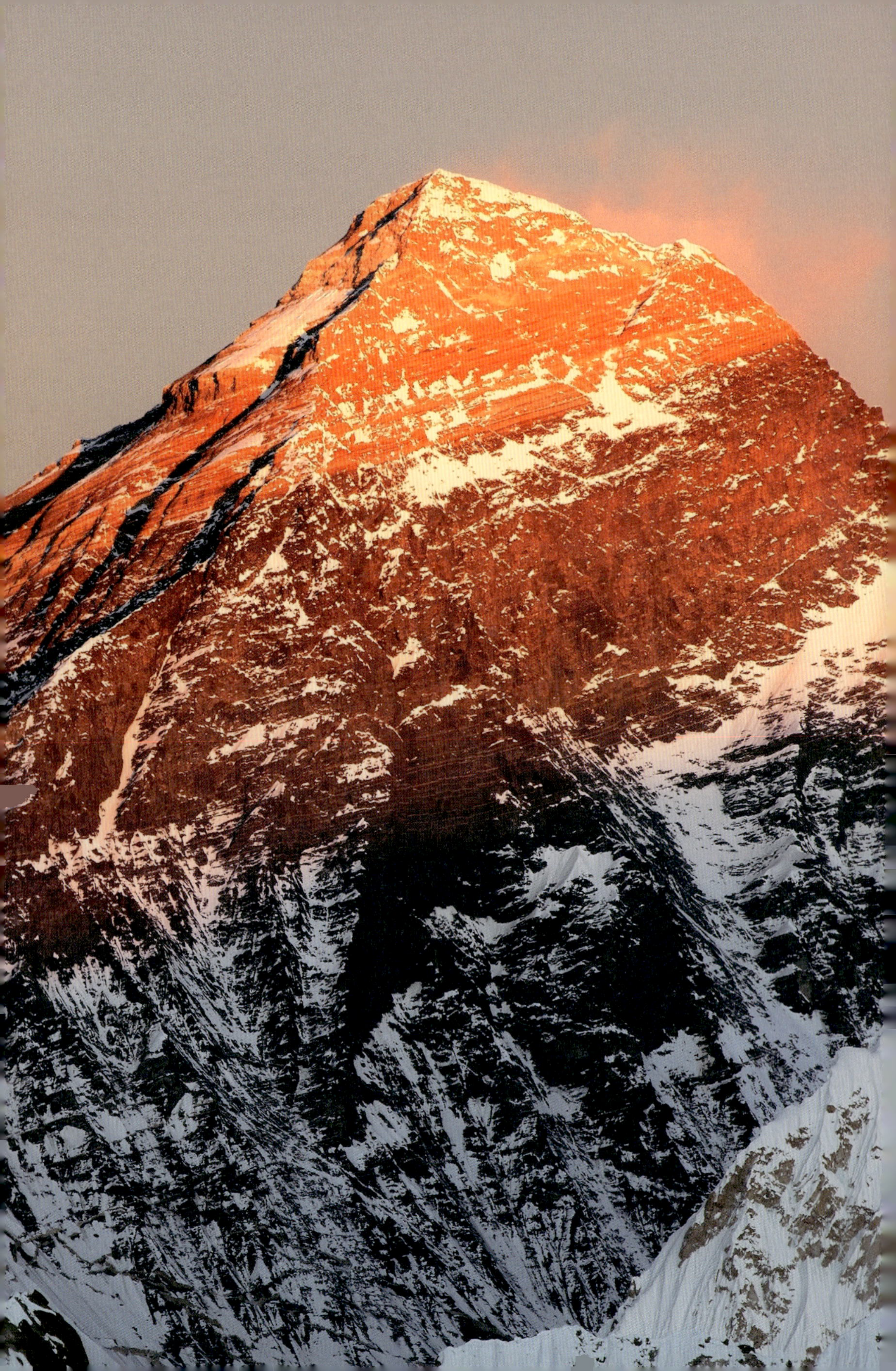

TEIL 3

VOLLSTÄNDIG GESUND

KAPITEL 12

EIN GESUNDES HERZ

Die Auswirkungen von Diabetes zu kontrollieren oder zurückzubilden, bedeutet mehr, als nur Ihre Blutzuckerwerte unter Kontrolle zu bekommen. Es bedeutet auch, Ihre Gesundheit so weit Sie nur können zurückzugewinnen und diese zu schützen.

Gesundheitsprobleme sind keine Einbahnstraße. Wenn Sie gesundheitlich in schlechter Verfassung sind – oder wenn Diabetes Ihr Herz, Ihre Augen, Ihre Nieren und Nerven angegriffen hat – kann die Umstellung Ihrer Ernährung einschneidend positive Effekte auf Ihr Wohlbefinden haben. In diesem und dem nächsten Kapitel werden wir uns ansehen, wie Sie Ihr Herz – und den Rest von Ihnen – gesund erhalten.

RISIKEN ERNST NEHMEN

Ihre Risiken in Bezug auf Herzkrankheiten sind Ihnen vermutlich schon ziemlich gut bekannt. Ihr Arzt hat Ihren Cholesterinspiegel und Ihren Blutdruck gemessen und Sie kennen Ihre familiär bedingte Vorbelastung. Vielleicht nehmen Sie Medikamente ein, um den Cholesterinspiegel zu kontrollieren oder Ihr Herz zu unterstützen.

Als nächsten Schritt sollten Sie sich in Erinnerung rufen, was Sie über Risiken wissen müssen und – viel wichtiger – was Sie tun können, um den Krankheitsverlauf umzukehren.

Um Ihr Herzkrankheitsrisiko zu evaluieren, betrachten Ärzte Ihr Alter, Ihre familiäre Vorbelastung, Rauchgewohnheiten, Ihr Gewicht, den Cholesterinspiegel und andere Faktoren. Ich glaube aber, es ist sinnig so zu *handeln*, als ob Sie einem Risiko ausgesetzt wären, auch wenn keiner dieser Faktoren auf Sie zutrifft. Und zwar aus folgendem Grund: Die meisten Menschen in Nordamerika und Europa haben bis zum Erreichen des frühen Erwachsenenalters bereits arterielle Verstopfungen entwickelt – der Anfang einer Herzkrankheit. Diabetiker zu sein erhöht dieses Risiko. Anstatt sich zu fragen, ob Sie zu einer Risikogruppe gehören, stehen Sie auf der sicheren Seite, wenn Sie einfach annehmen, dass Sie dazugehören – und etwas unternehmen, um sich zu schützen.

Einige Studienergebnisse lassen vermuten, dass Ihr Herz besonders durch Rauchen, Bluthochdruck und einen hohen Cholesterinspiegel angegriffen wird, während Ihre kleinen Blutgefäße, wie die in Ihren Augen und Nieren, besonders empfindlich auf zu hohe Blutglukosewerte reagieren. Das ist vermutlich richtig, obwohl all diese Risikofaktoren für beide Komplikationen relevant sind.[1,2]

DEN FEIND EINSCHÄTZEN

Lassen Sie uns eine Minute Zeit nehmen, um die Drachen, die wir töten wollen, einschätzen zu können, und fangen wir mit Cholesterin an.

Ihr Körper verwendet Cholesterin in der gleichen Weise, wie eine Fabrik zum Beispiel Petroleum. Cholesterin ist ein Rohstoff und Ihr Körper baut daraus viele Dinge. Ob Sie es glauben oder nicht: Aus Cholesterin werden bestimmte Hormone gebaut, einschließlich Testosteron und Östrogen. Cholesterin findet sich in den dünnen Zellmembranen, die jede Ihrer Körperzellen umgeben, und agiert als eine Art Klebstoff, um die Membranen zusammenzuhalten. Ohne es würden Sie zu einem gallertartigen Haufen zusammensinken.

So wie Raffinerien Lastwagen voller Petroleum an Fabriken schicken, um daraus alles Mögliche von Plastik bis Vaseline herzustellen, sendet Ihre Leber Cholesterin enthaltende Partikel in Ihren Blutkreislauf, damit Ihre Zellen es nutzen können.

Stellen Sie sich vor, was passieren würde, wenn eine Raffinerie die Straßen mit Tankwagen überschwemmen und viel mehr verschicken würde, als gebraucht werden. Jeden Tag würden mehr und mehr Laster die Straße verstopfen. Manche würden vielleicht Unfälle bauen, ihre Ladung verlieren und Chaos anrichten.

Cholesterin stellt genau das gleiche Problem dar. Wenn sich zu viele Cholesterinpartikel in Ihrem Blut aufhalten, verursachen sie eine Art Stau.

Die zirkulierenden Partikel können leicht beschädigt werden. Wenn das passiert, kommt es zur Bildung erhöhter Bremsschwellen, die als Plaques bezeichnet werden und im Grunde kleine Narben an Ihren Arterienwänden darstellen.

Dies ist gefährlich, weil Plaques fragil sind. Sie können brechen oder reißen, und wenn das passiert, fängt das Blut um die Plaques herum an, zu gerinnen. Das wachsende Blutgerinnsel kann die Arterie ausfüllen wie ein Korken und den Blutfluss unterbinden. Wenn das in einer Arterie passiert, die das Herz mit Blut versorgt, stirbt ein Teil des Herzmuskels ab. Das ist ein Herzinfarkt, von Ärzten als Myokardinfarkt bezeichnet.

Die Lösung zu dem Problem ist eine Reduzierung der Anzahl der im Blut zirkulierenden Cholesterinpartikel. Zum Glück wissen wir, wie wir das erreichen. Obwohl frühere Diäten nur eine geringe Fähigkeit zeigten, die Cholesterinwerte zu senken, ist die in diesem Buch beschriebene Ernährungsumstellung ungeheuer wirksam.

SIND MEINE GENE SCHULD?

Rick war 45 Jahre alt, als er zu uns kam und Hilfe suchte. Er hatte nicht viel Hoffnung darauf, dass eine Ernährungsumstellung ihm wirklich helfen könnte. Sein Vater war Diabetiker und herzkrank und sein eigener Cholesterinspiegel war seit Jahren hoch. Bisherige Diäten hatten keinen Erfolg gezeigt. Vor einigen Jahren hatte sein Arzt ihm vorgeschlagen, den Verzehr roten Fleisches einzuschränken und mehr Fisch und Huhn zu essen, aber die Umstellung hatte keinen wahrnehmbaren Effekt gezeigt. »Ich habe ein genetisches Problem«, sagte er. »Was ich wirklich brauche, sind andere Eltern.«

Ich sagte ihm, es könne gut sein, dass die Gene einen großen Anteil an seinem Problem haben. Aber das könnten wir nicht wissen, solange wir keinen ernsthaften Versuch unternähmen, seine Ernährungsgewohnheiten zu ändern – weitergehend als bei den vorherigen Versuchen.

Ich erklärte ihm, was Sie in diesem Kapitel gelesen haben. Er entschied sich, es einmal zu versuchen. (Seine Geschichte geht auf Seite 194 weiter.)

HERZKRANKHEITEN ZURÜCKBILDEN

Das berühmteste Programm, das mit einer Umstellung der Ernährung und des Lebensstils Cholesterin und die Rückbildung von Herzkrankheiten anging, wurde von dem Arzt Dr. Dean Ornish am *Preventive Medicine Research Institute* in Sausalito, Kalifornien, entwickelt.

Dr. Ornish ist ein Arzt, der in Harvard studiert und 1990 medizinische Geschichte geschrieben hat, als er zeigte, dass eine Kombination aus Ernährungsumstellung und anderer Veränderungen im Lebensstil tatsächlich arterielle Verstopfungen zurückbilden kann. Seine Ergebnisse wurden im *Journal of the American Medical Association,* im *Lancet* und anderen renommierten Journalen veröffentlicht.

In seiner wegweisenden Studie warb Dr. Ornish Herzpatienten aus Krankenhäusern rund um San Francisco an und teilte sie in zwei Gruppen ein. Die Teilnehmer der einen Gruppe – der Kontrollgruppe – wurden gebeten, den bisherigen Ratschlägen ihrer Ärzte hinsichtlich Ernährung und anderer Behandlungen zu folgen. Im Allgemeinen bedeutete dies eine Ernährung mit Hühnchen und Fisch statt rotem Fleisch, weniger Fett und Medikamente nach Bedarf.

Die andere Gruppe – die experimentelle Gruppe – erhielt ganz andere Vorgaben. Die Probanden nahmen überhaupt keine cholesterinsenkenden Medikamente ein. Stattdessen stellten sie auf eine sehr spezielle Ernährung um. Da Cholesterin nur in tierischen Produkten vorkommt (Fleisch, Milchprodukte und Eier) setzte Dr. Ornish für die Studie auf eine vegane Ernährungsweise. Wie Sie ja wissen enthalten Getreide, Bohnen, Gemüse und Obst – im Grunde alle Lebensmittel pflanzlicher Herkunft – kein Cholesterin.

Diese Lebensmittel enthalten aber nicht nur kein Cholesterin, sie enthalten auch kein tierisches Fett, was sogar noch bedeutsamer ist. Nur um es noch einmal klarzustellen: Cholesterin und Fett sind zwei verschiedene Dinge. Cholesterin ist ein winzig kleiner Baustein der Zellmembranen, wie oben erläutert, und kommt in allen tierischen Zellen vor.

Fett ist etwas anderes. Fett ist der weiße Streifen bei einer Scheibe Roastbeef, die gelbe Schicht unter der Hühnerhaut und der fettige Film auf Ihren Fingern, wenn Sie ein Lachsfilet angefasst haben. Tierisches Fett können Sie ganz einfach sehen und fühlen. Wenn Sie es essen, stellt Ihr Körper Cholesterin her.

Ich lernte tierisches Fett als Kind kennen, als ich in North Dakota aufwuchs. Manchmal briet meine Mutter für mich und meine vier Geschwister morgens Speck. Wenn die Streifen gebraten waren, legte sie diese auf Küchenpapier, damit sie abtropfen konnten. Dann nahm sie behutsam die Pfanne und goss das heiße Fett in ein Glas, um es aufzubewahren. Sie bewahrte das Glas mit dem Schmalz nicht im Kühlschrank auf, sie stellte es einfach in den Schrank. Sie wusste, dass es beim Abkühlen zu einer wachsähnlichen festen Masse wird. Am nächsten Tag gab sie etwas von dem Schmalz in eine Pfanne und briet Eier darin. Bei dieser Ernährung ist es vielleicht erstaunlich, dass auch nur eines ihrer Kinder lange genug lebte, um erwachsen zu werden, aber so haben wir uns ernährt, bis wir es besser gelernt haben.

Die Tatsache, dass Speckfett bei Zimmertemperatur fest wird, zeigt an, dass es voll *gesättigten* Fetts steckt, was Sie als »schlechtes« Fett betrachten können, weil es Ihren Cholesterinspiegel erhöht.[6]

Alle Fette sind Mischungen. Rinderfett besteht zum Beispiel zur Hälfte aus gesättigtem Fett und zum Rest aus verschiedenen ungesättigten Fetten. Hühnerfett besteht zu ungefähr 30 Prozent aus gesättigtem Fett. Fisch enthält zwischen 15 und 30

6 Wenn Sie sich fragen, wo der Begriff *gesättigtes Fett* herkommt, kann ich Ihnen verraten, dass es ein sehr logischer Begriff ist. Wenn Sie ein Fettmolekül unter einem hochauflösenden Mikroskop betrachten könnten, sähe es aus wie eine lange Kette aus Kohlenstoffatomen, mit vielleicht 18 oder 20 Atomen, die in einer Reihe hintereinander miteinander verbunden sind. An der Kohlenstoffkette sind Wasserstoffatome angehängt. Wenn die Kette vollständig mit Wasserstoffatomen bedeckt (gesättigt) ist, wird das Fett zu einem festen Wachs und wird als gesättigtes Fett bezeichnet. Wenn aber an mehreren Stellen in der Fettkette keine Wasserstoffatome angehängt sind, wird das Fett als mehrfach ungesättigtes Fett bezeichnet. Mehrfach ungesättigte Fette sind flüssige Öle. Und wenn nur an einer Stelle der Kohlenstoffkette kein Wasserstoffatom angehängt ist, wird das Fett als einfach ungesättigtes Fett bezeichnet. Oliven- und Rapsöl enthalten viele einfach ungesättigte Fettsäuren. Das Ungewöhnliche an ihnen ist, dass sie bei Zimmertemperatur flüssig sind, im Kühlschrank aber fest werden. Gesättigtes Fett ist die Art, die Ihren Cholesterinspiegel ansteigen lässt.

Prozent gesättigtes Fett. Pflanzliche Öle enthalten viel weniger gesättigtes Fett, eine Ausnahme bilden die Tropenöle: Kokosöl, Palmöl und Palmkernöl enthalten alle viel gesättigtes Fett.

Manche Lebensmittelfirmen verändern pflanzliche Öle mittels eines Prozesses namens Hydrierung (Härtung), wodurch sie gesättigten Fetten ähneln. Die entstehenden Fette, als Transfette oder teilweise gehärtete Fette bezeichnet, sind fest und können lange gelagert werden. Leider ähnelt ihre Wirkung auf Ihren Cholesterinspiegel der von Butter oder Schmalz. Sie werden häufig in Restaurants und für Knabberartikel verwendet. Wenn Sie die Worte *teils gehärtetes pflanzliches Fett* auf einem Lebensmitteletikett lesen, legen Sie es zurück und suchen Sie nach einem gesünderen Produkt.

Ihnen ist jetzt sicher klar, warum Dr. Ornish sich entschied, in einem Programm, bei dem es um gesunde Veränderungen der Lebensweise ging, auf vegane Ernährung setzte. Pflanzliche Lebensmittel enthalten kein Cholesterin und kein tierisches Fett. Er begrenzte auch pflanzliche Öle auf ein Minimum.

Die Ergebnisse waren beeindruckend. Bei der sich vegan ernährenden Gruppe verschwanden die Schmerzen in der Brust rasch. Die LDL-Werte (das »schlechte« Cholesterin) fielen durchschnittlich um ganze 40 Prozent. Nach einem Jahr wurde bei allen Patienten ein Angiogramm durchgeführt – eine spezielle Röntgenaufnahme, die Verstopfungen in den Herzarterien zeigt – und Dr. Ornish verglich die Ergebnisse mit denen des gleichen, zu Beginn der Studie durchgeführten Tests. Die Ergebnisse waren beeindruckend: Die Verstopfungen in den Koronararterien – den Arterien, die den Herzmuskel selbst versorgen – fingen tatsächlich an zu schrumpfen. Die Arterien öffneten sich wieder. Die Wirkung war so groß, dass der Unterschied bei 82 Prozent der Patienten nach dem ersten Jahr klar auf den Angiogrammen zu erkennen war – alles ohne Bypass-Operationen, ohne Angioplastien und sogar ohne cholesterinsenkende Medikamente.

WACHEN SIE AUF UND NEHMEN SIE DEN GERUCH VON CHOLESTERIN WAHR

Inzwischen sind Sie vermutlich am Gähnen und sagen sich, dass Sie schon längst wissen, dass Cholesterin und gesättigtes Fett schlecht sind und Sie diese reduzieren sollen. »Weiß ich alles schon«, sagen Sie.

Und genau das ist das Problem. Seit Jahren empfehlen Gesundheitsbehörden, dass die Leute Lebensmittel, die Cholesterin und tierisches Fett enthalten, »reduzieren« sollen. Viele Menschen haben mageres Rindfleisch gekauft und mehr auf Huhn und Fisch gesetzt, aber nur sehr bescheidene Ergebnisse erzielt. Die meisten Menschen müssen feststellen, dass ihre Cholesterinwerte sich trotz dieser Ernährungsumstel-

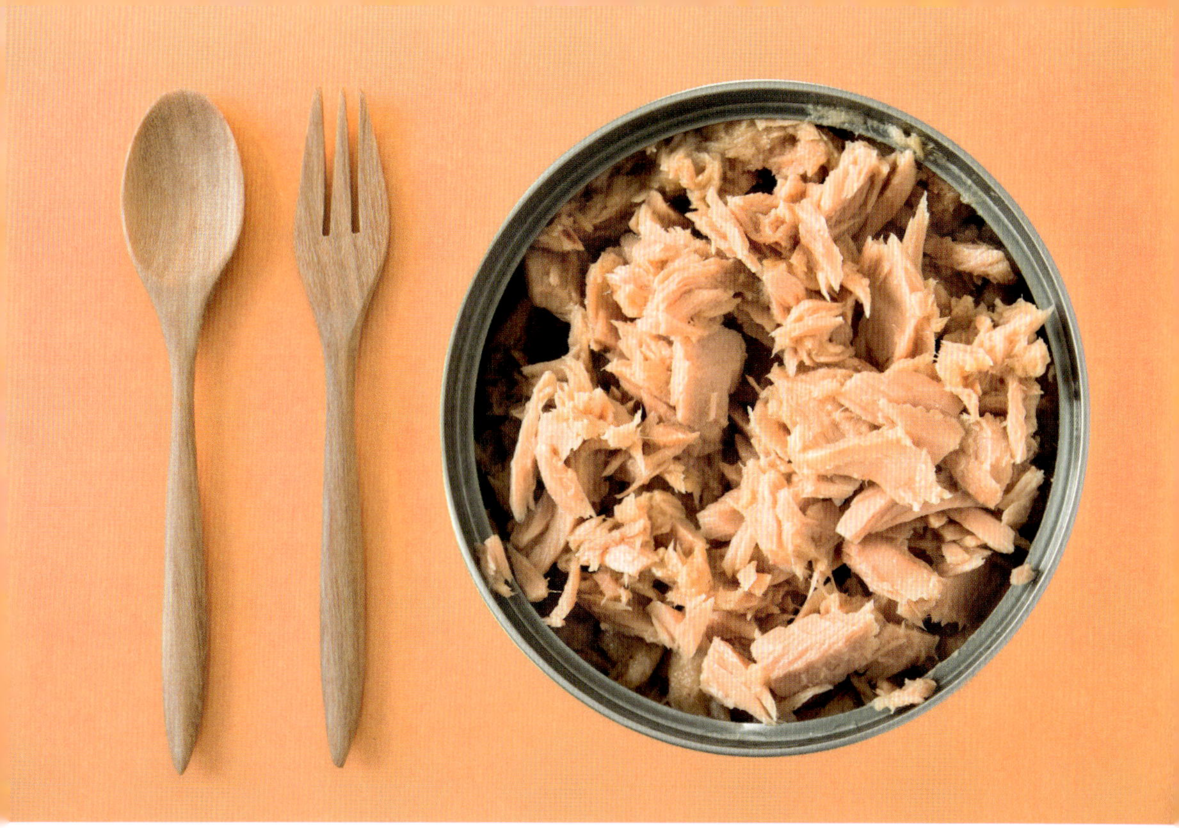

lungen kaum bewegen. Ich gehe davon aus, dass die meisten entschieden haben, dass eine Ernährungsumstellung Zeitverschwendung ist. Nach einem oder zwei Monaten mit dieser »fettarmen« Ernährungsweise sind sie so weit, dass sie aufgeben.

Es stellt sich heraus, dass es nicht reicht, statt rotem Fleisch weißes Fleisch zu essen. Und das liegt daran: Fleisch – auch »mageres« Fleisch – enthält immer Cholesterin, von ungefähr 35 Milligram pro 100 Gramm Thunfisch bis zu ungefähr 175 Milligram pro 100 Gramm Garnelen. Huhn und Rind liegen dazwischen mit ungefähr 90 Milligramm pro 100 Gramm. Rotes Fleisch, Geflügel und Fisch – auch die »mageren« Stücke – enthalten auch eine beträchtliche Menge Fett.

Dagegen enthalten pflanzliche Lebensmittel nie Cholesterin oder tierisches Fett. Das gilt für jegliches Obst und Gemüse, alle Bohnen- und Getreidearten, alle Sorten Reis, Nudeln und Kartoffeln und alle Produkte, die daraus hergestellt werden.

Wenn Sie also Ihre Cholesterinwerte senken wollten, indem Sie statt Rindfleisch Huhn und Fisch essen, müssten Sie sich einen Arm hinter den Rücken binden lassen. Wie in klinischen Tests gezeigt wurde, ist der cholesterinsenkende Effekt einer Umstellung von rotem auf weißes Fleisch minimal – nur ungefähr 5 Prozent. Die meisten Menschen, die sich so ernähren, haben auch keine messbaren Verbesserungen hinsichtlich des Zustands ihrer Arterien – im Durchschnitt wird ihre Arterienverstopfung im Laufe der Zeit schlimmer.

WARUM HAT MIR DAS KEINER GESAGT?

Als die Ergebnisse von Dr. Ornish veröffentlicht wurden, waren die meisten medizinischen Institutionen bereit zu glauben, dass sein Programm auf einer sehr gesunden Ernährungsweise basierte. Aber viele waren der Ansicht, das Programm sei so asketisch, dass nur wenige Menschen in der Lage wären, sich daran zu halten. Ich habe mich dieser Frage recht intensiv gewidmet und bin zu einer völlig anderen Schlussfolgerung gekommen. Die Ernährungsweise ist nicht furchtbar asketisch. Tatsächlich nimmt sie es mit jeder anderen Diät auf, die Ärzte verordnen könnten. Lassen Sie mich Ihnen von meinen eigenen Erfahrungen berichten.

Als ich im »Cattle Country« aufwuchs – im westlichen Teil der Great Plains in den USA, der durch Rinderhaltung geprägt ist – aß meine Familie im Grunde jeden Tag das gleiche: Roastbeef, Ofenkartoffeln und Mais – außer zu besonderen Gelegenheiten, wenn wir Roastbeef, Ofenkartoffeln und Erbsen aßen.

Während meines Medizinstudiums entschloss ich mich, meine Ernährung umzustellen. Zuerst versuchte ich es mit Nudeln und einer Soße aus frischen Tomaten, Basilikum und Gewürzen. Dann entdeckte ich, dass chinesische Restaurants, genauso wie mexikanische Restaurants, auf der Speisekarte unter den Gerichten mit Rindfleisch, Geflügel und Fisch viele köstliche Gemüsegerichte anbieten. In japanischen Restaurants gibt es köstliche Miso-Suppen, Salate und vegetarisches Sushi. Die orientalische Küche ist einfach, aber köstlich, mit Hummus, Falafel, Couscous und anderen Herrlichkeiten. Thai, indisch, äthiopisch – all diese Küchen bieten eine unendliche Auswahl vegetarischer Gerichte. Im Vergleich zu diesen eleganten Speisen erschienen mir Roastbeef, Ofenkartoffeln und Mais aus meiner Kindheit in North Dakota nicht länger als Höhepunkt der Kochkunst. Für mich war eine auf Pflanzen basierende Ernährung eine Welt neuer Geschmäcker und alles andere als karg.

Als ich Ende der 1980er das erste Mal von der Arbeit von Dr. Ornish hörte, arbeitete ich an der psychiatrischen Klinik der George Washington University. Ich rief ihn an und schlug ihm vor, die Akzeptanz seiner Ernährungsweise zu untersuchen. Ich flog nach San Francisco und befragte alle Teilnehmer seiner Herzstudie.[4] Ich fragte sie, wie gut ihnen die Lebensmittel schmeckten, die sie aßen, wie aufwendig es war, diese zuzubereiten, was ihre Familienangehörigen dachten und was sie in Zukunft zu tun gedachten.

Ich fand heraus, dass die Teilnehmer der veganen Gruppe am Anfang etwas murrten. Sie mussten einige neue Lebensmittel kennenlernen und einige unbekannte Zubereitungsarten erlernen. Im Durchschnitt dauerte es 4 Wochen, bis die Ernährungsweise ihnen wirklich zur zweiten Natur wurde. Aber sie gewöhnten sich gut daran, zum Teil, weil die Resultate so beeindruckend waren. Ihre Cholesterinwerte sanken rasend schnell, ihre Brustschmerzen hörten auf und ihre Herzkrankheiten bildeten sich zurück. Im Durchschnitt nahmen sie im ersten Jahr sage und schreibe 10 Kilogramm ab.[5,6] Mit der Zeit liebten sie die neue Ernährungsweise.

Ich erinnere mich lebhaft an die Reaktion eines Teilnehmers. Er war wütend – wütend darüber, dass frühere Ärzte ihm nur potenziell gefährliche Medikamente verschreiben und ihn sogar operieren wollten, was ihn jede Menge Geld kostete, und sich nicht einmal die Mühe machten, die enorme Wirkung einer Ernährungsumstellung nur zu erwähnen. Insgesamt fanden die Teilnehmer ihre Ernährung nicht nur akzeptabel; sie fanden, dass es falsch wäre, wenn Ärzte ihren Patienten diese Ernährungsumstellung nicht zur Wahl stellten.

Mich hat nicht überrascht, dass es ein wenig gedauert hat, sich an die vegane Ernährungsweise zu gewöhnen oder dass die Patienten diese bald schätzten. Was mich überrascht hat, war die Reaktion der Teilnehmer der Kontrollgruppe – der Gruppe, die nicht gebeten wurde, auf eine vegane Ernährung umzustellen. *Sie* murrten auch. Manche sagten, sie müssten nur Huhn und Fleisch essen, Huhn und Fleisch, Huhn und Fleisch, jeden Abend. Einige schienen zu sagen, dass ihre ganze Lebensfreude dahin war. *Und dabei hatten sie nicht einmal etwas davon.* Viele kämpften noch mit Brustschmerzen, versuchten ihre Cholesterinwerte mit Medikamenten zu kontrollieren und standen auf verlorenem Posten.

Inzwischen habe ich wiederholt die Reaktionen auf verschiedene Ernährungsweisen untersucht und bin überzeugt, dass eine vegane Ernährung tatsächlich leichter einzuhalten ist als die meisten anderen Diäten. Das liegt zum Teil an ihrer Einfachheit. Es ist wie sich das Rauchen oder eine andere Angewohnheit abzugewöhnen: Ungesunde Lebensmittel ganz wegzulassen ist einfacher, als sich jeden Tag von kleinen Mengen in Versuchung führen zu lassen. Und die Vorteile der Ernährungsweise sind so positiv, dass Sie sich weiter so ernähren möchten.

Einige Jahre später analysierte ich alle veröffentlichten Studien mit Herzpatienten, die gebeten wurden, ihre Ernährung umzustellen und von Forschern dabei begleitet wurden, um Erfolge oder Misserfolge zu dokumentieren.[7] Zu der Zeit herrschte die Meinung, dass Ärzte ihre Patienten nicht zu stark zu einer Ernährungsumstellung drängen sollten, weil diese sonst die Hände über dem Kopf zusammenschlagen und aufgeben würden. Ich fand aber genau das Gegenteil heraus. In kontrollierten Studien, bei denen die Wissenschaftler die Patienten baten, ihre Ernährung ein wenig umzustellen, waren auch die Ergebnisse gering. Wenn die Wissenschaftler ihre Studienteilnehmer zu größeren Ernährungsumstellungen aufforderten, befolgten die meisten Teilnehmer diesen Rat und erzielten bessere Ergebnisse. Das können Sie auch tun. Ihr Herz verdient das Allerbeste.

DAS ZIEL IST ES, GEGEN HERZINFARKTE IMMUN ZU WERDEN

Machen wir uns vom kalifornischen Forschungszentrum von Dr. Ornish auf den Weg ins nahe Ohio, um Anthony Yen zu treffen. Er wuchs in China auf, wo seine Verwandten oft ein hohes Alter erreichten. Herzkrankheiten, Gewichtsprobleme, Diabetes, Krebs und Bluthochdruck kannten sie praktisch nicht. Sie aßen Reis, Nudeln und die verschiedensten Gemüsegerichte und nutzten Fleisch nur als Würzmittel, so wie manche von uns Zwiebeln, Knoblauch oder Pinienkerne verwenden.

1949 zog Anthony als junger Mann in die USA und gab seine traditionelle chinesische Ernährungsweise nach und nach zugunsten einer amerikanischen Ernährungsweise auf. Im Lauf der Jahre nahm er langsam an Gewicht zu, wie viele seiner amerikanischen Freunde, und bekam Probleme mit dem Herzen, die sich stetig verschlechterten. Schließlich musste er operiert werden – ein fünffacher Herz-Bypass.

Dann hatte er Glück und wurde in ein Programm für Herzpatienten eines Chirurgen der Cleveland Clinic aufgenommen. Dr. Caldwell Esselstyn Jr. zielte darauf ab, die Cholesterinwerte so weit zu senken, dass die Herzkrankheit gestoppt würde. Er verschrieb eine vegane Ernährungsweise, ohne Milchprodukte oder zugesetztes Öl. Er zeigte den Patienten, wie sie kochen sollten, und lud sie gelegentlich zu Gruppenessen mit selbst gekochten Gerichten ein. Medikamente verschrieb er nur, wenn die Ernährungsumstellung allein nicht ausreichte, um die Cholesterinwerte eines Patienten unter 150 mg/dl zu senken.

Das Programm zeigte Wirkung. Dr. Esselstyns Patienten waren praktisch immun. Obwohl sie zu Beginn des Programms in keiner guten Verfassung waren, hatte keiner der Patienten, die sich an das Programm hielten, später Herzprobleme irgendwelcher Art.[8] Anthonys Cholesterinwerte verbesserten sich enorm. Er nahm ab und fühlte sich so gut wie seit Jahren nicht.

1991 und noch einmal 1997 lud Dr. Esselstyn amerikanische Kardiologen zum Gipfel über Cholesterin und koronare Erkrankungen ein. Er vertrat seine Ansicht, dass Ärzte eine gesündere Ernährungsweise fördern müssen. Wenn Ärzte weiterhin wenig wirkungsvolle Diäten verschrieben, sagte er, würden ihre Patienten weiterhin zahlreiche Medikamente einnehmen müssen, die OPs wären voll aufgrund von Angioplastien und koronarer Bypass-Operationen und die medizinischen Kosten würden weiter steigen.

Dr. Esselstyn hatte recht, wie Anthony Yen, die anderen Patienten und eine wachsende Zahl Ärzte bestätigen können.

LEBENSMITTEL MIT BESONDERER WIRKUNG

Sie wissen, welche Lebensmittel Sie meiden sollten. Indem Sie tierische Produkte und Öl weglassen, vermeiden Sie Cholesterin und das Fett, das die Cholesterinwerte ansteigen lassen kann. Diese Lebensmittel möchten Sie ohnehin vermeiden, um Ihren Diabetes zu bessern.

Es gibt aber auch Lebensmittel, die Sie auf Ihrem Speiseplan *haben* möchten, weil sie Ihre Cholesterinwerte senken oder Sie vor den Schäden, die Cholesterin verursachen kann, schützen können.

- **HAFER, BOHNEN UND GERSTE** enthalten lösliche Ballaststoffe, die den Cholesterinspiegel senken. Sie haben bestimmt schon gehört, dass Haferbrei, Cheerios und andere Haferprodukte diese Wirkung haben, und genau aus diesem Grund sind sie so beliebt. Vergessen Sie aber nicht die enorme cholesterinsenkende Wirkung von einfachen Bohnen, die ebenfalls lösliche Ballaststoffe enthalten. Wenn Sie täglich ca. 100 Gramm Bohnen essen, senken Sie Ihre Cholesterinwerte erheblich. Wer regelmäßig Bohnen verzehrt, hat im Durchschnitt um 7 Prozent niedrigere Cholesterinwerte als andere Menschen. Die LDL-Cholesterinwerte sind in der Regel 6 Prozent geringer, die Triglyzeridwerte durchschnittlich 17 Prozent und die HDL-Cholesterinwerte (das »gute« Cholesterin) sind ungefähr 3 Prozent höher.[9] Lösliche Ballaststoffe finden sich auch in vielen Gemüse- und Obstsorten.

- **SOJAPRODUKTE** haben eine besonders cholesterinsenkende Wirkung. Abgesehen von der Tatsache, dass sie kein Cholesterin oder tierisches Fett enthalten, senken Sojaproteine die Cholesterinwerte auch ein wenig. Mit einem Burger aus Sojabohnen statt aus Rindfleisch sparen Sie nicht nur das Cholesterin und das Fett aus dem Rindfleisch, sondern senken Ihre Cholesterinwerte auch aktiv.[10]

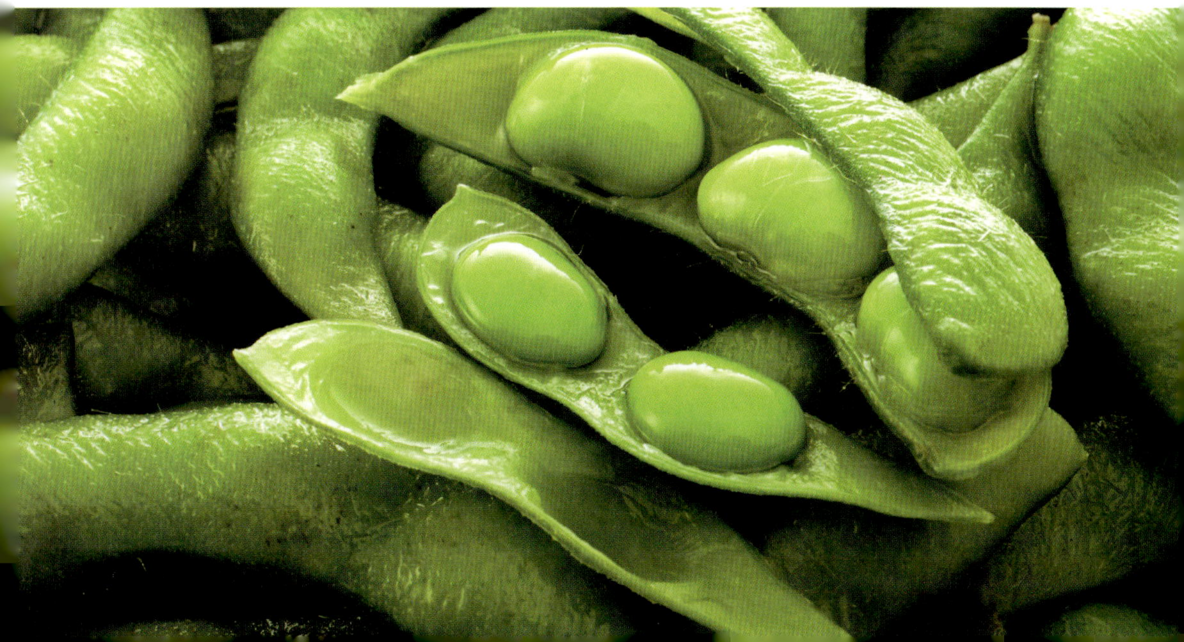

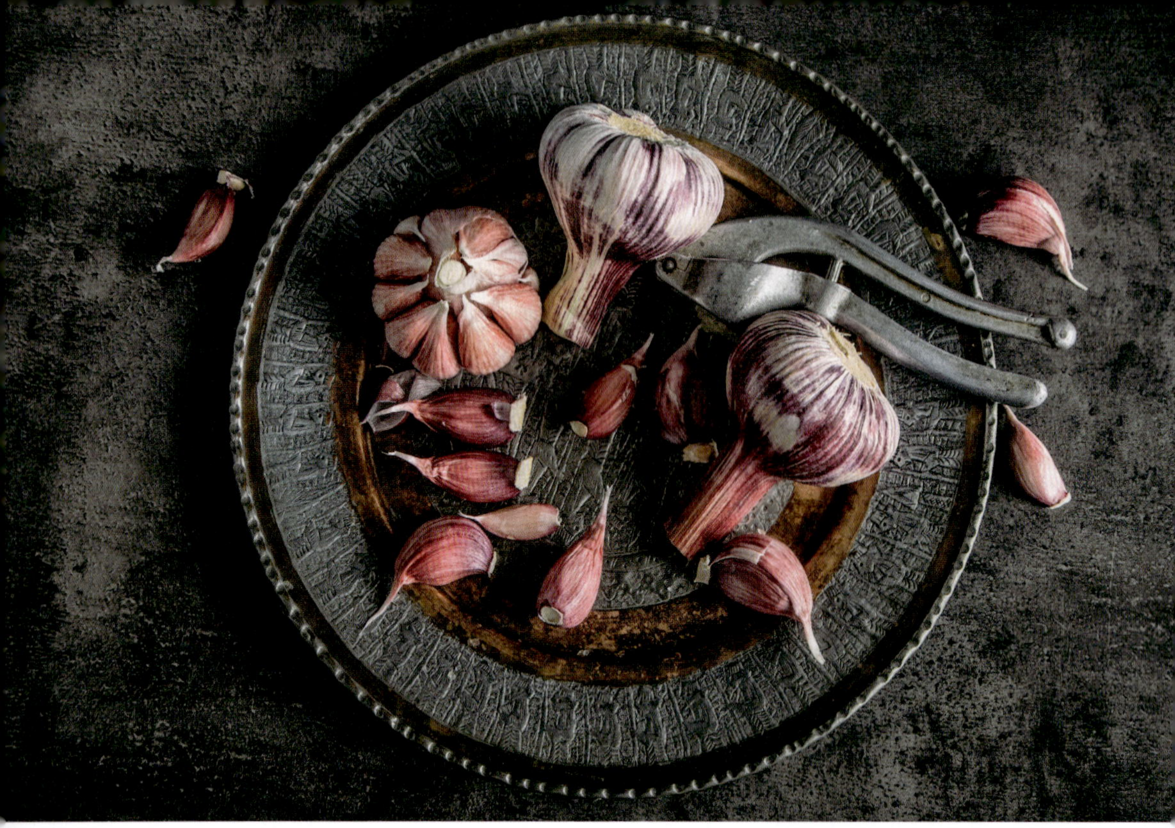

- **BESTIMMTE NÜSSE WIE MANDELN UND WALNÜSSE** senken Cholesterinwerte ebenfalls. Ja, sie enthalten so viel Fett wie andere Nüsse, aber aus irgendwelchen Gründen, die noch nicht wirklich erforscht sind, haben sie die Fähigkeit, die Cholesterinwerte zu senken. In Studien hat sich beim Verzehr von 110 Gramm über 4 Wochen lang ein messbarer Effekt gezeigt.[11] Ich rate Ihnen aber dennoch nicht, Nüsse zu einem regelmäßigen Bestandteil Ihrer Ernährung zu machen. Trotz der cholesterinsenkenden Wirkung enthalten sie so viel Fett, dass sie eine Gewichtsabnahme schwierig machen und Ihre Bemühungen, Ihre Insulinsensitivität zu verbessern, sabotieren können.

- **EINIGE MARGARINEN** beinhalten natürliche pflanzliche Stanole oder Sterole, die fast wie Medikamente wirken und die Aufnahme von Cholesterin im Dünndarm verhindern. Benecol-Light-Aufstrich enthält zum Beispiel pflanzliche Stanole aus Kiefern, die einem Aufstrich aus Raps- und Sojaöl beigemischt werden (siehe auch www.benecol.com). Sie können es zum Backen oder Anbraten verwenden. Es ist aber kein kalorien- oder fettarmer Aufstrich, 1 Esslöffel enthält ungefähr 50 Kalorien. Wie Nüsse kann auch Margarine eine Gewichtsreduzierung negativ beeinflussen.

- **KNOBLAUCH** kann Cholesterinwerte ebenfalls senken, auch wenn nicht alle Studien hier übereinstimmen. In Studien, bei denen Effekte nachweisbar waren, wurde ½ bis 1 Zehe pro Tag verwendet.[12]

- **OBST UND GEMÜSE** enthalten nicht nur kein Cholesterin und sehr wenig Fett, die in ihnen enthaltenen Betacarotine, Vitamin C und Vitamin E können die schädlichen Auswirkungen von Cholesterin in Ihrem Blut sogar reduzieren.[13] Und zwar aus folgendem Grund: Von den Cholesterinpartikeln, die in Ihrem Blutkreislauf umhertreiben, sind diejenigen, die in Arterienwände eindringen und die Anreicherung von Plaques verursachen, leicht beschädigt oder oxidiert. Betacarotin, Vitamin C und Vitamin E schützen die Cholesterinpartikel tatsächlich vor Schäden, sodass diese weiter treiben können, ohne Ihnen zu schaden.
  Orangefarbenes Gemüse wie Karotten, Jamswurzeln und Kürbis enthält reichlich Betacarotine, ebenso wie grünes Blattgemüse. Vitamin C ist natürlich in Zitrusfrüchten, aber auch in vielen anderen Obstsorten und in Gemüse enthalten. Und Vollkorngetreide, Gemüse und Bohnen sind gesunde Lieferanten für Vitamin E.

An der University of Toronto zog Dr. David Jenkins die ultimative Schlussfolgerung aus seinem Ansatz. Seine Überlegungen waren folgendermaßen: Wenn eine vegane Ernährungsweise (also ohne Fleisch, Milchprodukte oder Eier) die Cholesterinwerte senkt, wenn lösliche Ballaststoffe wie in Hafer cholesterinsenkend wirken, wenn Sojaprodukte Cholesterin senken und wenn pflanzliche Sterole die Cholesterinwerte senken, *was würde dann passieren, wenn er alle gleichzeitig verschreiben würde*?

Er entwickelte eine Ernährungsweise, die er Portfolio-Diät nannte und die all die genannten Elemente beinhaltete, und fand heraus, dass die Kombination das LDL-Cholesterin *in nur 4 Wochen* um 29,6 Prozent sinken ließ, ähnlich der Wirkung cholesterinsenkender Medikamente.[14]

CHOLESTERIN SCHRITT FÜR SCHRITT IN DEN GRIFF BEKOMMEN

Ich möchte noch einmal zusammenfassen, was uns die Forschung über eine ideale cholesterinsenkende Ernährung erzählt. Hier sind die Schlüsselelemente.

1. VERZICHTEN SIE AUF TIERISCHE PRODUKTE. Sie sollten Fleisch (das heißt kein rotes Fleisch, kein Huhn und kein Fisch), Milchprodukte und Eier meiden. Lassen Sie sie ganz weg und streichen Sie damit sämtliches tierisches Fett und Cholesterin aus Ihrer Ernährung. Sie wissen bereits, dass dies zur Diabetesbehandlung wichtig ist und dass es für Ihr Herz genauso wichtig ist.

2. VERWENDEN SIE NUR MINIMALE MENGEN PFLANZLICHES ÖL. Verzichten Sie, um Öl aus Ihrer Ernährung zu streichen, auf ölhaltige Dressings, frittierte Speisen und Essen, das mit Öl zubereitet wird. Lesen Sie die Angaben auf abgepackten

Lebensmitteln. Wenn Sie dort etwas von tierischen Produkten oder teils gehärteten Ölen in der Zutatenliste lesen, kaufen Sie das Produkt nicht. Und wenn es mehr als 2 bis 3 Gramm Fett pro Portion enthält, lassen Sie es ebenfalls stehen.

3. KAUFEN SIE LEBENSMITTEL MIT BESONDERER WIRKUNG. Die besten sind Hafer, Bohnen und Sojaprodukte. Sie machen satt, enthalten aber nicht zu viele Kalorien und senken Ihre Cholesterinwerte effektiv. Es ist leicht, Lebensmittel mit besonderen Eigenschaften in Ihren Speiseplan zu integrieren.

- **HAFER:** Beginnen Sie Ihren Tag mit einer Schüssel Haferbrei. Streuen Sie Zimt darüber, wenn Sie möchten, aber keine Milch oder Zucker oder verwenden Sie einen Sojadrink.

- **BOHNEN:** Wie Hafer enthalten auch Bohnen viele lösliche Ballaststoffe, die Cholesterin senken. Gebackene Bohnen, schwarze Bohnen mit Salsa, Pintobohnen als Tortilla-Füllung – alle enthalten reichlich lösliche Ballaststoffe, Protein und rundum gesunde Nährstoffe. Die bescheidene Bohne gilt inzwischen geradezu als schick; einige Landwirte spezialisieren sich darauf, wunderbare farbige alte Sorten zu züchten.

- **SOJA:** Sojadrinks können Sie leicht in Ihren Speiseplan integrieren. Sie sollten auch die vielen anderen Formen von Soja kennenlernen: Fettarmen Tofu, Tempeh, in Form gebrachtes pflanzliches Protein und viele weitere. Manche Menschen sind Tofu gegenüber etwas argwöhnisch, bis sie ihn einmal richtig zubereitet probiert haben und ihn anschließend sehr schätzen. Für alle Sojaprodukte gilt, dass Sie die Etiketten lesen und diejenigen mit dem niedrigsten Fettgehalt wählen sollten.

Diese Ernährungsumstellungen führen bei den meisten Menschen sehr schnell zu deutlichen Ergebnissen. Ernährungsweisen, die Cholesterin und tierisches Fett (vegane Ernährung) eliminieren, wenig Öl verwenden und Lebensmittel mit einer besonderen Wirkung integrieren, reduzieren das »schlechte« Cholesterin um 20 bis 40 Prozent.

4. HALTEN SIE SICH AN DIE EMPFEHLUNGEN ZUR GEWICHTSABNAHME aus Kapitel 6. Jedes Pfund weniger senkt Ihr Gesamtcholesterin um ungefähr 1 mg/dl.[15] Die Reduzierung geht langsam vor sich, ist aber bedeutend.

5. BEWEGUNG. Wenn Ihr Arzt Ihnen grünes Licht für die Aufnahme eines Bewegungsprogramms gibt, werden Sie feststellen, dass dies enorm hilfreich ist. Bewegung wird nicht nur Ihr Gesamtcholesterin senken, sondern auch Ihr HDL-Cholesterin erhöhen und dadurch Ihre allgemeine Gesundheit verbessern. Regelmäßige Bewegung (ein strammer 30-minütiger Spaziergang fünfmal die Woche oder ein einstündiger Spaziergang dreimal die Woche) hilft Ihnen auch, Ihren Blutdruck zu regulieren. Erstellen Sie zusammen mit Ihrem Arzt Ziele Ihres Ernährungsprogramms je nach Ihrem aktuellen Gesundheitszustand (siehe Kapitel 11).

IHREN FORTSCHRITT EINSCHÄTZEN

Sie können leicht erkennen, ob das Programm Wirkung zeigt. Halten Sie sich genau daran und bitten Sie Ihren Arzt nach 8 Wochen, Ihre Cholesterinwerte zu überprüfen. Wenn Sie Ihr angestrebtes Ziel noch nicht ganz erreicht haben, überlegen Sie noch einmal genau, was Sie gegessen haben. Wie genau haben Sie sich an das Programm gehalten? Wenn Sie sich wirklich genau daran gehalten haben und Ihr Cholesterinspiegel dennoch nicht sinkt, gehören Sie vermutlich zu den seltenen Personen, bei denen die Gene den Cholesterinspiegel oben halten.

Wenn eine Umstellung der Ernährungsweise alleine nicht ausreicht, halten Sie sich an den Rat Ihres Arztes, der cholesterinsenkende Medikamente beinhalten kann. Manche Ärzte glauben, dass Medikamente auch bei normalen Cholesterinwerten sinnvoll sind. Diese Ansicht wird aktuell in Studien erforscht.

DAS »GUTE« CHOLESTERIN ERHÖHEN

Das Cholesterin in HDL-Partikeln, dem High-density-Lipoprotein, wird aus einem einzigen Grund als »gutes« Cholesterin bezeichnet: Es ist auf dem Weg nach draußen. HDL-Partikel streifen an Ihren Arterienwänden entlang, nehmen Cholesterin auf und eliminieren es, wie winzige Straßenkehrmaschinen. Wenn Ihre HDL-Werte niedrig sind (siehe Kapitel 7), werden die folgenden Schritte Ihnen helfen, sie zu erhöhen.

1. BEWEGUNG. Wie Sie weiter vorne gesehen haben, hat regelmäßiges aerobes Training nicht nur Auswirkungen auf das LDL-Cholesterin, sondern kann auch Ihr HDL um ungefähr 10 Prozent erhöhen.[16]

2. BRINGEN SIE BOHNEN AUF DEN TISCH. Menschen, die täglich Bohnen oder andere Hülsenfrüchte essen, haben einen um durchschnittlich 3 Prozent höheren HDL-Wert als andere Personen.[17]

3. ESSEN SIE REICHLICH OBST UND GEMÜSE. Das in diesen enthaltene Vitamin C scheint den HDL-Wert ebenfalls zu erhöhen.

4. VERMEIDEN SIE TEILS GEHÄRTETE PFLANZLICHE FETTE. Diese Fette bewirken genau das Gegenteil von dem, was Sie erreichen wollen. Sie erhöhen das LDL-Cholesterin und reduzieren das HDL. Lesen Sie immer das Kleingedruckte auf Lebensmitteletiketten, besonders bei Gebäck und Knabberwaren.

5. NEHMEN SIE AB. Ein willkommener Nebeneffekt einer fettarmen veganen Ernährungsweise ist eine Gewichtsreduzierung, die wiederum das HDL erhöht. Das in diesem Buch beschriebene Ernährungsprogramm wird Ihnen helfen.

6. WENN SIE RAUCHEN, HÖREN SIE DAMIT AUF. Mit dem Rauchen aufzuhören, verbessert Ihre HDL-Werte.

TRIGLYZERIDWERTE SENKEN

Der Begriff *Triglyzeride* ist eine Umschreibung für Fett im Blut.[7] Die Triglyzeridwerte zu senken ist eine gute Idee, da es wahrscheinlich Ihr Risiko für Herzkrankheiten senkt. Es ist normalerweise ganz einfach. Sehen Sie sich noch einmal die weiter vorne angeführten Maßnahmen an, um Ihre HDL-Werte zu erhöhen, besonders die Punkte Gewichtsabnahme, Bewegung und Verzehr von Bohnen und Hülsenfrüchten. Diese Maßnahmen führen auch zu niedrigeren Triglyzeridwerten. Täglich Bohnen zu verzehren ist allein für sich eine überraschend wirksame Maßnahme, die Ihre Triglyzeridwerte bis zu 17 Prozent senken kann.[18] Gehen Sie noch einen Schritt weiter: Vermeiden Sie Zucker, Weißbrot und andere hochglykämische Lebensmittel, wie in Kapitel 4 erläutert. Diese Lebensmittel scheinen die Triglyzeridwerte zu erhöhen, wohingegen niedrig-glykämische Lebensmittel mit einem hohen Anteil an Ballaststoffen diese zu senken scheinen.[20] Sie werden vermutlich ein deutliches Absinken Ihrer Triglyzeridwerte erleben.

Wenn Sie bis hierhin gelesen haben, dann haben Sie diese erfreuliche Schlussfolgerung vermutlich bereits selbst gezogen: Sie brauchen keine spezielle Ernährung bei Diabetes, eine weitere, um Ihren Cholesterinspiegel zu kontrollieren und eine dritte zum Abnehmen. Eine Ernährungsweise, bei der Sie auf tierische Produkte verzichten, wenig pflanzliches Öl verwenden und auf ballaststoffreiche Lebensmittel mit einem niedrigen GI setzen, bewältigt all diese Probleme zur gleichen Zeit.

So wie ein gesunkener Cholesterinspiegel sich positiv auf Ihr Herz auswirkt, tut dies auch ein gesunkener HbA1c-Wert. Wer seinen Blutzuckerspiegel unter Kontrolle hat, hat im Alter weniger Herzprobleme.

7 Das Wort *Triglyzerid* leitet sich von der Tatsache ab, dass Ihr Körper, wenn er Fettmoleküle von einem Platz zum anderen transportiert, in der Regel drei Fettmoleküle an ein Glyzerinmolekül bindet (daher Tri-Glyzerid), bevor er diese in die wässrige Umgebung Ihres Blutkreislaufs schickt.

Dieselbe Ernährungsumstellung wirkt sich auch positiv auf Ihren Blutdruck aus, teilweise, weil sie dazu führen kann, dass Sie abnehmen, denn mit einem sinkenden Gewicht sinkt auch Ihr Blutdruck. Aber die Auswirkung einer veganen Ernährungsweise auf den Blutdruck besteht aus mehr als nur der Auswirkung auf das Körpergewicht. Eine auf Pflanzen basierende Ernährung liefert viel Kalium, das blutdrucksenkend zu wirken scheint. Ohne tierisches Fett wird auch die Blutviskosität reduziert (das Blut ist damit weniger zähflüssig – weniger wie Öl und mehr wie Wasser), daher fließt es leichter durch die Blutgefäße.[21]

Bei vielen Menschen sind die Effekte einer Ernährungsumstellung gleichwertig oder besser als die von Medikamenten. Wenn Sie, aus welchen Gründen auch immer, Ihre Cholesterinwerte, Ihren Blutdruck oder Ihren Blutzucker nicht richtig unter Kontrolle bekommen, trotz aller Bemühungen, wird Ihr Arzt Ihnen Medikamente verschreiben, um da anzusetzen, wo die Ernährung nicht mehr hinkommt.

DIE OBERHAND ÜBER HOMOCYSTEIN BEHALTEN

Homocystein ist ein Proteinbaustein – eine Aminosäure – die normalerweise in kleinen Mengen im Blut zu finden ist. Wenn die Menge in Ihrem Blut hoch ist – mehr als 10 Mikromol pro Liter – kann es ein erhöhtes Risiko für Herzprobleme bedeuten, so wie ein hoher Cholesterinspiegel.[19] Die Vorteile einer Senkung der Homocysteinwerte sind nicht gesichert, aber die dazu nötigen Maßnahmen sind alle gesund, daher beschreibe ich Ihnen, was Sie tun müssen.

Bestimmte Vitamine – Folsäure sowie Vitamin B_6 und B_{12} – unterstützen die Beseitigung von Homocystein. Bohnen, Gemüse und Obst enthalten reichlich Folsäure und Vitamin B_6; in pflanzlichen Lebensmitteln findet sich B_{12} nur in angereicherten Produkten wie angereicherten Sojadrinks und Zerealien (z. B. Kellogg's Corn Flakes), Hefeflocken und einigen wenigen anderen Produkten.

Neben einem täglichen Verzehr von reichlich Obst und Gemüse machen die folgenden Maßnahmen Sinn:

1. Ein Multivitamin-Präparat jeden Morgen. Dadurch erhalten Sie ausreichend Folsäure, Vitamin B_6 und Vitamin B_{12}. Es ist egal, welche Marke Sie wählen, aber das Präparat sollte kein Eisen enthalten, weil wir mittlerweile wissen, dass überschüssiges Eisen das Risiko für Herzkrankheiten erhöhen kann.
2. Jeden Morgen ein Folsäurepräparat mit 400 Mikrogramm. Dadurch erhalten Sie ausreichend Folsäure. Wenn es Ihnen lieber ist, können Sie ein zweites Multivitaminpräparat einnehmen, das Folsäure enthält (siehe Seite 160). Eine Lösung für viele Probleme!

Rick, den Sie bereits vorhin getroffen haben, ging es mit seiner Ernährungsumstellung sehr gut, trotz seiner anfänglichen Zweifel. Er lernte, wie er aus einer Tütensuppe, zu der er Tomaten, Gurken, Süßkartoffeln und anderes Gemüse gab, das er gerade im Haus hatte, eine schnelle und herzhafte Gemüsesuppe kocht. Er machte sich oft Nudeln und aß dazu eine fertig gekaufte Tomatensoße. Er aß auch reichlich Salate und gekochtes Gemüse. Auswärts zu essen fand er schwierig, bis er entdeckte, dass internationale Restaurants eine große Auswahl bieten. Nachzufragen half auch – in den meisten Restaurants servierte man ihm gern eine Gemüseplatte, wenn er danach fragte. Er fand heraus, welche Fast-Food-Restaurants Gemüseburger oder Salatbuffets im Angebot haben und wo er einen anständigen Bohnen-Burrito kaufen kann.

Er fand Geschmack an, wie er es nannte, falschem Fleisch – Hackfleisch, Schinken und andere Wurstprodukte aus Sojaprotein – mit dem er Sandwiches belegte, zusammen mit Tomatenscheiben, Salat und Dijonsenf. Manchmal aß er einfach Bohnen und Reis oder ein fertig gekauftes Reisgericht (Reis-Curry, Reis-Pilaf etc.). Er lernte auch Couscous schätzen. Zum Frühstück stürzte er sich buchstäblich in Haferbrei und hatte immer Bananen und anderes Obst zur Hand, daheim und bei der Arbeit.

Zwar fand er die Ernährungsumstellung überraschend einfach, stieß aber gleich zu Beginn auf ein Hindernis. Er lud sich kleine Portionen auf den Teller und widerstand der Versuchung, sich einen Nachschlag zu holen – das hätte sich wie Schummeln angefühlt. Dadurch fühlte er sich oft hungrig. Die Lösung: Er aß einfach mehr. Bei einer anderen Gelegenheit nahm er sich meinen Rat, Bohnen zu essen, zu sehr zu Herzen und hatte Verdauungsprobleme. Er verkleinerte seine Bohnenportionen eine Weile etwas und es ging ihm wieder gut.

Seine Frau fing mit der Zeit auch an, sich vegan zu ernähren. Dabei nahm sie einiges an Gewicht ab und hatte mehr Energie als seit Jahren.

Als Rick zur Nachuntersuchung und Blutkontrolle kam, hatte er sich vollständig an die Ernährungsweise gewöhnt und war von den Ergebnissen begeistert. In 3 Monaten war sein Cholesterin von 210 auf 145 gesunken, mit einem LDL deutlich unter 100. Und das war derselbe Mann, der mir am Anfang gesagt hatte, dass er einfach andere Gene bräuchte. »Sie wissen, dass das hier keine Ernährungsweise oder Diät ist«, sagte er. »Es ist eine Lebensweise, und für mich fühlt sie sich genau richtig an. Ich werde mich nie wieder so ernähren wie früher. Das hier ist einfach perfekt für mich.«

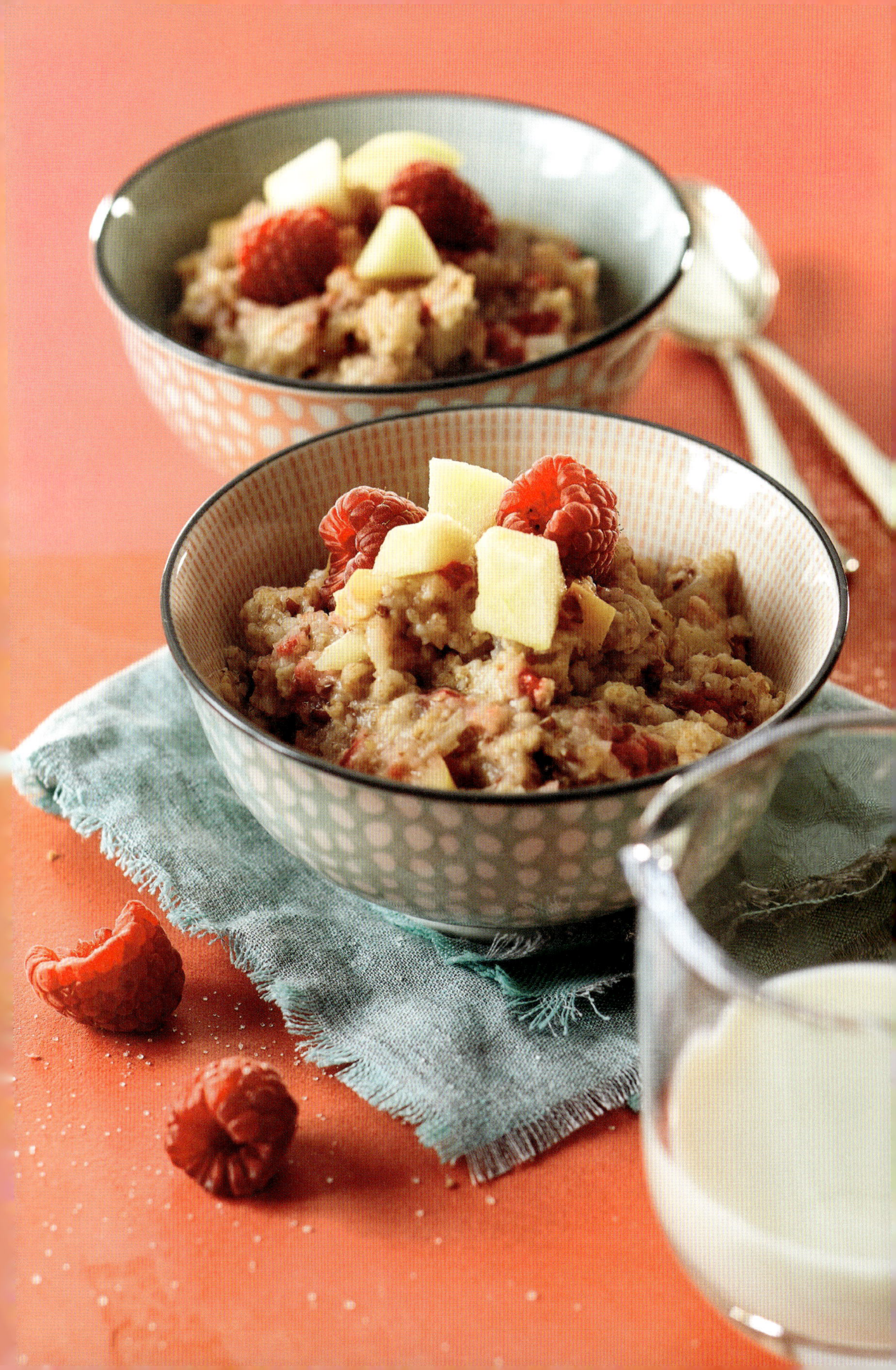

KAPITEL 13

GESUNDE NERVEN, AUGEN UND NIEREN

Selwyn war 58 Jahre alt, als er davon hörte, dass wir Probanden für eine Forschungsstudie suchen. Er stammte ursprünglich aus Trinidad und Diabetes wurde bei ihm vor fast 20 Jahren diagnostiziert. Die Krankheit hatte seine Augen angegriffen und er wurde wegen eines Glaukoms behandelt.

Er hatte auch furchtbare Nervenschmerzen. In den 18 Monaten, die der Studie vorausgingen, hatten die Schmerzen in seinen Füßen sich immer weiter verschlimmert. »Es war furchtbar«, sagte er. »Es schmerzte von den Waden abwärts, besonders links. Und es wurde im Lauf des Tages immer schlimmer. Wenn ich nach der Arbeit nach Hause kam, musste ich meine Füße unbedingt hochlegen. In der Nacht schmerzten meine Fußsohlen schrecklich, ein Brennen und Prickeln.«

Es wurden mehrere medizinische Tests durchgeführt, um eine behandelbare Ursache zu finden, aber seine Ärzte konnten nur den Diabetes für seine Schmerzen verantwortlich machen. Obwohl er zweimal täglich Insulin spritze, war sein Diabetes nicht wirklich unter Kontrolle.

Er fing mit Dehnübungen an, die seine Schmerzen etwas zu lindern schienen. Zu Beginn unserer Studie stellte er auf eine fettarme vegane Ernährungsweise um. Sie kam seinen Vorlieben entgegen und zeigte beeindruckende Ergebnisse hinsichtlich seines Diabetes. Zu Beginn der Studie lag sein HbA1c bei 9,1 Prozent, aber sein Blutzucker fing gleich nach seiner Ernährungsumstellung an, zu sinken. Innerhalb eines Monats sank sein Blutzucker gelegentlich zu stark ab, daher wurden seine Insulingaben reduziert. Obwohl er weniger Medikamente nahm, war sein HbA1c nach drei Monaten auf 7,7 gesunken. Das war eine große Verbesserung, obwohl er noch nicht ganz da war, wo er hin musste.

Sechs Monate nach Beginn der Studie passierte etwas Bemerkenswertes. »Ich bemerkte eine drastische Veränderung. Ich hatte immer Schmerzen gehabt, aber die Symptome fingen an zu verschwinden«, sagte er. Mit der Zeit wurde es immer besser. Der Schmerz war kaum noch wahrnehmbar und zu seiner Verblüffung verschwand er schließlich ganz. »Ich bin ganz normal«, sagte er. »Ich habe überhaupt keine Schmerzen mehr, nirgends.«

Könnte ein Medikament das Ergebnis bieten, das er erreicht hat, wäre es zu Recht sehr beliebt. »Der Unterschied war für mich wie Tag und Nacht«, sagte er.

Eine gesunde Ernährung bewirkt viel mehr als eine Senkung Ihres Blutzuckerspiegels; Ihr ganzer Körper wird geschützt. Wenn Diabetes außer Kontrolle gerät, kann die Krankheit nicht nur Ihr Herz schädigen, sondern auch Ihre Nerven, Ihre Augen und Ihre Nieren. Zum Glück vermeiden Sie diese Probleme mit Ihrer Ernährungsumstellung. In diesem Kapitel sehen wir uns an, wie wir alle Teile Ihres Körpers in guter Form halten.

GESUNDE NERVEN

Diabetiker tragen ein Risiko für Nervenschäden, die sich auf zwei Arten zeigen können.

Bei einer **peripheren Neuropathie**, manchmal als sensomotorische Neuropathie bezeichnet, sind die Nerven geschädigt, die es Ihnen ermöglichen Dinge zu tasten oder Ihre Muskeln zu bewegen. Das führt zu Kribbeln, Schmerzen, Taubheit oder Schwäche in Ihren Füßen oder Händen. Sie sollten diese Anzeichen ernst nehmen, da es zwar wieder besser, genauso aber auch viel schlimmer werden kann, wenn Sie nicht aufpassen.

Ein verringertes Empfinden in Ihren Füßen kann Sie für Verletzungen anfällig machen, die Sie nicht spüren können. Ein kleiner Riss oder Kratzer ist schnell übersehen, wenn Sie ihn nicht spüren. Es kann auch sein, dass Verletzungen langsamer heilen und sich dadurch eitrig entzünden. Diabetes ist häufig Ursache für Amputationen, etwas, das nie leichtgenommen werden sollte.

Eine **autonome Neuropathie** bezeichnet Anormalien in den für innere Funktionen zuständigen Nerven. Sie kann zu Verdauungsproblemen wie Übelkeit, Erbrechen, Verstopfung oder Durchfall führen. Sie kann auch zu Problemen mit der Blasenkontrolle oder der Sexualität führen. Andere Symptome sind Schwindel, Schwäche, vermehrtes oder reduziertes Schwitzen, Sehstörungen (z. B. Probleme bei einem Wechsel von hell auf dunkel) und eine reduzierte Wahrnehmung der Warnzeichen einer Unterzuckerung.

Um einer Neuropathie vorzubeugen und sie zu behandeln, ist es unabdingbar, dass Sie Ihren Diabetes – insbesondere Ihre Blutglukosewerte – unter Kontrolle bringen, angefangen bei Ernährung und Sport bzw. Bewegung. Wenn Sie von Neuropathie betroffen sind, sollten Sie sich Kapitel 4 noch einmal durchlesen und die Ernährungsrichtlinien, begleitet von Ihrem Arzt, wortwörtlich befolgen, um Ihre Blutglukosewerte so gut wie möglich zu kontrollieren. Wenn Veränderungen der Lebensweise nicht ausreichen, gibt es hilfreiche Medikamente.

Allerdings müssen Sie nicht als Erstes zu Pharmazeutika greifen. Ernährung und Bewegung können überraschend viel bewirken. Am kalifornischen Weimar Institute of Health and Education bat Dr. Milton Crane 21 Diabetespatienten mit peripherer Neuropathie, zwei

Dinge zu tun: auf eine fettarme, vegane Ernährung umzustellen und täglich 30 Minuten spazieren zu gehen. Die Auswirkungen stellten sich sehr schnell ein und waren deutlich: Innerhalb von 2 Wochen hatten 17 der Teilnehmer keine Schmerzen in den Beinen mehr und bei den restlichen 4 hatten die Schmerzen nachgelassen.[1]

Nahrungsergänzungsmittel zur Behandlung einer Neuropathie

Wissenschaftler haben die Auswirkungen der folgenden Präparate untersucht. Zu allen finden weitere Studien statt, um zu ermitteln, ob sie wirken, in welcher Dosierung und wogegen. Bisher ist noch nicht abschließend geklärt, ob sie sich zur Behandlung von Nervenschäden eignen; ich führe sie daher nicht als Empfehlung auf, sondern nur, damit Sie schon einmal davon gehört haben.

ALPHA-LIPONSÄURE scheint Neuropathie-Symptome zu mildern.[2] Es ist ein starkes Antioxidans und kann auch die Blutzirkulation verbessern. In Studien wurden intravenöse und orale Gaben angewandt, optimale Dosierungen wurden aber noch nicht ermittelt.

GAMMA-LINOLENSÄURE ist eine Omega-6-Fettsäure, die häufig in Naturkostläden und Reformhäusern verkauft wird. Gaben von 480 Milligramm pro Tag scheinen neuropathische Symptome zu reduzieren.[3]

CARNITIN, in Dosen von 1.000 Milligram pro Tag, linderte die Schmerzen von Patienten mit diabetischer Neuropathie.[4]

MAGNESIUMPRÄPARATE, in einer Dosierung von 300 Milligramm pro Tag, scheinen langfristig das Fortschreiten einer Neuropathie zu verlangsamen.[5]

Wenn Ihre Nerven geschädigt sind

Wenn die Nerven Ihrer Füße geschädigt sind, ist es wichtig, dass Sie sich regelmäßig ärztlich untersuchen lassen und auf Ihre Füße achten. Wenn Ihre Wahrnehmung in den Füßen nachgelassen hat, untersuchen Sie sie täglich nach Verletzungen oder Anzeichen einer Entzündung wie Rötungen oder Schwellungen und lassen Sie diese umgehend behandeln. Vermeiden Sie es barfuß zu gehen. Wenn Ihr Empfinden in Ihren Füßen beeinträchtigt ist, merken Sie unter Umständen nicht, wenn Sie auf etwas treten, das Ihre Haut verletzt. Tragen Sie gut passende Schuhe, um Blasen zu vermeiden, und tragen Sie neue Schuhe langsam ein. Pflegen Sie Ihre Fußnägel und schneiden Sie sie nicht kürzer als bis zum Zehenende. Wenn Ihre Sehfähigkeit eingeschränkt ist oder Sie Schwierigkeiten haben, Ihre Nägel sicher zu kürzen, gehen Sie zur Fußpflege.

GESUNDE AUGEN

Ihre Augen sind sensible Kameras, die die Welt um Sie herum aufnehmen und die Details an Ihr Gehirn senden, zur Wahrnehmung und zum Abspeichern. So wie eine Kamera zerbrechlich ist, sind auch mehrere Teile Ihrer Augen anfällig für Schäden. Dies gilt für alle Menschen, aber besonders für Diabetiker. Ihre Augen zu schützen bedeutet, Ihre Blutglukosewerte, Ihren Blutdruck und Ihr Cholesterin unter Kontrolle zu bekommen.

Drei Teile der Augen sind besonders anfällig. Zum Ersten kann sich im vorderen Teil des Auges – der sogenannten Vorderkammer – Druck aufbauen und möglicherweise die Netzhaut und den Sehnerv schädigen. Diese Erkrankung wird als Glaukom bezeichnet. Zum Zweiten kann ein Katarakt die Klarheit der Augenlinse beeinträchtigen. Drittens können Blutgefäße in der Netzhaut geschädigt werden. Lassen Sie uns ansehen, was wir tun können, um diesen Angriff von drei Seiten zu verhindern.

Glaukom

Es gibt verschiedene Arten von Glaukomen. Typischerweise führt steigender Druck im Augeninneren zu Schäden an den Blutgefäßen der Netzhaut und des Sehnervs. Ein hoher Blutdruck sowie hohe Blutglukosewerte erhöhen Ihr Risiko, an einem Glaukom zu erkranken. Ihre beste Verteidigung ist es, beide unter Kontrolle zu bekommen, mithilfe der Informationen in diesem Kapitel und dem Rest dieses Buches. Wenn ein

DAS AUGE

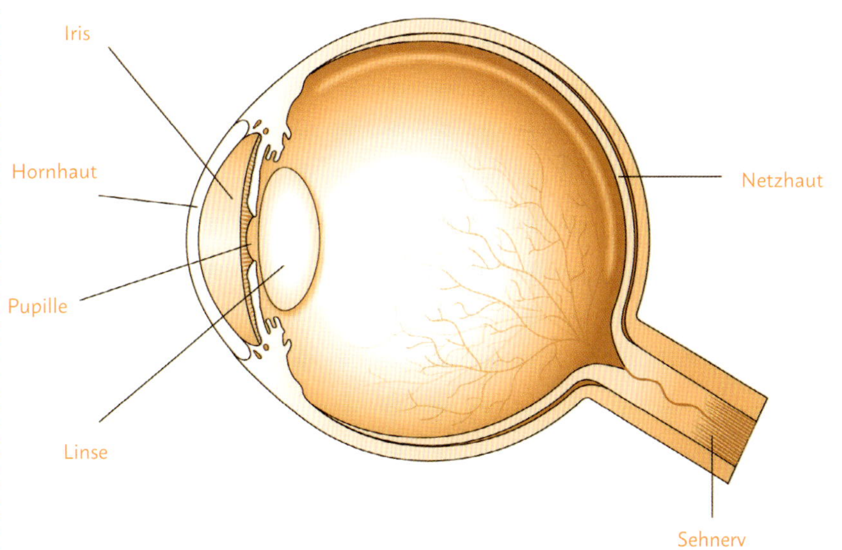

Glaukom früh entdeckt wird, ist eine Behandlung (mit rezeptpflichtigen Augentropfen) sehr effektiv.

Ein Glaukom kann sich auch ohne Symptome entwickeln, daher ist es wichtig, dass Sie Ihre Augen mindestens einmal jährlich von einem Facharzt untersuchen lassen.

Katarakte

Wenn Ihre Augenlinsen eintrüben und mehr einem Wachspapier als klarem Glas ähneln, wird ein Arzt eine Katarakt bzw. eine Linsentrübung oder Grauen Star diagnostizieren. Es kann sein, dass Sie verschwommen oder doppelt sehen, Probleme haben, in der Ferne scharf zu sehen, einen Halo-Effekt rund um eine Lichtquelle sehen oder geblendet werden, wenn Sie in hellem Sonnenlicht unterwegs sind oder nachts fahren.

Zwar waren die Fortschritte bei der Katarakt-Chirurgie in den letzten Jahren gewaltig, aber ideal ist es dennoch, wenn Sie Ihre originale Ausstattung in guter Verfassung halten. Zum Glück gibt es mehrere Dinge, die Sie tun können, um Katarakten vorzubeugen.

Zuallererst ist es wichtig, Tabak zu vermeiden und Ihre Augen vor grellem Sonnenlicht zu schützen.

Zweitens lohnt es sich, denselben Ernährungsregeln zu folgen wie allgemein bei der Diabeteskontrolle, wie in Kapitel 4 aufgeführt. Also tierische Produkte vermeiden, Öl nur minimal verwenden und Lebensmittel mit einem niedrigen glykämischen Index bevorzugen. Es gibt Hinweise, dass diese Maßnahmen Ihr Risiko senken: Wer auf fettige Lebensmittel verzichtet, hat in der Regel ein geringeres Risiko, Katarakte zu entwickeln.[6]

Das Gleiche scheint für Menschen zu gelten, die auf Milchprodukte verzichten. Im Allgemeinen ist das Risiko von Menschen, die sich von Milchprodukten fernhalten, signifikant geringer, an Grauem Star zu erkranken.[7] Der Schuldige scheint in diesem Fall die Laktose, der Milchzucker, zu sein, nicht das Milchfett.

Während des Verdauungsprozesses setzt die Laktose einen Einfachzucker frei, die Galaktose, welche in die Linsen eindringen kann. Kleinkinder, denen das für den Abbau von Galaktose benötigte Enzym fehlt, entwickeln innerhalb des ersten Lebensjahres Katarakte. Die Verbindung zwischen Milchprodukten und Grauem Star wird noch erforscht, aber es ist ein weiterer guter Grund, auf sie zu verzichten.

Bestimmte Lebensmittel schützen unsere Augen. Besonders wertvoll ist grünes Blattgemüse wie Brokkoli, Spinat, Grünkohl, Blattkohl und Blattsenf. Sie enthalten reichlich Antioxidantien wie Lutein[8] und Zeaxanthin, die die Linsen schützen.[9] Auch Lebensmittel mit einem hohen Gehalt an Vitamin C und E können hilfreich sein.[10] Orangen, Paprika, Honigmelonen, Erdbeeren und Kiwis enthalten reichlich Vitamin C. Vitamin C findet sich auch in Lebensmitteln, bei denen wir es nicht erwarten: Kreuzblütlergemüse – Brokkoli, Rosenkohl, Blumenkohl und Grünkohl – sowie Tomaten und Süßkartoffeln. Zu den gesunden Vitamin-E-Quellen gehören gekochter Spinat, Sojadrinks, Mangos, Weizenkeime und natürlich die meisten Multivitaminpräparate.

Zu guter Letzt haben Menschen, die Alkohol meiden, ein um 10 Prozent geringeres Risiko, an Grauem Star zu erkranken. Selbst ein sehr gemäßigter Konsum, ein bis zwei alkoholhaltige Getränke die Woche, ist mit einem erhöhten Risiko verbunden.[11]

Retinopathie

Die Netzhaut (Retina), auf der Rückseite Ihres Auges lokalisiert, funktioniert wie der Film einer Kamera. Millionen winziger Nerven in der Netzhaut erfassen Bilder und senden diese an das Gehirn. Wie ein Kamerafilm ist auch Ihre Netzhaut empfindlich. Sie kann durch erhöhte Blutglukosewerte, Bluthochdruck oder hohe Cholesterinwerte geschädigt werden, was zu einer Retinopathie, also Netzhautschäden führen kann. Es gibt zwei verschiedene Arten einer Retinopathie.

NICHTPROLIFERATIVE RETINOPATHIE tritt auf, wenn Kapillargefäße sich ausstülpen und Substanzen in die Netzhaut gelangen, was zur Bildung fettiger Ablagerungen führt. In den meisten Fällen ist der Verlauf leicht und muss nicht behandelt werden, aber es ist wichtig, dass Sie Ihre Augen regelmäßig von einem Facharzt untersuchen lassen, um sicherzustellen, dass das Problem sich nicht verschlimmert.

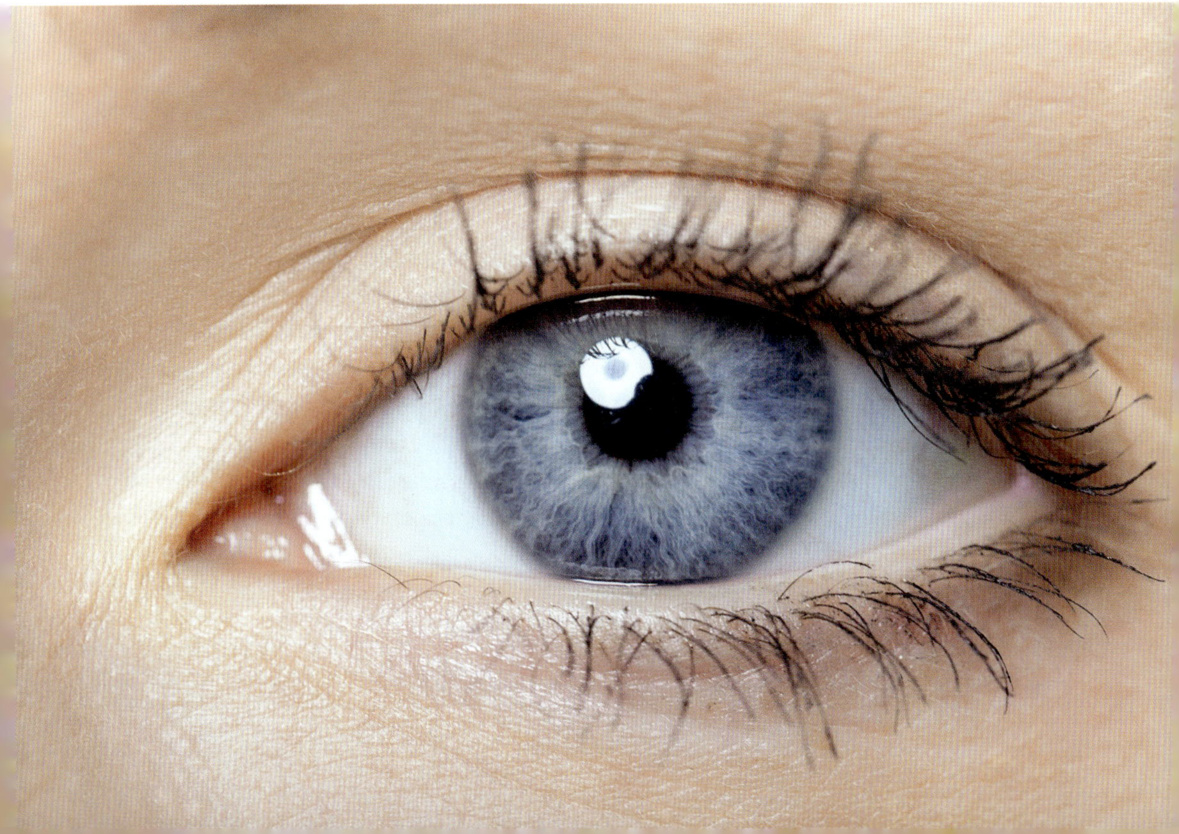

PROLIFERATIVE RETINOPATHIE tritt auf, wenn Blutgefäße so geschädigt sind, dass sie quasi verschlossen werden. Wenn das passiert, bilden sich neue, anormale Gefäße in der Netzhaut. Die neuen Gefäße sind empfindlich und bluten leicht, was zu Narbenbildung und manchmal sogar zur Netzhautablösung führt. Augenärzte behandeln die anormalen Gefäße mit Lasern.

Die meisten Diabetiker entwickeln mit der Zeit zumindest eine leichte Form der Retinopathie. Die gute Nachricht ist, dass Sie viel tun können, um ernsthaften Problemen vorzubeugen. Gute Blutglukosewerte schützen die Augen[12] und Sie wissen inzwischen, wie Sie diese erreichen. Den Blutdruck[13] und die Cholesterinwerte[14] niedrig zu halten hilft ebenfalls. Die oben angegebenen Ernährungsrichtlinien helfen Ihnen sehr dabei, Ihr Ziel zu erreichen. Wenn die Ernährungsumstellung allein nicht ausreicht, wird Ihr Arzt Ihnen entsprechende Medikamente verschreiben.

Eine Retinopathie fängt symptomlos an, daher ist es unabdingbar, dass Sie Ihre Augen regelmäßig untersuchen lassen und sich so ernähren, als ob Ihre Sehkraft davon abhinge. Das tut sie nämlich.

GESUNDE NIEREN

Ihre Nieren sind aus Millionen winziger Filtriereinheiten gebaut. Sie reinigen Ihr Blut, leiten Abfallprodukte in den Urin und halten Proteine und andere normale Bestandteile des Bluts zurück. Aber so wie die winzigen Blutgefäße der Netzhaut geschädigt werden können, können auch die winzigen Gefäße in Ihren Nieren geschädigt werden. Bluthochdruck, hohe Blutglukosewerte und ein hoher Cholesterinspiegel greifen diese an und führen zu einer sogenannten Nephropathie.

Unbehandelt können Nierenschäden dazu führen, dass Sie zwischen Dialysen und einer Nierentransplantation wählen können. Natürlich möchten Sie es auf keinen Fall so weit kommen lassen. Mit den folgenden Ernährungsregeln vermeiden Sie eine solche Situation:

Halten Sie sich zuerst an die grundlegenden Ernährungsrichtlinien bei Diabetes aus Kapitel 4. Es geht nicht nur darum, Fett und Cholesterin zu vermeiden und Ihre Blutglukose- und Cholesterinwerte niedrig zu halten, auch wenn dies sehr wichtig ist.[15] Auch tierische Proteine sind Teil des Problems, daher sollten Sie diese ebenfalls meiden. Da tierisches Protein die Nieren angreift, schützen Sie Ihre Nieren, wenn Sie Ihr Protein aus pflanzlichen Quellen beziehen.[16-18]

Dieser Punkt ist wichtig, daher sollten Sie die folgende Erklärung lesen: Viele Menschen glauben, dass Eiweiß, Hühnchenbrust und Schellfisch gesund sind, weil sie viel Protein enthalten – dabei ist es genau diese Tatsache, wegen der Sie auf diese Produkte verzichten sollten. Je weniger tierisches Protein Sie verzehren, umso geringer ist Ihr

Risiko einer Nierenerkrankung. Es bekommt Ihrer Gesundheit viel besser, wenn Sie Ihr Protein aus pflanzlichen Quellen beziehen – Bohnen, Gemüse und Getreide zum Beispiel.

Eine fettarme vegane Ernährungsweise ist nicht nur frei von tierischem Protein, Cholesterin und tierischem Fett, sondern trägt auch zur Blutdrucksenkung bei,[19] was ebenfalls wichtig ist, um Ihre Nieren zu schützen.

Ich denke, Ihnen ist klar, dass Sie auf Tabak verzichten sollten. Neben den vielen negativen Auswirkungen schädigt Rauchen auch die Blutgefäße.

Wenn Ihr Blutdruck, Ihre Glukose- und Ihre Cholesterinwerte trotz aller Anstrengungen hoch bleiben, wird Ihr Arzt Ihnen Medikamente verschreiben, um diese unter Kontrolle zu bringen. Einige Ärzte verschreiben auch dann Medikamente, wenn die Testergebnisse normale Werte anzeigen, als Schutzmaßnahme für das Nierengewebe. Dies wird individuell entschieden.

In unserer aktuellen Studie haben wir die Nierengesundheit unserer Teilnehmer verfolgt. Sie sammelten pflichtbewusst zwei Urinproben im Verlauf zweier 24-Stunden-Perioden, sodass wir den Albuminverlust messen konnten (Ihr Arzt wird vermutlich weniger aufwendige Tests nutzen). Die ersten Urinproben gaben sie ab, bevor sie ihre Ernährung umstellten und die anderen beiden, nachdem sie sich 22 Wochen lang an die neue Ernährungsweise gehalten hatten.

In diesem Zeitraum sanken die Albuminverluste bei den Teilnehmern der Gruppe, die der Ernährungsempfehlung der *American Diabetes Association* folgte, im Durchschnitt um 21 Prozent. Das ist eine Veränderung in die richtige Richtung. Die Teilnehmer der sich vegan ernährenden Gruppe hatten allerdings den Vorteil, dass sie kein tierisches Protein, kein tierisches Fett oder Cholesterin verzehrten; ihr Albuminverlust sank im Durchschnitt um 56 Prozent. Die Werte waren also nach 22 Wochen nicht einmal halb so hoch wie zu Beginn.

GESUND WERDEN UND GESUND BLEIBEN

Wenn Sie zugenommen haben, immer mehr Medikamente benötigen oder eine oder zwei Begleiterkrankungen auftreten, ist es mein Ziel, Sie bei einer Kursänderung zu unterstützen. Wir wissen, dass es möglich ist, effektiv und dauerhaft abzunehmen, Medikamente zu reduzieren oder ganz abzusetzen, Herzkrankheiten zurückzubilden und selbst die Symptome einer Neuropathie zu mildern. Wenn Sie dachten, dass fortschreitende Verschlechterungen einfach Ihr Schicksal wären, denken Sie neu. Sie haben jetzt das Steuer in der Hand.

KAPITEL 14

INFORMATIONEN FÜR MEDIZINER

Obwohl dieses Buch als Ratgeber für Diabetiker gedacht ist, gibt es ein paar entscheidende Punkte, die ich gern Ärzten und anderen im Gesundheitssektor tätigen Personen mitteilen möchte. Wie Sie sehen werden, ist dieses Programm sowohl höchst effektiv als auch gut durchzuhalten. Mediziner und medizinische Fachkräfte sind es gewöhnt zu erleben, wie die Patienten von typischen »Diabetes-Diäten« frustriert sind und immer höhere Medikamentengaben benötigen, daher empfinden sowohl Ärzte als auch Patienten diesen Ansatz als erfrischend und lohnend.

Ärzte und medizinisches Fachpersonal sind für Patienten, die dieses Programm befolgen, sehr wichtig, so wie bei jeder anderen Diabetesbehandlung. Sie beraten und motivieren ihre Patienten, begleiten sie auf dem Weg und überwachen den Verlauf.

In unseren Forschungsstudien haben wir festgestellt, dass viele unserer Patienten, die mit Insulin oder Insulinsekretagoga behandelt wurden, hypoglykämische Episoden erleben, wenn sie auf eine gesündere Ernährung umstellen. Wenn Ihre Patienten sich auf diese neue Ernährungsweise einlassen, müssen Sie sie auf diese Möglichkeit vorbereiten und bereit sein, die Medikamente entsprechend zu reduzieren. Ihre Patienten müssen auch wissen, dass die Hypoglykämie von den Medikamenten verursacht wurde und ihr Körper nicht daran schuld ist. Auf diesen Punkt gehe ich gleich noch einmal ausführlicher ein.

DIE ROLLE VON ÄRZTEN UND MEDIZINISCHEN FACHKRÄFTEN

Ärzte und medizinische Fachkräfte können ihre Patienten auf verschiedene Arten unterstützen, wenn diese eine große Ernährungsumstellung vornehmen. Zuallererst natürlich durch Ermutigung. Viele Patienten mussten mit ansehen, wie Eltern oder

Großeltern furchterregende Komplikationen aufgrund ihrer Diabeteserkrankung erlitten haben, wie Augenprobleme, Verlust der Nierenfunktion oder Amputationen, und viele zeigen bereits erste Anzeichen einer Neuropathie oder anderer Probleme, bevor sie sich entscheiden, die Krankheit ernst zu nehmen. Sie müssen erfahren, dass sie diese Probleme vermeiden können – was tatsächlich der Fall ist –, wenn sie sich an Ihren Rat halten, einschließlich dem, sich an eine gesunde Ernährung zu halten.

Ihre Patienten sollten wissen, dass dies nicht dieselbe Diabetes-Diät ist, die sie vielleicht schon ausprobiert haben, und dass sie sich auf neue Erkenntnisse einstellen müssen. Sie werden neue Produkte entdecken, neue Restaurants und vielleicht neue Gerichte in ihren alten Lieblingsrestaurants. Manche Ärzte machen sich ebenfalls mit dieser Ernährungsumstellung vertraut. Wenn Sie noch keine fettarme, vegane Ernährungsweise ausprobiert haben, lege ich Ihnen ans Herz, dies nachzuholen. Abgesehen von den gesundheitlichen Vorteilen wird die Erfahrung Sie auch auf Fragen Ihrer Patienten vorbereiten und diese zusätzlich motivieren.

Eine Möglichkeit, wie Sie Ihren Patienten den Anfang erleichtern können, ist es, einen begrenzten Zeitraum festzulegen – zum Beispiel 3 Wochen – in denen sie die Ernährungsweise ernsthaft ausprobieren sollen. Sie müssen sich nicht für immer verpflichten, aber während der kurzen Testphase sollten sie ihre Ernährung wirklich hundertprozentig umstellen, um die volle Wirkung zu erleben. Wenn sie erleben, wie die neue Ernährung funktioniert, werden sie vermutlich weitermachen wollen.

Vermeiden Sie die Versuchung, die Ernährungsweise zu verwässern. Ärzte, die ihren Patienten empfehlen, sich »die meiste Zeit« an eine Diät zu halten oder »ihr Bestes zu geben«, erlauben ihnen stillschweigend, davon abzuweichen. Wenn unsere Patienten Raucher sind oder alkoholabhängig, sagen wir solche Sätze nie, weil wir wissen, dass es einfacher ist, diese Substanzen strikt zu meiden, als sie in geringeren Mengen zu konsumieren. Das Gleiche gilt fürs Essen: Es ist besser Patienten zu raten, ihre Ernährung zu 100 Prozent umzustellen und keine Ausnahmen zuzulassen.

Gelegentlich werden Patienten wieder in alte Ernährungsgewohnheiten verfallen. Wenn dies passiert, stellen sie meist beinahe umgehend fest, dass sie ihr Gewicht nicht mehr unter Kontrolle haben und die Blutglukosewerte wieder steigen. Sie werden auch in der Arztpraxis erscheinen und sich schuldig fühlen. Viele werden Wörter wie »gesündigt«, »dekadent« usw. verwenden. Ich schlage vor, dass Sie positiv bleiben, Moralpredigten vermeiden und den Fokus zurück auf die biologischen Funktionen richten, wo er hingehört. Patienten, die wieder mehr Fett essen, lagern eventuell mehr intramyozelluläre Lipide in ihre Zellen ein, was ihrer Insulinsensitivität mit großer Wahrscheinlichkeit schadet. Raten Sie ihnen, sich keine Vorwürfe zu machen und sich wieder richtig zu ernähren.

Einige Patienten müssen darin bestärkt werden, kohlenhydratreiche Lebensmittel zu essen. Weil sie gelernt haben, Kohlenhydrate zu zählen, sehen sie eventuell alle Kohlenhydrate als ungesund an. Diese Annahme wurde durch den Low-Carb-Hype unterstützt und manifestiert. Es ist wichtig, Patienten daran zu erinnern, dass in Ländern, deren Bevölkerung sich traditionell kohlenhydratreich ernährt – wie in Asien, wo Reis und Nudeln Grundnahrungsmittel sind und viel weniger Fleisch und Milchprodukte gegessen werden als in westlichen Gesellschaften – Diabetes viel seltener auftritt.

Damit Ihre Patienten auf jeden Fall ausreichend mit Nährstoffen versorgt sind, können Sie ihnen auch empfehlen, täglich ein Multivitaminpräparat einzunehmen. Dies gilt natürlich generell für alle Patienten, aber um bei einer veganen Ernährung ausreichend mit Vitamin B_{12} versorgt zu sein, ist es viel einfacher täglich ein Multivitaminpräparat einzunehmen, als zu versuchen sich daran zu erinnern, welche veganen Lebensmittel mit B_{12} angereichert sind.

HYPOGLYKÄMIE

Patienten, die Insulin oder Insulinsekretagoga nehmen, sind anfällig für Hyopglykämie. Wenn sie ihre Ernährung verbessern, und beginnen abzunehmen, kommen hypoglykämische Episoden häufig vor. Nach meiner Erfahrung erleben Patienten, die Insulin einnehmen, und ungefähr die Hälfte der Patienten, die Sulfonylharnstoff oder Nateglinid einnehmen und auf eine fettarme, vegane Ernährungsweise umstellen hypoglykämische Episoden – in der Regel innerhalb der ersten Wochen.

Ihre Patienten werden überglücklich sein, zu wissen, dass es ihnen so viel besser geht, dass ihre Medikamente jetzt zu stark sind, aber sie werden sich auch Sorgen machen, was diese Hypoglykämie bedeutet. Sie müssen wissen, dass dies von den Medikamenten verursacht wurde und kein Anzeichen dafür ist, dass etwas mit ihnen nicht stimmt. Es ist auch essenziell, dass sie gleich von Beginn an wissen, was sie tun und wen sie verständigen sollen, wenn eine solche Episode eintritt. Natürlich können sie die ersten Maßnahmen – Blutglukosewerte messen und Glukosetabletten einnehmen oder etwas essen – leicht allein durchführen. Aber Sie sollten Ihren Patienten spezifische Anweisungen geben und ihnen raten, Ihre Telefonnummer (oder eine entsprechende, erreichbare alternative Nummer) bei sich zu tragen und bei Bedarf anzurufen – auch am Wochenende – damit Sie die Medikamente anpassen können. Sie finden meine Anleitungen für Patienten, was im Fall einer Hypoglykämie zu tun ist, auf Seite 115.

WEITERE INFORMATIONSQUELLEN

Wie Sie wissen, sind zertifizierte Ernährungsfachkräfte unersetzliche Verbündete bei ihrer Arbeit mit Diabetikern. Idealerweise sollten Sie mit einer für Diabetesberatung zertifizierten Ernährungsfachkraft zusammenarbeiten, die Mitglied der *American Dietetic Association's Vegetarian Nutrition Dietetic Practice Group* ist, der auch viele Ernährungsfachkräfte angehören, die sich mit einer veganen Ernährungsweise auskennen.

Im Jahr 2006 startete das *Physicians Committee for Responsible Medicine* (PCRM) eine kostenlose, nichtkommerzielle Webseite, *NutritionMD.org*, um Ärzten und Patienten Ernährungsinformationen zu liefern sowie Tipps, wie eine Ernährungsumstellung auf eine fettarme, vegane Ernährungsweise aussehen kann. Sie finden dort Hunderte Rezepte, Einkaufslisten und andere nutzerfreundliche Informationen. Bitten nutzen Sie die Seite und ermutigen Sie Ihre Patienten, das Gleiche zu tun.

Wenn Sie sich gern an unserer Arbeit beteiligen, gesunde Ernährungsweisen fördern und andere Themen in Medizin und Forschung angehen möchten, hoffe ich, dass Sie in Erwägung ziehen, ein Mitglied des PCRM zu werden. Unter *www.pcrm.org* finden Sie alle weiteren Informationen. Mitglieder erhalten unser vierteljährlich erscheinendes Magazin, *Good Medicine*, und können sich für die *PCRM's Breaking Medical News* eintragen, einen kostenlosen, nichtkommerziellen Service, der Sie per E-Mail informiert, wenn neue Studien kurz vor der Veröffentlichung stehen.

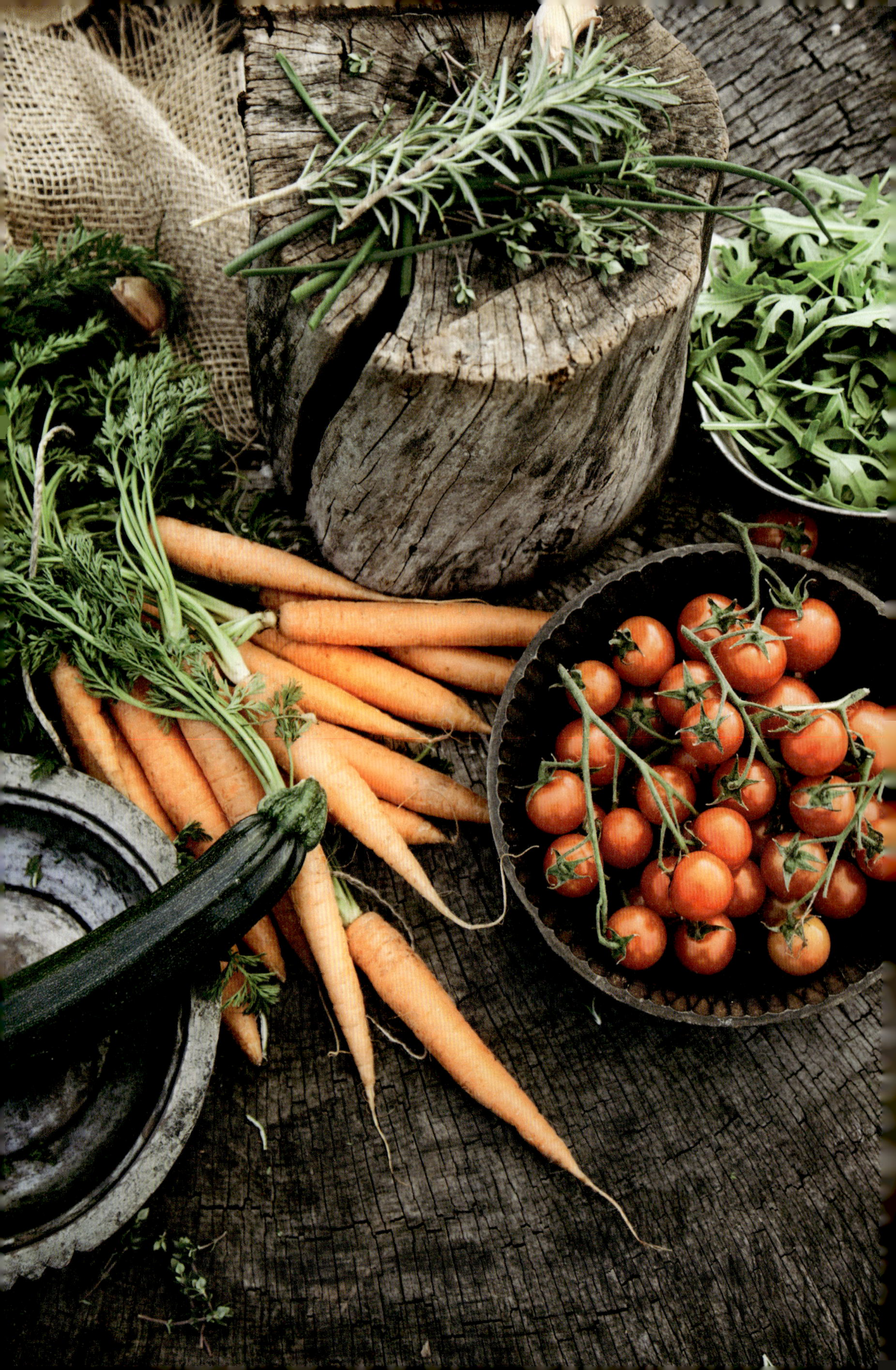

TEIL 4

MENÜS UND REZEPTE

Die folgenden Menüs und Rezepte wurden von Bryanna Clark Grogan entwickelt und ausprobiert, einer erfahrenen Köchin, Rezeptentwicklerin und Foodtexterin. Bryanna ist in Kalifornien aufgewachsen und lebt heute in British Columbia. Ihre vielen Kochbücher decken eine enorme Bandbreite an Zutaten und Kochstilen ab, von schnellen und einfachen Rezepten bis zu exotischen Gerichten der Küchen dieser Welt.

Bryannas Rezepte ergeben reiche, herzhafte Gerichte mit dem gewissen »Etwas«. Sie werden feststellen, dass sie nach mehr schmecken als nach den einzelnen Zutaten. Die Kombination aus schlichten Lebensmitteln und sorgfältig ausgewählten Gewürzen macht aus jedem Rezept etwas Besonderes.

Es kann sein, dass Sie die sogenannte fünfte Geschmacksrichtung herausschmecken. Während westlich geprägte Gaumen üblicherweise süß, salzig, sauer und bitter erwarten, haben Geschmacksexperten vor langer Zeit entdeckt, dass die Zunge noch eine fünfte Geschmacksrichtung wahrnimmt, die sich am besten als herzhaft oder fleischig beschreiben lässt (von asiatischen Köchen als *umami* bezeichnet). Ernährungswissenschaftler haben jahrzehntelang erforscht, wie diese Geschmacksrichtung von Fleischgerichten angeregt und von Geschmacksverstärkern wie Mononatriumglutamat verstärkt wird. Gesundheitsbewusste Köche ziehen es natürlich vor, Aromen mithilfe gesunder Zutaten freizusetzen. Bryanna hat herausgefunden, dass bestimmte Lebensmittelkombinationen tatsächlich herzhafte Geschmacksnuancen und Aromen betonen.

Diese Rezeptsammlung soll ganz verschiedene Geschmäcker und Charaktere ansprechen und beinhaltet daher sowohl einfache als auch verwegenere Gerichte. Falls eine ungewöhnliche Zutat vorkommt, finden Sie dazu in Anhang 2 weitere Informationen. Danke an Gabrielle Turner-McGrievy und Jennifer Reilly, die ebenfalls einige Rezepte beigesteuert haben.

WIE SIE RICHTIG DAMPFBRATEN

Bei manchen Rezepten werden die Zutaten dampfgebraten, eine Zubereitungsart, um Lebensmittel ohne Fett zu sautieren oder anzubraten. Hier kommt die Anleitung dazu.

Setzen Sie eine schwere, beschichtete Pfanne bei mittlerer Hitze auf den Herd und geben Sie die Zutaten hinein, die gekocht werden sollen (z.B. klein gehackte Zwiebeln oder anderes Gemüse). Geben Sie dann 1 bis 2 Esslöffel Flüssigkeit dazu (Wasser, natriumarme Gemüsebrühe oder Wein) – eine ausreichende Menge, um ein Anbrennen zu verhindern. Geben Sie nicht zu viel Flüssigkeit in die Pfanne, damit das Gemüse nicht gekocht wird.

Erhöhen Sie die Hitzezufuhr und braten Sie das Gemüse, bis die Flüssigkeit zu verdampfen beginnt, rühren Sie dabei mit einem Pfannenwender oder Kochlöffel aus Holz um, bis das Gemüse in dem Zustand ist, in dem Sie es haben möchten.

Sie können Zwiebeln auf diese Weise perfekt anbräunen. Geben Sie etwas mehr Flüssigkeit dazu, sobald der natürlicherweise in den Zwiebeln enthaltene Zucker am Boden und dem Rand der Pfanne anfängt braun zu werden, und verrühren Sie die gebräunten Teile mit den restlichen Zwiebeln. Machen Sie weiter, bis die Zwiebeln weich und braun sind, wobei Sie achtgeben müssen, sie nicht anbrennen zu lassen.

Für die Zubereitung in einer Mikrowelle nehmen Sie eine Back- oder Auflaufform aus Glas, zum Beispiel eine runde Auflaufform mit 25 Zentimeter Durchmesser oder eine Kuchenform. Geben Sie die Zutaten hinein, einschließlich der 1 bis 2 Esslöffel Flüssigkeit, und decken Sie die Form mit einem Deckel aus Glas oder einem mikrowellengeeigneten Teller ab. Lassen Sie das Gemüse 5 Minuten bei hoher Stufe in der Mikrowelle oder, bis es weich ist, kochen, geben Sie es dann zu dem Gericht. Wie fast alle Besitzer einer Mikrowelle wissen, können Sie Gemüse darin kochen, aber nicht anbräunen, genauso wenig wie andere Lebensmittel. Wenn Sie Ihr Gemüse gebräunt und kross haben wollen, müssen Sie es in der Pfanne zubereiten.

GESUNDE MAHLZEITEN FÜR 7 TAGE

TAG 1

Frühstück

Haferbrei mit Äpfeln
Sojadrink

Mittagessen

Bohnen-Süßkartoffel-Suppe Seite 251
Getoastetes Roggen- oder Keimbrot
Spinatsalat mit Mandarinen, Orangen und Cremigem Mohn-Dressing
Seite 244

Zwischenmahlzeit

Obst-Smoothie Seite 234

Abendessen

Linsen und Nudeln auf libanesische Art Seite 279
Gedämpfter Brokkoli
Orangen-Apfelmus-Dattel-Kuchen Seite 313

Abendessen

Indonesische Nudelpfanne Seite 284

TAG 2

Frühstück

2 proteinreiche Haferwaffeln Seite 230
Beeren
Sojajoghurt

Mittagessen

Spinat-Hummus Seite 237
und gemischtes Gemüse in einer Tortilla aus gekeimtem Weizen
Quinoa-Bulgur-Taboulé mit Orangen Seite 265

Zwischenmahlzeit

Gebackene Mais-Chips, Salsa und Veganes Bohnenpüree Seite 238

Abendessen

Indonesische Nudelpfanne Seite 284
Thailändischer Krautsalat Seite 268
Frisches Obst

TAG 3

Frühstück

Rührtofu Seite 225
Roggentoast
Obstsalat

Mittagessen

Panini-Sandwich mit Keimbrot, Tofumayonnaise Seite 272
fettarme vegane Wurstscheiben und Rucola
Pilzcremesuppe Seite 253

Zwischenmahlzeit

Zitronencreme Seite 309

Abendessen

Zitronen-Artischocke-Tajine Seite 276
Orangen-Couscous-Pilaf Seite 292
Salat aus jungem grünem Blattgemüse mit Cremigem Pfeffer-Dressing Seite 245
Beerenmousse Seite 310

TAG 4

Frühstück

Frühstücksgerste mit Obst Seite 222
Sojadrink

Mittagessen

Linsen-Süßkartoffel-Suppe Seite 254
Italienische Teigtaschen Seite 260

Zwischenmahlzeit

Rohes Gemüse
Vollkorn-Roggenknäckebrot
Spinat-Dip Seite 240

Abendessen

Auberginenauflauf mit »Béchamel«-Soße Seite 283
Grüner Salat mit Rotwein-Vinaigrette Seite 241
Bulgur-Quinoa-Pilaf Seite 297
Frisches Obst

TAG 5

Frühstück

Tiefgefrorene fettfreie Kartoffelpuffer im beschichteten Waffeleisen gebacken
Fettarme vegane Würstchen
Orangenscheiben

Mittagessen

Weiche Bohnen-Tacos Seite 256
Naturreissalat mit Kirschtomaten und Artischockenherzen Seite 266

Zwischenmahlzeit

Orangen-Apfelmus-Dattel-Kuchen Seite 313
Milchersatz

Abendessen

Eintopf Balkanart im Niedertemperaturgarer Seite 274
Knuspriges Roggenbrot
Rosenkohl mit Zitrone und veganem Speck Seite 294
Frisches Obst

TAG 6

Frühstück

Müsli Seite 226
Sojadrink
Frisches Obst

Mittagessen

Sloppy Joes für Zwei ."Hackfleisch"-Brötchen, Seite 262
auf Weizenkeim-Hamburgerbrötchen
Grüner Salat

Zwischenmahlzeit

Vollkornknäckebrot
Zypriotischer Erbsen-Dill-Aufstrich Seite 243

Abendessen

Bohnen-Süßkartoffel-Eintopf Seite 275
Keimbrötchen
Sautierter Portobello-Salat Seite 269
Knuspriger Obstauflauf Seite 306

TAG 7

Frühstück

Pfannkuchen aus Weizenkörnern Seite 233 mit Apfel-Ahornsirup
Frisches Obst

Mittagessen

Graupen-Kürbis-Suppe Seite 250
Hafer-Scones Seite 228
Rotkohlsalat mit Cranberrys und Äpfeln Seite 271

Zwischenmahlzeit

Ananas-Stieleis Seite 305

Abendessen

Schnelles veganes Chili Seite 281
Gersten-Mais-Brot Seite 227
BLT-Salat Seite 272
Erdbeeren mit Schokoladen-Dip Seite 304

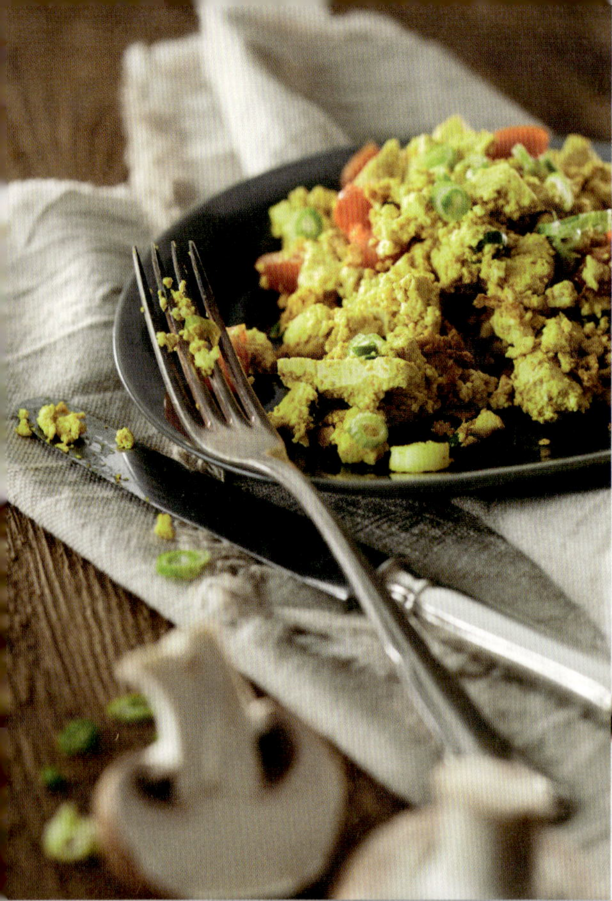
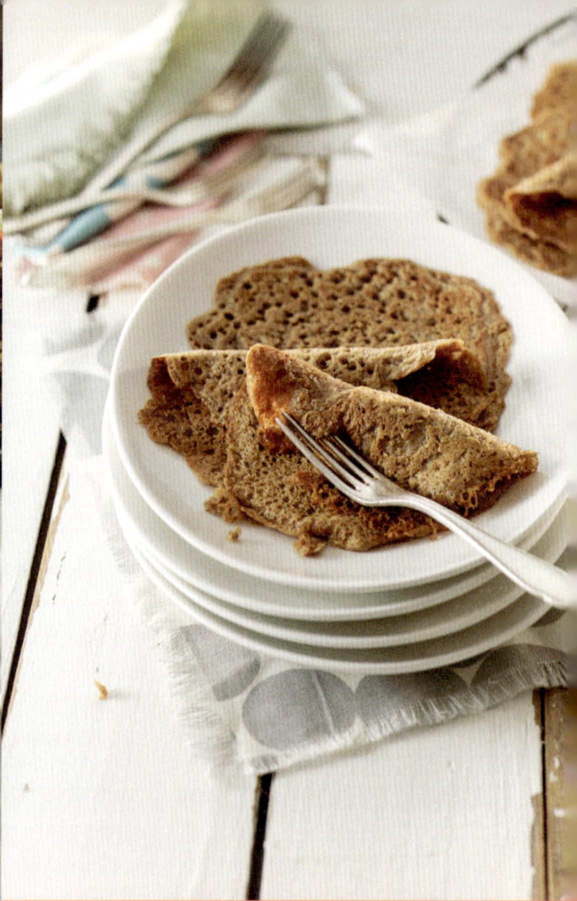
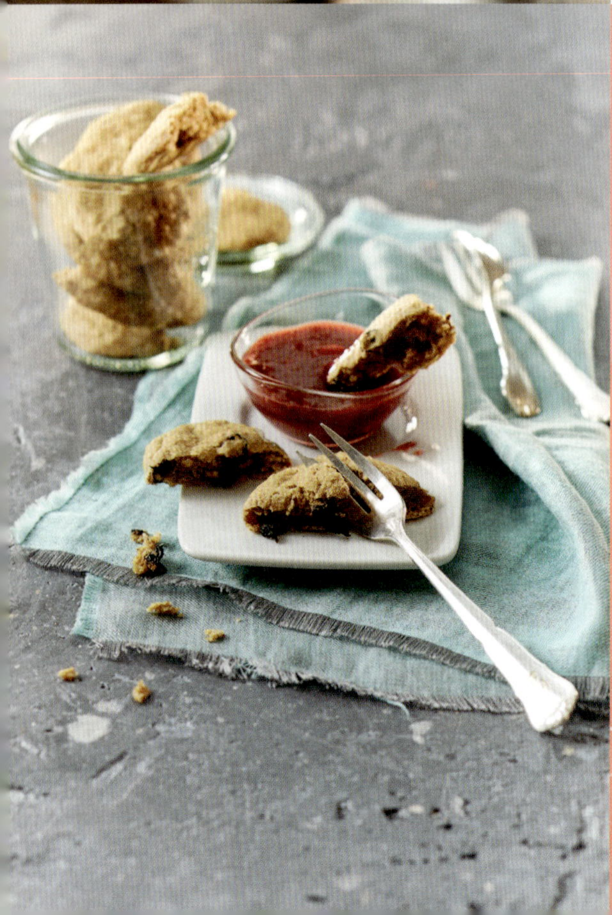
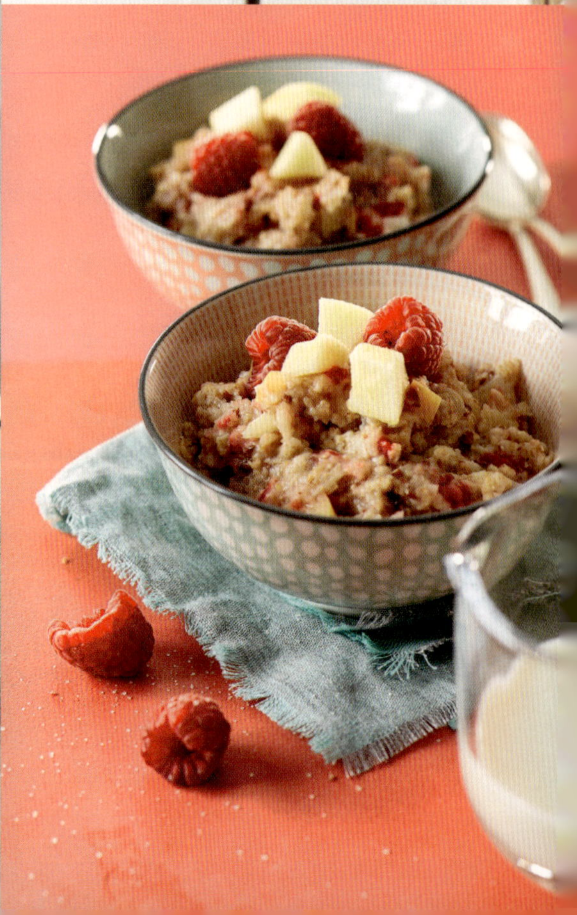

FRÜHSTÜCK

Frühstücksgerste mit Obst

Bereiten Sie Ihren Frühstücksbrei einmal aus Gerstenflocken zu und genießen Sie viel Geschmack, haufenweise lösliche Ballaststoffe und einen wunderbar niedrigen glykämischen Index. Gerste muss etwas länger kochen als Hafer, außer Sie weichen sie über Nacht ein. Dazu passen Ihr Lieblings-Milchersatz und ein Hauch von braunem Zucker oder Ihres bevorzugten Süßungsmittels.

ERGIBT 1 PORTION

ZUTATEN

30 g Gerstenflocken
1 Prise Salz
180 ml Wasser
1 EL Weizenkleie
½ mittelgroßer Apfel mit Schale, entkernt und klein geschnitten oder anderes zerkleinertes Obst
1 ½ TL Leinsamen, geschrotet

ZUBEREITUNG

Am Abend vorher: Gerstenflocken, Salz und Wasser in einer mikrowellengeeigneten Schüssel vermischen, abdecken und über Nacht in den Kühlschrank stellen. (Die Schüssel sollte ein Volumen von mindestens einem Liter oder mehr haben – Gerste kann stark aufquellen!)

Am Morgen: Weizenkleie sowie den Apfel oder anderes Obst zur eingeweichten Gerste geben. Schüssel mit einem mikrowellengeeigneten Teller abdecken und 2 Minuten lang bei hoher Stufe in der Mikrowelle kochen. Auf mittlerer Stufe weitere 4 Minuten kochen. Leinsamen unterrühren.

Zubereitung auf dem Herd: Eingeweichte Gerste, Kleie und Apfel oder anderes Obst in einem kleinen beschichteten Topf bei hoher Hitze zum Kochen bringen, umrühren. Hitze klein stellen, einen Deckel locker auflegen und 15 Minuten köcheln lassen, gelegentlich umrühren. Die Mischung sollte die Konsistenz eines Haferbreis haben. Wenn der Brei zu wässrig ist, kochen Sie ihn bei niedriger Hitze, bis er die gewünschte Konsistenz hat.

PRO PORTION: 197 Kalorien, 6 g Protein, 8 g Kohlenhydrate, 8 g Zucker, 2 g Gesamtfettgehalt, 10 % Kalorienanteil aus Fett, 0 mg Cholesterin, 42 g Ballaststoffe, 252 mg Natrium

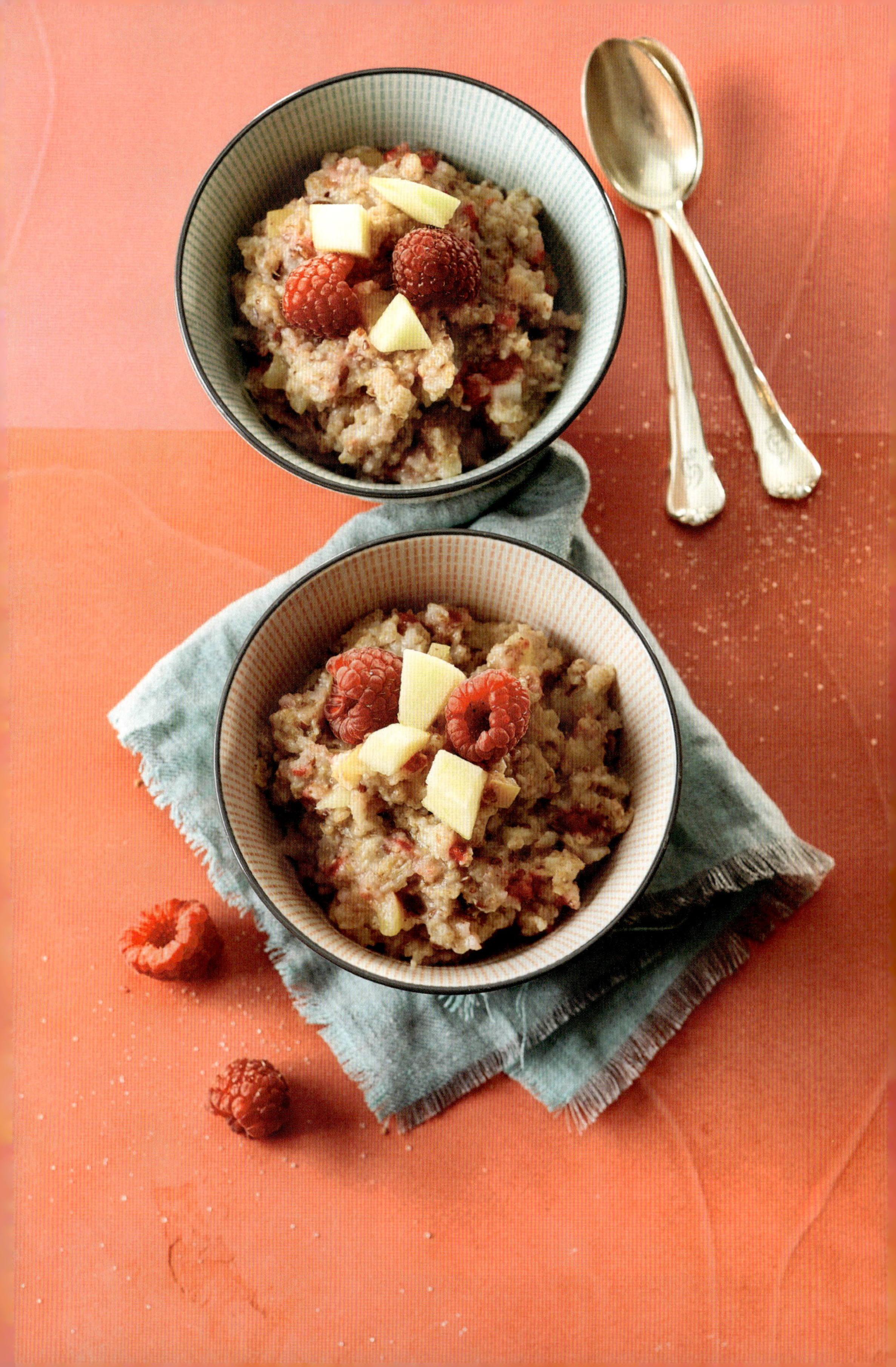

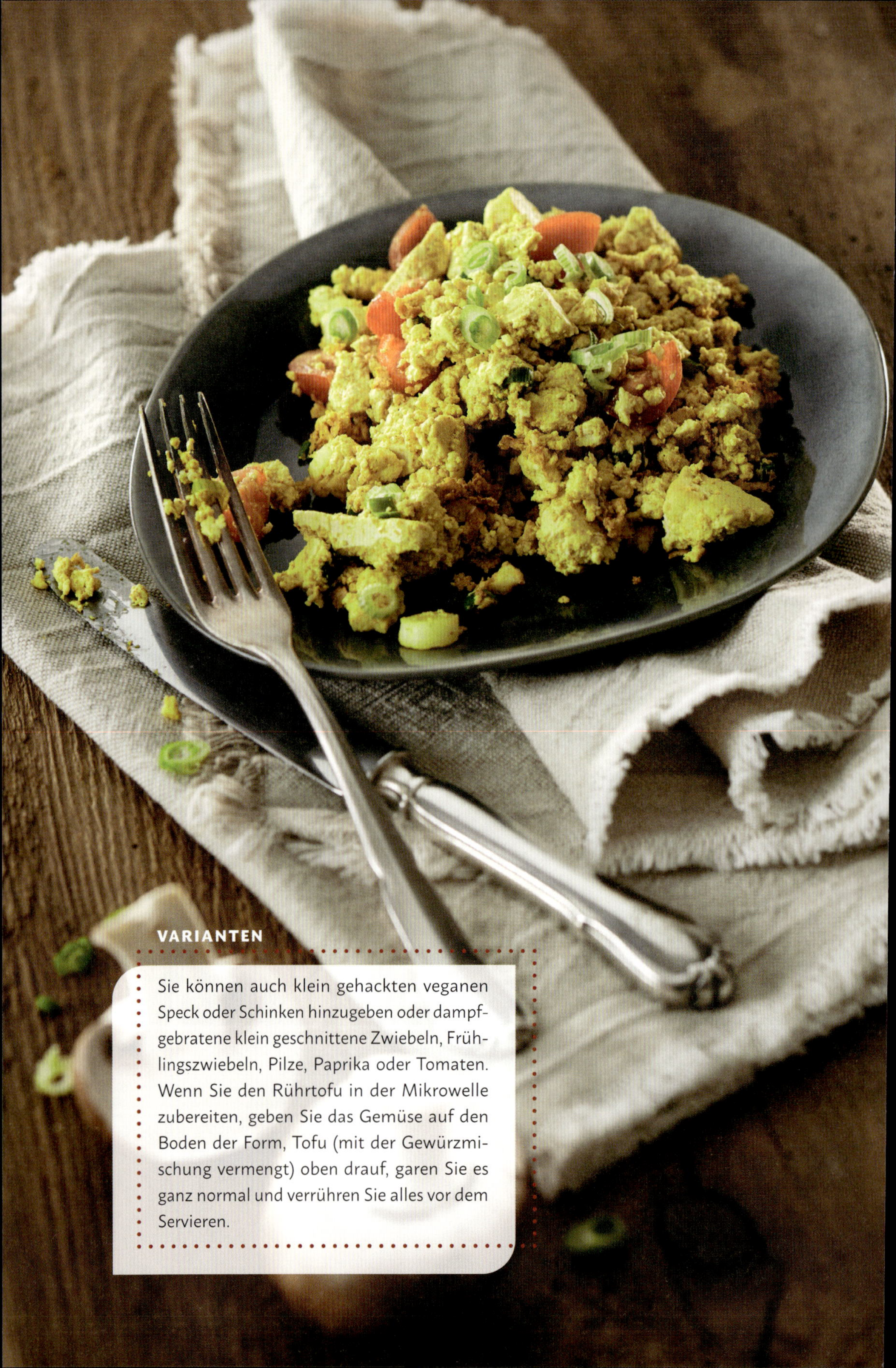

VARIANTEN

Sie können auch klein gehackten veganen Speck oder Schinken hinzugeben oder dampfgebratene klein geschnittene Zwiebeln, Frühlingszwiebeln, Pilze, Paprika oder Tomaten. Wenn Sie den Rührtofu in der Mikrowelle zubereiten, geben Sie das Gemüse auf den Boden der Form, Tofu (mit der Gewürzmischung vermengt) oben drauf, garen Sie es ganz normal und verrühren Sie alles vor dem Servieren.

Rührtofu (wenn es schnell gehen soll)

Mit dem praktischen selbst gemachten Mix haben Sie Rührtofu genauso schnell zubereitet wie Rühreier. Schütteln oder rühren Sie die Mischung vor dem Abmessen. Rührtofu können Sie für Frühstücks-Burritos oder weiche Tacos aus gekeimtem Weizen oder Maistortillas verwenden, mit Salsa getoppt, oder für ein veganes mexikanisches Frühstück namens Huevos Rancheros mit Chili, Tomaten und Paprika in Burritos.

ERGIBT 1 PORTION

ZUTATEN

GEWÜRZMISCHUNG

- 50 g Hefeflocken
- 5 EL + 1 TL Zwiebelpulver
- 4 TL Currypulver
- 4 TL Salz
- 4 TL Kurkuma, gemahlen
- 4 TL Kreuzkümmel, gemahlen

RÜHRTOFU

- 1 ½ TL Gewürzmischung
- 120 g fettreduzierter extra fester Seidentofu (alternativ die gleiche Menge Naturtofu), zerkrümelt
- 2 EL fettreduzierter Sojadrink (ohne Süßungsmittel, optional)

ZUBEREITUNG

Für die Mischung: Hefeflocken, Zwiebelpulver, Currypulver, Salz, Kurkuma und Kreuzkümmel gründlich vermischen. In einem Glas mit Deckel aufbewahren.

Für den Rührtofu: Gewürzmischung und Tofu in einer mittelgroßen Schüssel gründlich vermengen. Falls gewünscht Sojadrink hinzugeben. Mischung in einer schweren beschichteten Pfanne unter ständigem Rühren mit einem Pfannenwender aus Plastik garen, bis sie die gewünschte Konsistenz hat.

Für die Zubereitung in der Mikrowelle: Zutaten in einem mikrowellengeeigneten Gefäß vermengen, abdecken und auf hoher Stufe garen (ca. 2 Minuten für 120 g, ca. 3 ½ Minuten für 230 g, ca. 5 Minuten für 340 g, ca. 7 ½ Minuten für 4550 g).

PRO PORTION: 54 Kalorien, 9 g Protein, 3 g Kohlenhydrate, 1 g Zucker, 1 g Gesamtfettgehalt, 15 % Kalorienanteil aus Fett, 0 mg Cholesterin, 1 g Ballaststoffe, 252 mg Natrium

Müsli

Das Bircher Müsli wurde in der Schweiz als leicht verdauliches Frühstücksmüsli aus ungekochtem Getreide erfunden. Sie können teure Mischungen im Laden kaufen, aber das Original ist fettarm, leicht zuzubereiten und ein schnelles Frühstück, solange Sie nicht vergessen, es am Abend vorher herzurichten. Geben Sie einen fettreduzierten Milchersatz oder Sojajoghurt dazu, braunen Zucker, Ahornsirup oder Agavennektar nach Geschmack und frisches Obst (wie Beeren), wenn Sie möchten.

ERGIBT 4 PORTIONEN

ZUTATEN

120 g Haferflocken oder andere Vollkorngetreideflocken
375 ml Wasser
2 EL Weizenkleie
2 EL Johannisbeeren, Rosinen oder anderes Trockenobst
¼ TL Salz
2 mittelgroße Äpfel mit Schale, gerieben
3 EL Zitronensaft

ZUBEREITUNG

Am Abend vorher: Haferflocken und Wasser in einer Schüssel vermischen und über Nacht kühl stellen.

Vor dem Servieren: Kleie, Johannisbeeren oder Rosinen sowie Salz, Äpfel und Zitronensaft zu den eingeweichten Haferflocken geben.

Anmerkung: Verwenden Sie für 1 Portion 6 EL Haferflocken, 6 EL Wasser, 1 TL Kleie, 1 TL getrocknetes Obst, eine Prise Salz, einen halben kleinen Apfel, zerkleinert, und 2 ¼ Teelöffel Zitronensaft.

PRO PORTION: 173 Kalorien, 6 g Protein, 36 g Kohlenhydrate, 11 g Zucker, 2 g Gesamtfettgehalt, 10 % Kalorienanteil aus Fett, 0 mg Cholesterin, 6 g Ballaststoffe, 122 mg Natrium

Gersten-Mais-Brot (wenn es schnell gehen soll)

Der Teig für dieses ballaststoffreiche fettarme Maisbrot ist schnell zusammengerührt und es ist in 15 Minuten gebacken. Verwenden Sie steingemahlenes Maismehl, wenn Sie es bekommen können.

ERGIBT 6 PORTIONEN

ZUTATEN

90 g Maismehl
60 g Gerstenmehl
40 g Vollkornweizenmehl (normales oder feines)
2 EL Zucker
2 TL Backpulver
½ TL Salz
¼ TL Natron
250 ml fettreduzierter Sojadrink
65 g ungesüßtes Apfelmus

ZUBEREITUNG

Ofen auf 220 °C vorheizen. Maismehl, Gerstenmehl und Vollkornweizenmehl mit Zucker, Backpulver, Salz und Natron in einer mittelgroßen Schüssel vermischen. Sojadrink und Apfelmus dazugeben und nur so lange rühren, bis alles vermischt ist. In eine 20 x 20 cm große beschichtete Auflaufform oder Kuchenform geben und glatt streichen. 15 Minuten backen. Das heiße Maisbrot in 6 gleich große kuchenförmige Teile zerteilen.

PRO PORTION: 150 Kalorien, 4 g Protein, 32 g Kohlenhydrate, 5 g Zucker, 1 g Gesamtfettgehalt, 6 % Kalorienanteil aus Fett, 0 mg Cholesterin, 3 g Ballaststoffe, 237 mg Natrium

Hafer-Scones

In traditionellen Rezepten für schottische Skons bzw. Scones kommt überhaupt kein Fett vor. Sie wurden sofort gegessen, warm und frisch aus dem Ofen, so wie Sie es auch mit diesen hier machen sollten. Genießen Sie dazu zuckerarme Marmelade.

ERGIBT 12 PORTIONEN

ZUTATEN

75 g Haferflocken
150 g feines Vollkornweizenmehl (kein normales Vollkornweizenmehl)
1 TL Zucker
½ TL Natron
½ TL Salz
310 ml fettreduzierter Sojadrink
1 TL Zitronensaft oder Essig
Zucker oder Kümmel

ZUBEREITUNG

Ofen auf 200 °C vorheizen. Mahlen Sie die Haferflocken, z. B. in einer Getreide- oder Kaffeemühle, zu einem feinen Mehl. Geben Sie das Haferflockenmehl in eine mittelgroße Schüssel und geben Sie Mehl, Zucker, Natron und Salz dazu. Gut verrühren.

Sojadrink und Zitronensaft oder Essig in einer kleinen Schüssel vermischen und 10 Minuten ruhen lassen. Zur Mehlmischung geben und kurz mit einer Gabel umrühren. Mit einem großen Löffel Häufchen auf 2 beschichtete (oder auf mit Backpapier belegte) Backbleche tropfen lassen, ergibt 12 Scones. Oberflächen mit nassen Fingerspitzen glätten. Ungefähr 15 Minuten backen. Mit einer Gabel zerteilen, so lange sie noch warm sind.

Für eine fladenbrotähnliche Form: Den Teig in zwei Hälften teilen. Mit nassen Händen auf zwei beschichtete (oder mit Backpapier ausgelegte) Backformen mit ca. 23 cm Durchmesser verteilen. Den Teig jeweils so einkerben, dass sich 6 Dreiecke (in Kuchenstückform) ergeben und 15 bis 20 Minuten backen.

Mit Zucker oder Kümmel bestreuen.

PRO PORTION: 77 Kalorien, 3 g Protein, 15 g Kohlenhydrate, 1 g Zucker, 1 g Gesamtfettgehalt, 9 % Kalorienanteil aus Fett, 0 mg Cholesterin, 2 g Ballaststoffe, 144 mg Natrium

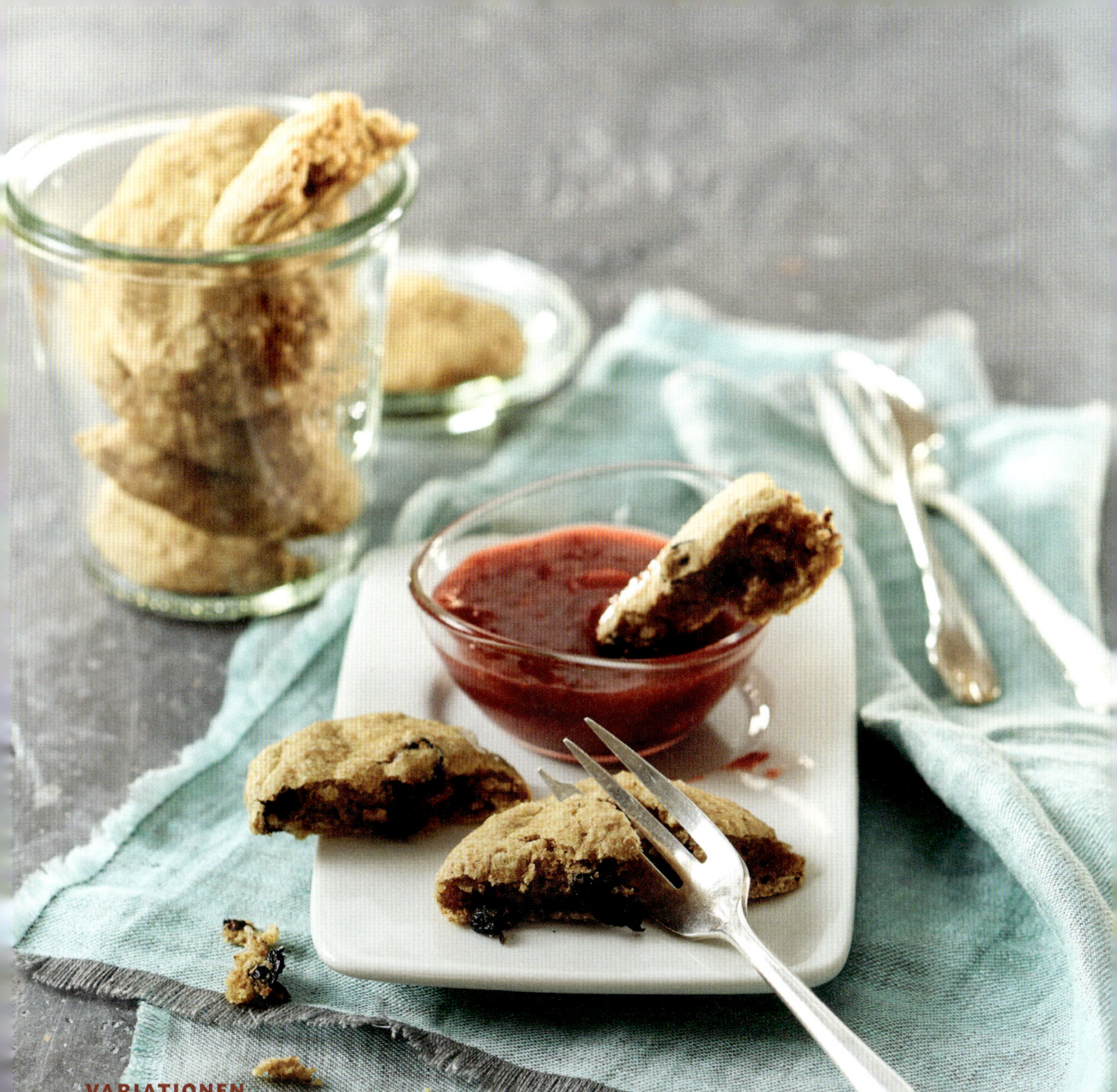

VARIATIONEN

Johannisbeer-Scones: 20 bis 45 g getrocknete Johannisbeeren hinzugeben. Sie können auch 100 g geriebenen Apfel dazugeben.

Kräuter-Scones: Eine Handvoll gehackte frische Kräuter Ihrer Wahl dazugeben.

Kräuter-Fladen: Dieser Teig ähnelt Focaccia, lässt sich schnell zubereiten und schmeckt lecker zwischendurch. Eine Handvoll frische Kräuter zum Hafermehlteig geben. Teig in zwei Hälften teilen und der Anleitung für die fladenbrotähnliche Form folgen. Mit den Fingern überall kleine Vertiefungen hineindrücken. Teig leicht mit Wasser aus einer Sprühflasche besprenkeln und grobes Salz oder Sojaparmesan darüberstreuen oder den Teig mit dampfgebratenen oder gerösteten klein geschnittenen Pilzen, Knoblauch, Paprika und/oder Zwiebeln belegen. Dazu passt Balsamico-Essig als Dip.

Proteinreiche Haferwaffeln

Wenn Sie diese knusprigen, extrem nährreichen Waffeln nicht selbst gemacht hätten, wären Sie nie darauf gekommen, dass Bohnen enthalten sind. Die Bohnen einzuweichen nimmt am Abend vorher nur wenige Minuten in Anspruch und Sie können den Teig morgens schnell im Mixer oder der Küchenmaschine fertigstellen. (Anmerkung: Um Waffeln ohne zusätzliches Fett zu backen, brauchen Sie ein beschichtetes Waffeleisen von guter Qualität.)
Diese Waffeln müssen ein wenig länger backen als normale Waffeln (ungefähr 8 Minuten lang), vielleicht wollen Sie sie daher lieber vorbacken. Sie lassen sich in einem Toaster leicht aufwärmen. Mit Chili oder cremigem Gemüse ergeben die Waffeln ein prima Mittag- oder Abendessen. Für glutenfreie Waffeln können Sie statt der Haferflocken Naturreisflocken oder Quinoaflocken verwenden.

ERGIBT CA. 10 WAFFELN A 10 X 10 CM (5 PORTIONEN)

ZUTATEN

90 g getrocknete Cannellini- oder andere weiße Bohnen.
560 ml Wasser
135 g Haferflocken
2 EL Zucker oder 1 TL Agavennektar
¾ EL Leinsamen, ganz
1 EL Backpulver
1 ½ TL Vanilleextrakt oder ¾ TL Vanilleextrakt plus ¾ TL Orangen-, Mandel- oder Kokosnussextrakt
1 TL Salz

PRO PORTION: 196 Kalorien, 10 g Protein, 35 g Kohlenhydrate, 2 g Zucker, 3 g Gesamtfettgehalt, 11 % Kalorienanteil aus Fett, 0 mg Cholesterin, 6 g Ballaststoffe, 386 mg Natrium

ZUBEREITUNG

Am Abend vorher: Bohnen in eine große Schüssel geben und mit reichlich Wasser bedecken. Über Nacht kühl stellen (hält sich bis zu einer Woche).

Am Morgen: Bohnen abtropfen lassen und Einweichwasser wegschütten. Zusammen mit 560 ml frischem Wasser, Haferflocken, Zucker oder Agavennektar, Leinsamen, Backpulver, Vanilleextrakt und Salz in einen Mixer oder eine Küchenmaschine geben und mixen, bis ein glatter, leichter Teig entstanden ist, der Blasen wirft. Zur Seite stellen und ein beschichtetes Waffeleisen vorheizen (mit Platz für 2 Waffeln mit einer Größe von 10 x 10 cm).

Geben Sie einen großzügigen Löffel pro Waffel auf das heiße Waffeleisen, schließen Sie den Deckel und backen Sie die Waffel mindestens 8 Minuten lang. Wenn das Waffeleisen sich schwer öffnen lässt, lassen Sie die Waffel eine oder zwei weitere Minuten backen.

Rühren Sie den Teig jeweils kurz um, bevor Sie die nächste Waffel ausbacken. Wenn der Teig mit der Zeit dicker wird, geben Sie noch einmal Wasser dazu, bis er wieder die ursprüngliche Konsistenz hat.

Die Waffeln sollten goldbraun und knusprig sein. Sie können sie sofort essen oder auf einem Gitter vollständig abkühlen lassen und in einem luftdichten Behälter einfrieren. Essen Sie dazu Ihren Lieblingsbelag.

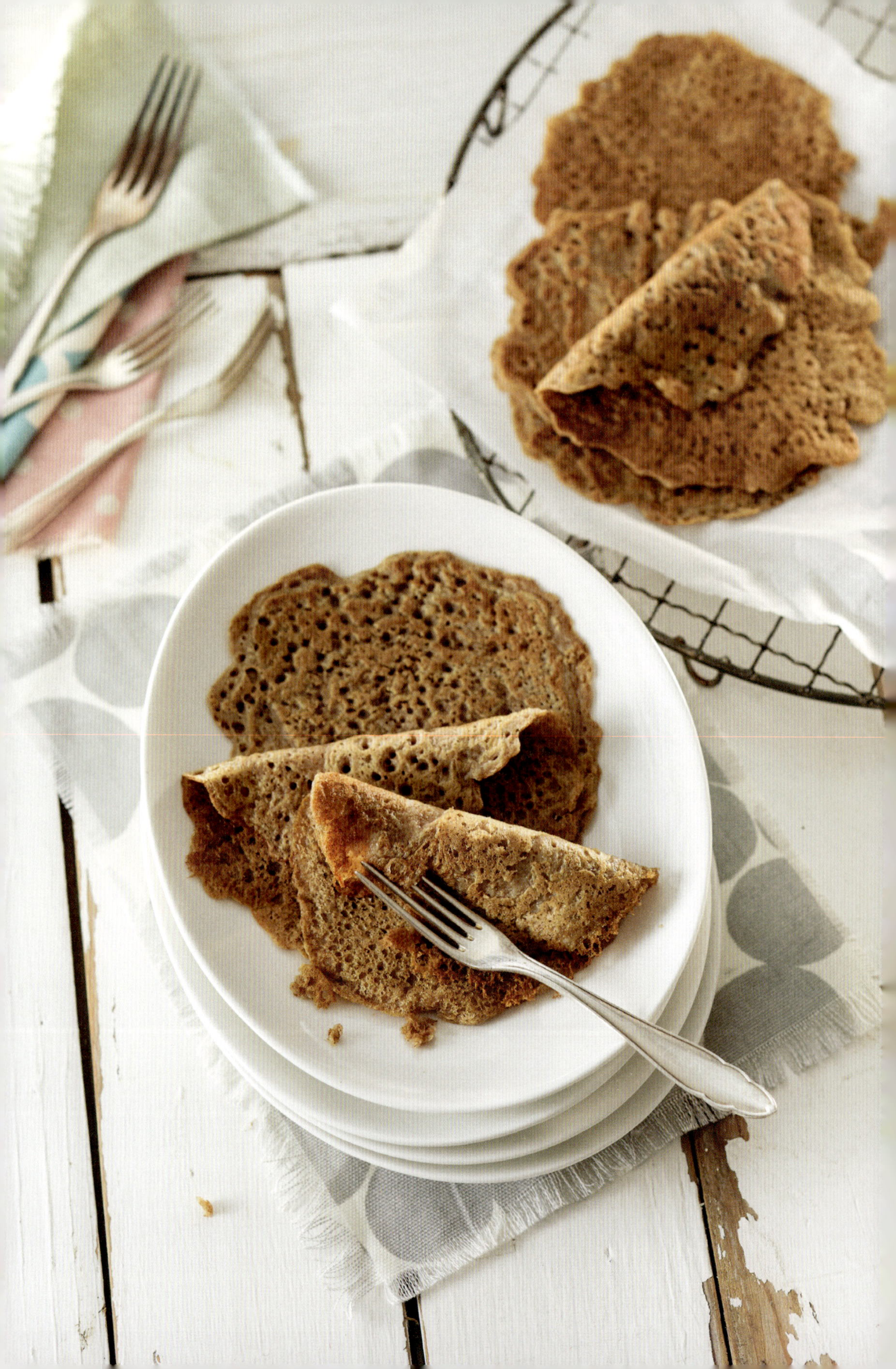

Pfannkuchen aus Weizenkörnern

(wenn es schnell gehen soll)

Wussten Sie schon, dass Sie mithilfe Ihrer Küchenmaschine in wenigen Minuten köstliche leichte Pfannkuchen aus frisch gemahlenen Weizenkörnern zaubern können? Probieren Sie dieses Rezept! Der restliche Teig eignet sich auch prima für Waffeln.

ERGIBT CA. ZWÖLF PFANNKUCHEN (3 PORTIONEN)

ZUTATEN

215 g Weizenkörner
1 EL Leinsamen, ganz
500 ml Wasser
30 g Kichererbsenmehl oder fettarmes Sojamehl
1 EL Zucker
2 TL Zitronensaft
2 TL Backpulver
½ TL Natron
½ TL Salz

ZUBEREITUNG

Weizenkörner, Leinsamen und Wasser in eine Küchenmaschine oder einen geeigneten Mixer geben und auf höchster Stufe ungefähr 2 Minuten lang verarbeiten. Mehl hinzugeben und den Teig 2 bis 3 Minuten bearbeiten oder so lange, bis er richtig glatt ist. Zucker, Zitronensaft, Backpulver, Natron und Salz hinzugeben und alles gründlich vermischen.

Eine schwere beschichtete Pfanne (eine beschichtete elektrische Pfanne funktioniert auch bestens) bei hoher Hitze vorwärmen, bis wenige Tropfen Wasser auf der Oberfläche kurz tanzen und dann schnell verdampfen. Hitze auf mittlere Temperatur reduzieren. So viel Teig in die Pfanne geben, dass er sich noch ausdehnen kann. Pfannkuchen vorsichtig drehen, wenn sie an der Oberfläche Blasen werfen. Nicht zu lange braten; sie sollten leicht fluffig aus der Pfanne kommen, für leichte, kuchenartige Pfannkuchen.

PRO PORTION: 261 Kalorien, 11 g Protein, 53 g Kohlenhydrate, 6 g Zucker, 3 g Gesamtfettgehalt, 9 % Kalorienanteil aus Fett, 0 mg Cholesterin, 9 g Ballaststoffe, 534 mg Natrium

Obst-Smoothie (wenn es schnell gehen soll)

Dieses schnelle und einfache Rezept eignet sich bestens für einen guten Start in den Tag – oder für einen gesunden Energiekick zwischendurch.

ERGIBT 1 PORTION

ZUTATEN

125 ml reiner Apfel- oder Orangensaft
125 ml fettreduzierter Sojadrink
65 g gefrorene Blaubeeren oder andere Beeren
70 g gefrorene Pfirsiche
1 EL Sojaproteinpulver

ZUBEREITUNG

Saft, Sojadrink, Beeren, Pfirsiche und Proteinpulver in einem Mixer oder einer Küchenmaschine zu einem glatten Smoothie pürieren.

PRO PORTION: 148 Kalorien, 4 g Protein, 32 g Kohlenhydrate, 13 g Zucker, 2 g Gesamtfettgehalt, 9 % Kalorienanteil aus Fett, 0 mg Cholesterin, 3 g Ballaststoffe, 65 mg Natrium

DIPS, AUF-STRICHE UND DRESSINGS

Fettarme Guacamole

Diese »falsche« Guacamole ist cremig und lecker. Sie schmeckt sehr gut zu gebackenen Chips aus Maistortillas.

ERGIBT 500 ML

ZUTATEN

140 g frische oder gefrorene grüne Bohnen
140 g gefrorene junge Limabohnen
100 g fettreduzierter fester Tofu oder extra fester Seidentofu
3 EL Zitronensaft
2 Knoblauchzehen, zerdrückt
¾ TL Salz
½ TL Kreuzkümmel, gemahlen
60 ml stückige Tomatensalsa ohne Zuckerzusatz

ZUBEREITUNG

Grüne Bohnen und Limabohnen mit so viel Wasser in einen Topf geben, dass sie bedeckt sind und 5 Minuten lang kochen oder so lange, bis sie gar, aber nicht zerkocht sind. Gründlich abtropfen lassen, in eine Küchenmaschine geben und glatt pürieren.

Tofu, Zitronensaft, Knoblauch, Salz sowie Kreuzkümmel dazugeben und alles glatt pürieren. Salsa dazugeben und kurz unterrühren. Guacamole in eine Schüssel mit Deckel geben und kühl stellen.

PRO 60 ML: 37 Kalorien, 2 g Protein, 7 g Kohlenhydrate, 1 g Zucker, 0,5 g Gesamtfettgehalt, 5 % Kalorienanteil aus Fett, 0 mg Cholesterin, 2 g Ballaststoffe, 226 mg Natrium

Spinat-Hummus

In den meisten Rezepten dieses orientalischen Dips aus Kichererbsen finden sich reichlich Olivenöl und Tahini. In diesem Rezept verwenden wir nur ein wenig Tahini und reichlich Spinat oder anderes grünes Gemüse für jede Menge Nährstoffe und viel Farbe. Servieren Sie dazu rohes Gemüse und Pitabrot aus gekeimtem Weizen oder fettfreies dunkles Roggenknäckebrot. Wenn Sie die Kichererbsen vor dem Pürieren erwärmen, wird das Hummus cremiger.

ERGIBT UNGEFÄHR 875 ML

ZUTATEN

1 Packung (280 g) gefrorener Spinat, aufgetaut
400 g gut gekochte Kichererbsen oder 1 Dose (500 g) Kichererbsen, aufgewärmt und abgetropft
80 ml Zitronensaft
1 EL Tahini (Sesampaste)
4-6 Knoblauchzehen
1 ½ TL Salz
1 TL Kreuzkümmel, gemahlen
¼ TL Cayennepfeffer

ZUBEREITUNG

Spinat so gut wie möglich ausdrücken und mit einem scharfen Messer zerkleinern. Beiseitestellen.

Kichererbsen, Zitronensaft, Tahini, Knoblauch, Salz, Kreuzkümmel und Cayennepfeffer in eine Küchenmaschine geben. So glatt pürieren wie gewünscht, falls nötig etwas Wasser hinzugeben (das Hummus dickt im Kühlschrank noch etwas nach). Spinat dazugeben und kurz pürieren.

Hummus in eine Servierschüssel geben, mit Frischhaltefolie abdecken und bis zum Servieren kühl stellen.

VARIANTEN

Verwenden Sie gekochten oder aufgetauten Grünkohl, Mangold oder Blattkohl statt Spinat.
Lassen Sie für ein traditionelleres Hummus das grüne Gemüse weg und reduzieren Sie das Salz auf 1 TL, den Kreuzkümmel auf ½ TL und den Cayennepfeffer auf eine Prise.
Verwenden Sie für ein köstliches Paprika-Hummus die Variante für ein traditionelles Hummus und geben Sie 75 g abgetropfte und abgespülte rote Paprikaschoten aus dem Glas dazu, wenn Sie die Kichererbsen pürieren.

PRO 60 ML: 107 Kalorien, 7 g Protein, 19 g Kohlenhydrate, 0,5 g Zucker, 2 g Gesamtfettgehalt, 13 % Kalorienanteil aus Fett, 0 mg Cholesterin, 6 g Ballaststoffe, 336 mg Natrium

Veganes Bohnenpüree (wenn es schnell gehen soll)

Dieses fettfreie Bohnenpüree hat eine cremige Konsistenz und kann mit verschiedenen Bohnensorten zubereitet werden. Es eignet sich auch sehr gut als warmer Dip oder leckerer kalter Aufstrich für Sandwiches, Wraps oder Knäckebrot.

ERGIBT 1000 ML

ZUTATEN

900 g gekochte oder 3 Dosen (je 400 g) schwarze, kleine rote, Kidney- oder Pintobohnen, abgespült und abgetropft
1 kleine Zwiebel, fein geschnitten
2 EL Rotweinessig
1 TL Salz
1 TL gemahlener Kreuzkümmel
1 TL getrockneter Oregano
1 TL getrocknetes Knoblauchpulver
1 TL Chilipulver
scharfe Chilisoße zum Abschmecken (optional)
ein paar Spritzer Liquid Smoke (Flüssigrauch, optional)

ZUBEREITUNG

Alle Zutaten in eine Küchenmaschine geben. Mehrere Minuten lang pürieren, bis es ein sehr glattes Püree ergibt. In eine Servierschüssel geben, abdecken und kühl stellen.

Wenn Sie das Mus als Dip einsetzen wollen, geben Sie es 3 Minuten in die Mikrowelle oder wärmen Sie es in einem Topf unter ständigem Rühren auf.

PRO 60 ML: 68 Kalorien, 4 g Protein, 12 g Kohlenhydrate, 0,5 g Zucker, 0,5 g Gesamtfettgehalt, 4 % Kalorienanteil aus Fett, 0 mg Cholesterin, 4 g Ballaststoffe, 120 mg Natrium

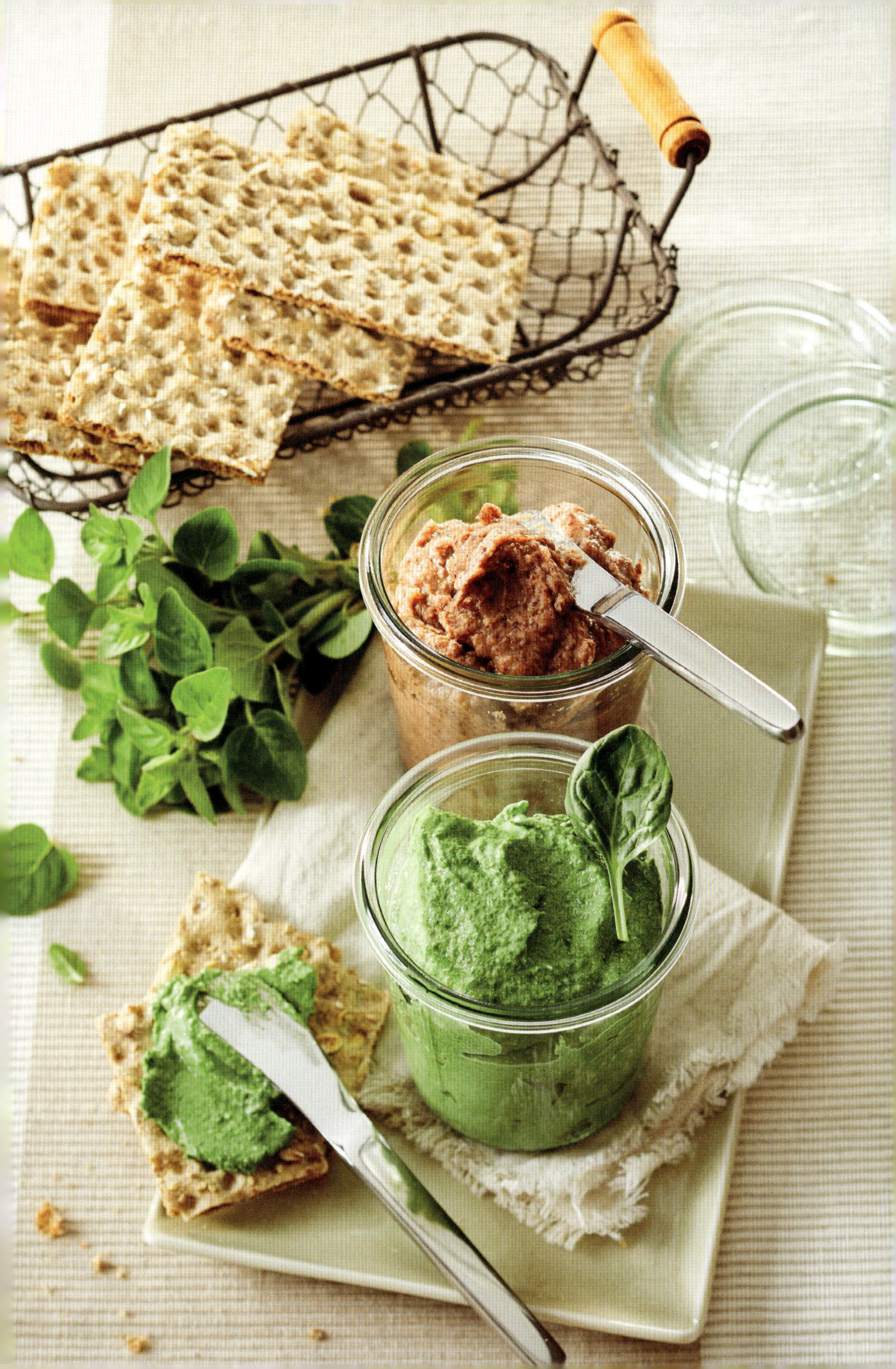

Spinat-Dip

Servieren Sie diesen Dip zu rohem Gemüse und/oder fettfreiem dunklem Roggenknäckebrot.

ERGIBT 1000 ML (12 PORTIONEN)

ZUTATEN

570 g fettreduzierter extra fester Seidentofu (alternativ die gleiche Menge Naturtofu)
60 ml Zitronensaft
1 Packung vegane Gemüsesuppe aus der Tüte
½ Teelöffel Salz
1 Packung (280 g) gefrorener klein geschnittener Spinat, aufgetaut und ausgedrückt
2 Frühlingszwiebeln, fein geschnitten
1 Dose (225 g) Wasserkastanien, abgetropft und klein geschnitten (optional)
1 EL vegane Speckstückchen (optional)

ZUBEREITUNG

Tofu, Zitronensaft, Tütensuppe und Salz in eine Küchenmaschine geben und glatt pürieren. Spinat, Frühlingszwiebeln, Wasserkastanien und Speckstückchen, wenn gewünscht, hinzugeben und ebenfalls pürieren. In eine Servierschüssel geben, abdecken und bis zum Servieren kühl stellen.

PRO PORTION: 16 Kalorien, 1 g Protein, 3 g Kohlenhydrate, 1 g Zucker, 0,5 g Gesamtfettgehalt, 10 % Kalorienanteil aus Fett, 0 mg Cholesterin, 1 g Ballaststoffe, 226 mg Natrium

Rotwein-Vinaigrette (wenn es schnell gehen soll)

Dieses Dressing passt zu vielen Salaten. Mit dem Ölersatz haftet das Dressing am grünen Gemüse, was es nicht tut, wenn Sie nur Saft oder Wasser verwenden. Ich bereite gerne 500 ml auf einmal zu und stelle den Rest kühl.

ERGIBT 375 ML

ZUTATEN

FETTFREIER ÖLERSATZ
250 ml kaltes Wasser
1 EL natriumarmes Gemüsebrühenpulver
2 TL Maisstärke

DRESSING
310 ml fettfreier Ölersatz
60 ml Rotweinessig
1 EL Balsamicoessig
1 Knoblauchzehe, zerdrückt
1 TL Salz
1 EL Dijonsenf (optional)
1 EL brauner Zucker (optional)

ZUBEREITUNG

Für den Ölersatz: Wasser in einen kleinen Topf geben und Gemüsebrühenpulver und Maisstärke dazugeben. Bei mittlerer Hitze unter ständigem Rühren kochen, bis die Mischung andickt und klar wird.

Für das Dressing: Ölersatz, Rotwein- und Balsamicoessig, Knoblauch, Salz, Senf, falls gewünscht, und Zucker verrühren, schütteln oder im Mixer verarbeiten, bis alles gut vermischt ist. In ein Gefäß geben und kühl stellen.

VARIANTE

Balsamico-Vinaigrette: Lassen Sie den Rotweinessig weg und verwenden Sie 5 Esslöffel Balsamicoessig. Geben Sie den optionalen Senf und den braunen Zucker dazu.

PRO 2 EL: 6 Kalorien, 0,5 g Protein, 2 g Kohlenhydrate, 0 g Zucker, 0 g Gesamtfettgehalt, 0 % Kalorienanteil aus Fett, 0 mg Cholesterin, 0,5 g Ballaststoffe, 160 mg Natrium

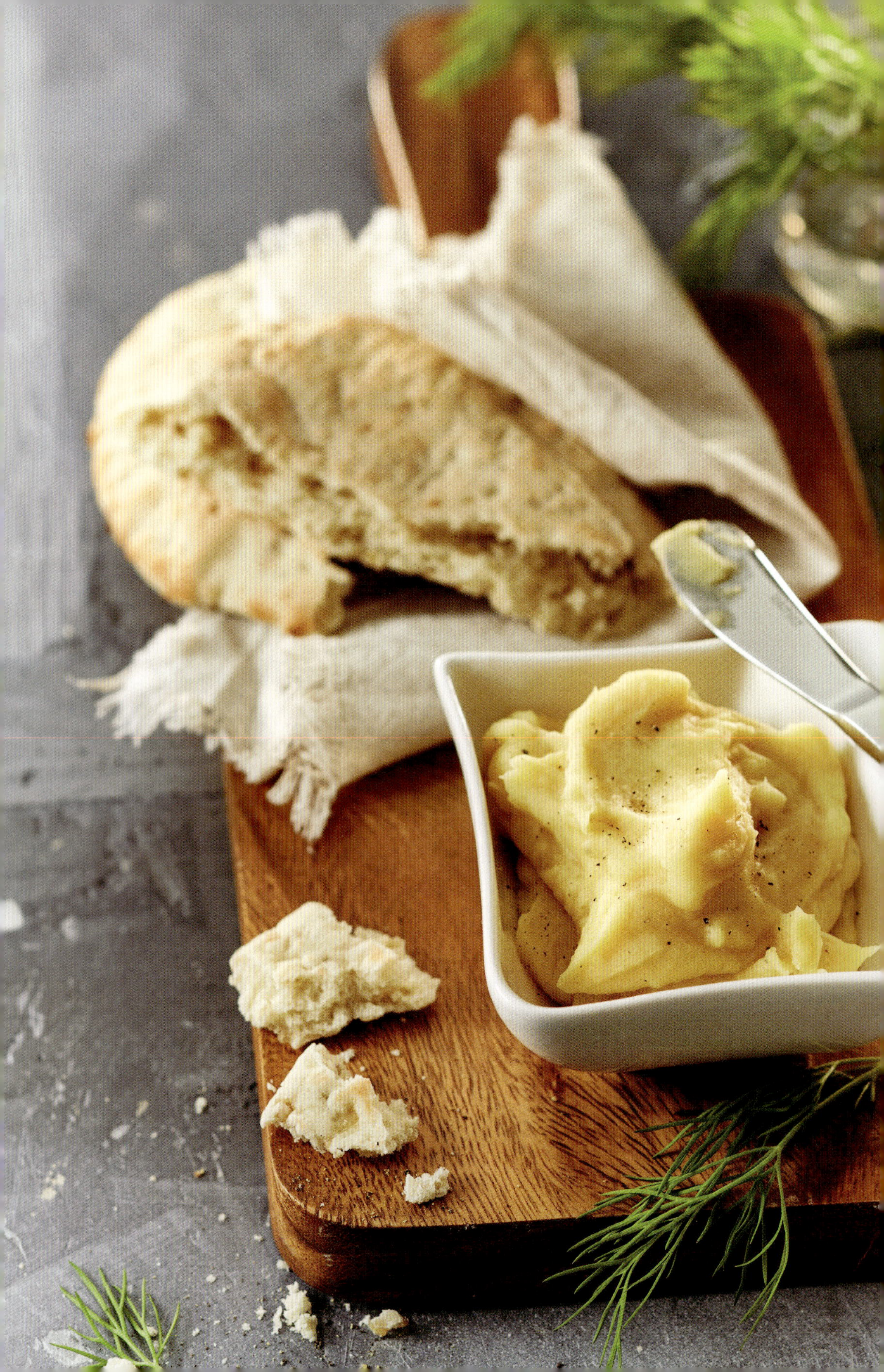

Zypriotischer Erbsen-Dill-Aufstrich

Dieser einfache Aufstrich schmeckt köstlich zu dunklem Roggenknäckebrot oder Pitabrot aus gekeimtem Weizen. Der Knoblauch wird sehr viel weicher, wenn er gekocht ist.

ERGIBT 750 ML

ZUTATEN

245 g getrocknete gelbe Spalterbsen
7 Knoblauchzehen
1 kleine Zwiebel, gehackt
1 TL Salz
750 ml Wasser
3 EL frischer Zitronensaft
2 TL getrockneter Dill oder 2 EL gehackter frischer Dill
frisch gemahlener schwarzer Pfeffer, nach Geschmack
Paprikapulver (optional)
1 Zweig frischer Dill (optional)

ZUBEREITUNG

Spalterbsen, 6 der Knoblauchzehen, Zwiebel, Salz und Wasser in einem mittelgroßen Topf geben. Zum Kochen bringen, entstehenden Schaum mit einem Löffel entfernen. Hitze reduzieren, abdecken und 30 Minuten köcheln lassen.

Alles in eine Küchenmaschine oder einen Mixer geben und pürieren oder mit einem Pürierstab im Topf pürieren. (Achten Sie darauf, dass die heiße Luft aus der Küchenmaschine entweichen kann, indem Sie den Stopfer entfernen. Decken Sie die Öffnung während des Pürierens leicht mit einem sauberen gefalteten Geschirrtuch ab.) Die restliche Knoblauchzehe zerdrücken und zusammen mit Zitronensaft und Dill zum Aufstrich geben. Sehr glatt pürieren. Mit Pfeffer abschmecken.

In eine dekorative Servierschüssel geben, abdecken und abkühlen lassen. Mit Paprikapulver und Dillzweig garnieren, wenn gewünscht.

Dieser Aufstrich wird am besten bei Zimmertemperatur serviert. Wenn Sie ihn im Kühlschrank aufbewahren, lassen Sie ihn vor dem Servieren Zimmertemperatur annehmen.

PRO 60 ML: 74 Kalorien, 5 g Protein, 14 g Kohlenhydrate, 2 g Zucker, 0,5 g Gesamtfettgehalt, 2 % Kalorienanteil aus Fett, 0 mg Cholesterin, 5 g Ballaststoffe, 193 mg Natrium

Cremiges Mohn-Dressing

Dieses schnelle und einfache Dressing enthält sehr wenig Fett. Aufgrund der leichten, nicht übertriebenen Süße passt es sehr gut zu Obstsalat und Spinatsalaten.

ERGIBT 500 ML

ZUTATEN

225 g fettreduzierter fester Tofu oder extra fester Seidentofu, zerkrümelt
175 ml Apfelsaft
6 EL fettreduzierter Sojadrink
3 EL Apfelessig
1 EL Mohnsamen
1 ½ EL klein geschnittene Zwiebel
1 ½ EL Dijonsenf
1 knapper Teelöffel Salz

ZUBEREITUNG

Alle Zutaten in einen Mixer geben und glatt pürieren. In ein Gefäß geben und kühl stellen. Vor dem Servieren schütteln.

PRO 60 ML: 45 Kalorien, 3 g Protein, 7 g Kohlenhydrate, 1 g Zucker, 1 g Gesamtfettgehalt, 18 % Kalorienanteil aus Fett, 0 mg Cholesterin, 0,5 g Ballaststoffe, 268 mg Natrium

Cremiges Pfeffer-Dressing

Dieses Dressing hat gute Chancen, Ihr Lieblingsdressing zu werden, vor allem wenn Sie Spinatsalate mögen. Das Geheimnis der cremigen Konsistenz ist der Mixer.

ERGIBT 500 ML

ZUTATEN

1 ½ EL natriumarmes Gemüsebrühenpulver
1 Packung (350 g) fettreduzierter fester Seidentofu (oder die gleiche Menge Naturtofu)
1 große Knoblauchzehe, fein geschnitten
3 EL frischer Zitronensaft
1 EL Reisessig
1 EL Hefeflocken
1 ½ TL schwarze Pfefferkörner
1 TL Misopaste
1 TL Zucker
¾ TL Salz
160 ml Wasser

ZUBEREITUNG

Alle Zutaten in einen Mixer geben und sehr glatt pürieren. In ein Gefäß geben und kühl stellen. Vor dem Servieren gut schütteln.

PRO 2 EL: 15 Kalorien, 2 g Protein, 2 g Kohlenhydrate, 0,5 g Zucker, 0,5 g Gesamtfettgehalt, 11 % Kalorienanteil aus Fett, 0 mg Cholesterin, 0,5 g Ballaststoffe, 123 mg Natrium

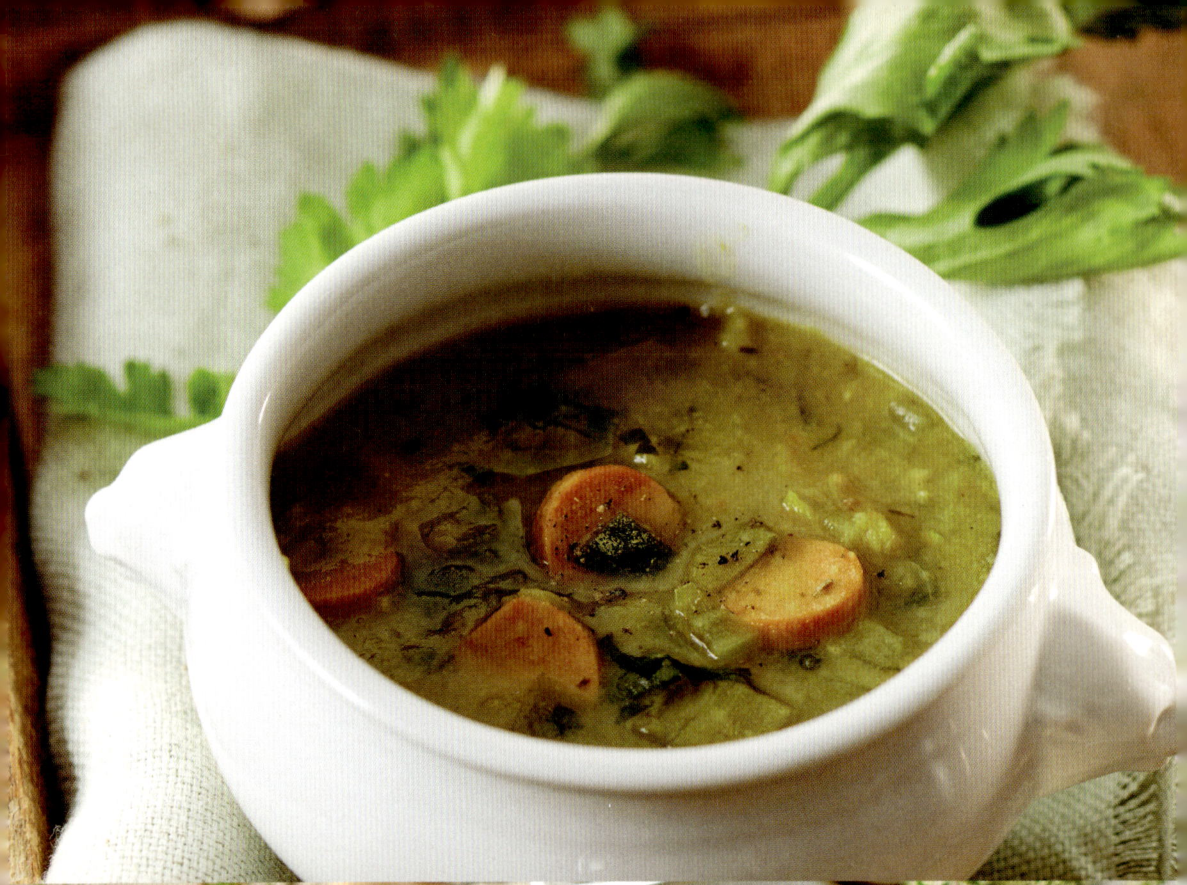
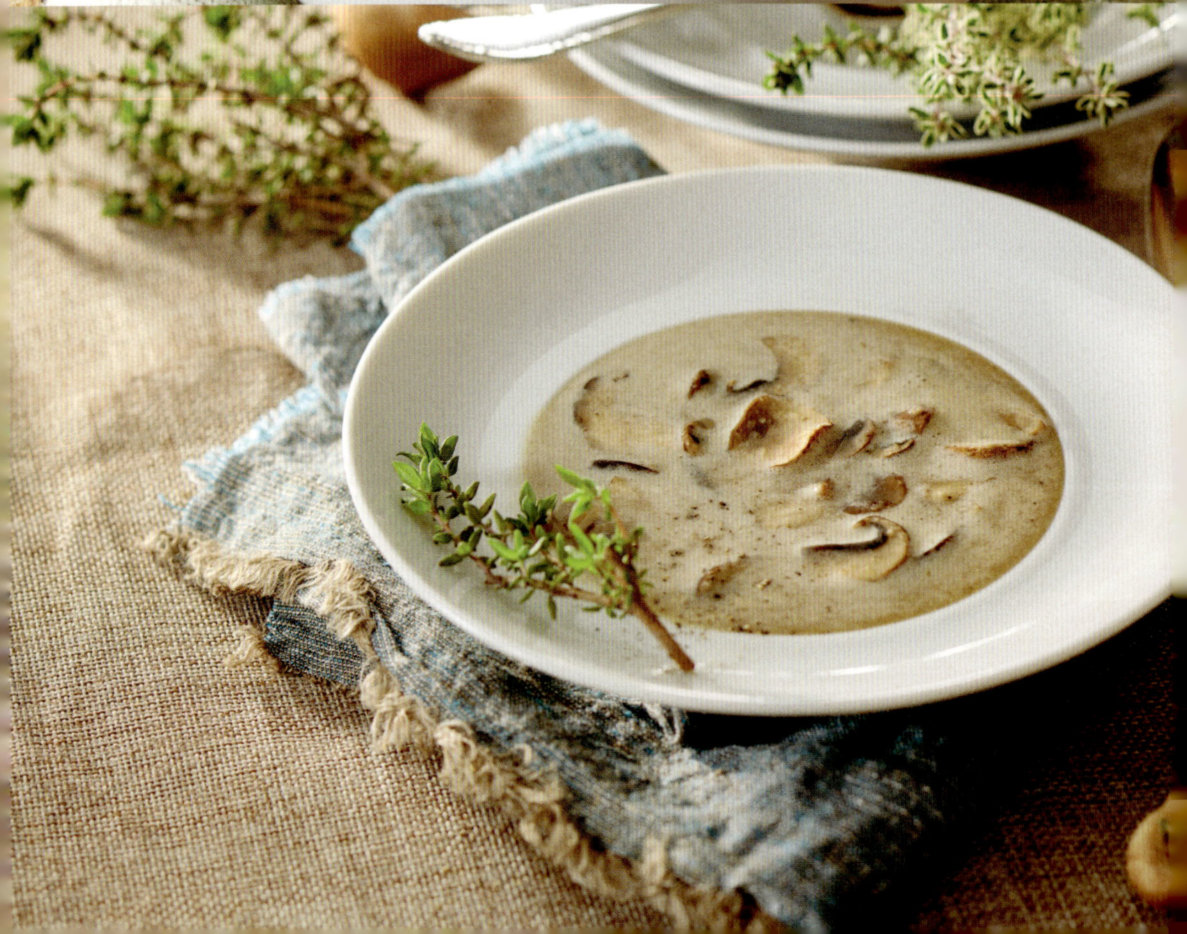

SUPPEN

Holländische Erbsensuppe

Ein wunderbar sättigendes Gericht an einem kalten Tag! Genießen Sie diese Suppe heiß mit Pumpernickelbrot.

ERGIBT 8 PORTIONEN

ZUTATEN

200 g grüne Spalterbsen
2 l natriumarme Gemüsebrühe
1 EL vegane Speckstückchen
2 mittelgroße neue oder rote Kartoffeln, geschält und klein geschnitten
2 mittelgroße Lauchstangen, klein geschnitten, einschließlich zarter grüner Teile
75 g klein gehackte Selleriestangen, einschließlich der Blätter
½ TL getrocknetes Bohnenkraut
½ TL Liquid Smoke (Flüssigrauch)
1 Packung (280 bis 340 g) fettarme vegane Hotdogs oder Würstchen, in Scheiben geschnitten
Salz nach Geschmack
frisch gemahlener schwarzer Pfeffer, nach Geschmack

ZUBEREITUNG

Erbsen, Brühe und Speckstückchen in einem großen Topf zum Kochen bringen, eventuell entstehenden Schaum abschöpfen. Hitze reduzieren, abdecken und 3 Stunden köcheln lassen. Kartoffeln, Lauch, Sellerie, Bohnenkraut, Liquid Smoke und Hotdogs oder Würstchen hinzugeben. 30 Minuten köcheln lassen oder bis die Kartoffeln gar sind. Bei Bedarf etwas mehr Brühe zugeben. Mit Salz und Pfeffer abschmecken.

PRO PORTION: 184 Kalorien, 15 g Protein, 27 g Kohlenhydrate, 3 g Zucker, 3 g Gesamtfettgehalt, 11 % Kalorienanteil aus Fett, 0 mg Cholesterin, 7 g Ballaststoffe, 36 mg Natrium

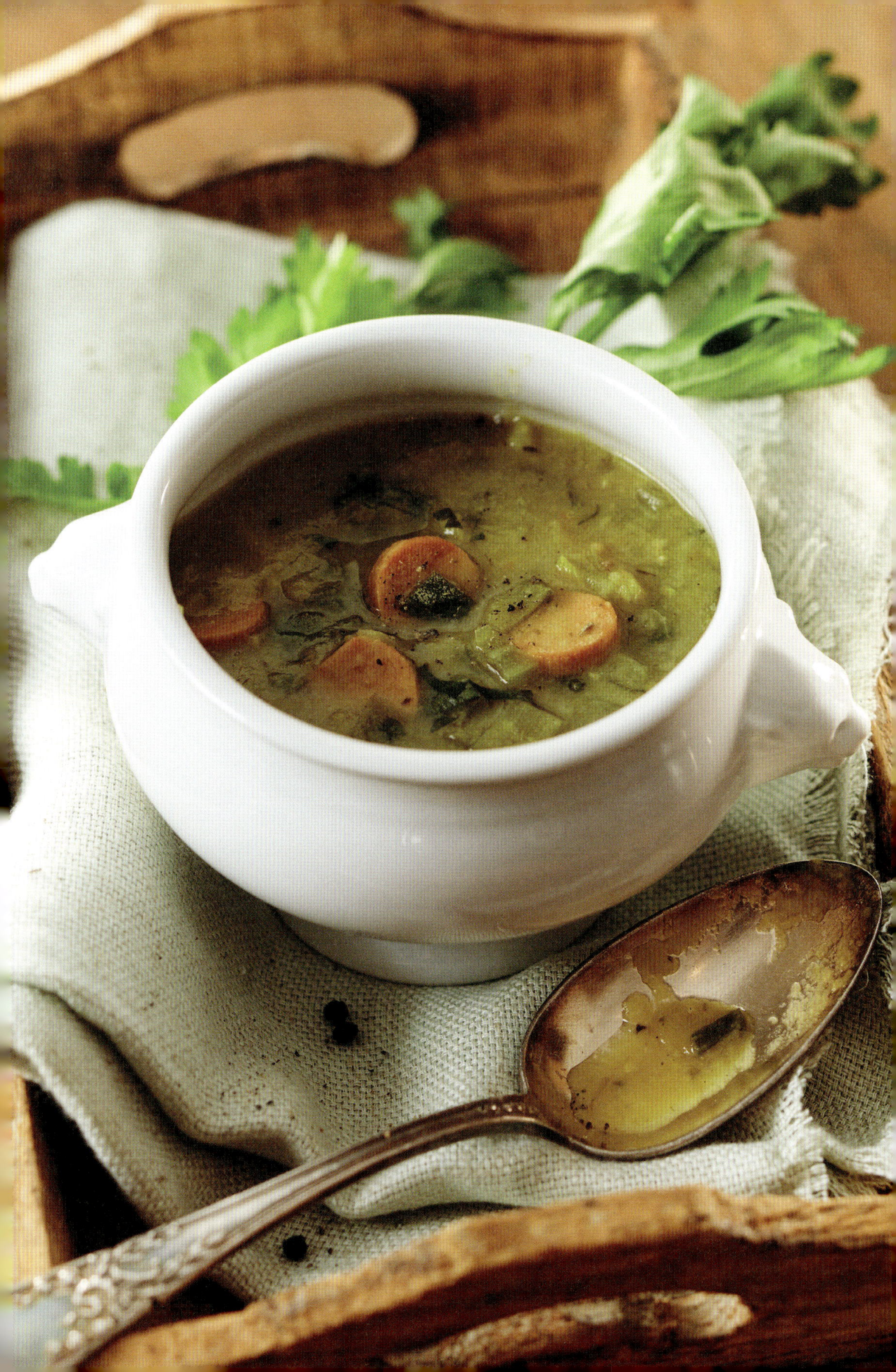

Graupen-Kürbis-Suppe (wenn es schnell gehen soll)

Diese Suppe ist perfekt für kalte Abende.

ERGIBT 6 PORTIONEN

ZUTATEN

1000 ml natriumarme Gemüsebrühe
450 g Winterkürbis, geschält, entkernt und in ca. 2 cm große Stücke geschnitten
½ große Zwiebel, gehackt
170 g fettarmer veganer Hühnchenersatz, in Streifen geschnitten
150 g Perlgraupen
225 g rote Kartoffeln, klein geschnitten
1 Handvoll klein geschnittene Sellerieblätter und -spitzen
1 ½ EL vegane Speckstückchen
1 Lorbeerblatt
½ TL getrockneter Thymian
½ TL getrocknetes Bohnenkraut
375 ml fettreduzierter Sojadrink
Salz nach Geschmack
frisch gemahlener schwarzer Pfeffer, nach Geschmack
gehackte frische Petersilie (optional)

ZUBEREITUNG

Brühe, Kürbis, Zwiebel, Hühnchenersatzstreifen, Graupen, Kartoffeln, Sellerie, Speckstückchen, Lorbeerblatt, Thymian und Bohnenkraut in einen Suppentopf geben und zum Kochen bringen. Hitze reduzieren, abdecken und 30 Minuten köcheln lassen. Lorbeerblatt entfernen, Sojadrink unterrühren und mit Salz und Pfeffer abschmecken. Optional vor dem Servieren klein geschnittene Petersilie darüberstreuen.

PRO PORTION: 204 Kalorien, 11 g Protein, 40 g Kohlenhydrate, 4 g Zucker, 1 g Gesamtfettgehalt, 4 % Kalorienanteil aus Fett, 0 mg Cholesterin, 8 g Ballaststoffe, 229 mg Natrium

Bohnen-Süßkartoffel-Suppe

Bei dieser köstlichen Suppe kommen südliche Zutaten zum Einsatz – Augenbohnen, vegetarischer Speck und Würstchen, Süßkartoffeln und grünes Gemüse.

ERGIBT 6 PORTIONEN

ZUTATEN

1 große Zwiebel, gehackt
3 Knoblauchzehen, sehr klein geschnitten
1,5 l natriumarme Gemüsebrühe
60 ml Tomatenmark
600 g gekochte oder 2 Dosen (je 425 g) Augenbohnen, gespült und abgetropft
2 EL vegetarische Speckstückchen oder einige Spritzer Liquid Smoke (Flüssigrauch)
2 TL getrockneter Oregano
1 Lorbeerblatt
½ TL Salz
½ TL zerdrückte Chiliflocken
115 g Grünkohl, Blattkohl oder anderes dunkelgrünes Gemüse, gesäubert, Blattstiele entfernt und in dünne Streifen geschnitten
450 g Süßkartoffeln, geschält und klein geschnitten
2 vegane italienische Würstchen, in 1 cm große Stücke geschnitten

ZUBEREITUNG

Zwiebelwürfel und Knoblauch in einer großen, schweren beschichteten Pfanne bei mittlerer Hitze dampfbraten, bis sie weich, aber nicht braun sind. Dabei sehr geringe Mengen Wasser hinzugeben, um ein Anbrennen zu verhindern. (Oder in ein mikrowellengeeignetes Gefäß geben, abdecken und auf hoher Stufe 5 Minuten lang in der Mikrowelle kochen.)

Brühe, Tomatenmark, Augenbohnen, Speckstückchen oder Liquid Smoke, Oregano, Lorbeerblatt, Salz, Chiliflocken, grünes Gemüse, Süßkartoffeln und Würstchen in einen großen Topf geben. Zwiebeln und Knoblauch hinzugeben und 30 Minuten köcheln lassen oder bis die Süßkartoffeln gar sind. Lorbeerblatt entfernen und sofort essen.

PRO PORTION: 257 Kalorien, 16 g Protein, 44 g Kohlenhydrate, 8 g Zucker, 3 g Gesamtfettgehalt, 10 % Kalorienanteil aus Fett, 0 mg Cholesterin, 10 g Ballaststoffe, 263 mg Natrium

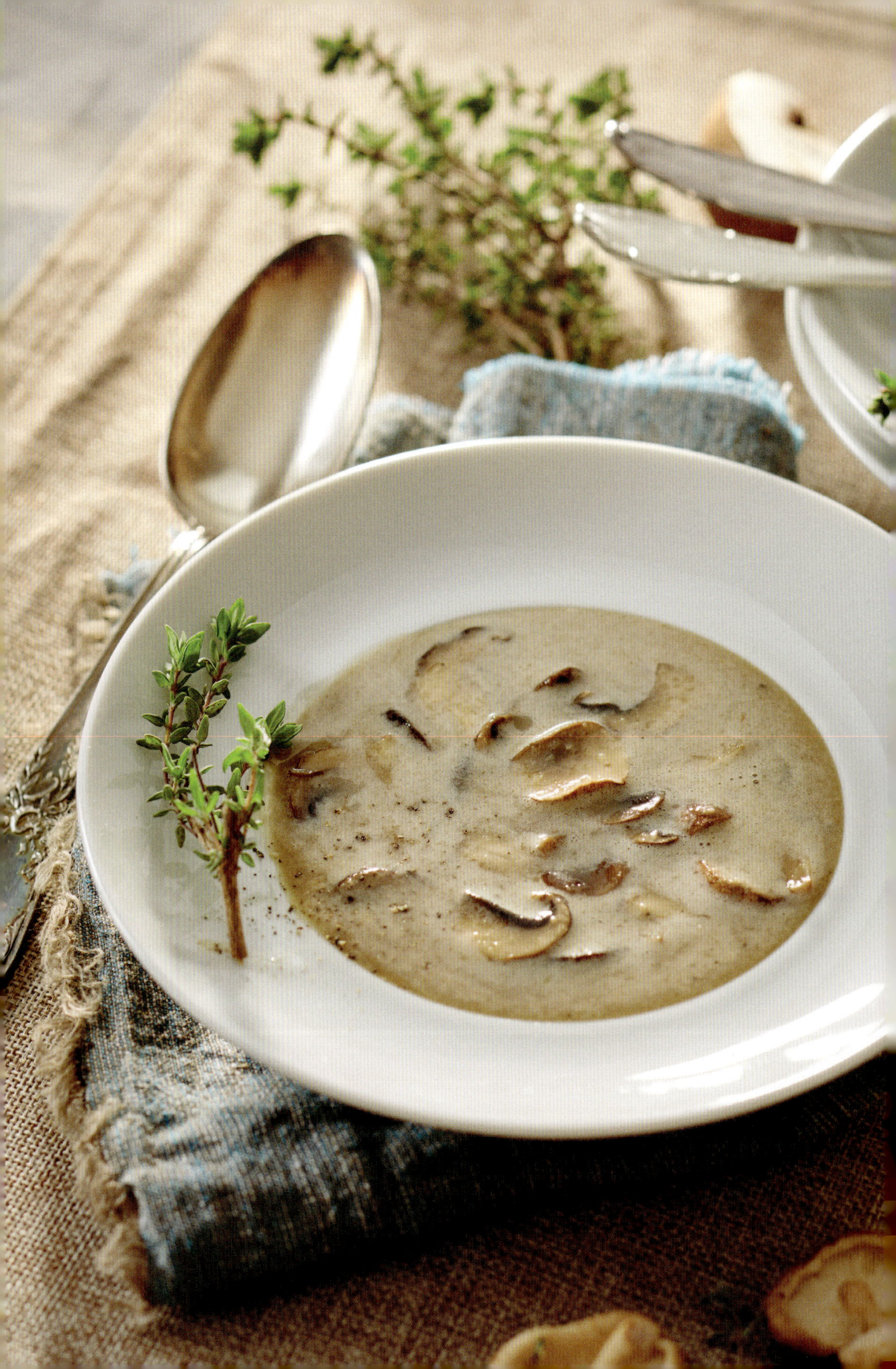

Pilzcremesuppe (wenn es schnell gehen soll)

Mithilfe einer Küchenmaschine oder eines Mixers machen Sie aus dieser Suppe auch ohne Sahne eine reichhaltige, cremige Köstlichkeit mit intensivem Pilzaroma.

ERGIBT 4 PORTIONEN

ZUTATEN

1 kleine Zwiebel, fein geschnitten
1,2 l Pilzbrühe
1 Lorbeerblatt
½ TL getrockneter Thymian
60 g Haferflocken
340 g Pilze, in Scheiben geschnitten
2 TL natriumarme Sojasoße
2 TL trockener Sherry (optional)
Salz nach Geschmack
frisch gemahlener schwarzer Pfeffer, nach Geschmack
veganer Parmesan-Ersatz (optional)

ZUBEREITUNG

Zwiebelwürfel in einer schweren beschichteten Pfanne bei mittlerer Hitze dampfbraten, bis sie weich, aber nicht braun sind. Sehr geringe Mengen Wasser hinzugeben, damit die Zwiebeln nicht anbrennen. (Oder Zwiebeln in ein mikrowellengeeignetes Gefäß geben, abdecken und auf hoher Stufe 3 Minuten lang garen.)

Brühe, Lorbeerblatt, Thymian und Haferflocken in einen mittelgroßen Topf geben. Zwiebeln hinzugeben und aufkochen lassen, Hitze niedrig stellen, Deckel aufsetzen und 20 Minuten lang oder bis die Haferflocken weich sind kochen lassen.

In der Zwischenzeit Pilze in einer großen beschichteten Pfanne bei hoher Hitze dampfbraten, etwas Salz hinzugeben sowie sehr kleine Mengen Wasser, um ein Anbrennen zu verhindern. Kochen, bis die Pilze weich werden und Flüssigkeit abgeben. Vom Herd nehmen und beiseitestellen.

Wenn die Haferflocken weich sind, Lorbeerblatt entfernen und die Suppe mit einem Pürierstab oder portionsweise in einer Küchenmaschine pürieren, bis sie cremig ist. (Entfernen Sie den Stopfer der Küchenmaschine, damit heiße Luft entweichen kann. Decken Sie die Öffnung während des Pürierens leicht mit einem sauberen gefalteten Geschirrtuch ab.)

Die Suppe wieder in den Topf geben und Pilze, Sojasoße, Sherry (wenn gewünscht), Salz, Pfeffer und veganen Parmesan-Ersatz (wenn gewünscht) hinzugeben. Heiß auf den Tisch bringen.

PRO PORTION: 80 Kalorien, 5 g Protein, 14 g Kohlenhydrate, 3 g Zucker, 1 g Gesamtfettgehalt, 12 % Kalorienanteil aus Fett, 0 mg Cholesterin, 3 g Ballaststoffe, 93 mg Natrium

Linsen-Süßkartoffel-Suppe (wenn es schnell gehen soll)

Diese herzhafte Suppe eignet sich prima als Mittagessen oder als Vorspeise für ein mehrgängiges Menü. Durch das Pürieren bekommt die Suppe eine angenehm glatte Konsistenz.

ERGIBT 4 PORTIONEN

ZUTATEN

2 kleine Zwiebeln, gehackt
½ TL Kreuzkümmel, gemahlen
½ TL Ingwer, gemahlen
1000 ml natriumarme Gemüsebrühe
300 g Süßkartoffeln, geschält und in Würfel geschnitten
130 g rote Linsen, abgespült
1 TL Zitronensaft
¼ TL Salz
weißer Pfeffer nach Geschmack
Paprikapulver

ZUBEREITUNG

Zwiebeln in einer großen, schweren beschichteten Pfanne bei mittlerer Hitze dampfbraten, bis sie weich sind, dabei sehr geringe Mengen Wasser hinzugeben, um ein Anbrennen zu verhindern. (Oder 5 Minuten lang in einem mikrowellengeeigneten Gefäß auf hoher Stufe in der Mikrowelle kochen.) Kreuzkümmel und Ingwer unterrühren und gründlich verrühren.

Brühe, Süßkartoffeln und Linsen in einen mittelgroßen Topf geben. Zwiebeln hinzugeben und ohne Deckel 30 Minuten köcheln lassen oder bis die Linsen gar sind. Zitronensaft, Salz und weißen Pfeffer hinzugeben. Mit einem Pürierstab oder portionsweise in einer Küchenmaschine oder einem Mixer cremig pürieren. (Entfernen Sie den Stopfer der Küchenmaschine, damit heiße Luft entweichen kann. Decken Sie die Öffnung während des Pürierens leicht mit einem sauberen gefalteten Geschirrtuch ab.) Mit Paprikapulver bestäubt heiß servieren.

PRO PORTION: 185 Kalorien, 10 g Protein, 36 g Kohlenhydrate, 4 g Zucker, 1 g Gesamtfettgehalt, 3 % Kalorienanteil aus Fett, 0 mg Cholesterin, 6 g Ballaststoffe, 158 mg Natrium

SANDWICHES UND SALATE

Weiche Bohnen-Tacos

In Mexiko werden Tacos in der Regel aus frischen, heißen Tortillas gemacht (nicht mit frittierten Tortillas). Mit dieser pürierten Füllung können Sie den ganzen traditionellen und herzhaften Geschmack echter Tacos genießen.

ERGIBT 8 PORTIONEN

ZUTATEN

TOFUSAUERRAHM

1 Packung (350 g) fettreduzierter, extra fester Seidentofu (alternativ die gleiche Menge Naturtofu), zerkrümelt
3 EL Zitronensaft
½ TL Zucker
¼ TL Salz

TACOS

8 Maistortillas (15 cm)
350 ml (bzw. 1,5 Tassen mit knapp 250 ml Volumen) veganes Bohnenpüree aus schwarzen Bohnen (Seite 238)
500 ml (einfaches Rezept) fettarme Guacamole (Seite 236)
250 ml stückige Tomatensalsa ohne Zuckerzusatz
280 g fein zerkleinerter Weißkohl oder 180 g fein zerkleinerter Kopfsalat
235 ml Tofusauerrahm

ZUBEREITUNG

Für den Tofusauerrahm: Tofu, Zitronensaft, Zucker und Salz in einer Küchenmaschine oder einem Mixer sehr glatt pürieren. Hält sich im Kühlschrank in einem verschlossenen Behälter bis zu einer Woche.

Für die Tacos: Tortillas erwärmen (siehe Anmerkung). 3 EL Bohnen in die Mitte jeder Tortilla geben. Mit Guacamole, Salsa, Weißkohl oder Kopfsalat und Tofusauerrahm belegen. Mit Servietten umwickeln und aus der Hand essen!

PRO PORTION: 174 Kalorien, 10 g Protein, 33 g Kohlenhydrate, 3 g Zucker, 1 g Gesamtfettgehalt, 7 % Kalorienanteil aus Fett, 0 mg Cholesterin, 7 g Ballaststoffe, 557 mg Natrium

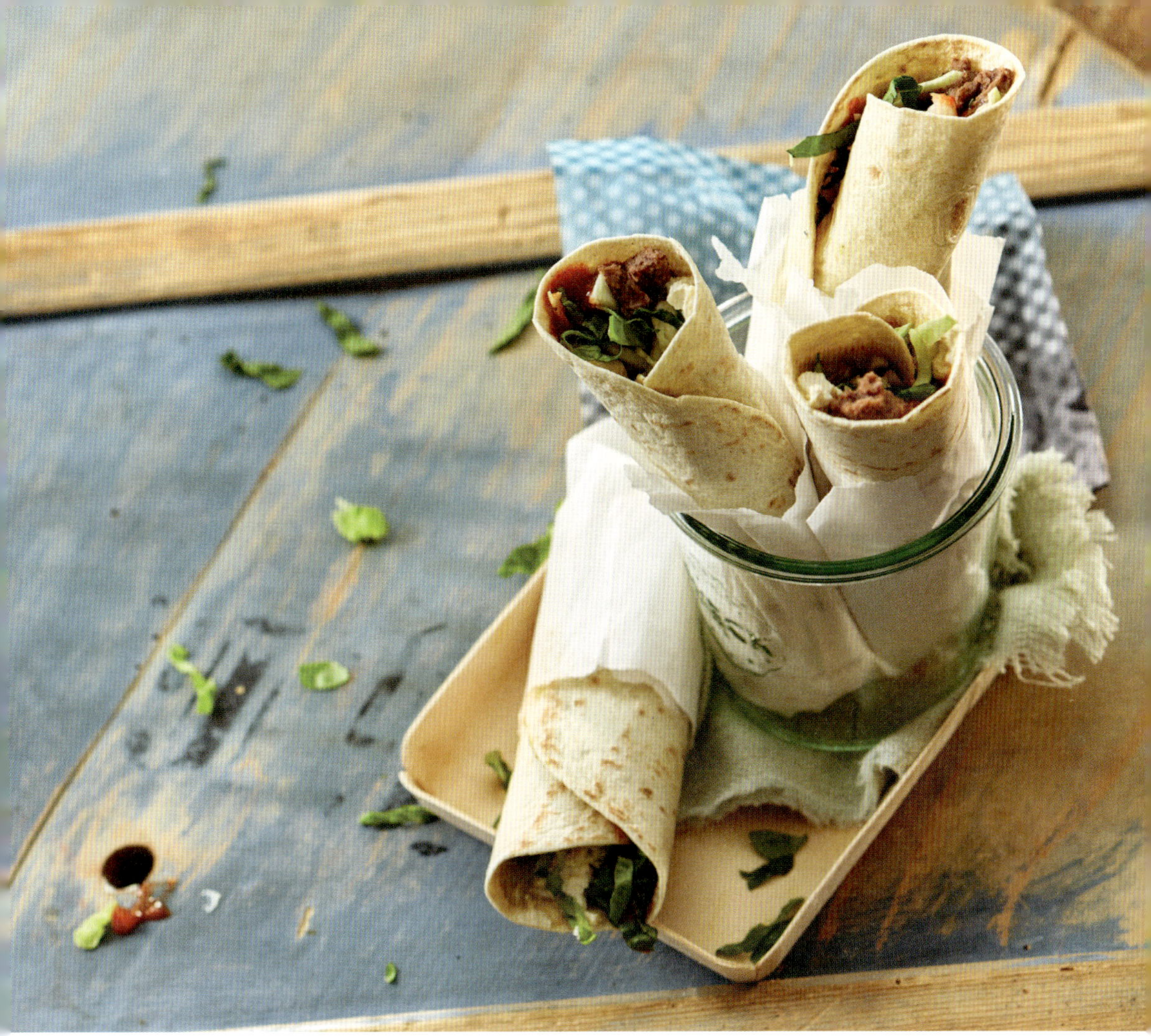

Anmerkung: Wenn die Tortillas tiefgekühlt sind, zwischen zwei mikrowellengeeigneten Tellern auf hoher Stufe 1 Minute lang in der Mikrowelle aufwärmen, Teller umdrehen und 1 weitere Minute erwärmen. Aufgetaute oder frische Tortillas können auch in einer heißen, trockenen Pfanne weich gemacht werden; einfach kurz erhitzen, bis sie weich sind. Oder Tortillas erst in ein sauberes, mit heißem Wasser angefeuchtetes Geschirrtuch wickeln, anschließend in Alufolie und so 12 Minuten lang im Ofen bei 180 °C backen.
Sie können die Tortillas auch in einem nicht isolierten mikrowellengeeigneten Dampfkochtopf weich machen. Etwas Wasser in den Kochtopf geben, die (aufgetauten) Tortillas in ein sauberes Geschirrtuch wickeln und in den Dampfeinsatz setzen. Deckel aufsetzen und Tortillas 2 bis 3 Minuten (für 6 Stück) oder 4 Minuten (für 12 Stück) in der Mikrowelle erhitzen. Wenn Sie die eingewickelten Tortillas im Dampfkochtopf lassen, bleiben sie während des Essens warm.

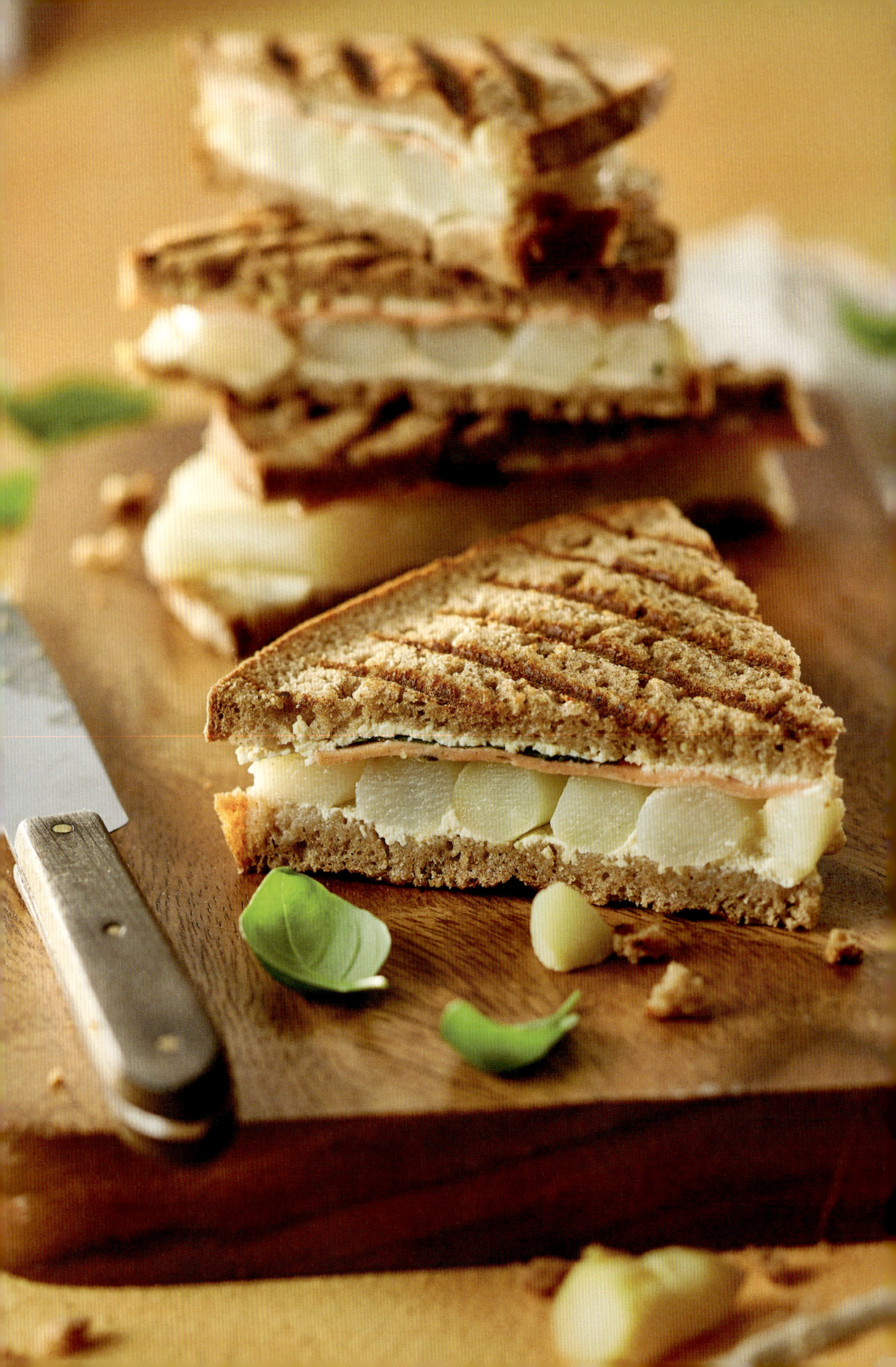

Panino mit Spargel und veganem Schinken

(wenn es schnell gehen soll)

Diese italienischen Panini werden zu einem Ihrer Lieblingsgerichte zum Mittagessen werden.

ERGIBT 1 PORTION

ZUTATEN

2 Scheiben Roggenbrot oder Keimbrot
2 EL Tofumayonnaise (Seite 272)
6 dünne Spargelstangen, gedämpft oder gegrillt
6 frische Blätter Basilikum
2 Scheiben fettarmer veganer Speck oder Schinken

ZUBEREITUNG

Jede Brotscheibe mit 1 EL Tofumayonnaise bestreichen und mit den restlichen Zutaten nach Belieben, aber nicht zu großzügig belegen. Brotscheiben zusammenklappen.

Am einfachsten ist die Zubereitung der Panini mit einem beschichteten Sandwichmaker oder einem elektrischen Tischgrill. Panini 5 Minuten grillen oder toasten und anschließend überprüfen. Wenn sie noch nicht so golden und kross sind, wie Sie es mögen, noch etwas länger toasten. Panini in Dreiecke schneiden und warm verzehren.

Alternativ können Sie eine schwere beschichtete Pfanne nehmen. Panino bei mittlerer Hitze in der Pfanne erwärmen und mithilfe eines schweren Deckels auf dem Panino beide Seiten bräunen.

PRO PORTION (MIT ROGGENBROT): 308 Kalorien, 31 g Protein, 32 g Kohlenhydrate, 0,2 g Zucker, 4 g Gesamtfettgehalt, 11 % Kalorienanteil aus Fett, 0 mg Cholesterin, 6 g Ballaststoffe, 825 mg Natrium

Italienische Teigtaschen (wenn es schnell gehen soll)

Diese Teigtaschen aus der Romagnaregion in Italien sind tatsächlich gefüllte Fladenbrote, vergleichbar mit einer Pizza Calzone, aber mit grünem Gemüse gefüllt. Bei dieser einfachen Variante kommen Vollkornweizenpitas zum Einsatz.

ERGIBT 6 PORTIONEN

ZUTATEN

6 Vollkornweizenpitas
225 g Mangold, Rübenblätter (Blätter von Roter Beete, Radieschen und anderen Rüben), Spinat oder Wirsing oder eine Mischung
225 g bitteres grünes Gemüse wie Rucola, Radicchio, Rübstiel, Chinesischer Brokkoli (Kai-lan), Blattsenf, Speiserübenblätter oder Frisée
1 ½ TL klein gehackter Knoblauch
60 ml natriumarme Gemüsebrühe
¼ TL Salz und Salz zum Abschmecken
frisch gemahlener schwarzer Pfeffer, nach Geschmack

ZUBEREITUNG

Pitas halbieren und öffnen, damit sich eine Tasche bildet. Grünes Gemüse waschen, harte Teile wenn nötig entfernen und Blätter in dünne Streifen schneiden.

Knoblauch, Brühe, grünes Gemüse und Salz in eine große, tiefe beschichtete Pfanne geben. Zum Kochen bringen, dann abdecken, auf mittlere Hitze reduzieren und kochen, bis das Gemüse gar ist. Falls noch Flüssigkeit übrig ist, den Deckel abnehmen und bei hoher Hitze unter Rühren kochen lassen, bis die Flüssigkeit verdampft ist. Mit Salz und Pfeffer abschmecken und zum Abkühlen beiseitestellen.

Grünes Gemüse abtropfen lassen und Pitahälften damit füllen. Gefüllte Pitas in einer heißen, trockenen geschmiedeten Pfanne bei hoher Hitze erwärmen, häufig wenden, bis sie heiß sind und leicht gebräunt. Heiß servieren.

PRO PORTION: 188 Kalorien, 8 g Protein, 38 g Kohlenhydrate, 2 g Zucker, 2 g Gesamtfettgehalt, 8 % Kalorienanteil aus Fett, 0 mg Cholesterin, 6 g Ballaststoffe, 510 mg Natrium

Mediterrane Gemüse-Panini (wenn es schnell gehen soll)

In Mailand wurde die Zubereitung von Sandwiches zu einer Art Kunstform und hat sich von dort aus in Europa und Nordamerika verbreitet. In Italien reicht die Palette an Sandwich-Bars von bescheidenen Imbissstuben bis zu Gourmet-Tempeln, wobei manche 30 verschiedene Varianten im Angebot haben.

ERGIBT 1 PORTION

ZUTATEN

2 Scheiben Roggenbrot oder Keimbrot
2 EL fettfreie Italienische Vinaigrette
2 eingelegte rote Paprikaschoten, abgespült und mit Küchenpapier trocken getupft
1 Handvoll zarte Grünkohlblätter oder anderes grünes Gemüse
2 kleine feste reife Tomaten, in Scheiben geschnitten (frische Tomaten der Sorte Roma sind die besten, weil sie nicht zu viel Saft enthalten)
90 g in Scheiben geschnittene eingelegte Artischockenherzen, abgespült, abgetropft und mit Küchenpapier trocken getupft

ZUBEREITUNG

Jede Brotscheibe auf einer Seite mit 1 EL Dressing anfeuchten und mit den restlichen Zutaten nach Belieben, aber nicht zu großzügig belegen. Brotscheiben zusammenklappen.

Am einfachsten ist die Zubereitung der Panini mit einem beschichteten Sandwichmaker oder einem elektrischen Tischgrill. Panini 5 Minuten grillen oder toasten und anschließend überprüfen. Wenn sie noch nicht so golden und kross sind, wie Sie es mögen, noch etwas länger toasten. Panini in Dreiecke schneiden und warm verzehren.

Alternativ können Sie eine schwere beschichtete Pfanne nehmen. Panino bei mittlerer Hitze in der Pfanne erwärmen und mithilfe eines schweren Deckels auf dem Panino beide Seiten bräunen.

PRO PORTION (MIT ROGGENBROT): 311 Kalorien, 13 g Protein, 49 g Kohlenhydrate, 4,9 g Zucker, 3 g Gesamtfettgehalt, 8 % Kalorienanteil aus Fett, 0 mg Cholesterin, 13,3 g Ballaststoffe, 849 mg Natrium

Sloppy Joes für Zwei (»Hackfleisch«-Brötchen) (wenn es schnell gehen soll)

Ein Sloppy Joe ist ein amerikanischer Imbiss, bei dem eine Hackfleischsoße auf einem Brötchen serviert wird. Hier kommt eine leckere und gesunde Version des amerikanischen Klassikers.

ERGIBT 2 PORTIONEN

ZUTATEN

½ kleine Zwiebel, fein geschnitten
½ kleine grüne Paprika, Stiel und Samen entfernt und klein geschnitten
½ kleine rote Paprika, Stiel und Samen entfernt und klein geschnitten
6 mittelgroße Pilze, klein geschnitten
150 g fettarmes veganes Hackfleisch
125 ml fettfreie Grillsoße
1 EL Tomatenmark, aufgelöst in 120 ml heißem Wasser
2 Hamburger-Brötchen aus gekeimtem Weizen, aufgeschnitten und getoastet

ZUBEREITUNG

Zwiebelstücke, Paprika und Pilze in einer schweren beschichteten Pfanne bei hoher Hitze dampfbraten, bis sie weich sind, Wasser esslöffelweise hinzugeben, so viel wie nötig, um ein Anbrennen zu verhindern.

Veganes Hackfleisch, Grillsoße und aufgelöstes Tomatenmark dazugeben. Unter Rühren kochen, bis die Soße die gewünschte Konsistenz hat. Die Brötchenhälften damit belegen oder füllen.

PRO PORTION: 218 Kalorien, 14 g Protein, 40 g Kohlenhydrate, 11 g Zucker, 2 g Gesamtfettgehalt, 7 % Kalorienanteil aus Fett, 0 mg Cholesterin, 6 g Ballaststoffe, 508 mg Natrium

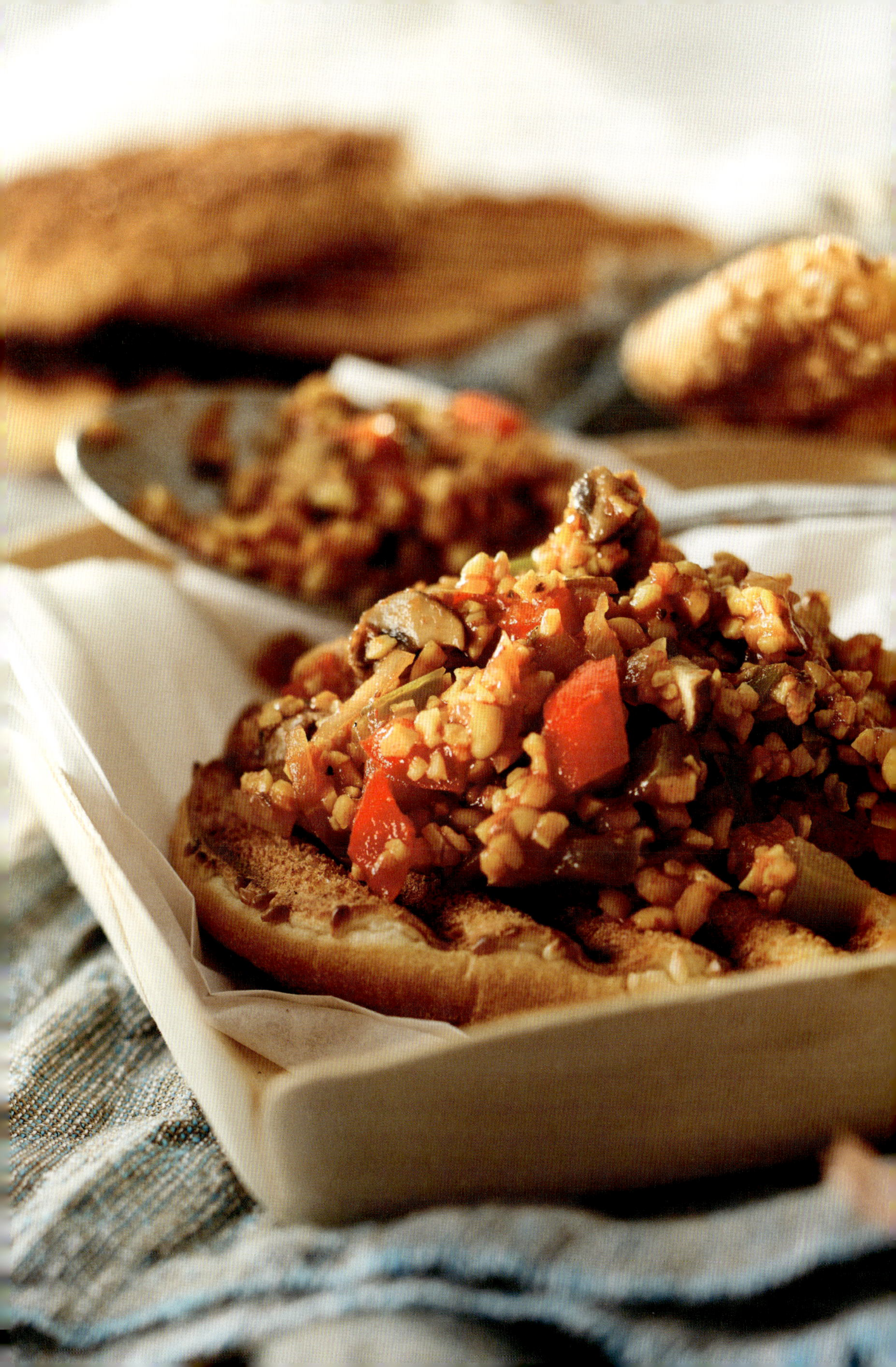

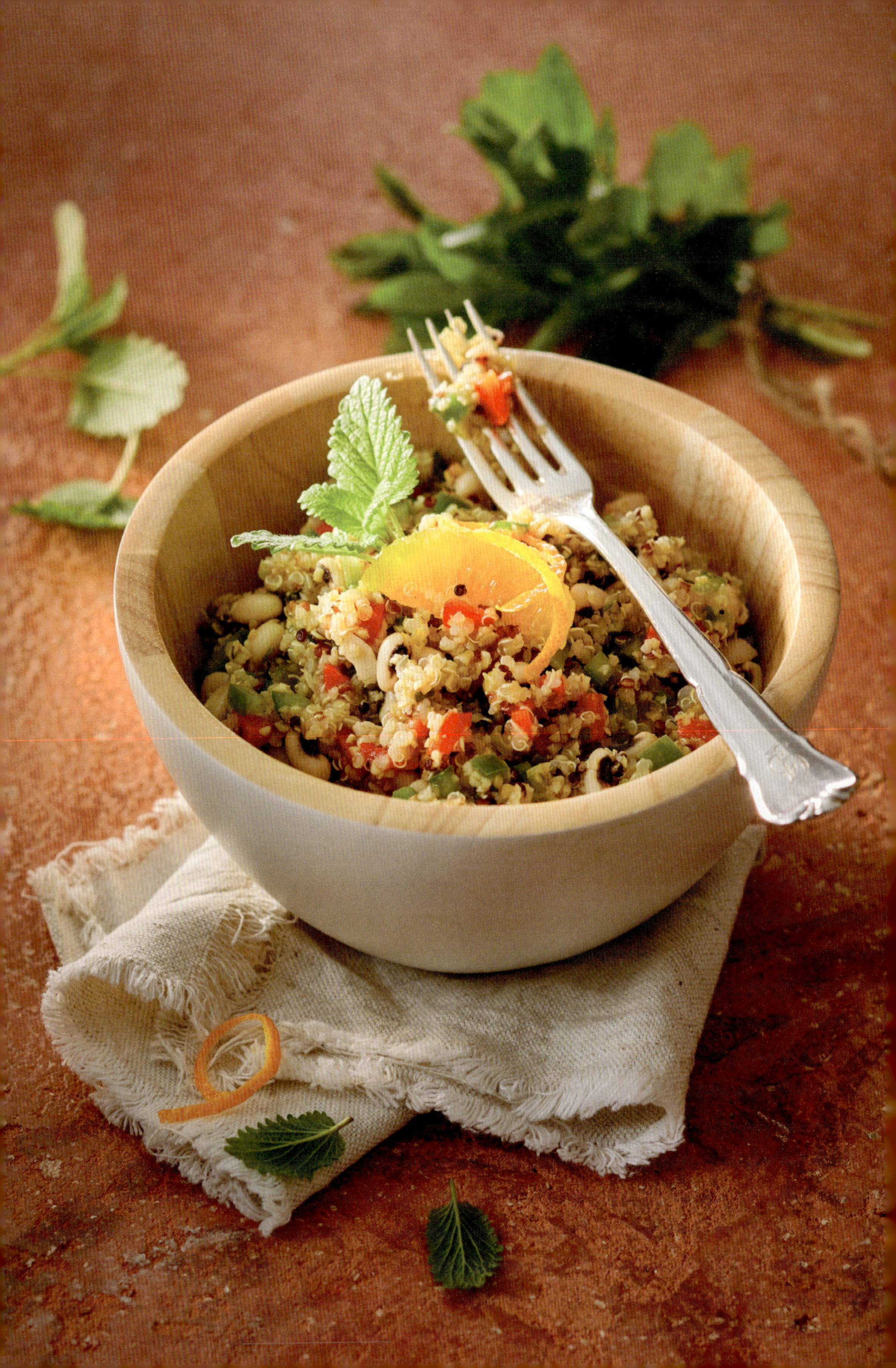

Quinoa-Bulgur-Taboulé mit Orangen

Dies ist eine köstliche und ungewöhnliche Variante des bekannten orientalischen Salats.

ERGIBT 8 PORTIONEN

ZUTATEN

- 90 g Bulgur
- 375 ml Wasser
- 100 g Quinoa
- 180 ml fettfreier Ölersatz (Seite 241)
- 60 ml Zitronensaft
- 1 TL Salz
- 1 TL Koriander, gemahlen
- 2 Prisen Zimt, gemahlen
- frisch gemahlener schwarzer Pfeffer, nach Geschmack
- 2 Handvoll gehackte frische Petersilie
- 200 g Augenbohnen, frisch gekocht oder aus der Dose, abgespült und abgetropft
- 100 g grüne Paprika, Stiel und Samen entfernt und klein geschnitten
- 1 kleine Handvoll gehackte frische Minze oder Zitronenmelisse
- 1 kleine Handvoll klein geschnittene Frühlingszwiebeln
- abgeriebene Schale von 2 Orangen
- 4 eingelegte rote Paprikaschoten, abgespült und klein geschnitten
- Orangenspalten (optional)
- Zweige von Minze, Petersilie oder Zitronenmelisse (optional)

ZUBEREITUNG

Bulgur in 125 ml kochendem Wasser in einer großen Schüssel einweichen, abdecken und 30 Minuten ziehen lassen. In der Zwischenzeit Quinoa und 250 ml Wasser in einem kleinen Topf zum Kochen bringen. Hitze reduzieren, abdecken und 15 Minuten köcheln lassen. Vom Herd nehmen und stehen lassen, bis der Bulgur fertig ist.

Ölersatz, Zitronensaft, Salz, Koriander, Zimt und schwarzen Pfeffer in einer kleinen Schüssel vermischen. Beiseitestellen.

Quinoa mit dem Bulgur vermischen. Petersilie, Augenbohnen, Paprika, Minze oder Zitronenmelisse, Frühlingszwiebel, Orangenschale, rote Paprikaschoten und Ölersatz hinzugeben und gründlich vermischen. Je nach Geschmack mit Orangenspalten und Zweigen von Minze, Petersilie oder Zitronenmelisse garnieren. Kühl stellen, aber vor dem Essen 30 Minuten bei Zimmertemperatur stehen lassen.

PRO PORTION: 136 Kalorien, 5 g Protein, 29 g Kohlenhydrate, 2 g Zucker, 1 g Gesamtfettgehalt, 7 % Kalorienanteil aus Fett, 0 mg Cholesterin, 7 g Ballaststoffe, 303 mg Natrium

Naturreissalat mit Kirschtomaten und Artischockenherzen

Dieser leckere Salat ist eine vollständige Mahlzeit und eignet sich bestens für ein Picknick oder als Mitbringsel zu einer Party. Da ein Aufenthalt im Kühlschrank weder den Tomaten noch dem Reis guttut, sollten Sie den Reis bei Zimmertemperatur servieren.

ERGIBT 6 PORTIONEN

ZUTATEN

570 g gekochter Vollkorn-Basmatireis, warm
170 g eingelegte Artischockenherzen, mit heißem Wasser abgespült, abgetropft und in Scheiben geschnitten
1 Handvoll klein geschnittene Frühlingszwiebeln
700 g rote, gelbe oder gemischte Kirschtomaten, halbiert
1 kleine Handvoll gehacktes frisches Basilikum
125 ml fettfreies italienisches Dressing
3 EL Zitronensaft
2 Knoblauchzehen, zerdrückt
¼ TL Salz
frisch gemahlener schwarzer Pfeffer, nach Geschmack
1 Kopf knackiger Salat

ZUBEREITUNG

Reis in eine große Salatschüssel geben und Artischocken, Frühlingszwiebeln, Tomaten und Basilikum hinzugeben. Vorsichtig vermischen.

Italienisches Dressing mit Zitronensaft, Knoblauch, Salz und Pfeffer in einer kleinen Schüssel oder einem Gefäß vermischen. Gründlich verrühren oder schütteln, bis alles vermischt ist. Über den Salat gießen und vorsichtig unterheben. Salatblätter auf Teller anrichten und Reissalat darauf servieren.

PRO PORTION: 153 Kalorien, 4 g Protein, 32 g Kohlenhydrate, 3 g Zucker, 1 g Gesamtfettgehalt, 6 % Kalorienanteil aus Fett, 0 mg Cholesterin, 4 g Ballaststoffe, 376 mg Natrium

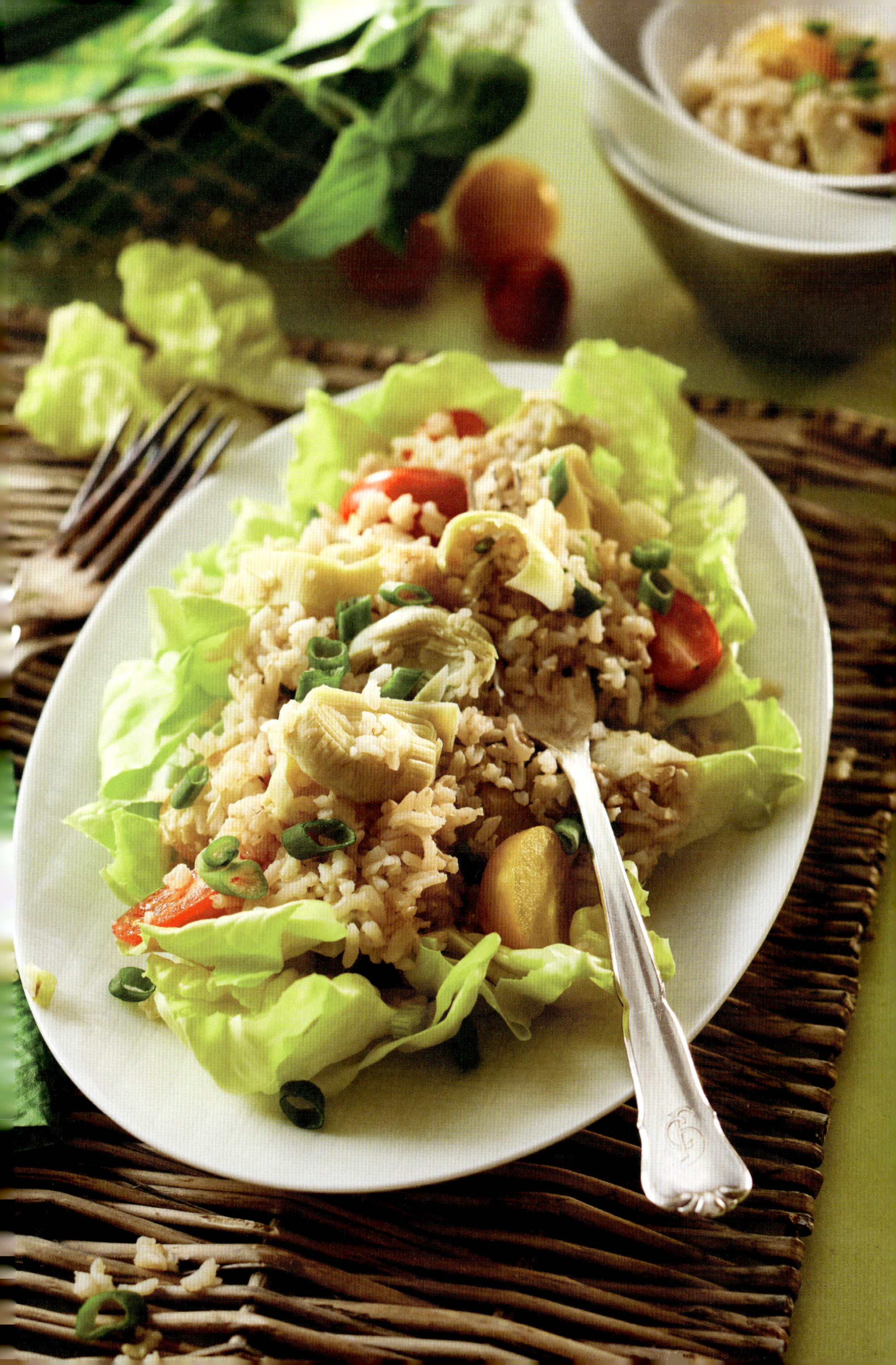

Thailändischer Krautsalat (wenn es schnell gehen soll)

Dieser einfache Krautsalat passt im Winter perfekt zu einem asiatischen Gericht oder auch als Beilage zu vielen anderen Gerichten.

ERGIBT 4 PORTIONEN

ZUTATEN

300 g fein geschnittener Weißkohl oder Wirsing
1 mittelgroße Karotte, gerieben
1 kleine süße Zwiebel, in dünne Scheiben geschnitten
2 EL gehackte frische Minze oder 2 TL getrocknete Minze
2 EL gehacktes Koriandergrün, Basilikum oder Petersilie
2 EL natriumarme Sojasoße
2 EL Zitronensaft
2 EL Wasser
1 EL Zucker
1 EL abgeriebene Zitronenschale
1 ½ TL geröstete Sesamsaat

ZUBEREITUNG

Weißkohl, Karotte, Zwiebelscheiben, Minze und Koriandergrün, Basilikum oder Petersilie in einer Schüssel vermischen.

Sojasoße, Zitronensaft, Wasser, Zucker und Zitronenabrieb in einer kleinen Schüssel vermischen. Über den Salat gießen, gründlich vermischen und bis zum Servieren kühl stellen. Vor dem Essen mit Sesam bestreuen.

PRO PORTION: 61 Kalorien, 2 g Protein, 13 g Kohlenhydrate, 8 g Zucker, 1 g Gesamtfettgehalt, 10 % Kalorienanteil aus Fett, 0 mg Cholesterin, 3 g Ballaststoffe, 334 mg Natrium

Sautierter Portobello-Salat (wenn es schnell gehen soll)

Dies ist ein sehr einfacher und leckerer Salat für zwei Personen.

ERGIBT 2 PORTIONEN

ZUTATEN

360 g gewaschener gemischter Babysalat
60 ml fettfreier Ölersatz (Seite 241)
2 EL Balsamicoessig
1 TL Dijonsenf
¼ TL Salz
¼ TL grob gemahlener schwarzer Pfeffer
2 große Portobello-Pilze
Wein oder Gemüsebrühe
4 Frühlingszwiebeln, fein geschnitten

ZUBEREITUNG

Babysalat auf zwei Teller verteilen. Ölersatz, Essig, Senf, Salz und Pfeffer in einer kleinen Schüssel verrühren. Beiseitestellen.

Stiele von den Pilzen entfernen und die dunklen Lamellen mit dem Rand eines Löffels entfernen.

Eine große schwere beschichtete Pfanne auf hoher Hitze vorwärmen und Pilze hineingeben. Abdecken und kochen, bis die Pilze am Rand leicht braun werden und ein wenig Flüssigkeit abgeben. Nur so viel Wein oder Brühe dazugeben, wie nötig ist, um ein Anbrennen zu verhindern. Pilze wenden und die andere Seite bräunen.

Pilze rasch in Scheiben schneiden und gleichmäßig auf dem Babysalat verteilen. Mit Dressing beträufeln, Frühlingszwiebeln darüberstreuen und gleich verzehren.

PRO PORTION: 95 Kalorien, 7 g Protein, 19 g Kohlenhydrate, 4 g Zucker, 1 g Gesamtfettgehalt, 6 % Kalorienanteil aus Fett, 0 mg Cholesterin, 7 g Ballaststoffe, 308 mg Natrium

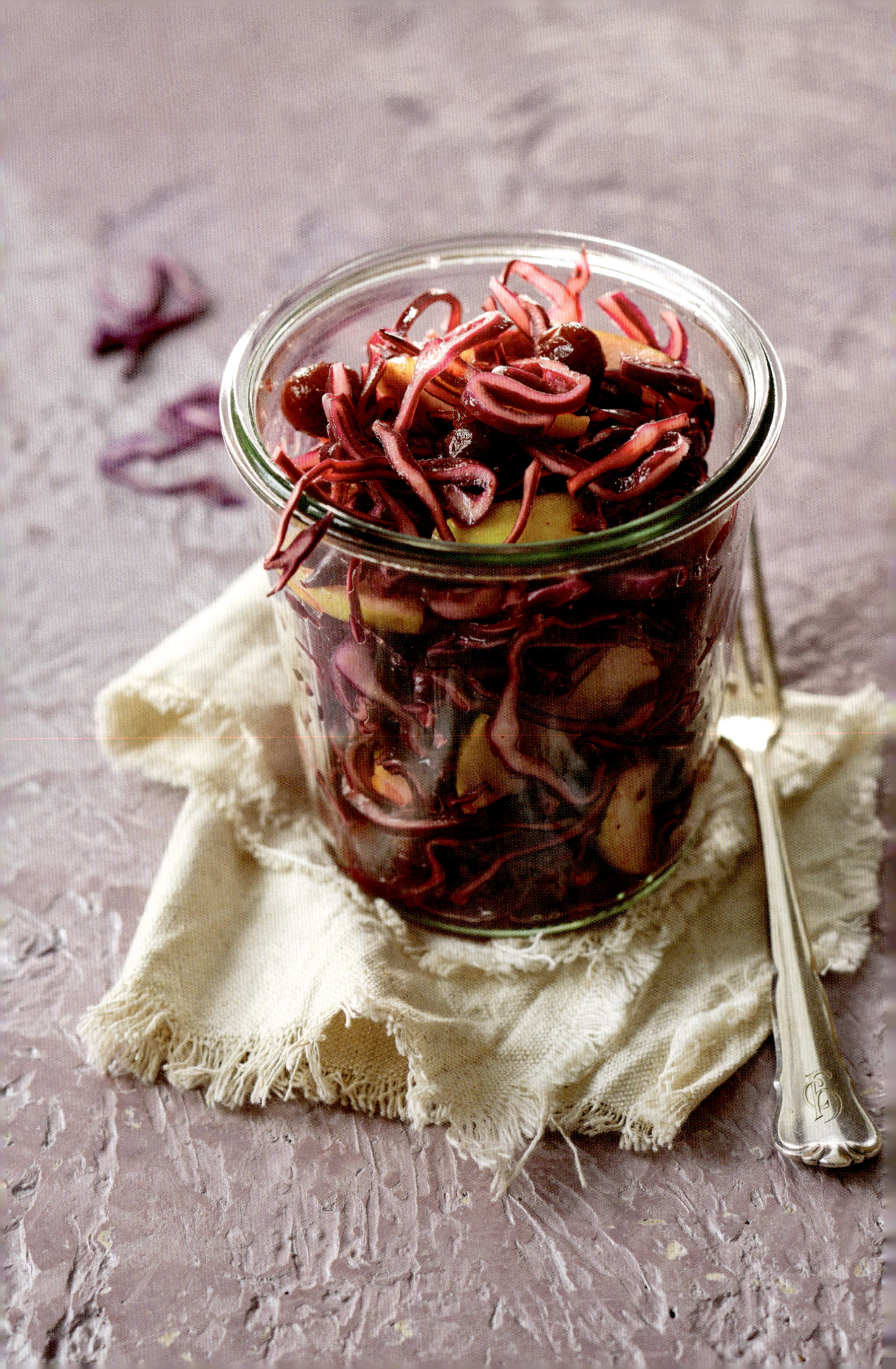

Rotkohlsalat mit Cranberrys und Äpfeln

Dies ist ein sehr einfacher, attraktiver und leckerer Wintersalat, der sich gut im Voraus zubereiten lässt. Mit einem Mixer haben Sie die Vinaigrette im Handumdrehen gemacht.

ERGIBT 8 PORTIONEN

ZUTATEN

CRANBERRY-ORANGEN-VINAIGRETTE

180 ml fettfreier Ölersatz (Seite Seite 241)
125 ml Orangensaft
30 g gehackte frische oder gefrorene Cranberrys
2 EL Rotweinessig
1 ½ EL gehackter Schnittlauch oder Frühlingszwiebeln
1 EL Balsamicoessig
1 EL Zitronensaft
1 EL Zucker
1 große Knoblauchzehe, zerdrückt
1 TL Salz
frisch gemahlener schwarzer Pfeffer, nach Geschmack

SALAT

700 g Rotkohl, in dünne Streifen geschnitten
80 g gehackte frische oder gefrorene Cranberrys
2 knackige süße Äpfel, entkernt und in Scheiben geschnitten

ZUBEREITUNG

Für die Vinaigrette: Ölersatz, Orangensaft, Cranberrys, Weinessig, Schnittlauch oder Frühlingszwiebeln, Balsamicoessig, Zitronensaft, Zucker, Knoblauch, Salz und Pfeffer in einem Mixer verrühren. Wenn Sie das Dressing im Voraus machen, füllen Sie es in einen verschlossenen Behälter ab und stellen Sie es kühl.

Für den Salat: Rotkohl, Cranberrys und Vinaigrette in einer mittelgroßen Salatschüssel vorsichtig vermischen. Abdecken und mindestens 2 Stunden gekühlt ziehen lassen, damit die Aromen sich verbinden können. Vor dem Servieren die Äpfel (mit Schale) in Scheiben schneiden, zum Salat geben und gründlich vermischen.

PRO PORTION: 70 Kalorien, 1 g Protein, 18 g Kohlenhydrate, 11 g Zucker, 0,5 g Gesamtfettgehalt, 2 % Kalorienanteil aus Fett, 0 mg Cholesterin, 3 g Ballaststoffe, 251 mg Natrium

BLT-Salat

Eine Salatversion des klassisch amerikanischen Sandwiches mit Speck (bacon), Salat (lettuce) und Tomate, bei dem ein praktischer Mayonnaiseersatz zum Einsatz kommt. Stöpseln Sie schon mal Ihren Mixer oder Ihre Küchenmaschine ein!

ERGIBT 4 PORTIONEN

ZUTATEN

TOFUMAYONNAISE

1 Packung (350 g) fettreduzierter, extra fester Seidentofu (alternativ die gleiche Menge Naturtofu)
2 EL Apfelessig oder Zitronensaft
1 TL Salz
½ TL Trockensenf
1 Prise weißer Pfeffer

SALAT

300 g zerkleinerter Römersalat
ca. 8 Scheiben in Würfel geschnittenes Keimweizenbrot, leicht getoastet
4 Scheiben fettarmer veganer Speck
400 g klein geschnittene reife, feste Tomaten
2 Frühlingszwiebeln, fein geschnitten
125 ml Apfelessig
80 ml fettfreier Ölersatz (Seite Seite 241)
60 ml Tofumayonnaise
5 TL Zucker
frisch gemahlener schwarzer Pfeffer, nach Geschmack

ZUBEREITUNG

Für die Mayonnaise: Tofu, Essig oder Zitronensaft, Salz, Senf und Pfeffer in eine Küchenmaschine oder einen Mixer geben und alles zu einer glatten Masse pürieren (oder die Zutaten in einer mittelgroßen Schüssel mit einem Pürierstab vermischen). Hält sich in einem verschlossenen Behälter im Kühlschrank ungefähr 2 Wochen.

Für den Salat: Römersalat, Brotwürfel, Speck, Tomaten und Frühlingszwiebeln in einer großen Schüssel vermischen.

Essig, Ölersatz, Tofumayonnaise, Zucker und Pfeffer in einer mittelgroßen Schüssel gründlich verrühren. Salat unterheben. Gleichmäßig auf 4 Salatschüsseln oder Teller verteilen und sofort servieren.

PRO PORTION: 259 Kalorien, 13 g Protein, 42 g Kohlenhydrate, 11 g Zucker, 2 g Gesamtfettgehalt, 8 % Kalorienanteil aus Fett, 0 mg Cholesterin, 10 g Ballaststoffe, 639 mg Natrium

HAUPT-GERICHTE

Eintopf Balkanart im Niedertemperaturgarer

Die Küche des Balkanraums ähnelt der griechischen Küche. Servieren Sie zu diesem Eintopf getoastetes Weizenkeimbrot oder Brötchen zum Tunken.

ERGIBT 4 PORTIONEN

ZUTATEN

3 große Zwiebeln, in Scheiben geschnitten
3 Knoblauchzehen, sehr klein geschnitten
4 große rote, gelbe, grüne oder gemischte Paprikaschoten, in dünne Streifen geschnitten
340 g fettarmer veganer Hühnchenersatz, in Streifen geschnitten
1 Dose (400 g) natriumarme gewürfelte Tomaten
1 kleine getrocknete rote Chilischote, Samen entfernt
½ TL Nelken, gemahlen
½ TL Zimt, gemahlen
¼ TL Piment, gemahlen
500 ml natriumarme Gemüsebrühe
Salz nach Geschmack
frisch gemahlener schwarzer Pfeffer, nach Geschmack

ZUBEREITUNG

Eine große, schwere beschichtete Pfanne auf hoher Hitze vorwärmen. Zwiebeln, Knoblauch und Paprika hinzugeben. Dampfbraten, bis die Zwiebeln weich werden und dabei gerade genug Wasser dazugeben, um ein Anbrennen zu verhindern.

Hühnchenersatz-Streifen in einen Niedrigtemperaturkocher geben, das dampfgebratene Gemüse obendrauf. Tomaten (mit Saft), Chilis, Nelken, Zimt, Piment und Brühe unterrühren. Auf hoher Stufe 3 Stunden lang kochen. Mit Salz und Pfeffer abschmecken.

PRO PORTION: 185 Kalorien, 19 g Protein, 30 g Kohlenhydrate, 12 g Zucker, 1 g Gesamtfettgehalt, 2 % Kalorienanteil aus Fett, 0 mg Cholesterin, 9 g Ballaststoffe, 550 mg Natrium

Bohnen-Süßkartoffel-Eintopf

Zu diesem italienisch angehauchten Eintopf brauchen Sie nur Vollkornbrot als Beilage.

ERGIBT 6 PORTIONEN

ZUTATEN

- 1 große Zwiebel, gehackt
- 4 Knoblauchzehen, klein geschnitten
- 700 g gekochte oder 2 Dosen (je 400 g) Cannellini-Bohnen oder andere weiße Bohnen, abgespült und abgetropft
- 1 Dose (800 g) natriumarme gewürfelte Tomaten
- 450 g Süßkartoffeln, geschält und klein geschnitten
- 340 g Grünkohl, Stiele entfernt, gewaschen, in dünne Scheiben geschnitten und kurz gedämpft
- 225 g Champignons, in Scheiben geschnitten
- 125 ml natriumarme Gemüsebrühe
- 125 ml trockener Rotwein (darf auch alkoholfreier sein) oder 60 ml trockener Sherry
- 1 EL vegane Speckstückchen
- 1 TL Salz
- 1 TL getrockneter Rosmarin
- 1 TL getrockneter Thymian
- 1 TL getrocknetes Basilikum
- 1 Lorbeerblatt
- ¼ TL zerdrückte Chiliflocken
- Salz nach Geschmack
- frisch gemahlener schwarzer Pfeffer, nach Geschmack

ZUBEREITUNG

Zwiebelwürfel und Knoblauch in einer großen, schweren beschichteten Pfanne bei mittlerer Hitze dampfbraten, bis sie weich sind. Dabei gerade so viel Wasser, Wein oder Brühe hinzugeben, wie nötig ist, um ein Anbrennen zu verhindern. (Oder in ein mikrowellengeeignetes Gefäß geben, abdecken und auf hoher Stufe 5 Minuten lang in der Mikrowelle kochen.)

Zwiebeln und Knoblauch mit Bohnen, Tomaten (mit Saft), Süßkartoffeln, Grünkohl, Pilzen, Brühe, Wein, Speckstückchen, Salz, Rosmarin, Thymian, Basilikum, Lorbeerblatt und Chiliflocken in einen Niedrigtemperaturkochtopf geben. 6 bis 7 Stunden auf niedriger Stufe oder 3 bis 4 Stunden auf hoher Stufe kochen. Lorbeerblatt entfernen und mit Salz und Pfeffer abschmecken.

PRO PORTION: 257 Kalorien, 14 g Protein, 50 g Kohlenhydrate, 9 g Zucker, 2 g Gesamtfettgehalt, 4 % Kalorienanteil aus Fett, 0 mg Cholesterin, 12 g Ballaststoffe, 418 mg Natrium

Zitronen-Artischocke-Tajine (Marokkanischer Eintopf)

Servieren Sie diesen köstlichen Eintopf mit Bulgur-Quinoa-Pilaf (Seite 297)

ERGIBT 4 PORTIONEN

ZUTATEN

- 2 EL Vollkornweizenmehl
- 340 g fettarmer veganer Hühnchenersatz, in Streifen geschnitten
- 1 große Zwiebel, in Scheiben geschnitten
- 6 Knoblauchzehen, klein geschnitten
- 200 g in Scheiben geschnittene Pilze
- 1 große grüne oder rote Paprikaschote, Stiel und Samen entfernt und klein geschnitten
- 500 ml natriumarme Gemüsebrühe
- 1 EL Koriander, gemahlen
- 1 EL Petersilie, getrocknet
- ½ TL schwarzer Pfeffer
- ¼ TL Kurkuma, gemahlen
- ¼ TL Ingwer, gemahlen
- ¼ TL Paprikapulver
- ¼ TL zerdrückte Chiliflocken
- 1 Zitrone, ungeschält, in Scheiben geschnitten und entkernt
- 1 Glas (200 g) eingelegte geviertelte Artischockenherzen, unter heißem Wasser abgespült und abgetropft
- Salz nach Geschmack

ZUBEREITUNG

Mehl in einen flachen Teller geben und die Hühnchenersatz-Streifen darin wenden, bis sie bedeckt sind. Streifen bei mittlerer Hitze in eine große, schwere, tiefe beschichtete Pfanne legen und anbraten, bis sie gebräunt sind. Aus der Pfanne nehmen und beiseitestellen.

Zwiebeln und Knoblauch in die Pfanne geben und dampfbraten, bis sie weich sind, dabei gerade genug Wasser hinzugeben, um ein Anbrennen zu verhindern. (Oder in ein mikrowellengeeignetes Gefäß geben, abdecken und auf hoher Stufe 7 Minuten lang in der Mikrowelle kochen.)

Hühnchenersatzstreifen, Pilze, Paprika, Brühe, Koriander, Petersilie, schwarzen Pfeffer, Kurkuma, Ingwer, Paprikapulver und Chiliflocken dazugeben. Zitronenscheiben oben auf den Eintopf legen, Deckel aufsetzen, Hitze reduzieren und 30 Minuten köcheln lassen.

Zitronenscheiben entfernen und entsorgen. Artischocken unterrühren und so lange kochen, bis sie gleichmäßig erwärmt sind. Mit Salz abschmecken und sofort servieren.

PRO PORTION: 165 Kalorien, 20 g Protein, 25 g Kohlenhydrate, 3 g Zucker, 1 g Gesamtfettgehalt, 3 % Kalorienanteil aus Fett, 0 mg Cholesterin, 10 g Ballaststoffe, 584 mg Natrium

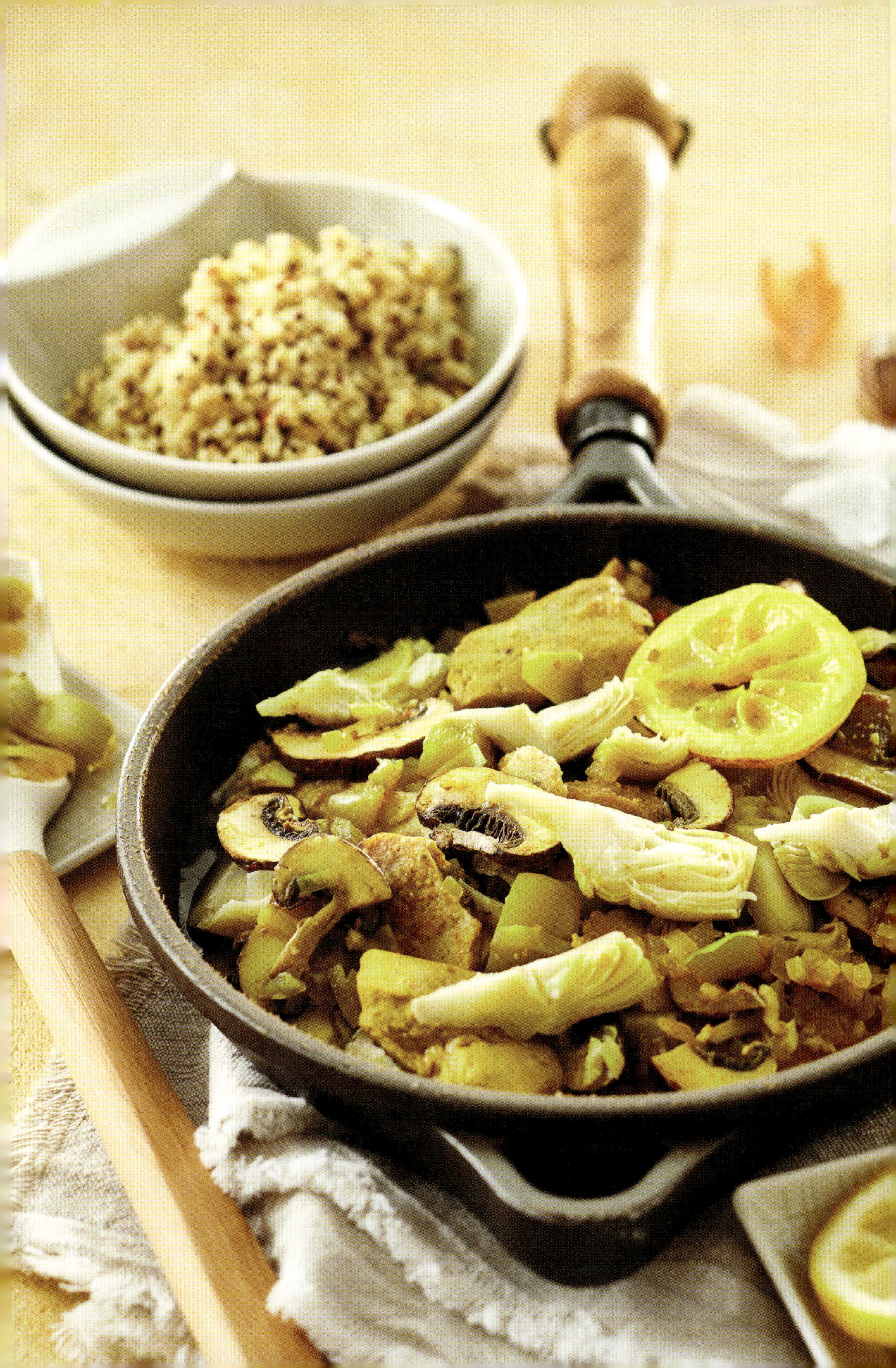

Nudeln mit Linsen-Marinara-Soße

(wenn es schnell gehen soll)

Roter Wein (der auch alkoholfrei sein kann) verleiht dieser Soße einen intensiven Geschmack. Zudem ist sie so schnell zubereitet, dass die Nudeln in der Zeit fertig kochen, in der Sie die Soße machen.

ERGIBT 5 PORTIONEN

ZUTATEN

450 g Nudeln Ihrer Wahl
1 Glas (740 g) fettfreie natriumarme Nudelsoße auf Tomatenbasis
1 Dose (425 g) Linsen, abgespült und abgetropft
125 ml trockener Rotwein (kann alkoholfrei sein) oder natriumarme Gemüsebrühe
Salz nach Geschmack
frisch gemahlener schwarzer Pfeffer

ZUBEREITUNG

Nudeln nach Packungsanleitung kochen, anschließend abtropfen lassen.

In der Zwischenzeit Nudelsoße, Linsen und Wein oder Brühe zusammen in einen mittelgroßen Topf geben. Vorsichtig erwärmen und mit Salz und Pfeffer abschmecken. Zu den Nudeln servieren.

PRO PORTION: 470 Kalorien, 19 g Protein, 91 g Kohlenhydrate, 9 g Zucker, 2 g Gesamtfettgehalt, 3 % Kalorienanteil aus Fett, 0 mg Cholesterin, 8 g Ballaststoffe, 173 mg Natrium

Linsen und Nudeln auf libanesische Art

Dieses köstliche libanesische Gericht ergibt eine reichhaltige Mahlzeit.

ERGIBT 4 PORTIONEN

ZUTATEN

1,2 l natriumarme Gemüsebrühe
200 g ungekochte braune Linsen, abgespült
2 mittelgroße Zwiebeln, klein geschnitten
2 Knoblauchzehen, klein geschnitten
1 TL Kreuzkümmel, gemahlen
240 g klein geschnittener Mangold, Grünkohl oder anderes grünes Blattgemüse oder 1 Packung (280 g) gefrorener klein geschnittener Spinat, aufgetaut und ausgedrückt
115 g Spaghetti oder Spaghettini (vorzugweise aus Vollkornweizen), in 10 cm lange Stücke gebrochen
1 kleine Handvoll gehackte frische Petersilie oder Koriandergrün (optional)
1 Prise Cayennepfeffer
2 EL Zitronensaft
Salz nach Geschmack
frisch gemahlener schwarzer Pfeffer, nach Geschmack

ZUBEREITUNG

Brühe und Linsen in einem mittelgroßen Topf zum Kochen bringen. Hitze niedrig stellen, Deckel aufsetzen und ungefähr 25 Minuten kochen oder bis die Linsen gerade gar, aber noch nicht zerfallen sind.

Zwiebeln, Knoblauch und Kreuzkümmel in einer großen, schweren beschichteten Pfanne dampfbraten, bis sie weich sind. Dabei gerade genug Wasser hinzugeben, um ein Anbrennen zu verhindern. (Oder in ein mikrowellengeeignetes Gefäß geben, abdecken und auf hoher Stufe 7 Minuten lang in der Mikrowelle kochen.)

Linsen und Brühe zu den Zwiebeln in die Pfanne gießen. Grünes Gemüse, Nudeln, Petersilie oder Koriandergrün, wenn gewünscht, sowie Cayennepfeffer hinzugeben. Zum Kochen bringen, dann auf mittlere Hitze reduzieren. Ungefähr 10 Minuten ohne Deckel kochen oder bis die Nudeln gar sind und die meiste Brühe aufgenommen wurde, sodass sich eine Soße bildet. Zitronensaft hinzugeben und gründlich unterrühren. Mit Salz und Pfeffer abschmecken. Heiß auf den Tisch bringen.

PRO PORTION: 318 Kalorien, 20 g Protein, 61 g Kohlenhydrate, 7 g Zucker, 1 g Gesamtfettgehalt, 3 % Kalorienanteil aus Fett, 0 mg Cholesterin, 17 g Ballaststoffe, 204 mg Natrium

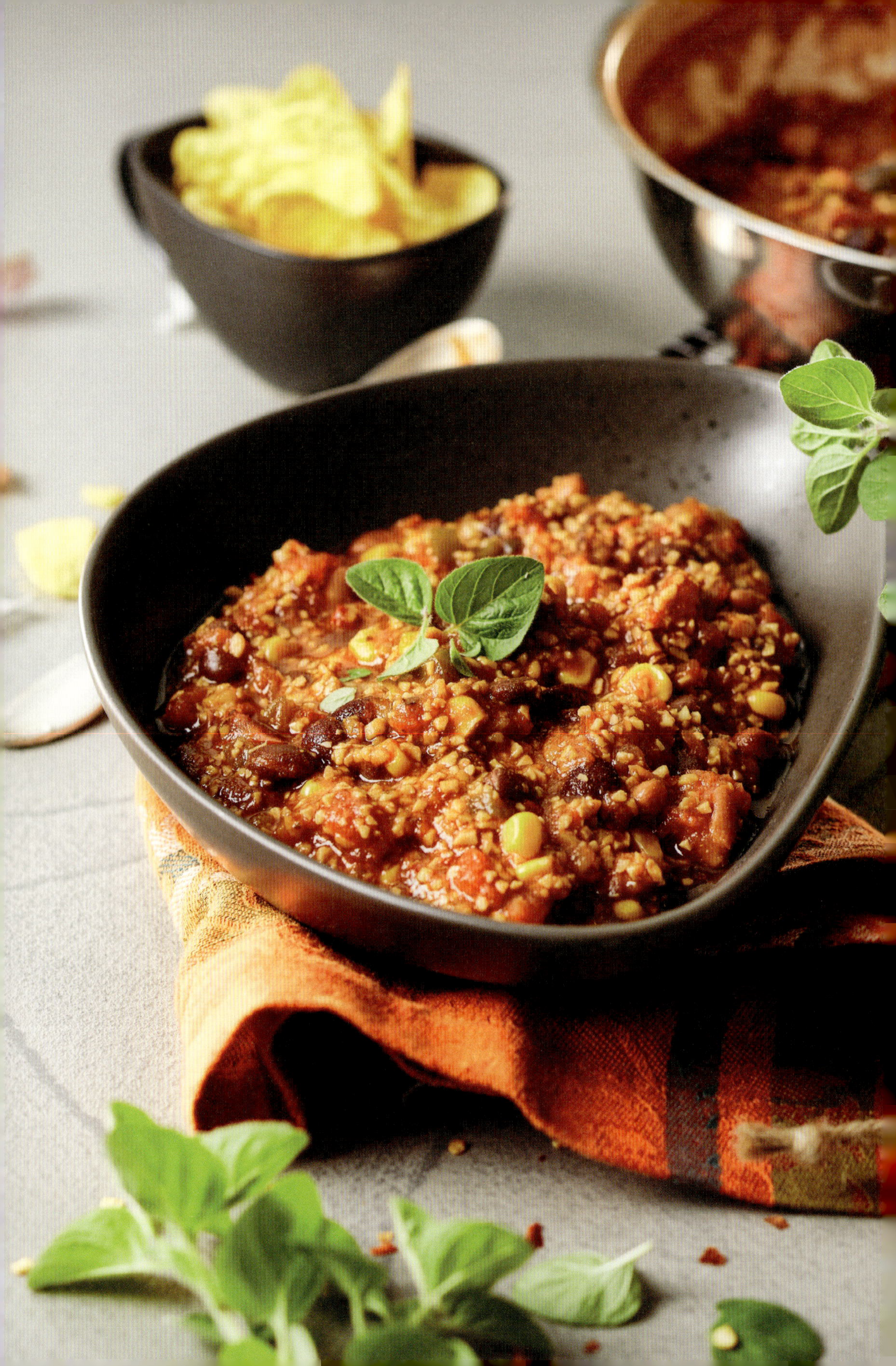

Schnelles veganes Chili (wenn es schnell gehen soll)

Dieses Chili ist ein absolut köstlicher und herzhafter Genuss. Essen Sie dazu Vollkorn-Basmatireis, Keimbrot oder -brötchen, Tortillas aus Mais oder gekeimtem Weizen, frische Polenta aus Maisgrieß oder Maisbrot und einen Salat. Reste eignen sich bestens zum Einfrieren.

ERGIBT 6 PORTIONEN

ZUTATEN

- 6 Knoblauchzehen, fein geschnitten oder zerdrückt
- 1 EL Chilipulver (vorzugsweise ein dunkles)
- 1 EL getrockneter Oregano
- 1 ½ TL gemahlener Kreuzkümmel
- ½ TL zerdrückte Chiliflocken
- 1 Dose (800 g) natriumarme gewürfelte Tomaten
- 300 g frisch gekochte oder 1 Dose (425 g) Pintobohnen, abgespült und abgetropft
- 300 g frisch gekochte oder 1 Dose (425 g) schwarze Bohnen, abgespült und abgetropft
- 300 g frisch gekochte oder 1 Dose (425 g) kleine rote oder Kidneybohnen, abgespült und abgetropft
- 750 ml heißes Wasser
- 180 g texturiertes Sojaprotein (Granulat)
- 200 g gefrorene Maiskörner
- 1 große grüne Paprikaschote, Stiel und Samen entfernt und klein geschnitten
- 60 ml natriumarme Sojasoße
- 1 EL Chilisoße
- 1 EL Zwiebelpulver
- 1 EL ungesüßtes Kakaopulver
- 1 TL Zucker
- 2 EL Maismehl
- Salz nach Geschmack

ZUBEREITUNG

Knoblauch in einer großen, schweren beschichteten Pfanne 2 Minuten lang dampfbraten. Chilipulver, Oregano, Kreuzkümmel und Chiliflocken hinzugeben und 1 Minute anbraten. Tomaten (mit Saft), Bohnen, heißes Wasser, Sojaprotein, Mais, Paprika, Sojasoße, Chilisoße, Zwiebelpulver, Kakaopulver und Zucker dazugeben. Zum Kochen bringen, dann Hitze reduzieren, abdecken und 15 bis 30 Minuten köcheln lassen. Während der letzten 5 Minuten Maismehl dazugeben und gründlich verrühren. Mit Salz abschmecken.

PRO PORTION: 329 Kalorien, 26 g Protein, 57 g Kohlenhydrate, 7 g Zucker, 2 g Gesamtfettgehalt, 4 % Kalorienanteil aus Fett, 0 mg Cholesterin, 16 g Ballaststoffe, 457 mg Natrium

Augenbohnen mit Süßkartoffeln und grünem Gemüse (wenn es schnell gehen soll)

Eine herrliche Komposition aus verschiedenen Aromen! Servieren Sie dazu Naturreis oder fettfreies Maisbrot sowie eine scharfe Soße.

ERGIBT 4 PORTIONEN

ZUTATEN

1 Packung (280 g) gefrorener Grünkohl, Mangold oder Blattkohl
1000 ml natriumarme Gemüsebrühe
2 Packungen (je 280 g) gefrorene Augenbohnen, aufgetaut und abgetropft
2 Knoblauchzehen, sehr klein geschnitten
240 g gekochte Süßkartoffeln
einige Spritzer Flüssigrauch

ZUBEREITUNG

Grünes Gemüse in der Mikrowelle oder in einer Schüssel mit kochendem Wasser auftauen und anschließend abtropfen lassen. Klein schneiden und zusammen mit Brühe, Augenbohnen, Knoblauch, Süßkartoffeln und Flüssigrauch in einen großen Topf geben. Unter häufigem Rühren zum Kochen bringen, dann Hitze reduzieren und 20 bis 30 Minuten köcheln lassen.

PRO PORTION: 412 Kalorien, 32 g Protein, 74 g Kohlenhydrate, 1 g Zucker, 4 g Gesamtfettgehalt, 8 % Kalorienanteil aus Fett, 0 mg Cholesterin, 22 g Ballaststoffe, 127 mg Natrium

Auberginenauflauf mit »Béchamel«-Soße

Dieses Gericht spricht gesundheitsbewusste Gaumen an, mit einer »Béchamel«-Soße und veganem Parmesanersatz als cremigem Kontrast.

ERGIBT 6 PORTIONEN

ZUTATEN

CREMIGE »BÉCHAMEL«-SOSSE

½ mittelgroße Zwiebel, in Stücke geschnitten
250 ml Wasser
150 g gekochte weiße Bohnen oder Bohnen aus der Dose, abgespült und abgetropft
170 g fettreduzierter fester Seidentofu (alternativ die gleiche Menge Naturtofu)
1 EL Hefeflocken
1 TL Salz
¼ Teelöffel Knoblauchpulver

AUBERGINENAUFLAUF

1,35 kg Auberginen, in 0,5 cm dicke Scheiben geschnitten
100 g Semmelbrösel
750 ml fettfreie Nudelsoße auf Tomatenbasis
500 ml cremige »Béchamel«-Soße
40 g veganer Parmesanersatz

ZUBEREITUNG

Für die Soße: Zwiebelwürfel mit 250 ml Wasser in einen mittelgroßen Topf geben, Deckel aufsetzen und ungefähr 10 Minuten kochen. Mit den restlichen Zutaten in einen Mixer oder eine Küchenmaschine geben und sehr glatt pürieren. Die Soße hält sich im Kühlschrank in einem verschlossenen Behälter bis zu einer Woche.

Für den Auberginenauflauf: Die Auberginenscheiben auf einem beschichteten Backblech verteilen. Von beiden Seiten im Backofen oder auf einem elektrischen Grill grillen (Abstand von 7 bis 10 cm vom Grill), bis die Auberginen leicht gebräunt und innen weich sind.

Ofen auf 160 °C vorheizen. Die Hälfte der Auberginenscheiben auf den Boden einer beschichteten (oder mit Backpapier ausgelegten) Auflaufform mit 25 cm Durchmesser legen und die Hälfte der Semmelbrösel darauf verteilen. Die Hälfte der Nudelsoße, der Béchamelsoße und des Parmesanersatzes darüber geben. Mit den restlichen Zutaten wiederholen. 20 Minuten backen oder bis der Parmesan-Ersatz braun wird und Blasen wirft.

PRO PORTION: 262 Kalorien, 11 g Protein, 34 g Kohlenhydrate, 7 g Zucker, 1 g Gesamtfettgehalt, 6 % Kalorienanteil aus Fett, 0 mg Cholesterin, 10 g Ballaststoffe, 697 mg Natrium

Indonesische Nudelpfanne (Bami)

Dieses Gericht hat genau den richtigen exotischen Touch.

ERGIBT 6 PORTIONEN

ZUTATEN

450 g Vermicelli-Nudeln auf Sojabasis
1 mittelgroße Zwiebel, klein geschnitten
6 Knoblauchzehen, sehr klein geschnitten
½–1 TL zerdrückte Chiliflocken
110 g zerkleinerter Chinakohl oder Wirsing
2 Stangen Sellerie, in dünne Scheiben geschnitten
60 ml Wasser
170 g fettarmer veganer Rindfleischersatz, in Streifen geschnitten
125 ml natriumarme Gemüsebrühe
60 ml natriumarme Sojasoße
¾ EL Ahornsirup
¾ EL dunkle Melasse
2 TL Maisstärke
1 EL kaltes Wasser
4 Frühlingszwiebeln, in dünne Scheiben geschnitten

ZUBEREITUNG

Nudeln in einem großen Topf in kochendem Wasser kochen, bis sie gar sind. In einem Sieb abtropfen lassen.

Zwiebelwürfel, Knoblauch und Chiliflocken in einem großen beschichteten Wok oder einer leicht mit Öl oder Kochspray ausgekleideten Pfanne 1 Minute dampfbraten, gerade genug Wasser hinzugeben, um ein Anbrennen zu verhindern.

Kohl, Sellerie und 60 ml Wasser dazugeben. Mit Deckel bei hoher Hitze 3 Minuten kochen. Rindfleischersatz-Streifen hinzugeben und 1 Minute anbraten.

Brühe, Sojasoße, Ahornsirup, Melasse, Maisstärke und kaltes Wasser in einer kleinen Schüssel vermischen. In den Wok oder die Pfanne gießen und bei hoher Hitze unter Rühren kochen, bis es andickt und kocht.

Nudeln hinzugeben und gut mit der Soße vermischen. Mit den Frühlingszwiebeln garnieren und servieren.

PRO PORTION: 338 Kalorien, 10 g Protein, 74 g Kohlenhydrate, 19 g Zucker, 1 g Gesamtfettgehalt, 2 % Kalorienanteil aus Fett, 0 mg Cholesterin, 5 g Ballaststoffe, 505 mg Natrium

Natürliche Produkte

AUS UNSEREM ONLINESHOP

SPAREN SIE 5%
AUF IHRE NÄCHSTE BESTELLUNG MIT DEM RABATTCODE
UNIBU20
EINMAL PRO KUNDE/ BESTELLUNG EINLÖSBAR, NICHT AUF PREISGEBUNDENE ARTIKEL.

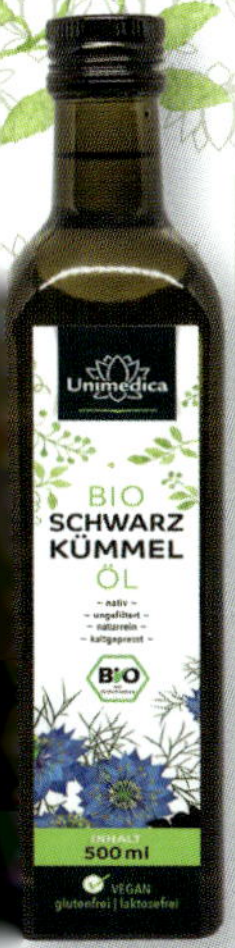

BIO SCHWARZ-KÜMMELÖL

* IN BIO-QUALITÄT

nativ, ungefiltert und naturrein. Da es nicht gefiltert wird, enthält es alle wertvollen Trüb- und Schwebstoffe der Schwarzkümmelsamen mit ihren Inhaltsstoffen.

500 ml, Best.-Nr. 25837

€ 16,90

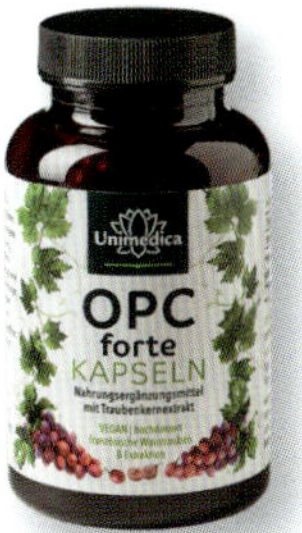

OPC TRAUBENKERNEXTRAKT

Nahrungsergänzungsmittel mit Traubenkernextrakt aus französischen Weintrauben und Extraktion in Frankreich. Eine Kapsel enthält 400 mg Traubenkernextrakt, davon 190 mg OPC.

180 Kapseln, Best.-Nr. 25218 • **€ 19,50**

FRUCHTGUMMIS

Fruchtgummis mit Mission:
VITAL Multivitamin Fruchtgummis von Unimedica läuten eine neue Ära ein!
Die neue, innovative Form der Nahrungsergänzung: Vitamine und Mineralstoffe zum Naschen ohne Zucker.
So nimmt man Vitalstoffe gerne ein!

Immun Holunder Zink*
40 Stück Best.-Nr. 27966
Beauty Vitamine*
60 Stück Best.-Nr. 27993
Vital - Multivitamin*
60 Stück Best.-Nr. 27994
• **€ 9,90**
Set- Fruchtgummi*
480g Best.-Nr. 28243
• **€ 29,70**

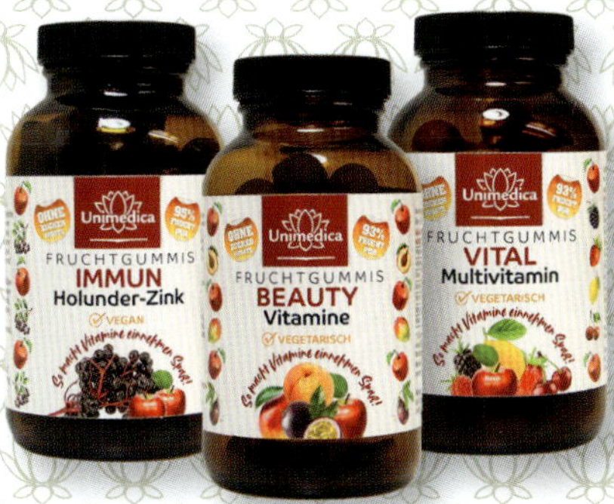

OREGANO ÖL FORTE

Oregano Öl, 100 % natürlich rein, ohne Zusätze. Jede Flasche Oregano Öl von Unimedica enthält 10 ml ätherisches Oregano Öl. Dieser Oregano Extrakt ist sehr hoch konzentriert und mit 86% Carvocrol intensiver als viele anderen Produkte.

10 ml Best.-Nr. 25778 • **€ 16,90**

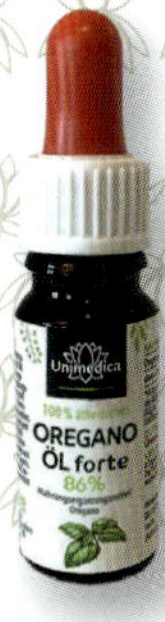

Unsere BESTSELLER

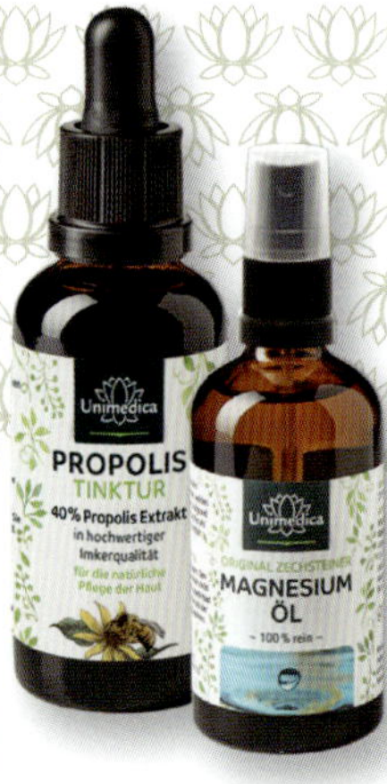

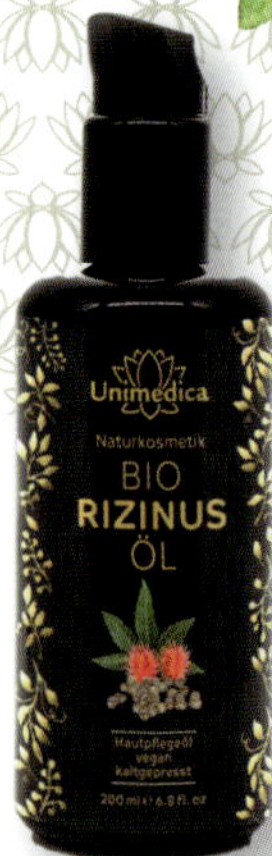

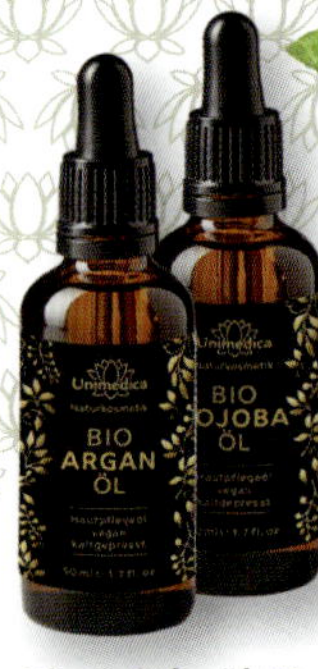

Bio Jojobaöl 50 ml
Best.-Nr. 25838 • **€ 10,90**

Bio Arganöl 50 ml
Best.-Nr. 25839 • **€ 10,90**

Propolis 30% Tinktur 50 ml
Best.-Nr. 25589 • **€ 19,90**

Magnesium Öl 100 ml
Original Zechsteiner
Best.-Nr. 25552 • **€ 12,50**

Bio Rizinusöl 200 ml
Best.-Nr. 26220 • **€ 19,50**

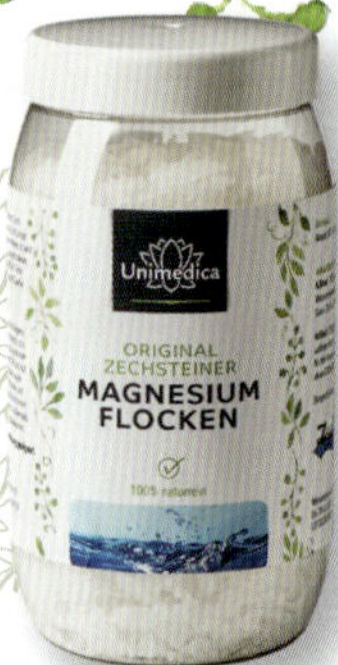

Magnesiumflocken 750 g
Original Zechsteiner
Best.-Nr. 26094 • **€ 12,90**

BIO SUPERFOODS

Matcha Pulver Bio
100 g, Best.-Nr. 25766 • **€ 16,–**

Rote Beete Pulver Bio
500 g, Best.-Nr. 25759 • **€ 17,–**

Hagebuttenpulver Bio
500 g, Best.-Nr. 25845 • **€ 11,90**

Curcuma Pulver Bio
500 g, Best.-Nr. 25851 • **€ 9,90**

Chiasamen Bio
500 g, Best.-Nr. 25756 • **€ 6,90**

Hanfsamen Bio
500 g, Best.-Nr. 25841 • **€ 8,90**

Kakao Nibs Bio
300 g, Best.-Nr. 25761 • **€ 9,50**

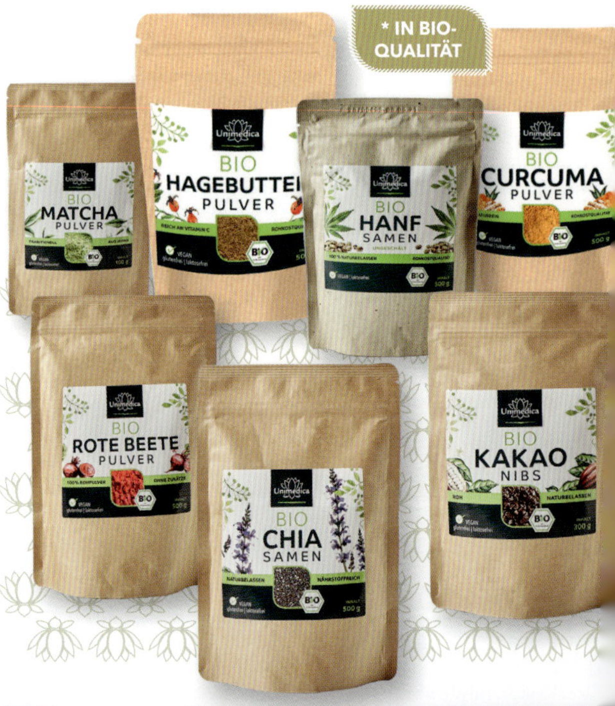

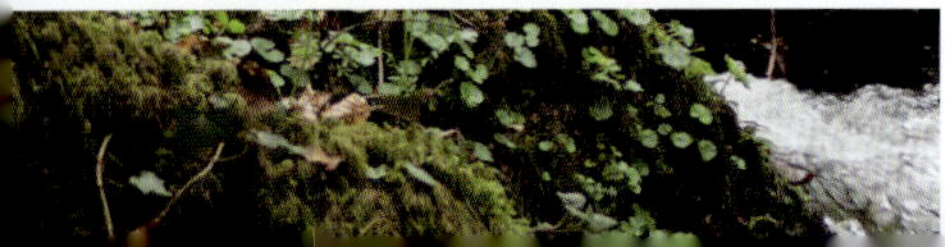

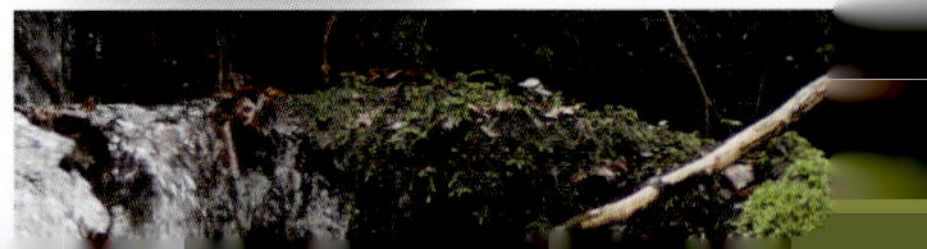

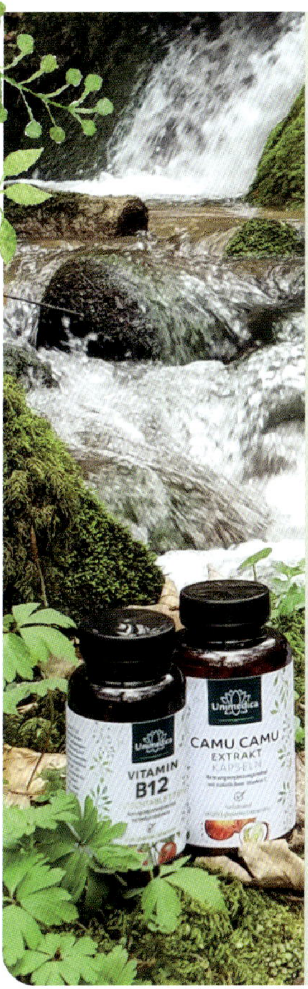

UNIMEDICA

BIO Ashwagandha 600 mg
Wird seit jeher in der ayurvedischen Naturheilkunde aufgrund seiner vielfältigen Eigenschaften sehr geschätzt.
180 Kapseln, Best.-Nr. 25637 • **€ 16,50**

Camu-Camu-Extrakt 500 mg
Hochdosiertes natürliches Vitamin C.
120 Kapseln, Best.-Nr. 24911 • **€ 13,50**

Acerola-Extrakt 494 mg
Hochdosiertes natürliches Vitamin C.
180 Kapseln, Best.-Nr. 24912 • **€ 19,50**

Vitamin B12-Lutschtabletten
Für ein funktionierendes Nerven- und Immunsystem.
100 Tabletten, Best.-Nr. 24913 • **€ 14,90**

L-Arginin 620 mg
Hochdosiertes rein pflanzliches L-Arginin.
365 Kapseln, Best.-Nr. 24944 • **€ 18,50**

Bio-Grapefruit-Extrakt
Hochkonzentriertes Bio-Grapefruit-Extrakt.
100 ml, Best.-Nr. 24945 • **€ 17,90**

Magnesium forte 667 mg
Nahrungsergänzungsmittel mit 400 mg elementares Magnesium
365 Kapseln, Best.-Nr. 25219 • **€ 17,50**

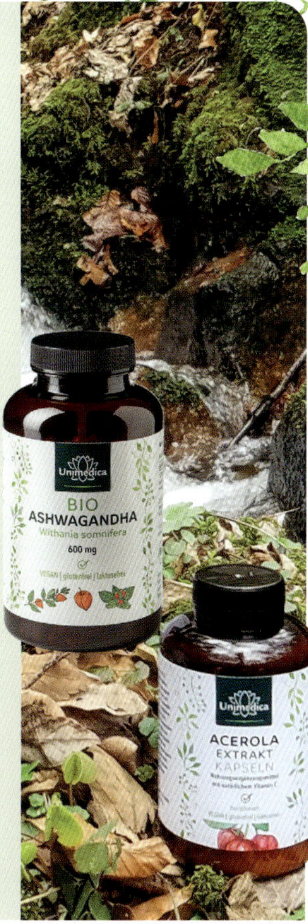

Veganes Vitamin D3
30 ml
Best.-Nr. 26320
€ 22,50

Vitamin-D3-Tropfen
50 ml,
Best.-Nr. 24904
€ 12,99

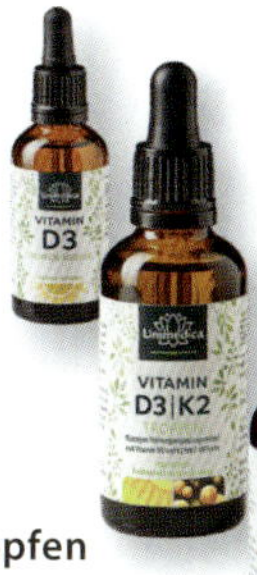

Vitamin-D3/K2 -Tropfen
50 ml, Best.-Nr. 24905
€ 18,90

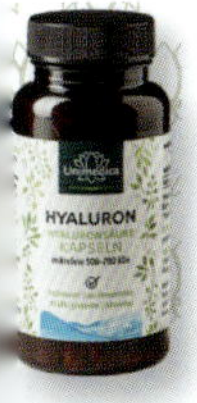

Hyaluronsäure Kapseln
90 Kapseln,
Best.-Nr. 24906 • **€ 14,50**

Schwarzkümmelöl-Kapseln 500 mg
400 Kapseln, Best.-Nr. 24951
€ 19,80

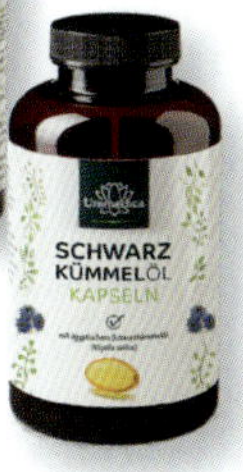

MCT-Öl C8+C10 gefiltert
500 ml, Best.-Nr. 25179 • **€ 15,99**

Bio Hanföl *
250 ml,
Best.-Nr. 24952
€ 8,50

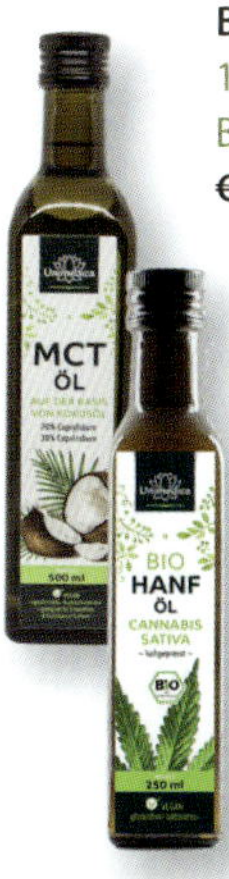

Bio Kokosöl nativ *
1000 ml,
Best.-Nr. 24954
€ 12,90

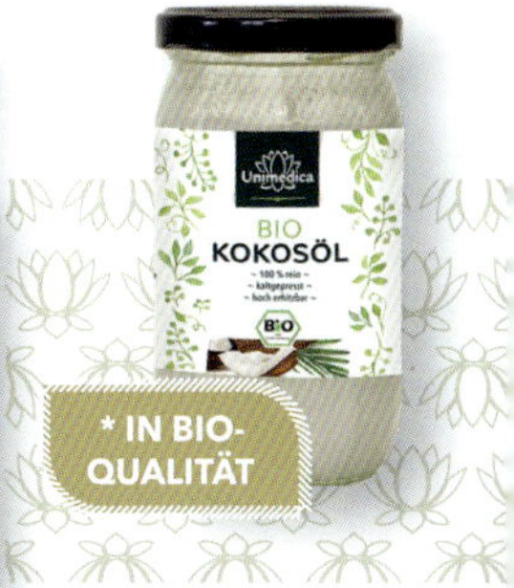

*** IN BIO-QUALITÄT**

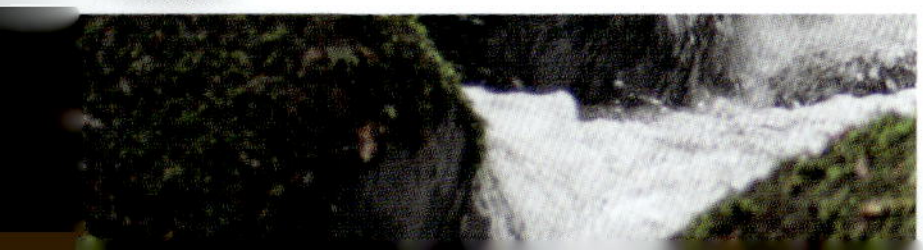

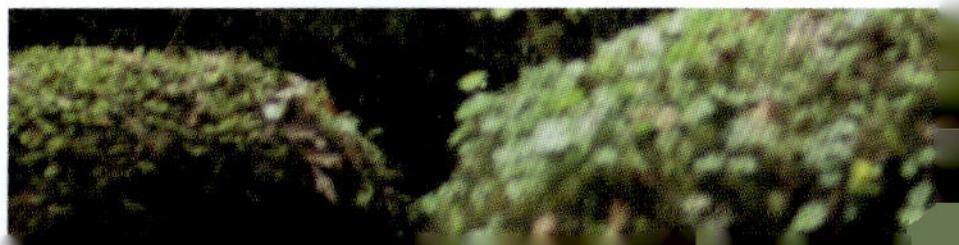

Weitere Bücher für ein natürlich gesundes Leben

VON UNIMEDICA

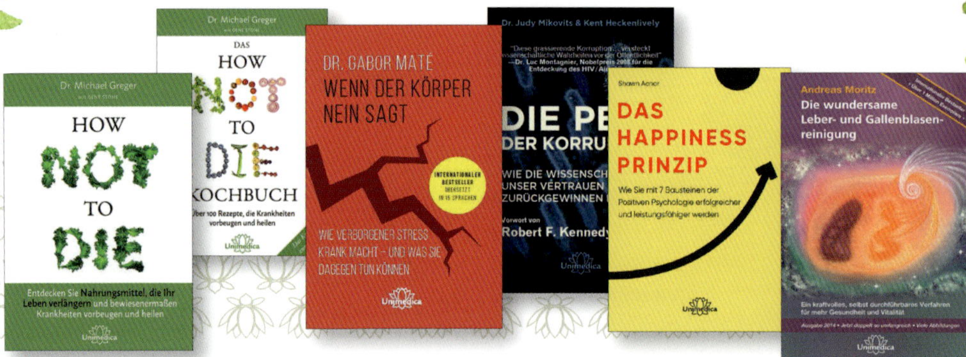

Michael Greger / Gene Stone

HOW NOT TO DIE

Entdecken Sie Nahrungsmittel, die Ihr Leben verlängern - und bewiesenermaßen Krankheiten vorbeugen und heilen.

512 Seiten, geb., Best.-Nr. 20587 • **€ 24,80**

Michael Greger / Gene Stone

DAS HOW NOT TO DIE KOCHBUCH

Über 100 Rezepte, die Krankheiten vorbeugen und heilen.

272 Seiten, geb., Best.-Nr. 22997 • **€ 29,–**

Dr. Gabor Maté

WENN DER KÖRPER NEIN SAGT

Wie chronischer Stress krank macht und was Sie dagegen tun können.

328 Seiten, kart., Best.-Nr. 25537 • **€ 24,80**

Shawn Achor

DAS HAPPINESS-PRINZIP

Wie Sie mit 7 Bausteinen der Positiven Psychologie erfolgreicher und leistungsfähiger werden

318 Seiten, kart., Best.-Nr. 25290 • **€ 19,80**

Dr. Judy Mikovits / Kent Heckenlively

DIE PEST DER KORRUPTION

Wie die Wissenschaft unser Vertrauen zurückgewinnen kann.
Mit einem Vorwort von Robert F. Kennedy, Jr.

282 Seiten, geb., Best.-Nr. 25855 • **€ 19,80**

Andreas Moritz

DIE WUNDERSAME LEBER- UND GALLENBLASENREINIGUNG

Ein kraftvolles, selbst durchführbares ' Verfahren für mehr Gesundheit und Vitalität

496 Seiten, kart., Best.-Nr. 17048 • **€ 22,90**

Direkt bestellen bei: www.narayana-verlag.de

In unserem Onlineshop führen wir ein großes Sortiment an Büchern über gesunde Lebensführung, Naturkost-Produkte, Superfoods und vieles mehr.

Online finden Sie ausführliche Informationen zu den einzelnen Titeln sowie aussagekräftige Leseproben.

Bestellhotline:
0049 (0) 76 26 97 49 70-0
Täglich 7.30 bis 21.00 Uhr, auch am Wochenende

Narayana Verlag GmbH,
Blumenplatz 2, D-79400 Kandern
info@narayana-verlag.de

Versandkosten: Innerhalb Deutschlands ist Versand von Büchern portofrei, für andere Produkte: € 2,80. Ab Auftragswert von € 29,– ist Versand für alle Produkte portofrei. Österreich, Schweiz: Ab Auftragswert von € 60,– ist Versand portofrei.

Geschäftsführer: Dr. Herbert und Katrin Sigwart, HR: Amtsgericht Freiburg, HRB 413609, Redaktioneller Inhalt: Dr. Katrin Sigwart. Preisänderungen oder Irrtümer sind vorbehalten.

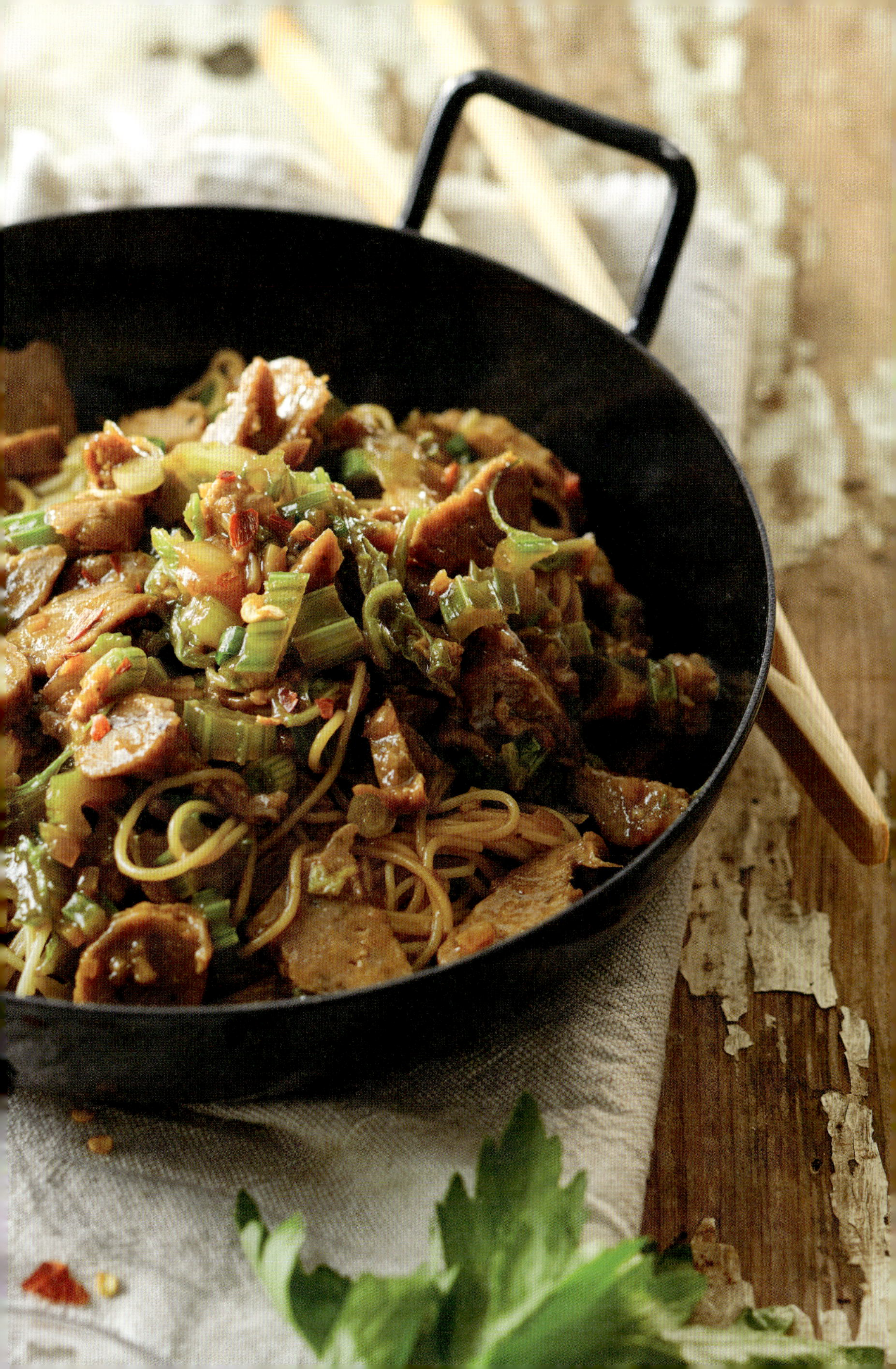

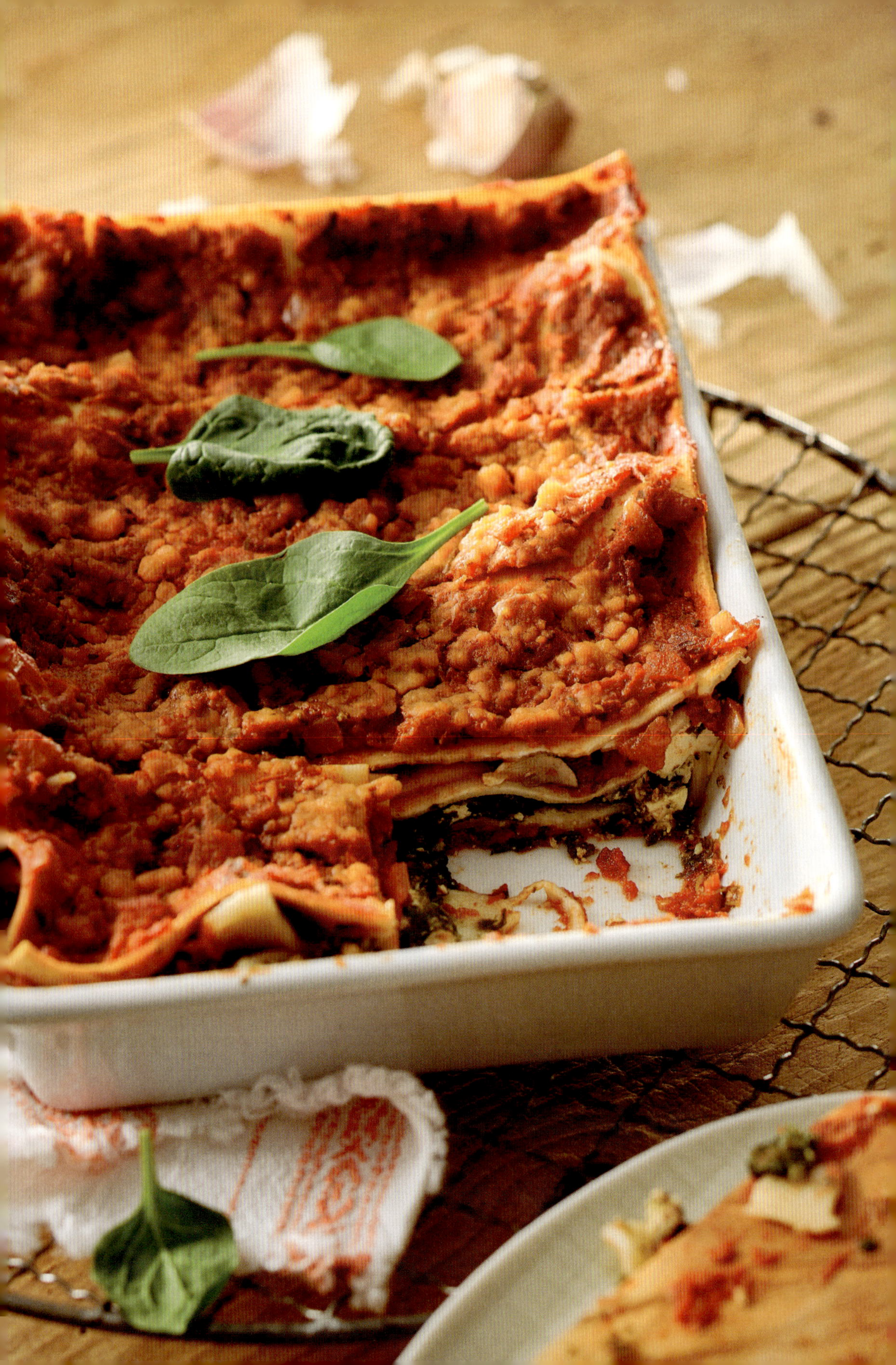

Schnelle Spinatlasagne

Rezept von Jennifer Reilly

Die Zubereitungsdauer für dieses Gericht beträgt zwar mehr als eine Stunde, aber nur weil die Lasagne so lange im Backofen bleiben muss; die eigentliche Zubereitungszeit beträgt nur wenige Minuten.

ERGIBT 8 PORTIONEN

ZUTATEN

1 Packung (280 g) gefrorener Spinat, aufgetaut
450 g fettreduzierter fester Tofu
1 EL gehackter oder gepresster Knoblauch
1 TL Salz
1 Glas (740 g) fettfreie natriumarme Nudelsoße auf Tomatenbasis
450 g Vollkornweizen-Lasagneplatten
10 Champignons, in Scheiben geschnitten, oder 100 g anderes Gemüse
20 g veganer Parmesan-Ersatz oder Hefeflocken

ZUBEREITUNG

Ofen auf 160 °C vorheizen.

Spinat, Tofu, Knoblauch und Salz in einer mittelgroßen Schüssel vermischen.

Boden einer 23 x 33 Zentimeter großen Auflaufform mit Tomatensoße bedecken, darauf, leicht überlappend, eine Schicht Lasagneplatten legen. Die halbe Spinatmischung auf den Nudelplatten verteilen. Eine weitere Schicht Nudelplatten legen, darauf wieder Tomatensoße und eine Schicht Pilze oder anderes Gemüse verteilen. Vorgang wiederholen, bis die Auflaufform voll ist. Die letzte Lage sollte eine Schicht Soße sein mit veganem Parmesan-Ersatz oder Hefeflocken.

Dicht mit Alufolie bedecken und 1 Stunde backen. Mit einem Messer überprüfen, ob alle Nudelschichten gar sind. Vor dem Essen Folie entfernen und 15 Minuten lang stehen lassen.

PRO PORTION: 332 Kalorien, 18 g Protein, 5 g Kohlenhydrate, 7 g Zucker, 5 g Gesamtfettgehalt, 9 % Kalorienanteil aus Fett, 0 mg Cholesterin, 9 g Ballaststoffe, 284 mg Natrium

Schnell gemachte Gemüse-Fajitas

(wenn es schnell gehen soll)
Rezept von Jennifer Reilly

Dieses in mexikanischen Restaurants beliebte Gericht lässt sich auch leicht daheim zubereiten.

ERGIBT 6 PORTIONEN

ZUTATEN

1 mittelgroße Zwiebel, in Streifen geschnitten
60 ml natriumarme Gemüsebrühe oder Wasser
1 TL gemahlener Kreuzkümmel
3 rote, gelbe, grüne oder gemischte Paprikaschoten, Stiel und Samen entfernt und in Streifen geschnitten
2 Dosen (je 425 g) schwarze Bohnen, abgetropft und abgespült
6 Vollkornweizen-Tortillas (20 bis 25 cm Durchmesser)
250 ml Tomatensalsa ohne Zuckerzusatz

ZUBEREITUNG

Zwiebeln in einer großen, schweren beschichteten Pfanne dampfbraten, bis sie weich sind, und dabei gerade genug Brühe oder Wasser hinzugeben, um ein Anbrennen zu verhindern. Kreuzkümmel und Paprika dazugeben und bei mittlerer Hitze kochen, bis die Paprika gar sind. Bohnen 1 Minute in der Mikrowelle auf hoher Stufe erwärmen.

Tortilla in eine große, schwere Pfanne bei mittlerer Hitzezufuhr geben. Bohnen und Zwiebelmischung gleichmäßig auf der Tortilla verteilen, diese über der Füllung zusammenklappen und 3 Minuten erhitzen. Vorgang mit den restlichen Tortillas wiederholen. Salsa darüber geben und servieren.

PRO PORTION: 257 Kalorien, 13 g Protein, 50 g Kohlenhydrate, 8 g Zucker, 2 g Gesamtfettgehalt, 7 % Kalorienanteil aus Fett, 0 mg Cholesterin, 11 g Ballaststoffe, 408 mg Natrium

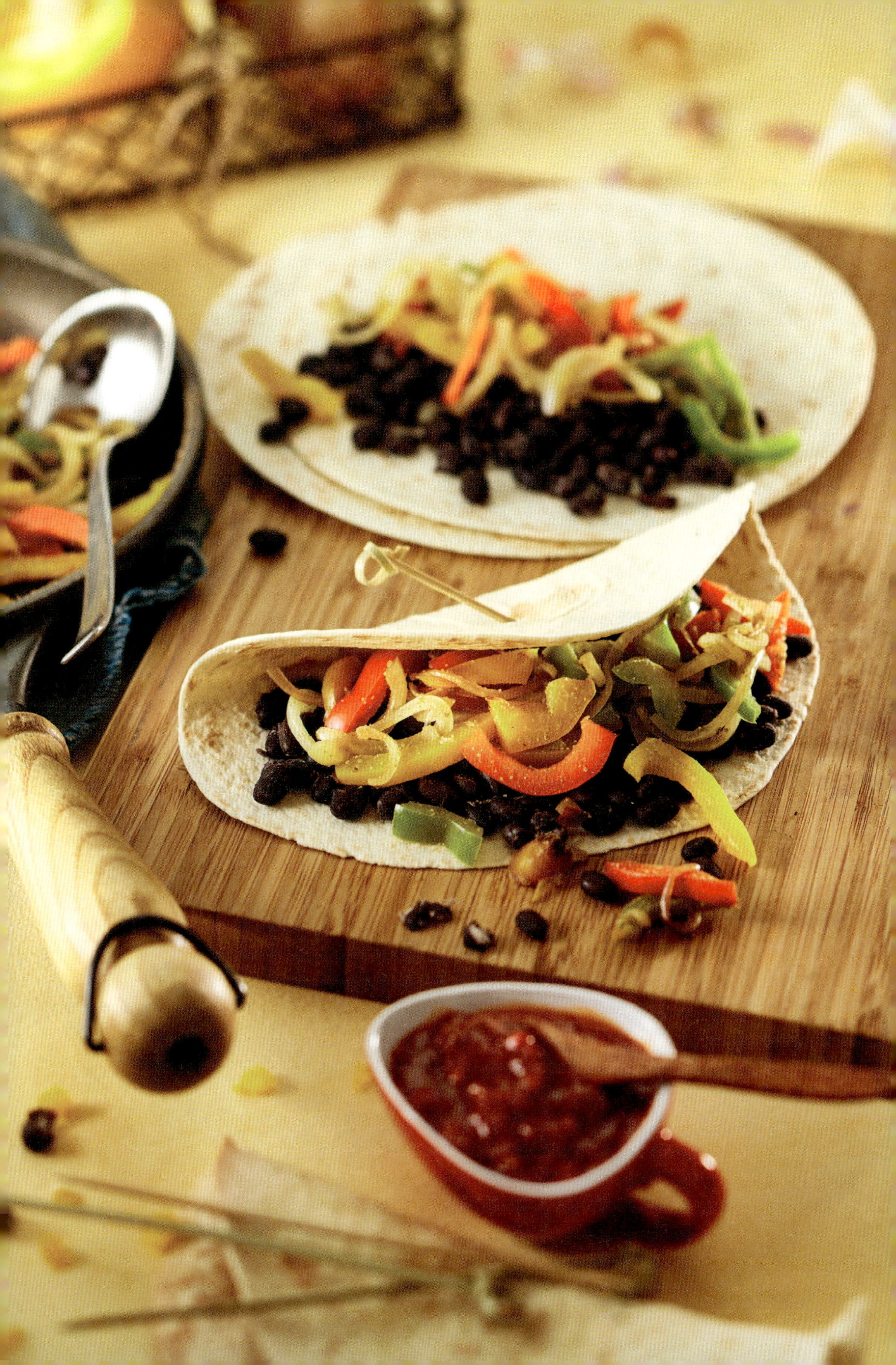

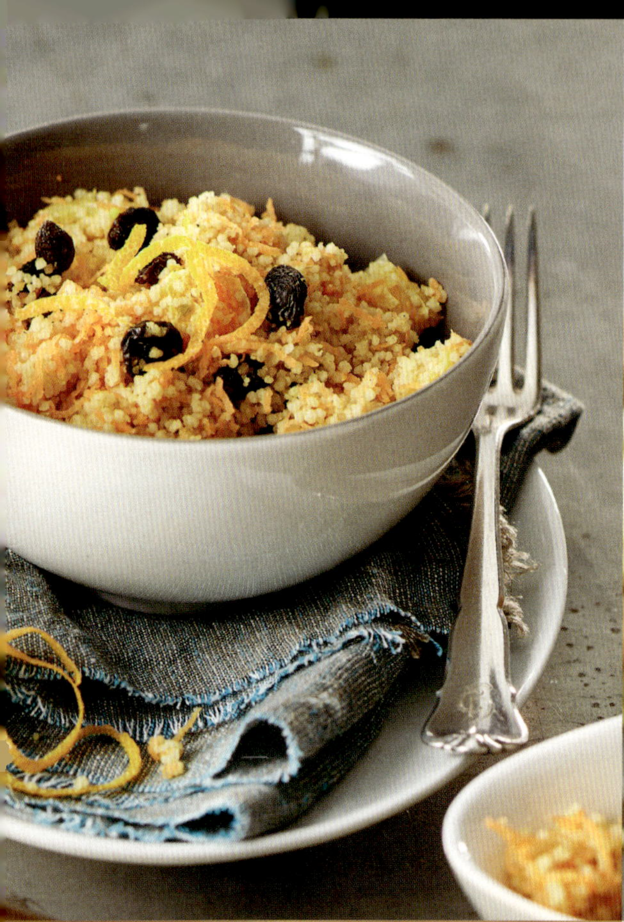
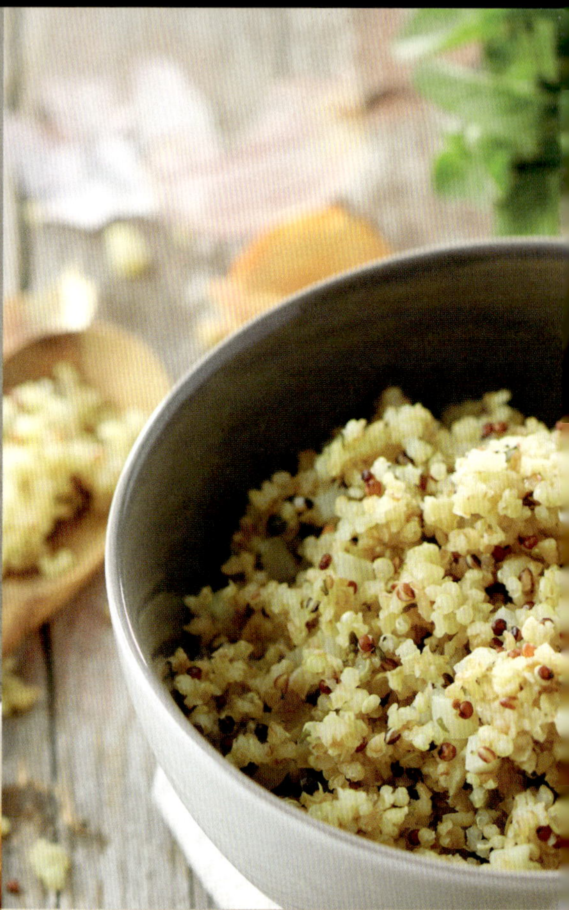
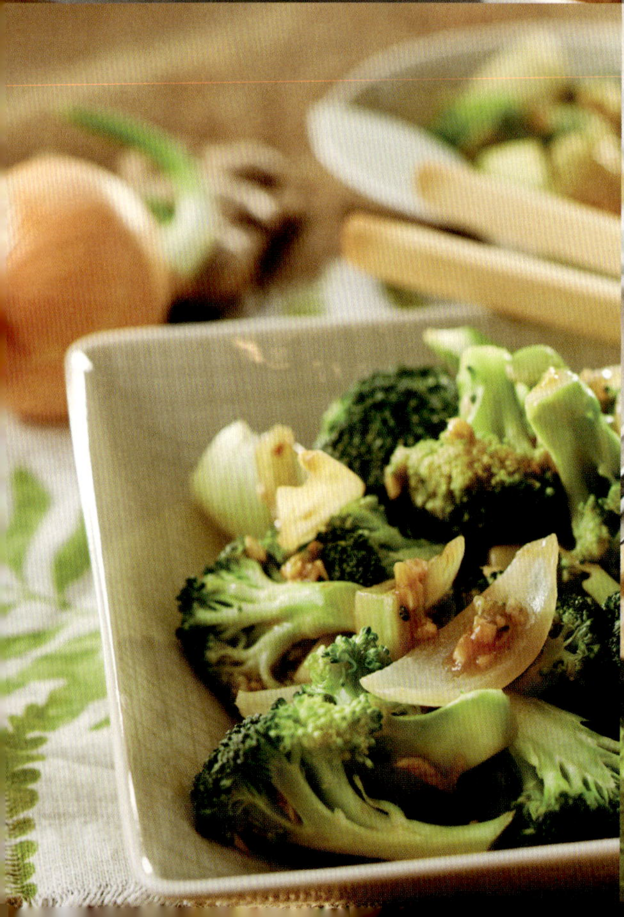
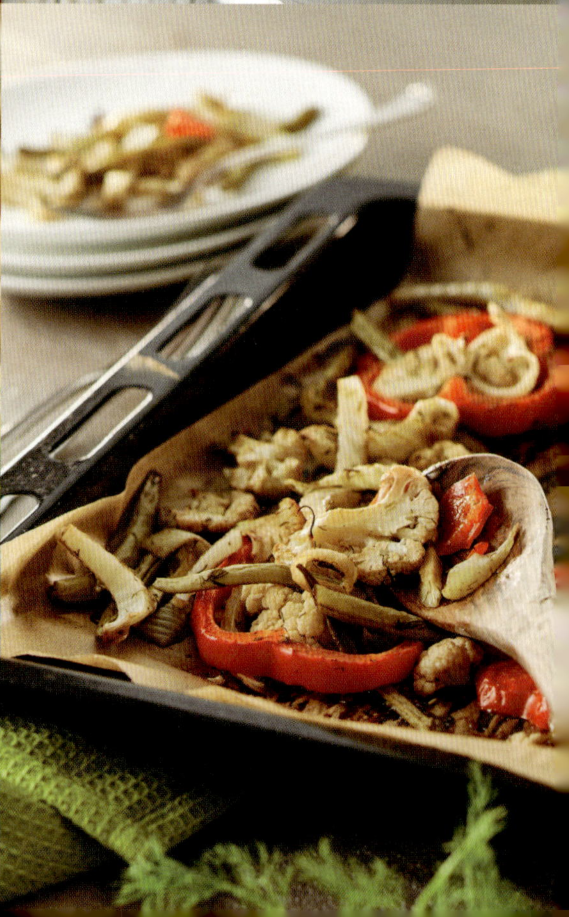

BEILAGEN

Orangen-Couscous-Pilaf (wenn es schnell gehen soll)

Couscous sieht aus wie ein Getreide, ist aber tatsächlich eine Art Hartweizengrieß, der schnell kocht und sich prima in Beilagen macht.

ERGIBT 4 PORTIONEN

ZUTATEN

500 ml natriumarme Gemüsebrühe
200 g Couscous
200 g geriebene Karotten
2 große Orangen, geschält und in kleine Stücke geschnitten
4 TL geriebene Orangenschale
2 EL Rosinen
¼ TL Salz
¼ TL gemahlener Zimt

ZUBEREITUNG

Brühe und Couscous in einem großen Topf bei hoher Hitze zum Kochen bringen. Karotten, Orangen, Orangenschale, Rosinen, Salz und Zimt hinzugeben. Noch einmal aufkochen lassen, dann Hitze reduzieren und 10 Minuten stehen lassen oder bis die ganze Flüssigkeit aufgenommen wurde. Mit einer Gabel auflockern.

PRO PORTION: 238 Kalorien, 7 g Protein, 52 g Kohlenhydrate, 4 g Zucker, 1 g Gesamtfettgehalt, 2 % Kalorienanteil aus Fett, 0 mg Cholesterin, 7 g Ballaststoffe, 143 mg Natrium

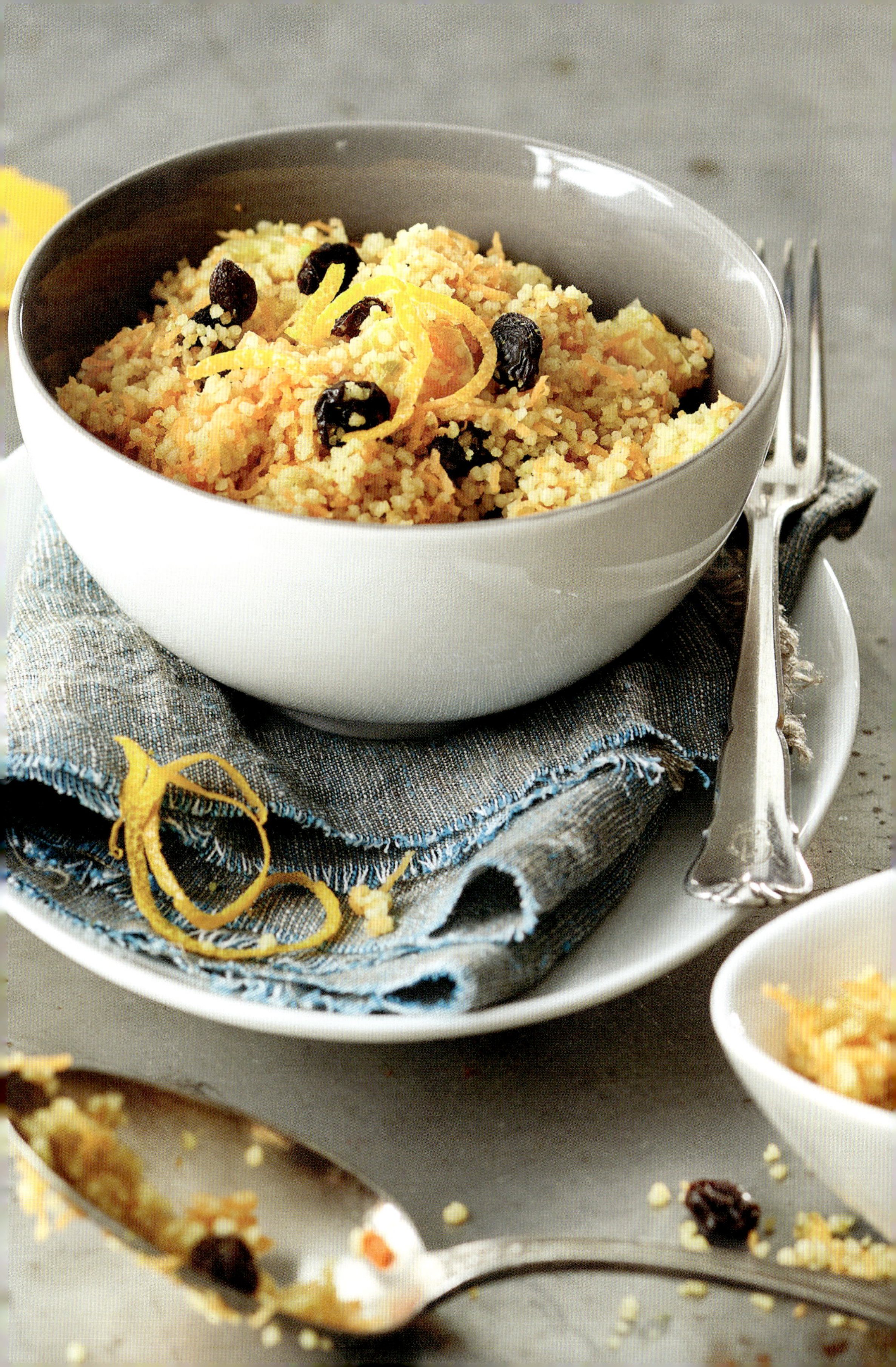

Rosenkohl mit Zitrone und veganem Speck

Dies ist ein köstliches und schnelle Rosenkohlgericht. Sie können den Rosenkohl einige Zeit vorher teilweise vorkochen, ihn mit Eiswasser abschrecken, um den Kochvorgang zu unterbinden, und das Gericht kurz vor dem Essen in der Pfanne fertig braten.

ERGIBT 8 PORTIONEN

ZUTATEN

1,35 kg Rosenkohl, gesäubert und längs halbiert
8 Scheiben klein geschnittener veganer Speck
4 Frühlingszwiebeln, gehackt
60 ml natriumarme Gemüsebrühe
Salz nach Geschmack
frisch gemahlener schwarzer Pfeffer, nach Geschmack
2 EL Zitronensaft

ZUBEREITUNG

Rosenkohl in einen Topf mit kochendem Wasser geben und 3 Minuten kochen. Abgießen und mit Eiswasser abschrecken, um den Garprozess zu stoppen. Nach dem Abkühlen gründlich abtropfen lassen.

Eine große beschichtete Pfanne oder einen Wok auf hoher Hitze vorwärmen. Speck und Frühlingszwiebeln hinein geben und dampfbraten, bis die Frühlingszwiebeln weich sind, dabei gerade genug Wasser dazugeben, um ein Anbrennen zu verhindern. Rosenkohl und Brühe hinzugeben und 3 Minuten anbraten. Mit Salz und Pfeffer abschmecken und mit Zitronensaft beträufeln. Gründlich verrühren und sofort servieren.

PRO PORTION: 71 Kalorien, 12 g Protein, 5 g Kohlenhydrate, 1 g Zucker, 0,5 g Gesamtfettgehalt, 6 % Kalorienanteil aus Fett, 0 mg Cholesterin, 2 g Ballaststoffe, 331 mg Natrium

Gebackene Süßkartoffeln mit marokkanischen Gewürzen

Diese Süßkartoffeln lassen sich leicht zubereiten, aber das müssen Sie Ihren Gästen ja nicht verraten. Die Gewürzkörner und -samen sorgen für Würze und Biss.

ERGIBT 5 PORTIONEN

ZUTATEN

700 g orangefarbene Süßkartoffeln, geschält, der Länge nach halbiert und quer in 1 cm dicke Scheiben geschnitten
60 ml fettfreies italienisches Dressing
1 EL Ahornsirup
1 ½ TL abgeriebene Zitronenschale
1 ½ TL Koriandersamen, ganz
1 ½ TL Kreuzkümmel, ganz
1 ½ TL Senfkörner
Salz nach Geschmack
frisch gemahlener schwarzer Pfeffer, nach Geschmack

ZUBEREITUNG

Backblech in das untere Drittel des Ofens setzen und diesen auf 190 °C aufheizen.

Süßkartoffeln, Dressing, Ahornsirup, Zitronenabrieb mit Koriander, Kreuzkümmel und Senfkörnern in einem beschichteten tiefen Backblech oder einer niedrigen Back- oder Auflaufform vermischen. Mit Salz und Pfeffer bestreuen. Ca. 30 bis 45 Minuten backen, bis die Süßkartoffeln gar und goldbraun sind, gelegentlich wenden. Heiß servieren.

PRO PORTION: 145 Kalorien, 3 g Protein, 33 g Kohlenhydrate, 9 g Zucker, 1 g Gesamtfettgehalt, 3 % Kalorienanteil aus Fett, 0 mg Cholesterin, 5 g Ballaststoffe, 233 mg Natrium

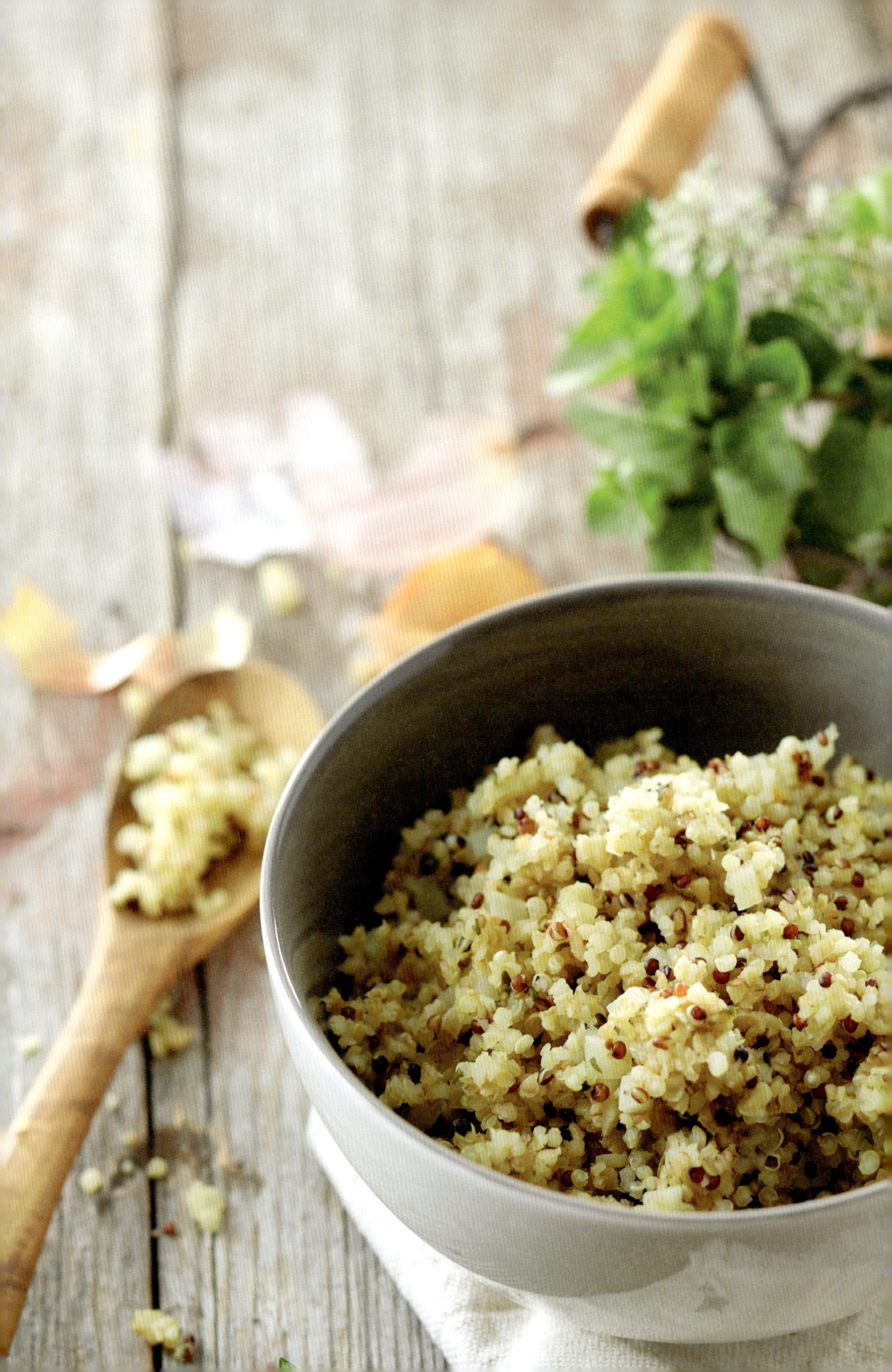

Bulgur-Quinoa-Pilaf (wenn es schnell gehen soll)

Diese Beilage passt zu vielen Gerichten.

ERGIBT 8 PORTIONEN

ZUTATEN

200 g Bulgur
200 g Quinoa
1 große Zwiebel, fein geschnitten
150 g fein geschnittener Sellerie
1000 ml natriumarme Gemüsebrühe
1 kleine Handvoll gehackte frische Petersilie
1 TL zerdrückter getrockneter Rosmarin oder getrockneter Thymian oder Oregano
Salz nach Geschmack

ZUBEREITUNG

Bulgur und Quinoa bei hoher Hitze in eine trockene, schwere Pfanne (z. B. aus Gusseisen) oder einen Wok geben und unter ständigem Rühren braten, bis die Körner leicht angeröstet riechen. Sofort vom Herd nehmen und beiseitestellen.

Zwiebelwürfel und Sellerie in einem großen beschichteten Topf mit einem gut schließenden Deckel dampfbraten, bis die Zwiebeln weich sind. Brühe, Bulgur, Quinoa, Petersilie und Rosmarin, Thymian oder Oregano hinzugeben. Bei hoher Hitze zum Kochen bringen, dann Hitze reduzieren, Deckel aufsetzen und 20 Minuten kochen. 5 Minuten stehen lassen. Mit einer Gabel auflockern und mit Salz abschmecken.

PRO PORTION: 174 Kalorien, 6 g Protein, 36 g Kohlenhydrate, 1 g Zucker, 2 g Gesamtfettgehalt, 7 % Kalorienanteil aus Fett, 0 mg Cholesterin, 6 g Ballaststoffe, 46 mg Natrium

Brokkoli-Pfanne mit schwarzer Bohnensoße

(wenn es schnell gehen soll)

Dies ist eine farbenfrohe, schnell zubereitete und ballaststoffreiche Beilage zu einem asiatisch angehauchten Menü.

ERGIBT 4 PORTIONEN

ZUTATEN

1 TL gehackter oder geriebener frischer Ingwer
2 TL zerdrückter Knoblauch
2 TL chinesische Soße aus schwarzen Bohnen
1 Kopf Brokkoli
1 große Zwiebel, in 6 Teile zerlegt und die einzelnen Häute voneinander getrennt
2 EL Wasser
3 EL trockener Sherry oder alkoholfreier lieblicher Wein, z. B. Gewürztraminer
1 ½ TL Maisstärke aufgelöst in 120 ml kaltem Wasser

ZUBEREITUNG

Ingwer und Knoblauch zusammen in einer kleinen Schüssel zerdrücken. Schwarze-Bohnen-Soße hinzugeben und gründlich verrühren.

Brokkoliröschen in mundgerechte Stücke zerkleinern. Stängel schälen und in 1 cm große Stücke schneiden, anschließend mit den Röschen und den Zwiebeln in einer mittelgroßen Pfanne bei hoher Hitze anbraten. 2 EL Wasser dazugeben, Pfanne abdecken und 4 bis 5 Minuten oder bis der Brokkoli gerade gar wird kochen (falls nötig etwas mehr Wasser dazugeben).

Ingwermischung, Sherry oder Wein und Maisstärkemischung hinzugeben und rühren, bis die Soße andickt. Sofort servieren.

PRO PORTION: 85 Kalorien, 6 g Protein, 15 g Kohlenhydrate, 1 g Zucker, 1 g Gesamtfettgehalt, 4 % Kalorienanteil aus Fett, 0 mg Cholesterin, 0,5 g Ballaststoffe, 416 mg Natrium

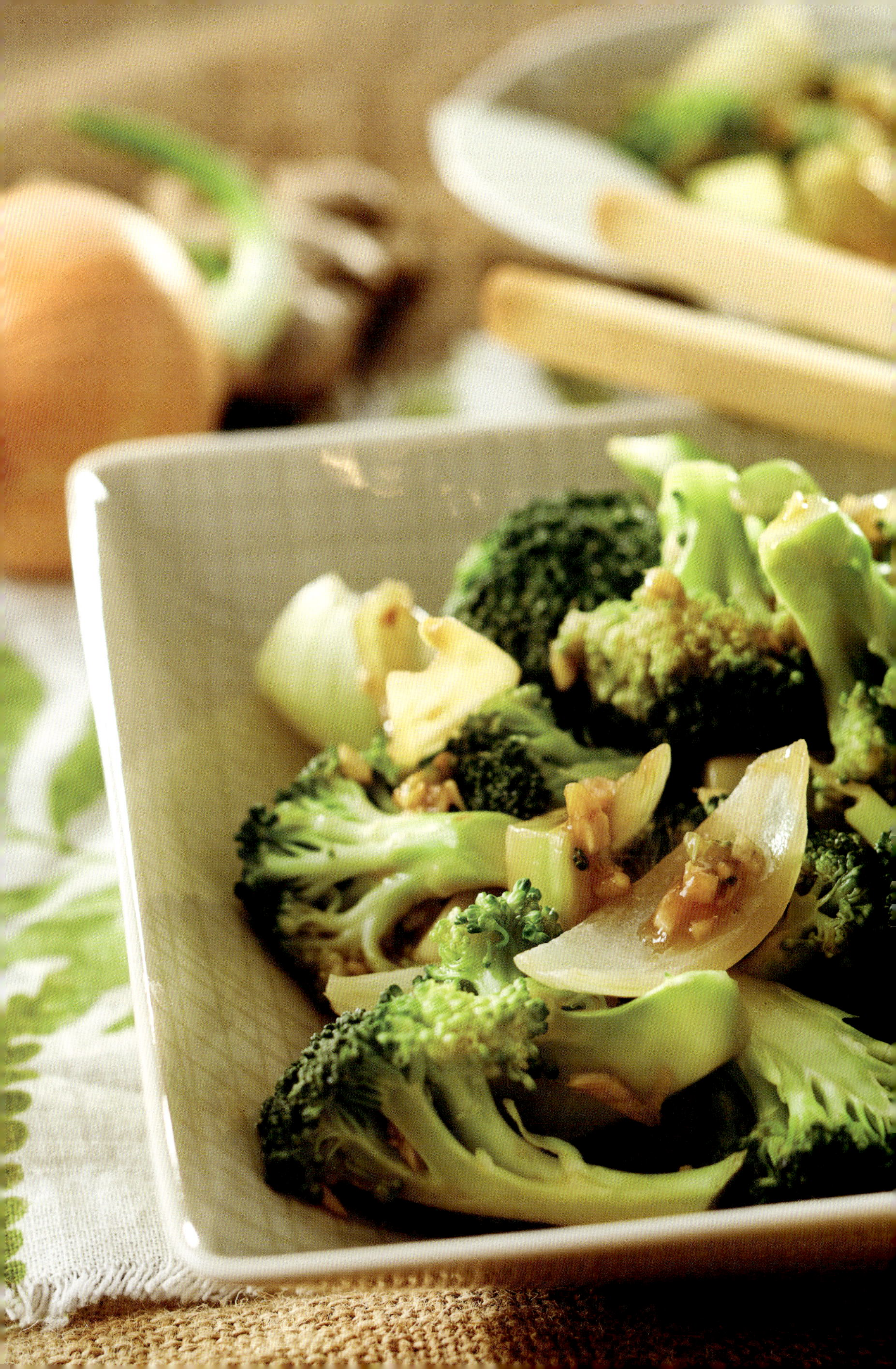

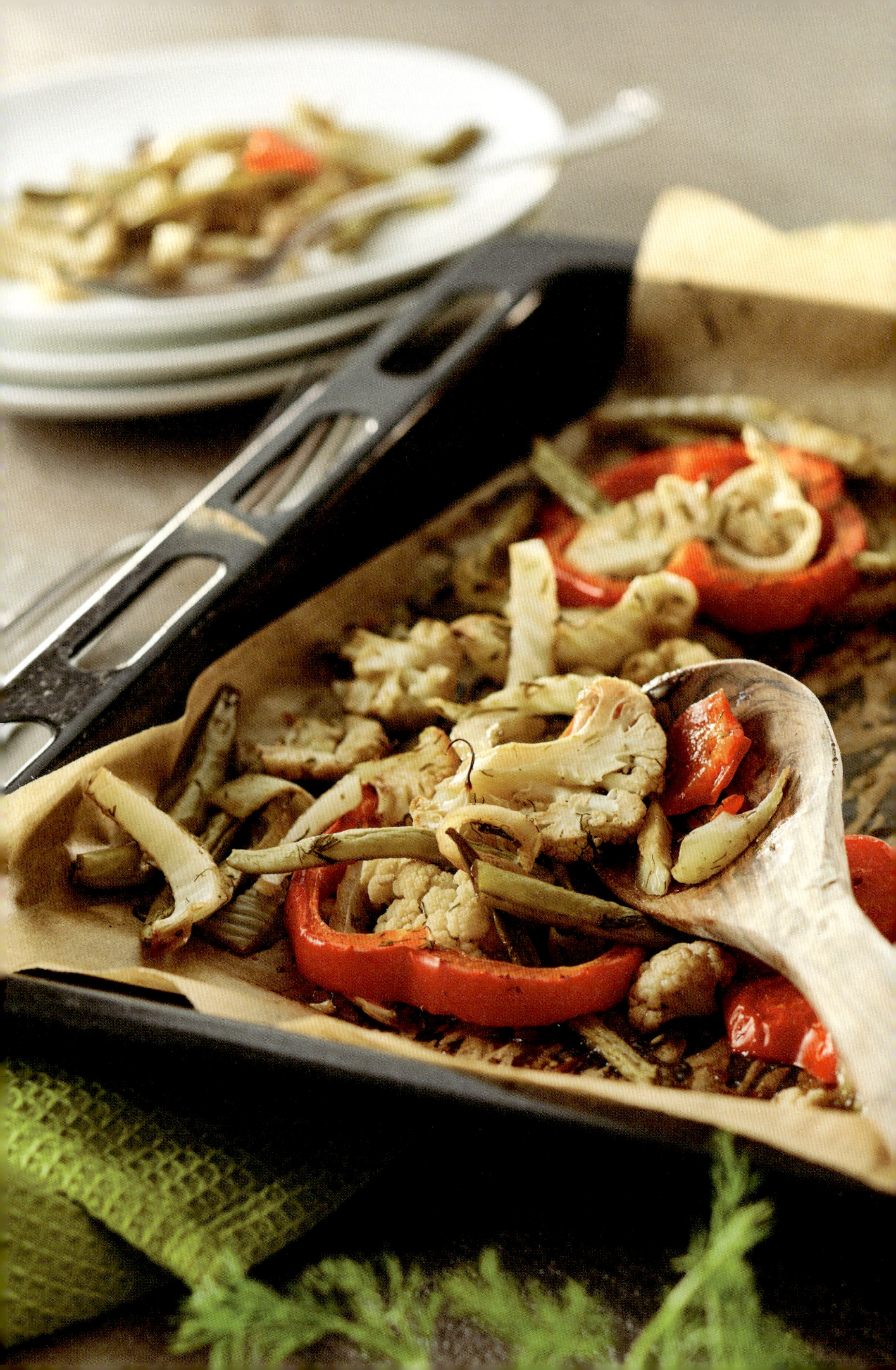

Gebackene grüne Bohnen, Fenchel, Paprika und Blumenkohl mit Dill

Diese Gemüsekombination ist lecker, leicht zuzubereiten und farbenfroh.

ERGIBT 8 PORTIONEN

ZUTATEN

2 mittelgroße Fenchelknollen, Spitzen entfernt, halbiert, geputzt und in Scheiben geschnitten
1 mittelgroßer Blumenkohl, geputzt, in Röschen zerteilt und in Scheiben geschnitten
2 große rote Paprikaschoten, Stiel und Samen entfernt und in dicke Scheiben geschnitten
680 g frische grüne Bohnen, geputzt, oder gefrorene junge grüne Bohnen, im Ganzen
125 ml fettfreies italienisches Dressing
2 EL Zitronensaft
2 TL getrockneter Dill oder 2 EL gehackter frischer Dill
1 TL getrocknetes Knoblauchpulver
1 kleine Handvoll gehacktes Fenchelkraut
Salz nach Geschmack
frisch gemahlener schwarzer Pfeffer, nach Geschmack

ZUBEREITUNG

Ofen auf 175 °C vorheizen. Fenchel, Blumenkohl, Paprika, Bohnen, Dressing, Zitronensaft, Dill, Knoblauchpulver, Fenchelkraut, Salz und schwarzen Pfeffer vermischen und in einer Lage auf ein großes, flaches beschichtetes Backblech legen (zwei Backbleche verwenden, wenn nicht alles in einer Schicht auf eines passt).

Backblech(e) unten in den Backofen schieben. Ungefähr 40 Minuten backen, gelegentlich mit einem Pfannenwender rühren, bis das Gemüse gar und leicht gebräunt ist. Heiß servieren.

PRO PORTION: 85 Kalorien, 4 g Protein, 19 g Kohlenhydrate, 6 g Zucker, 0,5 g Gesamtfettgehalt, 3 % Kalorienanteil aus Fett, 0 mg Cholesterin, 7 g Ballaststoffe, 254 mg Natrium

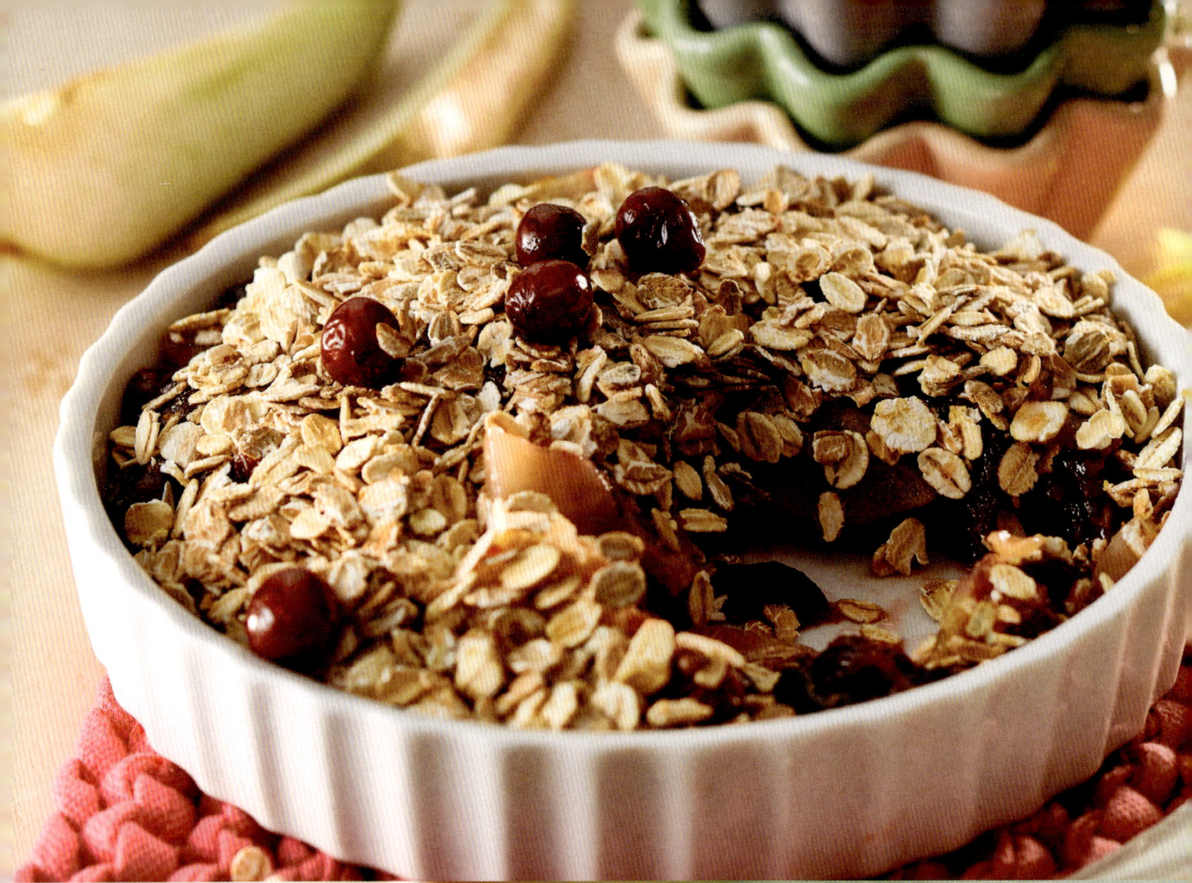

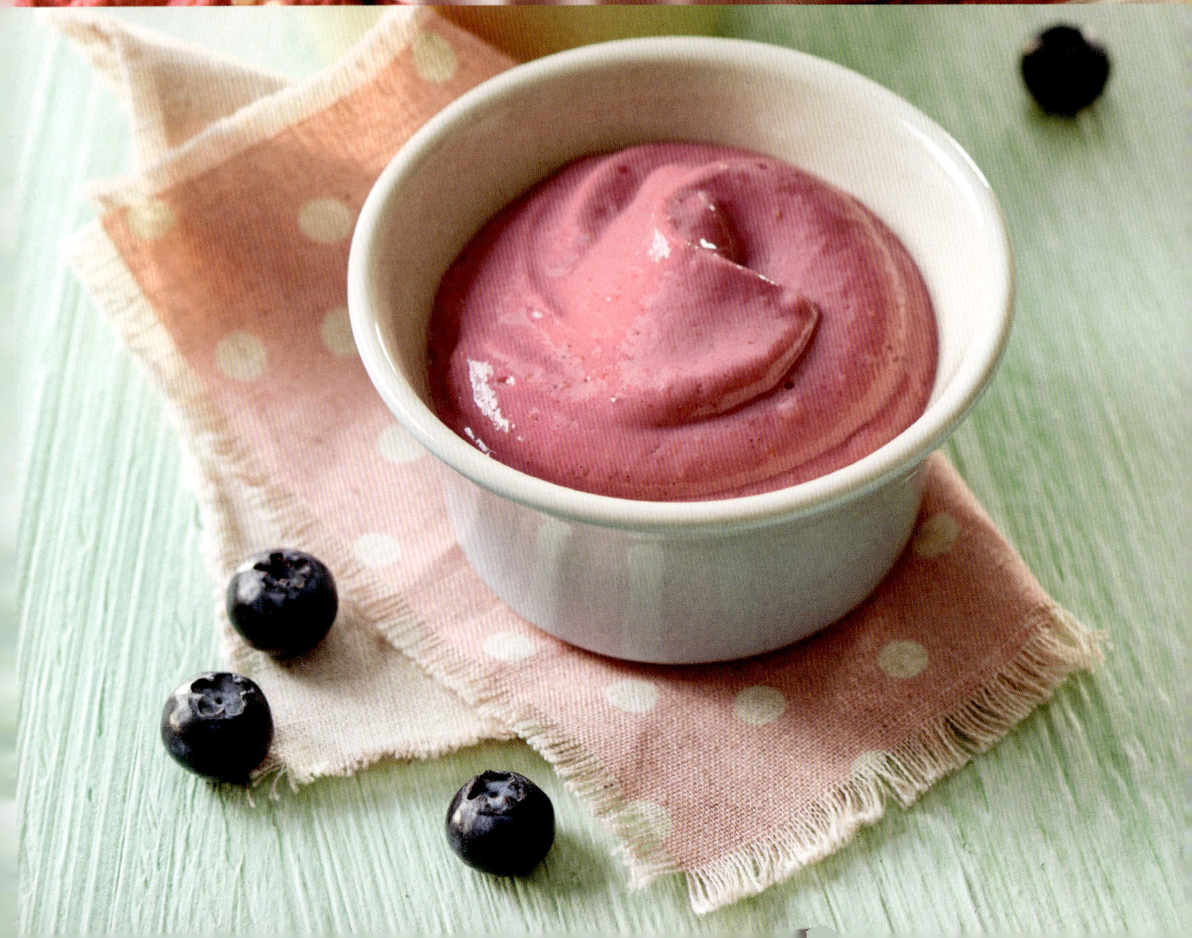

DESSERTS

Erdbeeren mit Schokoladen-Dip

(wenn es schnell gehen soll)

Mit diesem Nachtisch verbinden Sie den üppigen, intensiven Schokoladengeschmack mit den gesunden Inhaltsstoffen frischen Obsts. Verwenden Sie einen veganen, fettfreien, mit Fruchtsaft gesüßten Schokoladen-Dip.

ERGIBT 2 PORTIONEN

ZUTATEN

60 ml veganer, fett- und zuckerfreier Schokoladen-Dip (z. B. Wax Orchards fudge topping) (alternativ 100 g vegane Zartbitterschokolade, im Wasserbad geschmolzen)
12 große frische Erdbeeren, gesäubert, mit Stielen

ZUBEREITUNG

Dip in einem kleinen Topf gerade so lange erwärmen, bis er weich ist. Gleichmäßig auf 2 Schüsseln verteilen. Die Erdbeeren am Stiel festhalten, in den Dip tunken und genießen!

PRO PORTION: 125 Kalorien, 1 g Protein, 29 g Kohlenhydrate, 23 g Zucker, 1 g Gesamtfettgehalt, 5 % Kalorienanteil aus Fett, 0 mg Cholesterin, 4 g Ballaststoffe, 41 mg Natrium

Ananas-Stieleis

Für dieses leichte Sommerdessert brauchen Sie nur einen Mixer und sechs Zutaten.

ERGIBT 18 PORTIONEN

ZUTATEN

1 Packung (350 g) fettreduzierter, fester oder extra fester Seidentofu (alternativ die gleiche Menge Naturtofu)
3 EL Agavennektar oder 65 g Zucker
4 TL Zitronensaft
¾ TL Vanilleextrakt
1 Dose (540 g) ungesüßte Ananasstücke im eigenen Saft
¼ TL Kokos-Extrakt

ZUBEREITUNG

Tofu, Agavennektar oder Zucker, Zitronensaft, Vanilleextrakt, Ananas (mit Saft) und Kokos-Extrakt in einen Mixer geben und glatt pürieren. Auf 18 kleine Stieleisbehälter verteilen und in das Gefrierfach geben, bis sie fest sind. Wenn Sie die Behälter vor dem Essen für wenige Sekunden in heißes Wasser tauchen, löst sich das Eis leicht.

PRO EIS: 30 Kalorien, 2 g Protein, 6 g Kohlenhydrate, 6 g Zucker, 0,5 g Gesamtfettgehalt, 4 % Kalorienanteil aus Fett, 0 mg Cholesterin, 0,5 g Ballaststoffe, 19 mg Natrium

Knuspriger Obstauflauf

Cranberries, Orangen und Birnen sind wie füreinander gemacht. Dazu passt eine Zitronencreme (Seite 309).

ERGIBT 8 PORTIONEN

ZUTATEN

4 große, feste, reife Birnen, geschält, entkernt und in dünne Scheiben geschnitten
300 g Cranberrys, aufgetaut, wenn sie gefroren waren
Saft und fein geriebene Schale 1 mittelgroßen Orange
¼ TL Salz
¼ TL frisch geriebene Muskatnuss
¼ TL gemahlener Ingwer
170 g Birnen- oder Apfelmus
2 EL Maisstärke
230 g fettreduziertes Müsli (höchstens 4 Prozent Kalorien aus Fett)

ZUBEREITUNG

Ofen auf 200 °C vorheizen. Birnen, Cranberrys, Orangensaft, Orangenschale, Salz, Muskatnuss und Ingwer in einer großen Schüssel vermischen. Saftkonzentrat und Maisstärke in einer kleinen Schüssel verrühren, sofort in die Fruchtmischung gießen und gründlich vermischen. In eine beschichtete (oder mit Backpapier ausgekleidete) Auflaufform mit 2 Liter Volumen geben und 20 Minuten backen. Aus dem Ofen nehmen und Hitze auf 175 °C reduzieren. Die Obstmischung verrühren und das Müsli darauf verteilen. 20 bis 30 Minuten oder bis das Obst weich ist backen. Warm genießen.

PRO PORTION: 201 Kalorien, 3 g Protein, 51 g Kohlenhydrate, 27 g Zucker, 1 g Gesamtfettgehalt, 2 % Kalorienanteil aus Fett, 0 mg Cholesterin, 7 g Ballaststoffe, 101 mg Natrium

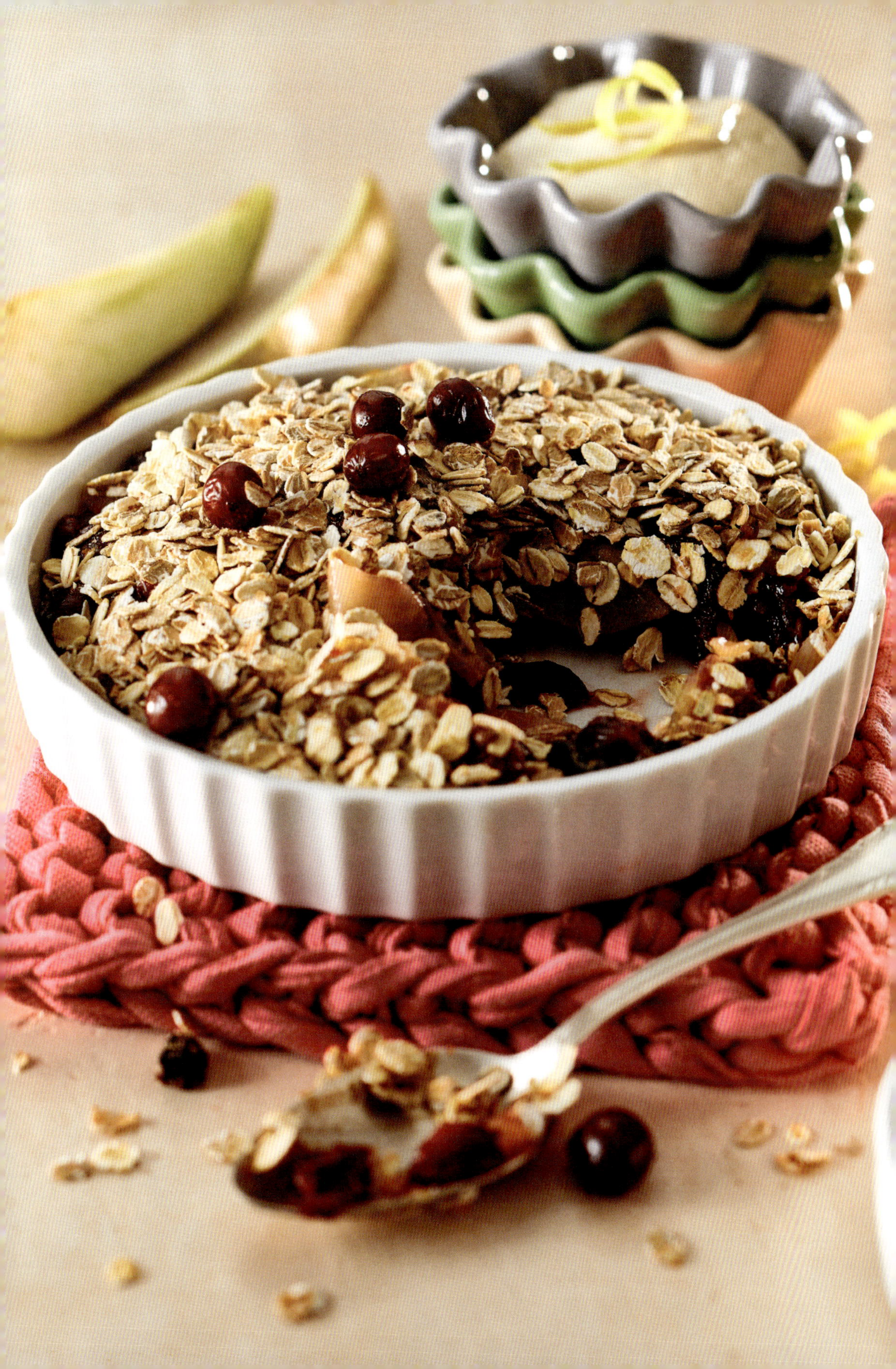

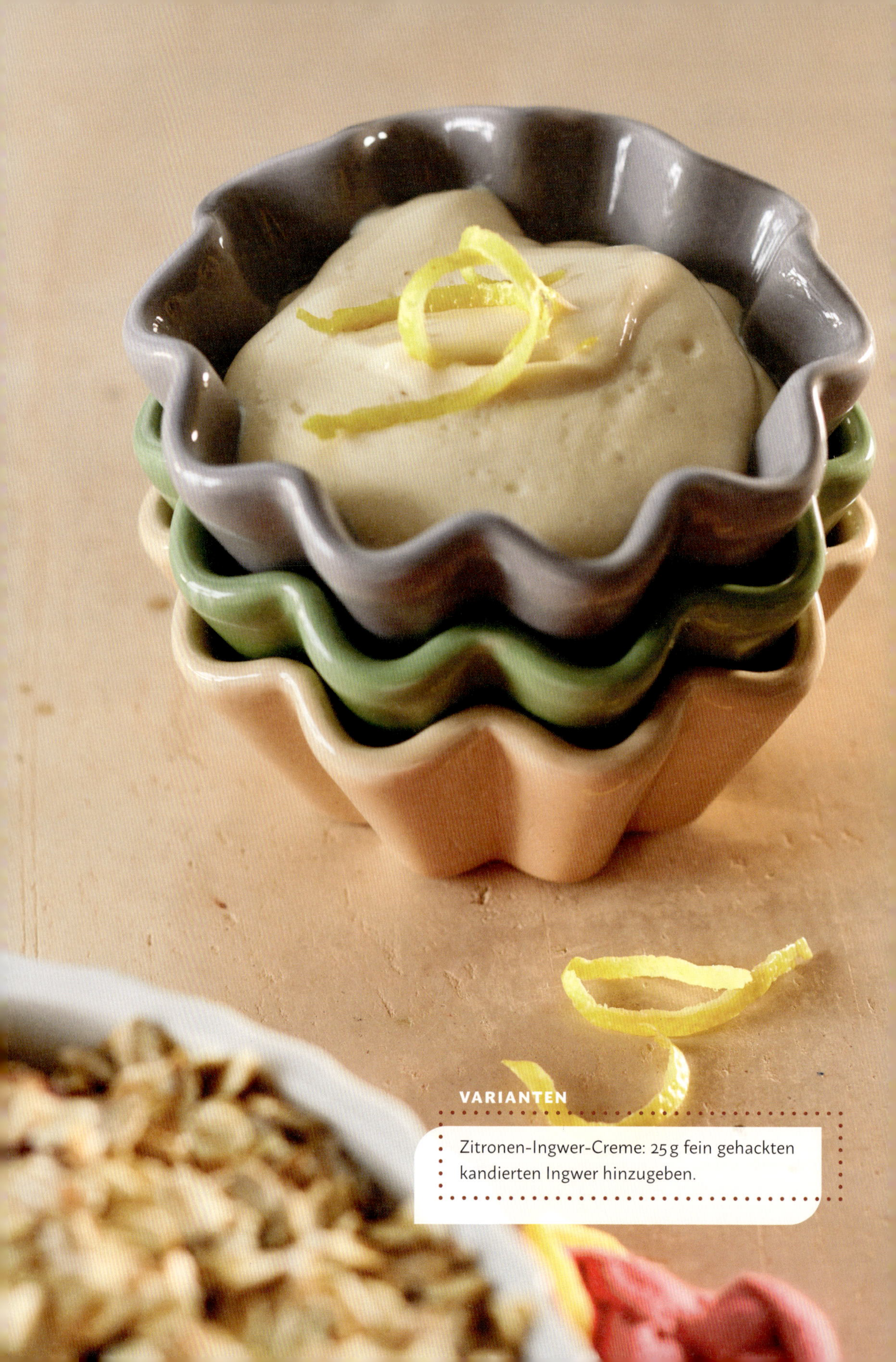

VARIANTEN

Zitronen-Ingwer-Creme: 25 g fein gehackten kandierten Ingwer hinzugeben.

Zitronencreme

Diese einfach nur gut schmeckende Creme kann als Pudding, Dip zu Obst oder als Topping auf einem Kuchen zum Einsatz kommen. Sie brauchen nur drei Zutaten (es kommen Schale und Saft der Zitronen zum Einsatz) und einen Mixer bzw. Pürierstab.

ERGIBT 430 ML (4 PORTIONEN)

ZUTATEN

1 Packung (350 g) fettreduzierter, extra fester Seidentofu (alternativ die gleiche Menge Naturtofu), zerkrümelt
80 ml Ahornsirup oder Agavennektar
3 EL frischer Zitronensaft
1 EL abgeriebene Zitronenschale

ZUBEREITUNG

Tofu, Ahornsirup oder Agavennektar, Zitronensaft und Zitronenabrieb in einem Mixer, einer Küchenmaschine oder mit einem Pürierstab sehr glatt pürieren. In einem verschlossenen Behälter in den Kühlschrank stellen, damit die Creme abkühlen kann.

PRO PORTION: 106 Kalorien, 6 g Protein, 20 g Kohlenhydrate, 17 g Zucker, 1 g Gesamtfettgehalt, 5 % Kalorienanteil aus Fett, 0 mg Cholesterin, 0,5 g Ballaststoffe, 88 mg Natrium

Beerenmousse

Dieses Rezept ist so einfach, dass es eigentlich gar kein Rezept ist! Den größten Teil der Arbeit übernimmt Ihr Mixer. Sie können dieses Mousse einfach so essen oder als Dip für Obst verwenden.

ERGIBT 4 PORTIONEN

ZUTATEN

1 Packung (350 g) fettreduzierter, extra fester Seidentofu (alternativ die gleiche Menge Naturtofu), zerkrümelt
400 g gefrorene ungesüßte Beeren Ihrer Wahl, aufgetaut
3 EL Zucker oder 2 EL Agavennektar
1 EL Beerenlikör (optional)

ZUBEREITUNG

Tofu, Beeren, Zucker oder Agavennektar und Likör, wenn gewünscht, in einem Mixer oder einer Küchenmaschine glatt pürieren. Auf 4 Dessertschälchen verteilen und im Kühlschrank erkalten lassen.

PRO PORTION: 123 Kalorien, 7 g Protein, 24 g Kohlenhydrate, 17 g Zucker, 1 g Gesamtfettgehalt, 5 % Kalorienanteil aus Fett, 0 mg Cholesterin, 3 g Ballaststoffe, 89 mg Natrium

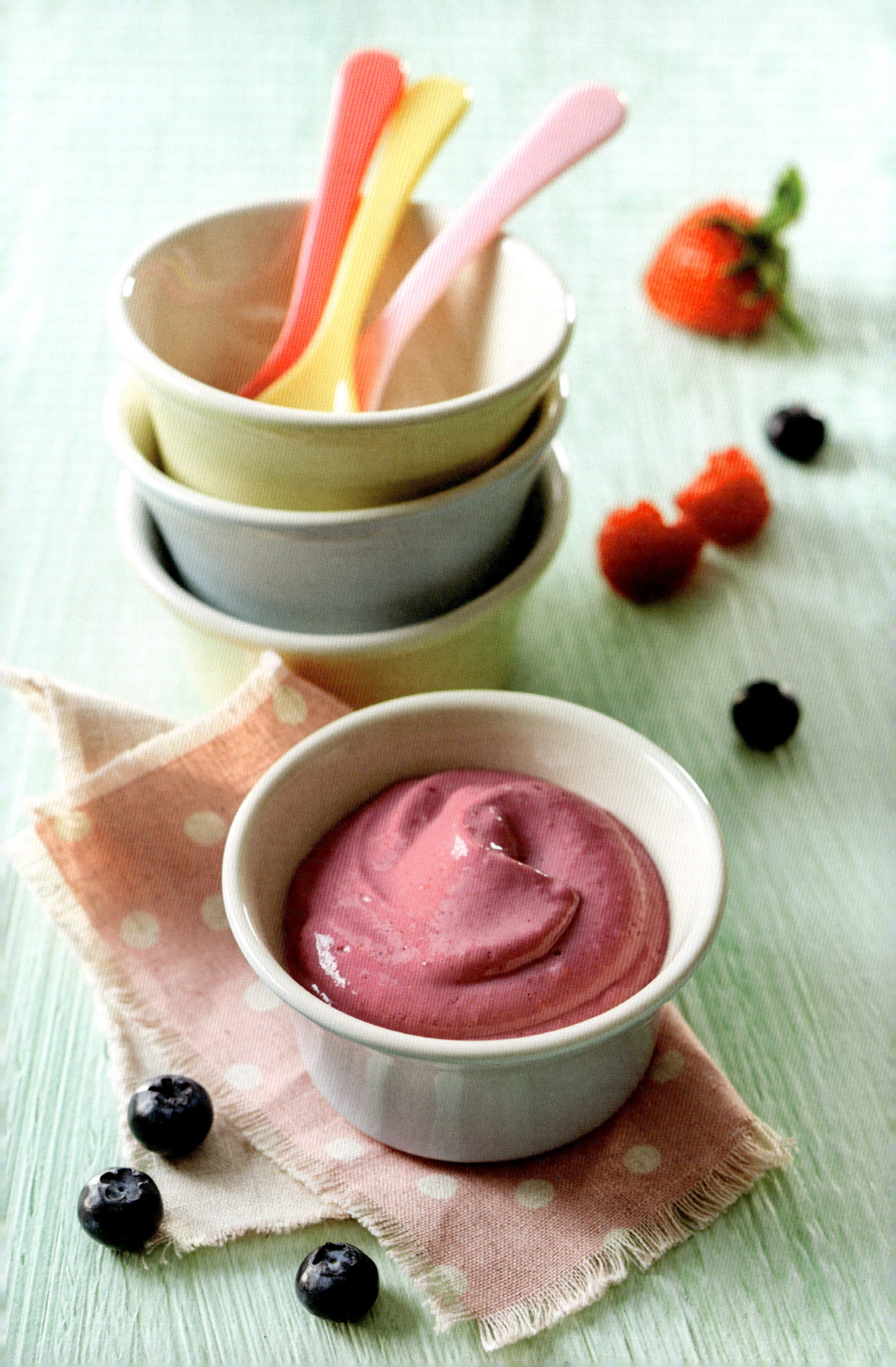

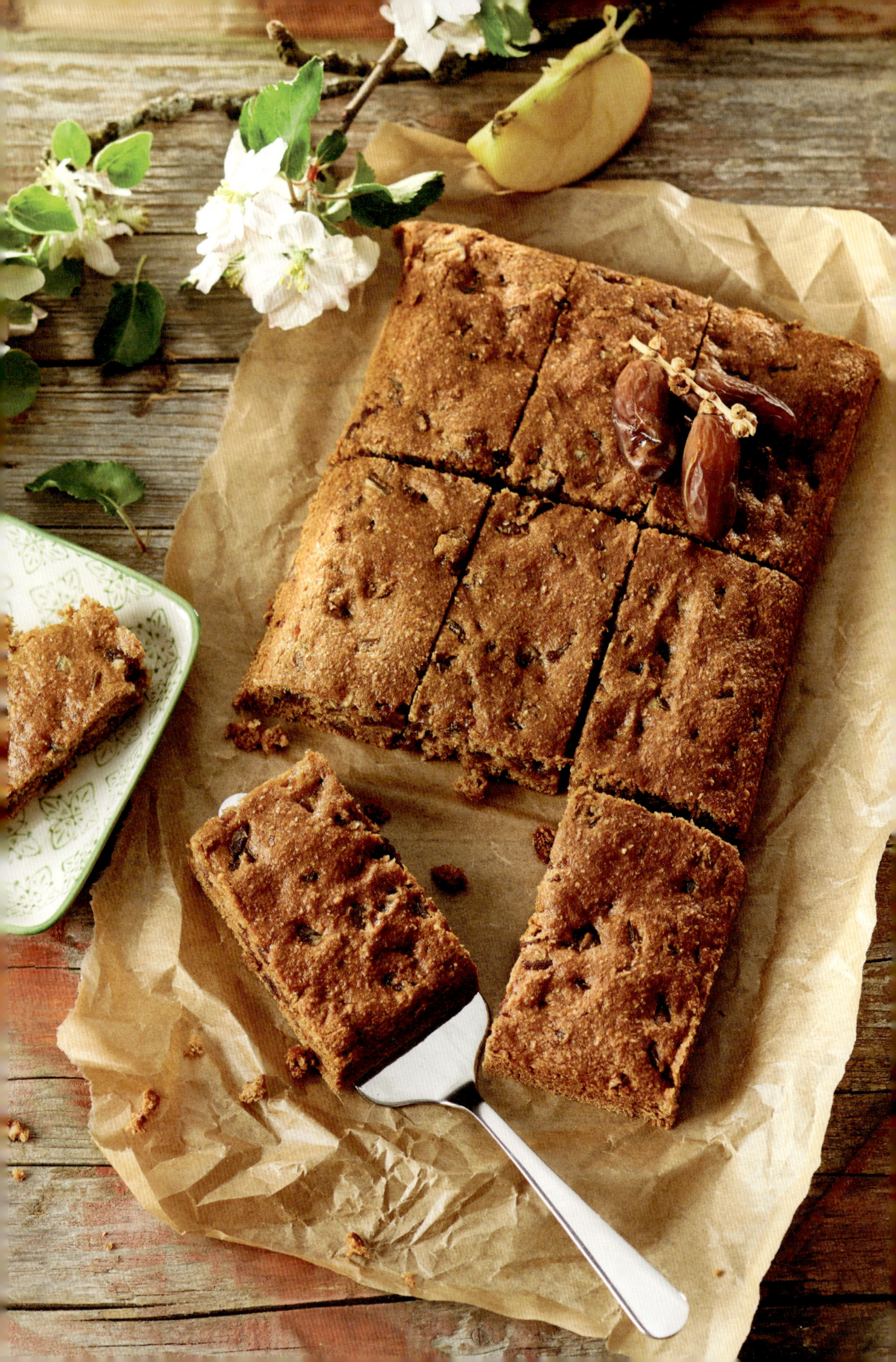

Orangen-Apfelmus-Dattel-Kuchen

Dieser einfache Rührkuchen ist saftig und köstlich – und schmeckt am nächsten Tag sogar noch besser. Das Apfelmus ersetzt die Eier und das Fett.

ERGIBT 9 PORTIONEN

ZUTATEN

250 ml ungesüßtes feines Apfelmus
1 EL Zitronensaft
2 EL Wasser
1 EL abgeriebene Orangenschale
120 g feines Vollkornweizenmehl (kein normales Vollkornweizenmehl)
65 g brauner Zucker
30 g Hafermehl (Haferflocken oder Hafer in einer Küchenmaschine oder einer elektrischen Kaffeemühle mahlen) oder Gerstenmehl
½ TL gemahlener Zimt
¼ TL Salz
1 Prise geriebene Muskatnuss
1 Prise gemahlener Piment
1 TL Natron
250 g klein geschnittene entkernte Datteln

ZUBEREITUNG

Ofen auf 175 °C vorheizen. Apfelmus, Zitronensaft und 2 EL Wasser in einem kleinen Topf bei mittlerer Hitze langsam erwärmen. Orangenabrieb hinzugeben.

Vollkornweizenmehl, braunen Zucker, Hafer- oder Gerstenmehl, Zimt, Salz, Muskatnuss und Piment in einer mittelgroßen Schüssel vermischen.

Natron in die Apfelmusmischung rühren (wodurch es zur Schaumbildung kommt). Sofort in die Mehlmischung gießen und kurz, aber gründlich verrühren.

Datteln hinzugeben und kurz vermischen. Teig in eine 23 x 23 cm große Kuchenform geben, glatt streichen und 10 Minuten backen. Hitze auf 160 °C reduzieren und 25 bis 30 Minuten backen oder bis der Stichtest mit einem Schaschlikspieß oder einer Gabel ergibt, dass der Kuchen gar ist. Auf einem Kuchengitter vollständig abkühlen lassen. Kuchen zweimal gleichmäßig vertikal und zweimal gleichmäßig horizontal durchschneiden, um 9 Quadrate zu erhalten.

PRO PORTION: 169 Kalorien, 3 g Protein, 41 g Kohlenhydrate, 24 g Zucker, 0,5 g Gesamtfettgehalt, 2 % Kalorienanteil aus Fett, 0 mg Cholesterin, 4 g Ballaststoffe, 199 mg Natrium

ANHANG

ANHANG 1

DIABETES-MEDIKAMENTE

Lassen Sie uns einen Blick auf die Medikamente werfen, die bei Diabetes gängigerweise verschrieben werden. Egal, ob Sie anstreben, Ihre Medikamente ganz abzusetzen oder diese auf die geringstmögliche Dosis zu reduzieren, Sie wollen sicher genau verstehen, was Sie einnehmen und warum.

Manche Diabetesmedikamente machen das Abnehmen leichter, die meisten machen es aber schwerer. Wenn Ihr Körper seine Gesundheit zurückerlangt, müssen manche Medikamente schneller reduziert werden als andere, wie Sie sehen werden.

Insulin

Insulin gibt es in verschiedenen Formen, die sich hauptsächlich darin unterscheiden, wie lange die Wirkung anhält. Bei schnell wirkendem Insulin sind es 4 bis 6 Stunden, bei normalem Insulin 5 bis 8 Stunden. Andere Formen, wie NPH-Insuline, Lente-Insulin und Ultralente-Insuline, wirken länger.

Insulin glargin (Lantus) und Insulin detemir (Levemir) wirken mehr oder weniger einen ganzen Tag und bleiben in einer relativ gleichbleibenden Dosis im Blut, im Gegensatz zu anderen Formen, deren Wirkung stärker ansteigt und abfällt. Manchmal verschreiben Ärzte lang wirkendes Insulin, um sicherzugehen, dass immer etwas Insulin in Ihrem Blut ist, zusammen mit Dosen kürzer wirksamen Insulins zu den Mahlzeiten. Insulin ist auch in vorgemischten Kombinationen aus lang wirkenden und kurz wirkenden Formen erhältlich, zum Beispiel in einer 70/30-Kombination (typischerweise mit 70 Prozent NPH-Insulin und 30 Prozent gewöhnlichem Insulin).

Insulin kann injiziert werden – mittels vorgefüllter, mehrfach verwendbarer Nachfüllspritzen, oder mittels mehrfach verwendbarer Patronen, die in einen wiederverwendbaren Insulinpen eingesetzt werden. Insulin kann auch mittels einer Insulinpumpe verabreicht werden.

Ein schnell wirkendes inhalierbares Insulin wurde 2006 in den USA für den Gebrauch bei Erwachsenen zugelassen. Es ist unter dem Handelsnamen Exubera erhältlich, die langfristige Sicherheit der Anwendung ist aber noch nicht geklärt, zumal es die Lungenkapazität einzuschränken scheint.

Leider erschweren die meisten Arten von Insulin einen Gewichtsverlust, und alle können zu einem zu niedrigen Blutzuckerspiegel führen, wenn Sie eine zu hohe Dosis einnehmen oder nicht genug essen.

Um die Wirkung des Insulins zu verstärken, kann ein weiteres Medikament injiziert werden. Pramlintid (Symlin) ist eine synthetische Form des Hormons Amylin, das nach einer Nahrungsaufnahme normalerweise vom Pankreas zusammen mit Insulin abgegeben wird. Es bewirkt eine moderate Senkung der Glukose sowie eine leichte Gewichtsabnahme.

ORALE MEDIKAMENTE

Wenn eine Ernährungsumstellung nicht ausreicht, um Typ-2-Diabetes zu kontrollieren, verschreiben Ärzte meist oral einzunehmende Medikamente. Häufig verschriebene Medikamente finden Sie nachfolgend aufgelistet, die Angaben in Klammern beziehen sich auf den Namen, unter dem das Medikament in den USA auf dem Markt erhältlich ist.

METFORMIN (Glucophage) senkt die Produktion von Glukose in der Leber und erhöht die Reaktion des Körpers auf Insulin. Ein häufiger Nebeneffekt sind Verdauungsstörungen, aber diese verschwinden meist bei längerer Anwendung. Metformin trägt nicht zur Gewichtszunahme bei und führt, wenn es alleine eingenommen wird, nicht zu einem niedrigen Blutzucker.

GLIPIZID (Glucotrol), **GLIMEPIRID** (Amaryl) und **GLYBURID** (Micronase, Glynase, DiaBeta) werden alle als Sulfonylharnstoffe bezeichnet. Sie regen das Pankreas an, mehr Insulin abzugeben und werden in der Regel vor den Mahlzeiten eingenommen. Wie Insulin können sie zu einer Gewichtszunahme führen und den Blutzuckerspiegel zu stark absinken lassen, wenn die Menge, die Sie essen, nicht zu Ihrer Medikamentendosis passt. Sie sind die billigsten oralen Medikamente, ihre Wirkung lässt aber nach einigen Jahren oft nach.

NATEGLINID (Starlix) und **REPAGLINID** (Prandin) regen ihr Pankreas an, für einige Stunden Insulin freizusetzen. Sie können den Blutzucker zu stark absinken lassen, die Wahrscheinlichkeit ist aber geringer als bei Insulin und den Sulfonylharnstoffen. Sie müssen vor jeder Mahlzeit eingenommen werden, um zu wirken.

PIOGLITAZON (Actos) und **ROSIGLITAZON** (Avandia) erhöhen die Insulinsensitivität und reduzieren die Glukoseproduktion der Leber. Sie gehören zur chemischen

Kategorie der sogenannten Glitazone. Sie können Gewichtszunahme und Wassereinlagerung im Gewebe hervorrufen, führen aber, allein genommen, nicht zu Unterzucker.

ACARBOSE (Precose) und **MIGLITOL** (Glyset) blockieren die Enzyme, die Kohlenhydrate im Dünndarm verdauen, und reduzieren die Glukoseabsorption im Körper. Blähungen und Durchfall sind häufige Nebenwirkungen.

INJIZIERBARE MEDIKAMENTE

EXENATID (Byetta) ist ein injizierbares synthetisches Medikament, das dazu benutzt wird, die Insulinabgabe während der Mahlzeiten zu erhöhen. Die Wahrscheinlichkeit einer Unterzuckerung oder einer Gewichtszunahme ist geringer als bei Insulin oder anderen Medikamenten zur Anregung der Insulinfreisetzung, und es kann sogar zu einem geringen Gewichtsverlust führen. Übelkeit ist eine mögliche Nebenwirkung, die bei anhaltender Einnahme aber mit der Zeit nachlässt. Exenatid gehört zu den teuersten Diabetesmedikamenten.

ANHANG 2

ZUTATEN, DIE IHNEN VIELLEICHT NOCH NICHT BEKANNT SIND

In den Rezepten in diesem Buch kommen einfache Zutaten zum Einsatz, die Sie so ziemlich überall finden können, aber auch einige, die Ihnen vielleicht nicht vertraut sind. Sollten diese nicht in den Ihnen bekannten Läden erhältlich sein, finden Sie in Anhang 3 geeignete Online-Bezugsquellen.

Agavennektar

Agavennektar (oder -sirup) ist ein flüssiges Süßungsmittel mit einem milden Geschmack, das aus der blauen Agave gewonnen wird. Weil der Zucker zu 90 Prozent aus Fruktose besteht, die süßer ist als Haushaltszucker, brauchen Sie nur ungefähr halb so viel Nektar, um die gleiche Süßkraft zu erzielen wie mit gewöhnlichem Zucker. Sie finden Agavennektar online und in Naturkostläden.

Semmelbrösel

Um Ihre eigenen Semmelbrösel zu machen, können Sie Reste von Keimbrot, steingemahlenem Vollkornweizenbrot oder Roggenbrot zerkrümeln und in einer Tüte im Gefrierschrank aufbewahren. Wenn die Semmelbrösel zum Einsatz kommen sollen, müssen Sie die Stücke nur in einer Küchenmaschine zerkleinern. Sie können sie in einer Tüte oder einer Gefrierdose im Gefrierfach aufbewahren.

FÜR GERÖSTETE SEMMELBRÖSEL ungefähr jeweils 150 Gramm in einer trockenen, schweren Pfanne bei mittlerer Hitze unter häufigem Umrühren anbraten, bis sie eine goldene Farbe angenommen haben. Lassen Sie die Brösel gründlich auskühlen und bewahren Sie sie in einem verschlossenen Gefäß auf.

FÜR GETROCKNETE SEMMELBRÖSEL Brotkrümel in einer Papiertüte sammeln, bis sie hart und trocken sind, dann können sie zermahlen werden. Wenn die Krümel sehr trocken sind, können Sie sie praktisch unbegrenzte Zeit in einem trockenen, verschlossenen Behälter aufbewahren.

FÜR KÄSE-SEMMELBRÖSEL, die sich ausgezeichnet zum Panieren im Ofen gebackenen Gemüses eignen, 450 Gramm frische Semmelbrösel mit 60 Gramm veganem Parmesanersatz, 1 ½ Teelöffel Salz und ½ Teelöffel frisch gemahlenem schwarzem Pfeffer vermischen. Bewahren Sie die Mischung im Tiefkühlfach auf.

FÜR GEWÜRZTE SEMMELBRÖSEL die folgenden Zutaten zu einfachen oder Käse-Semmelbröseln geben: 2 Esslöffel getrocknete Petersilie, 1 ½ Esslöffel getrockneten Oregano, ½ Esslöffel getrocknetes Basilikum und ¼ Teelöffel Knoblauchpulver.

Kichererbsenmehl

Dieses Mehl aus getrockneten Kichererbsen ist ein guter Ersatz für Sojamehl. Es hat einen ähnlichen Fettgehalt wie fettarmes Sojamehl und liefert viele Ballaststoffe und Proteine. Sie finden es in Naturkostläden, Feinkostläden und einigen größeren Supermärkten.

Fettfreie Vinaigrette

Dieses Dressing können Sie anstelle von Öl beim Grillen sowie als Marinade verwenden.

Leinsamen

Diese kleinen braunen oder goldenen Saatkörner sind eine hervorragende Quelle für Ballaststoffe und Omega-3-Fettsäuren. Um verdaut werden zu können, müssen sie geschrotet werden. Leinsamen können Sie als ganze Körner oder geschrotet kaufen. Sie können die ganzen Körner mit einer Gewürzmühle oder einer Kaffeemühle oder in einem Mörser mahlen oder zerstoßen und diese frisch in Shakes, im Frühstücksbrei, zusammen mit Semmelbröseln, in Backwaren etc. benutzen. Sie finden Leinsamen in den meisten Supermärkten und in Naturkostläden.

Fleischersatz

In Naturkostläden und Supermärkten finden Sie mittlerweile unzählige Produkte, die wie Hamburger, Hotdogs, Bratwürste, Wiener Würstchen, Aufschnitt, Salami, Fleischbällchen, Schinken, Speck, Putenwurst, Chicken Nuggets und Hackfleisch aussehen und schmecken – aber keinen Fetzen Fleisch enthalten. Die meisten werden aus Soja oder Weizeneiweiß (Seitan) hergestellt.

Bequemer als mit den vorgekochten und verzehrfertigen Produkten geht es nicht. Der Fettgehalt und die Zutatenliste unterscheiden sich je nach Marke sehr stark (einige enthalten z. B. Ei oder Milchprodukte), Sie sollten daher das Etikett aufmerksam lesen.

Miso

Miso kommt aus Japan und besteht aus fermentierten Sojabohnen und Getreidepaste, wobei meist Reis oder Gerste verwendet wird. Es ist vielseitig einsetzbar, z. B. als Suppenbasis, ähnlich wie Brühwürfel und als herzhaftes Würzmittel. Für Soja-Allergiker gibt es Miso auf Basis von Kichererbsen.

Pilzbrühwürfel

Diese Brühwürfel ergeben eine geschmacksintensive herzhafte Brühe. In Anhang 3 finden Sie Bezugsquellen.

Hefeflocken

Hefeflocken verleihen Soßen, Aufläufen, Pfannen- und anderen Gerichten einen käsigen Geschmack. Hefeflocken sind nicht dasselbe wie Bierhefe oder Backhefe, die beide einen bitteren Geschmack haben. Hefeflocken gibt es als Flocken oder als Pulver, die Flocken sind aber vielseitiger einsetzbar. Wenn im Rezept Flocken angegeben sind, Sie die Hefeflocken aber nur in Pulverform finden, dann halbieren Sie die Menge, da das Pulver konzentrierter ist.

Granatapfelsirup

Granatapfelsirup wird in der orientalischen und nordafrikanischen Küche verwendet und hat einen wundervollen Geschmack und ein berauschendes Aroma. Er verleiht Bohnen und anderen herzhaften Gerichten einen säuerlich-intensiven Geschmack und Salaten und Gemüsegerichten eine adstringierende Note. Er schmeckt köstlich in Glasuren und Marinaden und kann verdünnt sogar in Getränken und Sorbets zum Einsatz kommen. Sie sollten ihn nicht mit Grenadine verwechseln, einen Sirup auf Basis von Granatapfel, dem aber Zucker und andere Aromastoffe zugesetzt wurden. Nach dem Öffnen hält sich Granatapfelsirup im Kühlschrank nahezu unbegrenzt.

Sojaschnetzel

Dieser Hühnchenersatz ähnelt texturiertem Sojaprotein, wird aber aus ganzen Sojabohnen gemacht und ist von angenehmer Konsistenz und Geschmack. Bewahren Sie die Sojaschnetzel im Tiefkühlfach doppelt in Gefrierbeutel verpackt auf, um die Frische zu bewahren. In Anhang 3 finden Sie Bezugsquellen.

Sojamehl

Sojamehl wird aus ganzen oder geschälten Sojabohnen hergestellt. Es enthält ein Enzym, Lipoxygenase, das als Teigverbesserer wirkt, wodurch Sie saftiges, leichtes Brot erhalten, das lange frisch bleibt. Aufgrund des hohen Ölgehalts sollte Sojamehl im Gefrierfach aufbewahrt werden. Entfettete Varianten sind ebenfalls erhältlich.

Sojadrink und anderer Milch-Ersatz

Sojadrinks gibt es in den meisten Supermärkten und Naturkostläden. Sie können sie statt Kuhmilch beim Kochen sowie für Frühstücksgetreide, in Heißgetränken etc. einsetzen. Sie sind frei von Laktose und Cholesterin und oft mit Kalzium, Vitamin D und anderen Nährstoffen angereichert. In Rezepten können Sie auch gut fettreduzierte Sojadrinks einsetzen. Viele Sojadrinks sind leicht gesüßt, um ähnlich wie Kuhmilch zu schmecken, ungesüßte Varianten eignen sich zum Kochen herzhafter Gerichte allerdings besser. Um ein Ausflocken bei Heißgetränken zu vermeiden, ist es besser, wenn Sie den heißen Kaffee oder Tee zu dem Sojadrink gießen statt umgekehrt.

Sojadrinks sollten nicht anstelle von Säuglingsnahrung verwendet werden. Säuglingsnahrung auf Sojabasis wurden speziell für die Bedürfnisse von Säuglingen entwickelt.

Neben Sojadrinks sind auch Reisdrinks, Haferdrinks, Mandeldrinks und andere kuhmilchfreie Ersatzprodukte erhältlich. Alle sind frei von tierischen Fetten, tierischen Proteinen und Laktose. Manche Menschen bevorzugen diese gegenüber Sojadrinks.

Parmesanersatz auf Sojabasis

Parmesanersatz auf Sojabasis, den Sie in Naturkostläden finden, wird aus Tofu hergestellt, ist fettarm und mit Kalzium angereichert. Im Kühlschrank hält er sich mehrere Monate. Die meisten anderen Käseersatzprodukte auf Sojabasis enthalten zu viel Fett, um empfehlenswert zu sein.

Sojaproteinpulver (isoliertes Sojaprotein)

Proteinpulver, bestehend aus Sojabohnen, bei denen Fett, Ballaststoffe und Kohlenhydrate entfernt wurden. Was übrig bleibt, ist in erster Linie Protein mit Resten von Mineralstoffen und Spuren von Fett. Das Pulver ist geschmacksneutral, sehr leicht verdaulich und kann leicht Shakes oder anderen Rezepten zugesetzt werden. Es lässt sich als Emulgator einsetzen, indem es Fett und Wasser verbindet und für eine cremige Konsistenz sorgt. In Naturkostläden finden Sie es in einfacher Form oder in verschiedenen Geschmacksrichtungen. Das Pulver muss nicht gekühlt werden.

Sojasoße (natriumarm)

Sojasoße, die aus China stammt, ist eines der ältesten Würzmittel der Welt. Der intensive Geschmack verleiht vielen westlichen Gerichten ohne Fleisch einen herzhaften Geschmack. Natriumarme Varianten haben einen gesundheitlichen Vorteil, schmecken aber genauso gut wie das Original.

Sojajoghurt

Sojajogurts gibt es mit lebenden Bakterienkulturen. Sie haben eine angenehme, dicke Konsistenz und die charakteristische Säure. Sie finden sie in Naturkostläden und großen Supermärkten.

Tahini

Tahini ist Sesammus aus geschälter Sesamsaat. Es stammt ursprünglich aus dem Orient und hat einen intensiven Geschmack, der vielen Gerichten Substanz verleiht. Aufgrund des hohen Fettgehalts sollten Sie es nur sparsam einsetzen. Sie finden es in Naturkostläden, Feinkostläden und den meisten größeren Supermärkten.

Texturiertes Sojaprotein (TVP – textured vegetable protein)

Dieses nützliche fettarme Produkt wird hergestellt, indem entfettetes Sojamehl mit Wasser vermischt, unter hohem Druck gekocht und anschließend in einer Maschine in verschiedenste Produkte unterschiedlicher Konsistenz und Form gepresst wird. Das Ergebnis ist ein vielseitiges Produkt mit einer überraschend fleischigen Textur. Als Granulat ersetzt es Hackfleisch, als Stückchen kommt es in Eintöpfen, Kebabs und Pfannengerichten zum Einsatz und auch Schnitzel sind erhältlich. Sie finden es oft in Naturkostläden und Asialäden, in Anhang 3 finden Sie Online-Bezugsquellen. Geschmacksneutrale Varianten lassen sich leichter zum Kochen verwenden.

TVP kann in Suppen, Eintöpfen, Aufläufen und Soßen zum Einsatz kommen und quillt dann auf. Wenn Ihr Gericht sehr »würzig« ist, können Sie das Sojaprotein in trockenem Zustand hinzugeben und es wird die geschmacksintensive Brühe absorbieren.

Um das Granulat schnell zu rehydrieren, müssen Sie dieses mit der fast gleichen Menge sehr heißen oder kochenden Wassers bedecken und 5 Minuten ziehen lassen. Wenn das Granluat zu einer würzigen Mischung gegeben wird, ist schlichtes Wasser in Ordnung. Wenn es Ihnen lieber ist, können Sie das Granulat auch in Brühe oder Tomatensaft einweichen oder 1 bis 2 Esslöffel natriumarme Sojasoße zum Wasser geben. Verwenden Sie für knapp 100 Gramm bzw. 1 Tasse Granulat 200 ml Flüssigkeit, um ungefähr 1 ⅓ Tassen rehydriertes Produkt zu erhalten. Wenn Sie es nutzen, um Fleisch in einem Rezept zu ersetzen, ersetzen 2 Tassen wieder in Form gebrachtes Granulat ungefähr ein Pfund Fleisch.

Stücke und Schnitzel brauchen etwas mehr Zeit, bis sie wieder Form annehmen, sie haben aber eine erstaunlich fleischähnliche Textur und einen milden Geschmack. Verwenden Sie 1 ½ Tassen bzw. ca. 150 Gramm des trockenen Produkts auf 750 Milliliter vegane Brühe und lassen Sie es 15 bis 30 Minuten einweichen. Lassen Sie es in der Brühe abkühlen und bewahren Sie es darin auf. Wenn Sie mehr machen, können Sie es in handlichen Portionen zu 500 Gramm für schnelle Mahlzeiten einfrieren. Lassen Sie Schnitzel abtropfen und tupfen Sie sie trocken, bevor Sie sie marinieren oder panieren und im Ofen braten. Stücke können nicht nur für Eintöpfe und Pfannen gerichte zum Einsatz kommen, sondern auch in Kebabs und Ofengerichten. Panieren Sie sie dazu einfach mit gewürztem Mehl oder Semmelbröseln und backen Sie sie bei 200 °C pro Seite 10 Minuten lang.

Tofu

Tofu wird aus Sojadrink gemacht, der mit Mineralsalzen zum Ausflocken gebracht und anschließend abgetropft und in verschiedene Formen gepresst wird. Tofu lässt sich gut würzen und kann als Ersatz für Milchprodukte, Fleisch, Geflügel, Meeresfrüchte und Eier dienen.

Tofu wird auch in aseptischen Verpackungen gekauft, die sich, ungeöffnet, ungefähr ein Jahr lang lagern lassen. Seidentofu hat eine glatte Konsistenz und ist in den USA in weichen, festen und extra festen Varianten sowie fettreduziert und mit vollem Fettgehalt erhältlich. Er eignet sich gut für pürierte, cremige Gerichte wie Puddings, Smoothies, Soßen, Suppen und Kuchenfüllungen, kann aber auch für Rührtofu (siehe „Rührtofu (wenn es schnell gehen soll)“ auf Seite 225) und andere Gerichte verwendet werden. Für Pfannengerichte eignet sich fettreduzierter normaler Tofu besser als Seidentofu.

Naturkostläden und einige Supermärkte verkaufen auch Räuchertofu, gebackenen Tofu und marinierten Tofu. In kleinen Mengen können sie Fleisch, Geflügel und sogar Räucherfisch in Pfannengerichten, Eintöpfen, Aufläufen, Salaten und Sandwiches ersetzen.

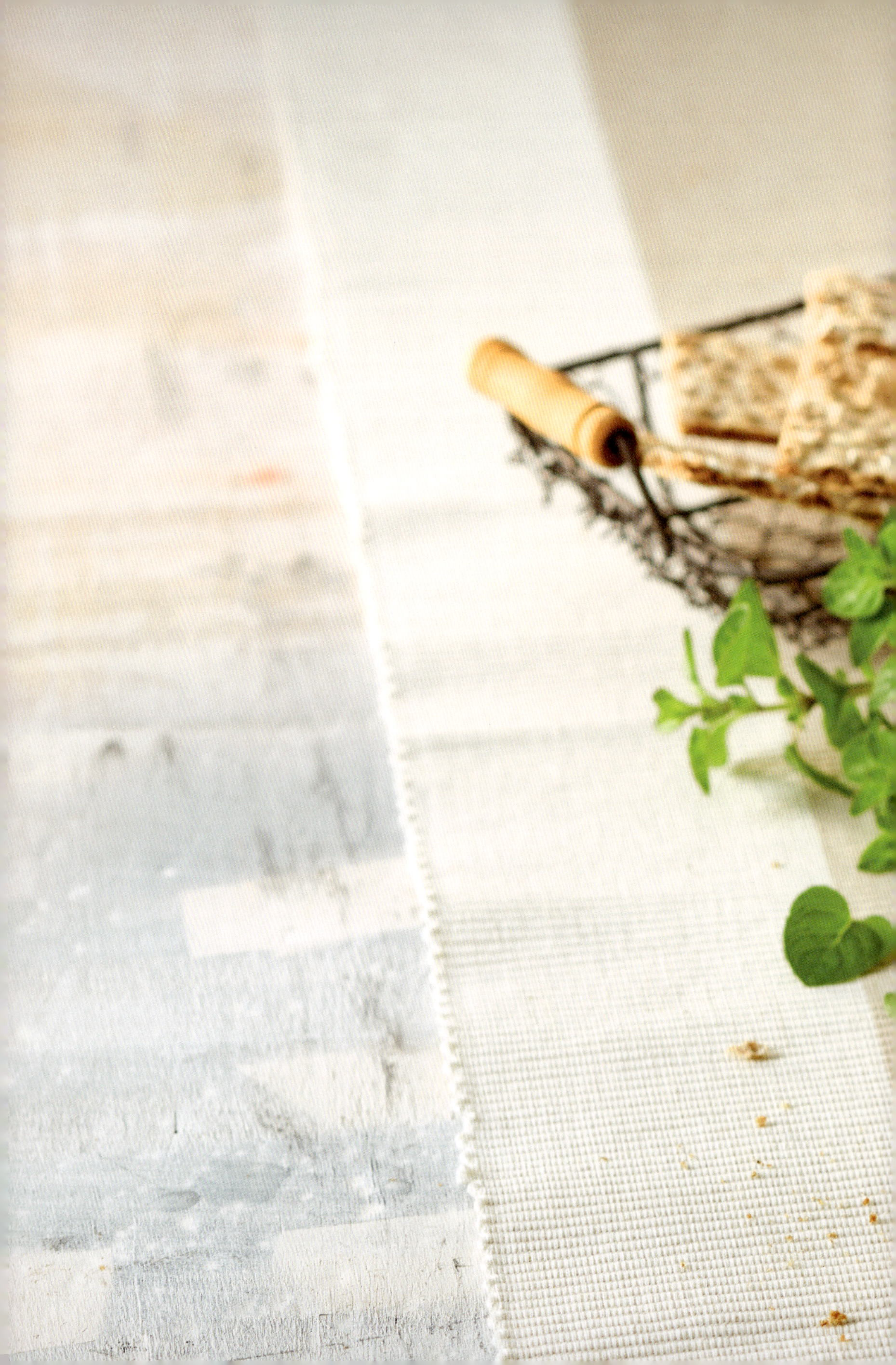

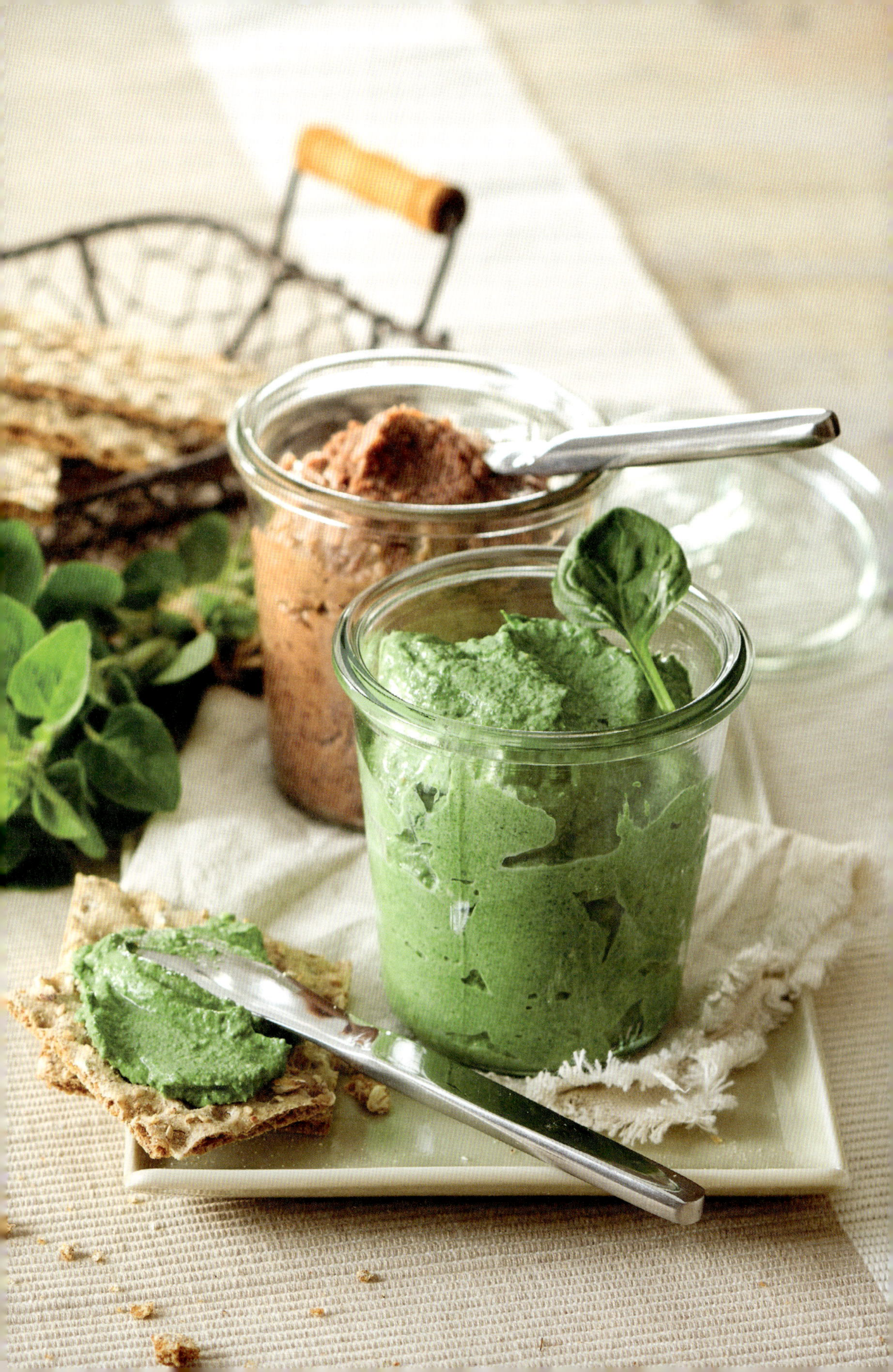

ANHANG 3

BEZUGSQUELLEN

Ernährungsratgeber

Barnard, Neal. Food for Life. New York: Harmony, 1993.
———. Eat Right, Live Longer. New York: Harmony, 1995.
———. Foods That Fight Pain. New York: Harmony, 1998.
———. Turn Off the Fat Genes. New York: Harmony, 2001.
———. Breaking the Food Seduction. New York: St. Martin's Press, 2003.

Barnard, Tom, and Brenda Davis. Defeating Diabetes. Healthy Living Publications, 2003.

Campbell, T. Colin, and Thomas M. Campbell. China Study: Pflanzenbasierte Ernährung und ihre wissenschaftliche Begründung. München: Verlag Systemische Medizin, 2015.

Diehl, Hans. Dynamic Health: A Simple Plan to Take Charge of Your Life. Lake Mary, FL: Siloam, 2003.

Lavine, Jay. The Eye Care Sourcebook. Chicago: Contemporary, 2001.

McDougall, John A. The McDougall Program: 12 Days to Dynamic Health. New York: Plume, 1990.

———. The McDougall Program for Maximum Weight Loss. New York: Plume, 1994.

Ornish, Dean. Revolution in der Herztherapie: Der Weg zur vollkommenen Gesundheit. J. Kamphaus Mediengruppe GmbH, 2010.

———. Mehr essen, weniger wiegen. Das Gesundheitsprogramm für mehr Vitalität und Freude. Droemer Knaur, 1996.

Kochbücher

Barnard, Tanya, and Sarah Kramer. How It All Vegan. Vancouver: Arsenal Pulp Press, 1999.

———. The Garden of Vegan. Vancouver: Arsenal Pulp Press, 2002.

Geiskopf-Hadler, Susanne, and Mindy Toomay. The Vegan Gourmet. Roseville, CA: Prima, 1999.

Grogan, Bryanna Clark. The Almost No Fat Cookbook. Summertown, TN: The Book Publishing Company, 1994.

———. The Almost No Fat Holiday Cookbook: Festive Vegetarian Recipes. Summertown, TN: The Book Publishing Company, 1995.

———. 20 Minutes to Dinner. Summertown, TN: The Book Publishing Company, 1997.

———. Nonna's Italian Kitchen: Delicious Homestyle Vegan Cuisine. Summertown, TN: The Book Publishing Company, 1998.

———. Authentic Chinese Cuisine for the Contemporary Kitchen: All Vegan Recipes. Summertown, TN: The Book Publishing Company, 2000.

———. The Fiber for Life Cookbook. Summertown, TN: The Book Publishing Company, 2002.

Kramer, Sarah. La Dolce Vegan. Vancouver: Arsenal Pulp Press, 2005.

Krauss, Pam. Moosewood Restaurant Low-Fat Favorites. New York: Random House, 1996.

McDougall, Mary, and John McDougall. The New McDougall Cookbook. New York: Plume, 1993.

McDougall, Mary, and John McDougall. The McDougall Quick & Easy Cookbook. New York: Plume, 1999.

Medearis, Angela Shelf. The Ethnic Vegetarian. Rodale, 2004.

Newkirk, Ingrid. Die vegane Küche: 150 vegetarische Rezepte für alle, die ganz auf tierische Produkte verzichten wollen. Heyne Verlag, 1997.

Oser, Marie. The Enlightened Kitchen: Eat Your Way to Better Health. Wiley, 2002.

Pirello, Christina. Christina Cooks: Everything You Always Wanted to Know about Whole Foods but Were Afraid to Ask. New York: HP Trade, 2004.

Raymond, Jennifer. Fat-Free & Easy: Great Meals in Minutes. Calistoga, CA: The Book Publishing Company, 1997.

———. The Peaceful Palate. Summertown, TN: The Book Publishing Co., 1996.

Reinfeld, Mark, and Bo Rinaldi. Vegan World Fusion Cuisine. Kapa'a, HI: Thousand Petals, 2005.

Robertson, Robin. Vegan Planet: 400 Irresistible Recipes with Fantastic Flavors from Home and around the World. Boston: Harvard Common Press, 2003.

———. Fresh from the Vegetarian Slow Cooker. Boston: Harvard Common Press, 2004.

Solomon, Jay. 150 Vegan Favorites. Roseville, CA: Prima, 1998.

Stepaniak, Joann. The Vegan Sourcebook, 2nd ed. McGraw-Hill, 2000.

Bezugsquellen für Zutaten

Die meisten der im Buch erwähnten Produkte wie Kichererbsen, Hefeflocken, Agavendicksaft oder verschiedene Gewürze sind in gängigen Naturkostläden erhältlich. Sie können sie auch direkt über unseren Online-Shop www.unimedica.de in der Kategorie „Gesunde Ernährung" erhalten. Dort finden Sie ein großes Sortiment an Naturkostprodukten, u. a. auch seltene Produkte wie Sacha inchi.
Auch die für die Rezepte notwendigen Küchengeräte sowie viele Superfoods aus der Serie „Vegan in Topform" sind dort erhältlich.

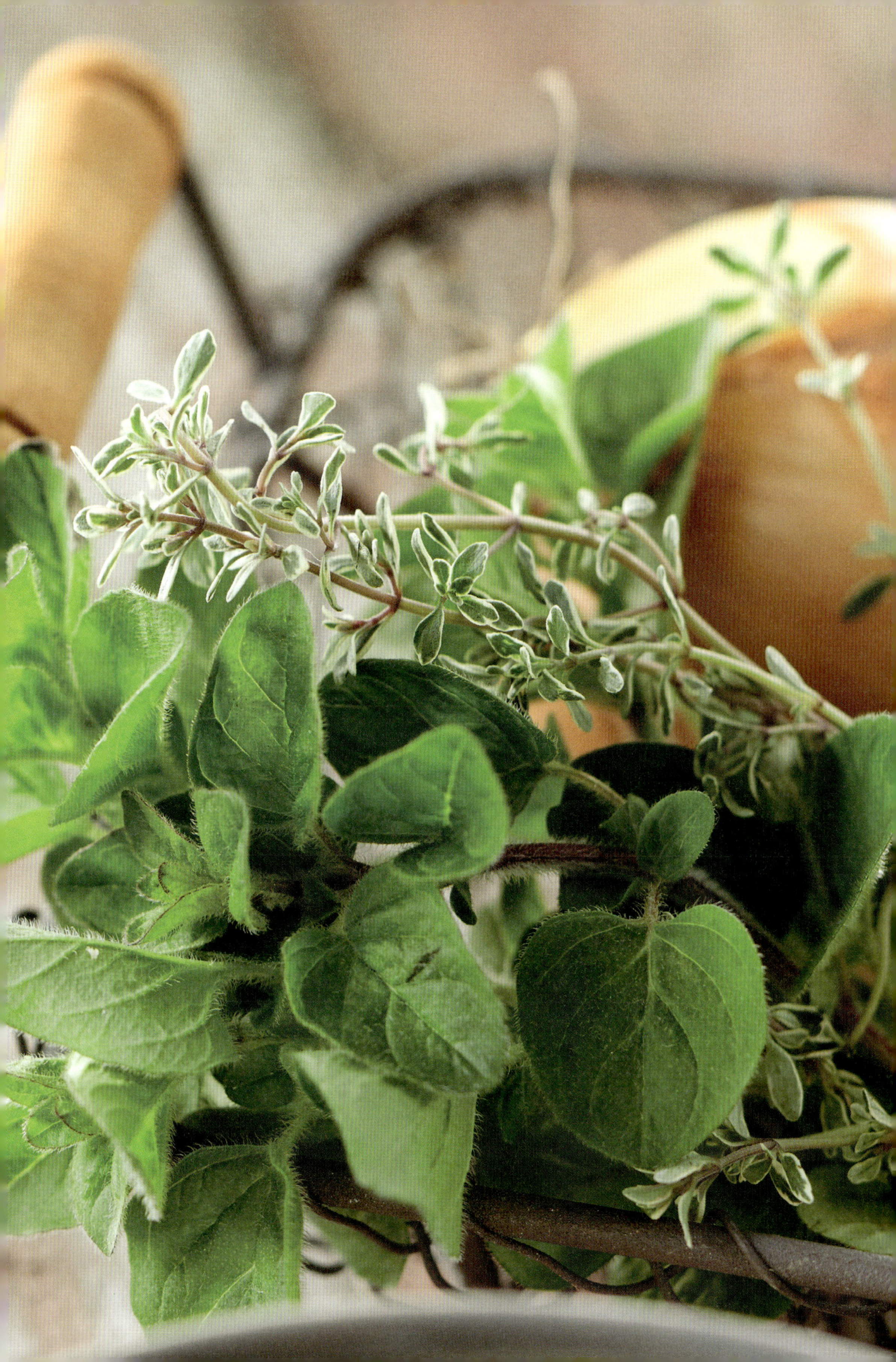

REFERENZEN

Einleitung

1 World Health Organization, www.who.int/diabetes/facts/world_figures/en/index.html; accessed December 7, 2005.

2 A. S. Nicholson et al., "Toward improved management of NIDDM: A randomized, controlled, pilot intervention using a lowfat, vegetarian diet." *Preventive Medicine* 29 (1999): 87-91.

3 N. D. Barnard et al., "The effects of a low-fat, plant-based dietary intervention on body weight, metabolism, and insulin sensitivity." *American Journal of Medicine* 118 (2005): 991-7.

Kapitel 1

1 M. Knip et al., "Environmental Triggers and Determinants of Type 1 Diabetes." *Diabetes* 2005 Dezember; (54 suppl 2): 125-S136.

2 J. H. Laitinen et al., "impact of intensified dietary therapy on energy and nutrient intakes and fatty acid composition of serum lipids in patients with recently diagnosed non-insulin-dependent diabetes mellitus." *Journal of the American Dietetic Association* 93 (1993): 276-83.

3 M. J. Franz et. al, "Cost-effectiveness of medical nutrition therapy provided by dietitians for persons with non-insulin-dependent diabetes mellitus." *Journal of the American Dietetic Association* 95 (1995): 1018-24.

4 J. B. Buse et al., "Muraglitazar, a dual (alpha/gamma) PPAR activator: a randomized, double-blind, placebo-controlled, 24-week monotherapy trial in adult patients with type 2 diabetes." *Clinical Therapeutics* 27 (2005): 1181-95.

5 Laitinen et al., "impact of intensified dietary therapy on energy and nutrient intakes and fatty acid composition of serum lipids in patients with recently diagnosed non-insulin-dependent diabetes mellitus." *Journal of the American Dietetic Association* 93 (1993): 276-83.

Kapitel 2

1 T. Kuzuya, "Prevalence of diabetes mellitus in Japan compiled from literature." *Diabetes Research and Clinical Practice* 24, (1994): 15-21.

2 H. P. Himsworth, "The dietetic factor determining the glucose tolerance and sensitivity to insulin of healthy men." *The Journal of Physiology* 29, 1934; 81(1): 29-48.

3 D. B. Stone and W. E. Connor, "The prolonged effects of a low-cholesterol, high-carbohydrate diet upon the serum lipids in diabetic patients." *Diabetes* 12 (1963): 127-32.

4 J. W. Anderson and K. Ward, “High-carbohydrate, high-fiber diets for insulin-treated men with diabetes mellitus.” *American Journal of Clinical Nutrition* 32 (1979): 2312-21.

5 R. J. Barnard, T. Jung, and S. B. Inkeles, “Diet and Exercise in the Treatment of NIDDM: The need for early emphasis” *Diabetes Care* 17 (1994): 1469-72.

6 A. S. Nicholson et al., “Toward improved management of NIDDM: a randomized, controlled, pilot intervention using a low-fat, vegetarian diet.” *Preventive Medicine* 29 (1999)2: 87-91.

7 N. D. Barnard et al., “The effects of a low-fat, plant-based dietary intervention on body weight, metabolism, and insulin sensitivity.” *American Journal of Medicine* 118 (2005): 991-7.

8 Ibid.

9 UK Prospective Diabetes Study (UKPDS) Group, “Effect of intensive blood-glucose control with metformin on complications in overweight patients with type 2 diabetes (UKPDS 34). UK Prospective Diabetes Study (UKPDS) Group.” *Lancet* 352 (1998): 854-65.

10 I. M. Stratton, A. L. Adler, and H. A. Neil, “Association of glycaemia with macrovascular and microvascular complications of type 2 diabetes (UKPDS 35): prospective observational study.” *British Medical Journal* 321 (2000): 405-12.

11 UK Prospective Diabetes Study (UKPDS) Group, “Effect of intensive blood-glucose control with metformin on complications in overweight patients with type 2 diabetes (UKPDS 34). UK Prospective Diabetes Study (UKPDS) Group.”

12 D. Ornish et al., “Can lifestyle changes reverse coronary heart disease? The Lifestyle Heart Trial.” *Lancet* 336 (1990): 129-33.

13 D. Ornish et al., “Intensive Lifestyle Changes for Reversal of Coronary Heart Disease.” *Journal of the American Medical Association* 280 (1998): 2001-7.

14 S. Berkow and N. D. Barnard, “Blood pressure regulation and vegetarian diets.” *Nutrition Reviews* 63 (2005): 1-8.

15 K. F. Petersen et al., “Impaired mitochondrial activity in the insulin-resistant offspring of patients with type 2 diabetes.

” *New England Journal of Medicine* 350 (2004): 664-71.

16 Ibid.

17 L. M. Sparks et al., “A high-fat diet coordinately downregulates genes required for mitochondrial oxidative phosphorylation in skeletal muscle.” *Diabetes* 54 (2005)12: 1926-33.

18 A. V. Greco et al, “Insulin resistance in morbid obesity: reversal with intramyocellular fat depletion.” *Diabetes* 52 (2002)1: 144-51.

19 L. M. Goff et al., “Veganism and its relationship with insulin resistance and intramyocellular lipid.” *European Journal of Clinical Nutrition* 59 (2005)2: 291-8.

Kapitel 3

1 D. M. Nathan et al. and the Diabetes Control and Complications Trial/Epidemiology of Diabetes Interventions and Complications (DCCT/EDIC) Study Research Group, “Intensive diabetes treatment and cardiovascular disease in patients with type 1 diabetes.” *New England Journal of Medicine* 353 (2005)22: 2643-53.

2 Diabetes Control and Complications Trial Research Group, “The effect of intensive treatment of diabetes on the development and progression of long-term complications in insulin-dependent diabetes mellitus.” *New England Journal of Medicine* 329 (1993)30: 977-86.

3 E. L. Knight et al., “The impact of protein intake on renal function decline in women with normal renal function or mild renal insufficiency.” *Annals of Internal Medicine* 138 (2003)6: 460-7.

4 J. Karjalainen et al., “A bovine albumin peptide as a possible trigger of insulin-dependent diabetes mellitus.” *New England Journal of Medicine* 327 (1992)5: 302-7.

5 A. C. Alting, R. G. J. M. Meijer, and E. C. H. van Beresteijn, “Incomplete elimination of the ABBOS epitope of bovine serum albumin under simulated gastrointestinal

conditions of infants." *Diabetes Care* 20 (1997)5: 875-80.

6 D. Hammond-McKibben and H. M. Dosch, "Cow's milk, bovine serum albumin, and IDDM: can we settle the controversies?" *Diabetes Care* 20 (1997)5: 897-901.

7 Ibid.

8 Work Group on Cow's Milk Protein and Diabetes Mellitus, "Infant Feeding Practices and Their Possible Relationship to the Etiology of Diabetes Mellitus." *Pediatrics* 94 (1994)5: 752-4.

9 H. K. Akerblom et al., "Dietary manipulation of beta cell autoimmunity in infants at increased risk of type 1 diabetes: a pilot study." *Diabetologia* 48 (2005)5: 829-37.

10 P. S. Clyne and A. Kulczycki Jr., "Human breast milk contains bovine IgG. Relationship to infant colic?" *Pediatrics* 87 (1991)4: 439-44.

11 K. Sadeharju et al., "Enterovirus infections as a risk factor for type I diabetes: virus analyses in a dietary intervention trial." Clinical and Experimental Immunology 132 (2003)2: 271-7.

Kapitel 4

1 L. M. Goff et al., "Veganism and its relationship with insulin resistance and intramyocellular lipid." *European Journal of Clinical Nutrition* 59 (2005)2: 291-8.

2 L. Hooper et al., "Risks and benefits of omega 3 fats for mortality, cardiovascular disease, and cancer: systematic review" *British Medical Journal* 332 (2006): 752-60.

3 D. B. Hunninghake et al., "The efficacy of intensive dietary therapy alone or combined with lovastatin in outpatients with hypercholesterolemia." *New England Journal of Medicine* 328 (1993)17:1213-9.

4 E. L. Knight et al., "The impact of protein intake on renal function decline in women with normal renal function or mild renal insufficiency." *Annals of Internal Medicine* 138 (2003)6: 460-7.

5 E. Giovannucci et al., "Calcium and fructose intake in relation to risk of prostate cancer." *Cancer Research* 58 (1998)3: 442-7.

6 J. M. Chan et al., "Dairy products, calcium, and prostate cancer risk in the Physicians' Health Study." *American Journal of Clinical Nutrition* 74 (2001)4: 549-54.

7 S. C. Larsson, N. Orsini, and A. Wolk, "Milk, milk products and lactose intake and ovarian cancer risk: a meta-analysis of epidemiological studies." *International Journal of Cancer* 118 (2006)2: 431-41.

8 J. M. Genkinger et al., "Dairy products and ovarian cancer: a pooled analysis of 12 cohort studies." *Cancer Epidemiology Biomarkers & Prevention* 15 (2006)2: 364-72.

9 D. J. Jenkins et al., "Glycemic index of foods: a physiological basis for carbohydrate exchange." *American Journal of Clinical Nutrition* 34 (1981)3: 362-6.

10 Ibid.

11 J. Brand-Miller et al., "Low-Glycemic Index Diets in the Management of Diabetes" *Diabetes Care* 26 (2003)8: 2261-7.

12 N. C. Howarth, E. Saltzman, and S. B. Roberts, "Dietary fiber and weight regulation." *Nutrition Reviews* 59 (2001): 129-39.

13 N. D. Barnard et al., "The effects of a low-fat, plant-based dietary intervention on body weight, metabolism, and insulin sensitivity." *American Journal of Medicine* 118 (2005): 991-7.

14 M. G. Crane and C. Sample, "Regression of diabetic neuropathy with total vegetarian (vegan) diet" *Journal of Nutritional Medicine* 4 (1994): 431-9.

15 Y. Papanikolaou et al., "Bean consumption by adults is associated with a more nutrient dense diet and a reduced risk of obesity" presented at the Experimental Biology Conference, April 1-5, 2006, San Francisco, CA.

16 V. L. Fulgoni et al., "Bean consumption by children is associated with better nutrient intake and lower body weights and waist circumferences." presented at the Experimental Biology Conference, April 1-5, 2006, San Francisco, CA.

17 J. W. Anderson and A. W. Major, "Pulses and lipaemia, short- and long-term effect:

potential in the prevention of cardiovascular disease." *British Journal of Nutrition* 88, (2002)3: S263-71.

18 M. Saito et al., "Undesirable effects of citrus juice on the pharmacokinetics of drugs: focus on recent studies." *Drug Safety* 28 (2005)8: 677-94.

19 G. M. Turner-McGrievy et al., "Effects of a low-fat vegan diet and a Step II diet on macro- and micronutrient intakes in overweight postmenopausal women." *Nutrition* 20 (2004)9: 738-46.

20 E. L. Knight et al., "The impact of protein intake on renal function decline in women with normal renal function or mild renal insufficiency." *Annals of Internal Medicine* 138 (2003)6: 460-7.

21 American Dietetic Association, "Position of the American Dietetic Association and Dietitians of Canada: Vegetarian diets." *Journal of the American Dietetic Association* 103 (2003)6: 748-65.

22 D. Feskanich, W. C. Willett, and G. A. Colditz, "Calcium, vitamin D, milk consumption, and hip fractures: a prospective study among postmenopausal women." *American Journal of Clinical Nutrition* 77 (2003)2: 504-11.

23 E. C. Westman et al., "Effect of 6-month adherence to a very low carbohydrate diet program." *American Journal of Medicine* 113 (2002)1: 30-6.

Kapitel 6

1 E. L. Knight et al., "The impact of protein intake on renal function decline in women with normal renal function or mild renal insufficiency." *Annals of Internal Medicine* 138 (2003)6: 460-7.

2 J. Coresh et al., "Prevalence of chronic kidney disease and decreased kidney function in the adult US population: Third National Health and Nutrition Examination Survey." *American Journal of Kidney Diseases* 41 (2003)1: 1-12.

3 A. M. Dattilo and P. M. Kris-Etherton, "Effects of weight reduction on blood lipids and lipoproteins: a meta-analysis." *American Journal of Clinical Nutrition* 56 (1992)2: 320-8.

4 E. C. Westman et al., "Effect of 6-month adherence to a very low carbohydrate diet program." *American Journal of Medicine* 113 (2002)1: 30-6.

5 W. S. Yancy et al., "A low-carbohydrate, ketogenic diet versus a low-fat diet to treat obesity and hyperlipidemia: a randomized, controlled trial." *Annals of Internal Medicine* 130 (2004)10: 769-77.

6 N. D. Barnard et al., "The effects of a low-fat, plant-based dietary intervention on body weight, metabolism, and insulin sensitivity." *American Journal of Medicine* 118 (2005)9: 991-7.

7 A. S. Nicholson et al., "Toward improved management of NIDDM: A randomized, controlled, pilot intervention using a lowfat, vegetarian diet." *Preventive Medicine* 29 (1999)2: 87-91.

8 N. C. Howarth, E. Saltzman, and S. B. Roberts, "Dietary fiber and weight regulation." *Nutrition Reviews* 59 (2001)5: 129-39.

9 N. D. Barnard et al., "The effects of a low-fat, plant-based dietary intervention on body weight, metabolism, and insulin sensitivity." *American Journal of Medicine* 118 (2005)9: 991-7.

10 B. Rolls and R. A. Barnett, The volumetrics weight-control plan (New York, HarperTorch, 2005).

11 A. M. Dattilo and P. M. Kris-Etherton, "Effects of weight reduction on blood lipids and lipoproteins: a meta-analysis." *American Journal of Clinical Nutrition* 56 (1992)2: 320-8.

Kapitel 7

1 G. B. Bolli and J. E. Gerich, "The Dawn Phenomenon – A Common Occurrence in Both Non-Insulin-Dependent and Insulin-Dependent Diabetes Mellitus" *New England Journal of Medicine* 310 (1984): 746-50.

2 E. Selvin et al., “Meta-analysis: glycosylated hemoglobin and cardiovascular disease in diabetes mellitus.” *Annals of Internal Medicine* 141 (2004)6: 421-31.

3 National Cholesterol Education Program (NCEP) Expert Panel on Detection, Evaluation, and Treatment of High Blood Cholesterol in Adults (Adult Treatment Panel III). “Third Report of the National Cholesterol Education Program (NCEP) Expert Panel on Detection, Evaluation, and Treatment of High Blood Cholesterol in Adults (Adult Treatment Panel III) final report.” *Circulation* 106 (2002)25: 3143-421.

4 American Diabetes Association, “Standards of Medical Care in Diabetes—2006” *Diabetes Care* 29, (2006)1: 4-42.

5 S. M. Grundy et al., “Implications of Recent Clinical Trials for the National Cholesterol Education Program Adult Treatment Panel III Guidelines.” *Circulation* 110 (2004): 227-39.

6 A. V. Chobanian et al., “The Seventh Report of the Joint National Committee on Prevention, Detection, Evaluation, and Treatment of High Blood Pressure: the JNC 7 report.” *Journal of the American Medical Association* 289 (2003)19: 2560-72.

7 C. Arauz-Pacheco, M. A. Parrott, and P. Raskin, “The Treatment of Hypertension in Adult Patients with Diabetes.” *Diabetes Care* 25 (2002)1: 134-47.

Kapitel 9

1 M. R. Yeomans et al., “Effects of nalmefene on feeding in humans. Dissociation of hunger and palatability.” *Psychopharmacology* 100 (1990)3: 426-32.

2 D. J. Jenkins et al., “Low-glycemic index diet in hyperlipidemia: use of traditional starchy foods.” *American Journal of Clinical Nutrition* 46 (1987)1: 66-71.

3 Y. Hata and K. Nakajima, “Life-style and serum lipids and lipoproteins.” *Journal of Atherosclerosois & Thrombosis* 7 (2000)4: 177-97.

4 Ibid.

5 M. J. Malloy and K. P. Kane, “A risk factor for atherosclerosis: triglyceride-rich lipoproteins.” *Advances in Internal Medicine* 47 (2001): 111-36.

Kapitel 10

1 R. H. Fletcher and K. M. Fairfield, “Vitamins for Chronic Disease Prevention in Adults: Clinical Applications.” *Journal of the American Medical Association* 287 (2002)23: 3127-9.

2 A. Khan et al., “Cinnamon Improves Glucose and Lipids of People with Type 2 Diabetes.” *Diabetes* Care 26 (2003)12: 3215-8.

3 R. A. Anderson et al., “Isolation and characterization of polyphenol type-A polymers from cinnamon with insulin-like biological activity.” *Journal of Agricultural & Food Chemistry* 52 (2004)1: 65-70.

4 Y. Song et al., “Dietary magnesium intake in relation to plasma insulin levels and risk of type 2 diabetes in women.” *Diabetes Care* 27 (2004)1: 59-65.

5 W. Mertz, “Chromium occurrence and function in biological systems.” *Physiological Reviews* 49 (1969)2: 163-239.

6 K. N. Jeejeebhoy et al., “Chromium deficiency, glucose intolerance, and neuropathy reversed by chromium supplementation, in a patient receiving long-term total parenteral nutrition.” *American Journal of Clinical Nutrition* 30 (1977)4: 531-8.

7 N. Kleefstra et al., “Chromium treatment has no effect in patients with poorly controlled, insulin-treated type 2 diabetes in an obese Western population: a randomized, double-blind, placebo-controlled trial.” *Diabetes Care* 29 (2006)3: 521-5.

8 G. J. Ryan et al., “Chromium as adjunctive treatment for type 2 diabetes.” *American Pharmacy* 37 (2003)3: 876-85.

9 W. T. Cefalu and F. B. Hu, “Role of Chromium in Human Health and in Diabetes.” *Diabetes Care* 27 (2004)11: 2741-51.

10 S. Jacob et al., "Oral administration of RAC-alpha-lipoic acid modulates insulin sensitivity in patients with type-2 diabetes mellitus: a placebo-controlled pilot trial." *Free Radical Biology & Medicine* 27 (1999)3-4: 309-14.

11 D. Ziegler, "Thioctic acid for patients with symptomatic diabetic polyneuropathy: a critical review." *Treatments in Endocrinology* 3 (2004)3: 173-89.

Kapitel 11

1 W. C. Knowler et al., "Reduction in the incidence of type 2 diabetes with lifestyle intervention or metformin." *New England Journal of Medicine* 346 (2002)6: 393-403.

2 N. G. Boulé et al., "Effects of exercise on glycemic control and body mass in type 2 diabetes mellitus: a meta-analysis of controlled clinical trials." *Journal of the American Medical Association* 286 (2001)10: 1218-27.

3 C. C. Curioni and P. M. Lourenço, "Long-term weight loss after diet and exercise: a systematic review." *International Journal of Obesity* (London) 29 (2005)10: 1168-74.

4 N. G. Boulé et al., "Effects of exercise on glycemic control and body mass in type 2 diabetes mellitus: a meta-analysis of controlled clinical trials." *Journal of the American Medical Association* 286 (2001)10: 1218-27.

5 G. Hu et al., "Physical activity, cardiovascular risk factors, and mortality among Finnish adults with diabetes." *Diabetes Care* 28 (2005)4: 799-805.

6 G. Hu et al. "Leisure time, occupational, and commuting physical activity and the risk of stroke." *Stroke* 36 (2005)9: 1994-9.

7 M. J. Tansey and the Diabetes Research in Children Network (DirecNet) Study Group, "The effects of aerobic exercise on glucose and counterregulatory hormone concentrations in children with type 1 diabetes." *Diabetes Care* 29 (2006)1: 20-5.

8 R. J. Sigal et al., "Physical activity/exercise and type 2 diabetes." *Diabetes Care* 27 (2004)10: 2518-39.

Kapitel 12

1 S. Manley, "Haemoglobin A1c--a marker for complications of type 2 diabetes: the experience from the UK Prospective Diabetes Study (UKPDS)." *Clinical Chemistry and Laboratory Medicine* 41 (2003)9: 1182-90.

2 E. Selvin et al., "Meta-analysis: glycosylated hemoglobin and cardiovascular disease in diabetes mellitus." *Annals of Internal Medicine* 141 (2004)6: 421-31.

3 D. B. Hunninghake et al., "The efficacy of intensive dietary therapy alone or combined with lovastatin in outpatients with hypercholesterolemia." *New England Journal of Medicine* 328 (1993)17: 1213-9.

4 N. D. Barnard, L. W. Scherwitz, and D. Ornish. "Adherence and Acceptability of a Low-Fat, Vegetarian Diet among Patients with Cardiac Disease." *Journal of cardiopulmonary rehabilitation and prevention* 12 (1992)6: 423-31.

5 D. Ornish et al., "Can lifestyle changes reverse coronary heart disease? The Lifestyle Heart Trial." *Lancet* 336 (1990)87008: 129-33.

6 D. Ornish et al., "Intensive Lifestyle Changes for Reversal of Coronary Heart Disease." Journal of the *American Medical Association* 280 (1998)23: 2001-7.

7 N. D. Barnard, A. Akhtar, and A. Nicholson, "Factors that facilitate compliance to lower fat intake." *Archives of Family Medicine* 4 (1995)2: 153-8.

8 C. B. Esselstyn Jr., "Updating a 12-year experience with arrest and reversal therapy for coronary heart disease (an overdue requiem for palliative cardiology)." *American Journal of Cardiology* 84 (1999)3: 339-41.

9 J. W. Anderson, B. M. Smith, and C. S. Washnock, "Cardiovascular and renal benefits of dry bean and soybean intake." *American Journal of Clinical Nutrition* 70, (1999)3: 464-74.

10 M. Messina, The Simple Soybean and Your Health (Garden City Park, NY: Avery, 1994).

11 E. B. Feldman, “The scientific evidence for a beneficial health relationship between walnuts and coronary heart disease.” *Journal of Nutrition* 132 (2002)5: 1062S–101S.

12 R. A. Nagourney, “Garlic: Medicinal Food or Nutritious Medicine?” *Journal of Medicinal Food* 1 (1998)1: 13-128.

13 J. D. Belcher et al., “Vitamin E, LDL, and endothelium. Brief oral vitamin supplementation prevents oxidized LDL-mediated vascular injury in vitro.” *Arteriosclerosis & Thrombosis* 13 (1993)12: 1779-89.

14 D. J. Jenkins et al., “Direct comparison of a dietary portfolio of cholesterol-lowering foods with a statin in hypercholesterolemic participants.” *American Journal of Clinical Nutrition* 81 (2005)2: 380-7.

15 A. M. Dattilo and P. M. Kris-Etherton, “Effects of weight reduction on blood lipids and lipoproteins: a meta-analysis.” *American Journal of Clinical Nutrition* 56 (1992)2: 320-8.

16 W. E. Kraus et al., “Effects of the amount and intensity of exercise on plasma lipoproteins.” *New England Journal of Medicine* 347 (2002)19: 1483-92.

17 D. J. Jenkins et al., “Low-glycemic index diet in hyperlipidemia: use of traditional starchy foods.” *American Journal of Clinical Nutrition* 46 (1987)1: 66-71.

18 J. W. Anderson, B. M. Smith, and C. S. Washnock, “Cardiovascular and renal benefits of dry bean and soybean intake.” *American Journal of Clinical Nutrition* 70, (1999)3: 464-74.

19 Homocysteine Studies Collaboration, “Homocysteine and risk of ischemic heart disease and stroke: a meta-analysis.” *Journal of the American Medical Association* 288 (2002)16: 2015-22

20 D. J. Jenkins et al., “Low-glycemic index diet in hyperlipidemia: use of traditional starchy foods.” *American Journal of Clinical Nutrition* 46 (1987)1: 66-71

21 S. Berkow and N. D. Barnard, “Blood pressure regulation and vegetarian diets.” *Nutrition Reviews* 63 (2005)1: 1-8.

Kapitel 13

1 M. G. Crane, “Regression of Diabetic Neuropathy with Total Vegetarian (Vegan) Diet” *Journal of Nutritional Medicine* 4 (1994): 431-9.

2 D. Ziegler, “Thioctic acid for patients with symptomatic diabetic polyneuropathy: a critical review” *Treatments in Endocrinology* 3 (2004)3: 173-89.

3 D. F. Horrobin, “Essential fatty acids in the management of impaired nerve function in diabetes.” *Diabetes* 46, (1997)2: 90-93.

4 A. A. Sima et al. and the Acetyl-L-Carnitine Study Group, “Acetyl-L-carnitine improves pain, nerve regeneration, and vibratory perception in patients with chronic diabetic neuropathy: an analysis of two randomized placebo-controlled trials.” *Diabetes Care* 28 (2005)1: 89-94.

5 I. De Leeuw et al., “Long term magnesium supplementation influences favourably the natural evolution of neuropathy in Mg-depleted type 1 diabetic patients (T1dm).” *Magnesium Research* 17 (2004)2: 109-14.

6 M. Lu et al., “Prospective study of dietary fat and risk of cataract extraction among US women.” *American Journal of Epidemiology* 161 (2005)10: 948-59.

7 I. Birlouez-Aragon et al., “Disturbed galactose metabolism in elderly and diabetic humans is associated with cataract formation.” *Journal of Nutrition* 123 (1993)8: 1370-6.

8 L. Brown et al., “A prospective study of carotenoid intake and risk of cataract extraction in US men.” *American Journal of Clinical Nutrition* 70 (1999)4: 517-24.

9 K. J. Yeum et al., “Measurement of carotenoids, retinoids, and tocopherols in human lenses.” *Investigative Ophthalmology & Visual Science* 36 (1995)13: 2756-61.

10 R. G. Cumming, P. Mitchell, and W. Smith, “Diet and cataract: the Blue Mountains Eye Study.” *Ophthalmology* 107 (2000)3: 450-6.

11 M. S. Morris et al., “Moderate alcoholic beverage intake and early nuclear and cortical lens opacities.” *Ophthalmic Epidemiology* 11 (2004)1: 53-65.

12 Y. Ohkubo et al., “Intensive insulin therapy prevents the progression of diabetic microvascular complications in Japanese patients with non-insulin-dependent diabetes mellitus: a randomized prospective 6-year study.” *Diabetes Research & Clinical Practice* 28 (1995)2: 103-17.

13 J. P. Mathews, D. Mathews, and M. J. Lavin, “The management of diabetic retinopathy.” *Practitioner* 248 (2004)34, 38-42.

14 D. S. Fong et al., “Causes of severe visual loss in the early treatment diabetic retinopathy study: ETDRS report no. 24. Early Treatment Diabetic Retinopathy Study Research Group.” *American Journal of Ophthalmology* 127 (1999)2: 137-41.

15 K. S. Lam et al., “Cholesterol-lowering therapy may retard the progression of diabetic nephropathy.” *Diabetologia* 38 (1995)5: 604-9.

16 M. T. Pedrini et al., “The effect of dietary protein restriction on the progression of diabetic and nondiabetic renal diseases: a meta-analysis.” *Annals of Internal Medicine* 124 (1996)7: 627-32.

17 M. M. Jibani et al., “Predominantly vegetarian diet in patients with incipient and early clinical diabetic nephropathy: effects on albumin excretion rate and nutritional status.” *Diabetic Medicine* 8 (1991)10: 949-53.

18 L. Azadbakht et al., “Beneficiary effect of dietary soy protein on lowering plasma levels of lipid and improving kidney function in type II diabetes with nephropathy.” *European Journal of Clinical Nutrition* 57 (2003)10: 1292-4.

19 S. Berkow and N. D. Barnard, “Blood pressure regulation and vegetarian diets.” *Nutrition Reviews* 63 (2005)1: 1-8.

ABBILDUNGSVERZEICHNIS

Seite vii, ix, x, 39, 86, 132, 195, 220-312, 324/325, 329 © Narayana Verlag, Fotograf Jörg Wilhelm

shutterstock.de:
Seite xii © Markus Schmidt-Karaca, Seite 5 © Robert Kneschke, Seite 9 © Vectomar, Seite 11 © casanisa, Seite 12 © ratmaner, Seite 21 © Brent Hofacker, Seite 23 © Dmitry Lobanov, Seite 26 © Syda Productions, Seite 29 © casanisa, Seite 33 © Roman Samokhin, Seite 42 © lzf, Seite 47 © Maglara, Seite 48 © Zinoveva_Tatiana, Seite 53 © Boltenkoff, Seite 58 © Valentina Razumova, Seite 61 © Nattika, Seite 63 © Subbotina Anna, Seite 68 © Boltenkoff, Seite 73 © Africa Studio, Seite 74 © Amero, Seite 79 © Eskymaks, Seite 80 © Peter Zijlstra, Seite 83 © Masson, Seite 89 © Egor Rodynchenko, Seite 92/93 © Zerbor, Seite 99 © Elena Veselova, Seite 100 © I am Kulz, Seite 105 © DONOT6_STUDIO, Seite 109 © Flaffy, Seite 113 © nampix, Seite 118 © studiovin, Seite 123 © Sebastian Kaulitzki, Seite 126 © Piyapong Wongkam, Seite 128 © Lightspring, Seite 138 © Africa Studio, Seite 143 © denizya, Seite 147 © Africa Studio, Seite 150 © Bernd Juergens, Seite 156 © Yalcin Sonat, Seite 159 © Anna Sedneva, Seite 162 © talipcubukcu, Seite 167 © Tuzemka, Seite 171 © Looker_Studio, Seite 175 © pukach, Seite 176 © Daniel Prudek, Seite 183 © ooddysmile stocker, Seite 187 © natu, Seite 188 © Marian Weyo, Seite 201 © Billion Photos, Seite 208 © mythja, Seite

INDEX

C

Y

Z

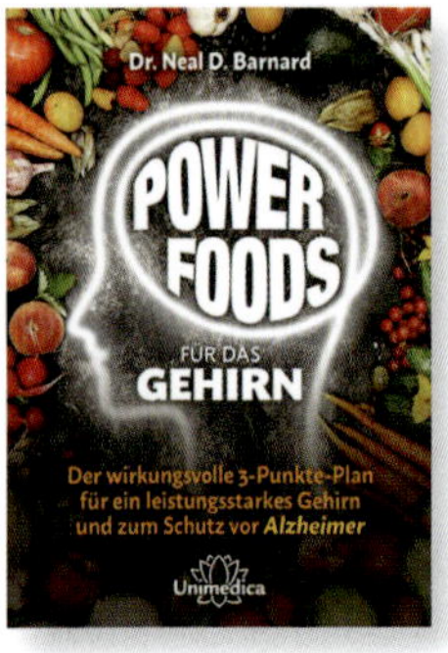

Neal Barnard

POWERFOODS FÜR DAS GEHIRN

Der wirkungsvolle 3-Punkte-Plan für ein leistungsstarkes Gehirn und zum Schutz vor Alzheimer

327 Seiten, geb., € 24,80

*E*s ist allgemein bekannt, dass eine gesunde Ernährung unabdingbar für eine robuste körperliche Gesundheit ist. Dass sich mit der richtigen Ernährungsweise aber auch das Gehirn wirksam schützen und die kognitive Leistungsfähigkeit verbessern lässt, wissen nur die wenigsten.
Der international renommierte Arzt, Wissenschaftler und Bestseller-Autor Dr. Neil Barnard informiert in diesem wegweisenden Buch über die aktuellsten Forschungsergebnisse und verrät, mit welchen Lebensmitteln sich das Gedächtnis stärken, das Gehirn leistungsfähig halten und gleichzeitig das Risiko für Alzheimer, Schlaganfälle und andere gesundheitliche Risiken deutlich verringern lässt. Er klärt über die kognitiven Gefahren eines hohen Verzehrs von Fleisch- und Milchprodukten auf und erläutert, wie schädlich giftige Metalle wirklich für das Gehirn sind.
Dank seines effektiven 3-Schritte-Programms lassen sich die Erkenntnisse aus den fundierten wissenschaftlichen Hintergrundinformationen einfach in die Praxis umsetzen.

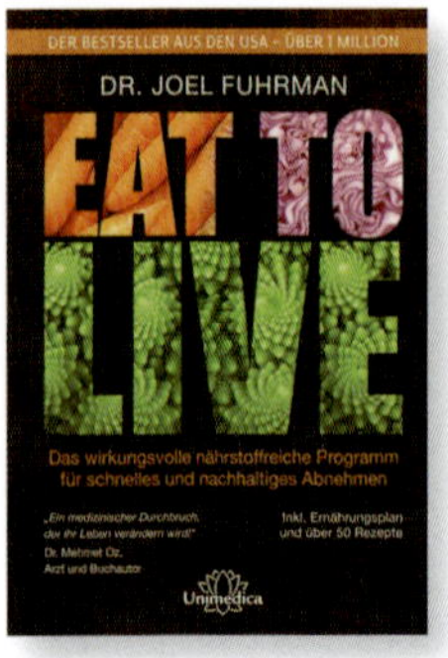

Joel Fuhrman

EAT TO LIVE

Das wirkungsvolle, nährstoffreiche Programm für schnelles und nachhaltiges Abnehmen

432 Seiten, geb., € 24,80

EAT TO LIVE ist das Grundlagenwerk für gesunde Ernährung. Der amerikanische Erfolgsautor und Arzt Dr. Fuhrman stellt damit ein mächtiges Werkzeug zur Verfügung, um dauerhaft Gewicht zu verlieren und die Gesundheit wiederzuerlangen. In den USA ist es ein Dauerbrenner, über 1 Million verkaufte Bücher sprechen für sich. Joel Fuhrman zeigt, wie allein mit der richtigen Ernährung Bluthochdruck, Diabetes, Autoimmunkrankheiten, Migräne, Asthma und Allergien dauerhaft geheilt werden können.
Mit seinem 6-Wochen-Plan kann man Heißhungerattacken und Verlangen nach Junkfood hinter sich lassen. Das Geheimnis liegt in der Nährstoffdichte, das bedeutet die Einnahme von viel nährstoffreicher Nahrung. Übergewichtige sind trotz Überernährung meistens damit unterversorgt. Das Buch revolutioniert unser Denken und unsere Essgewohnheiten.
„EAT TO LIVE ist keine Mode-Diät. Es ist eine Aufklärung über Diäten. Hierin liegt das Geheimnis seines Erfolgs.“ – Rick Chavarria, 10 kg in 6 Wochen

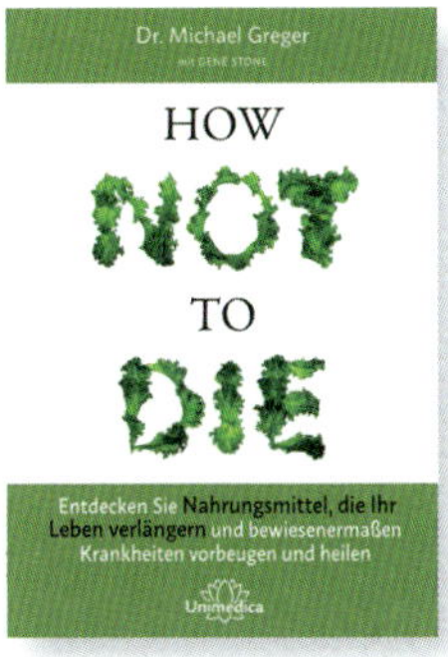

Michael Greger / Gene Stone

HOW NOT TO DIE

Entdecken Sie Nahrungsmittel, die Ihr Leben verlängern - und bewiesenermaßen Krankheiten vorbeugen und heilen

512 Seiten, geb., € 24,80

Dr. Michael Greger, international renommierter Arzt und Ernährungswissenschaftler lüftet in seinem weltweit außergewöhnlich erfolgreichen Beststeller das am besten gehütete Geheimnis der Medizin: Wenn die Grundbedingungen stimmen, kann sich der menschliche Körper selbst heilen.
Er analysiert die häufigsten 15 Todesursachen der westlichen Welt, zu denen z. B. Herzerkrankungen, Krebs, Diabetes, Bluthochdruck und Parkinson zählen, und erläutert auf Basis der neuesten wissenschaftlichen Forschungsergebnisse, wie diese verhindert, in ihrer Entstehung aufgehalten oder sogar rückgängig gemacht werden können.
Darüber hinaus erklärt Dr. Greger auf verständliche und enorm fesselnde, aber stets wissenschaftlich fundierte Weise, welche Lebensmittel besonders wertvoll und gesund für die verschiedenen Organe und Funktionen des menschlichen Körpers sind, und wie diese am besten kombiniert und verzehrt werden können. Sein „Tägliches Dutzend“ fasst in einer so übersichtlichen wie praktischen Checkliste alle die Lebensmittel zusammen, die eine optimale Gesundheit unterstützen.

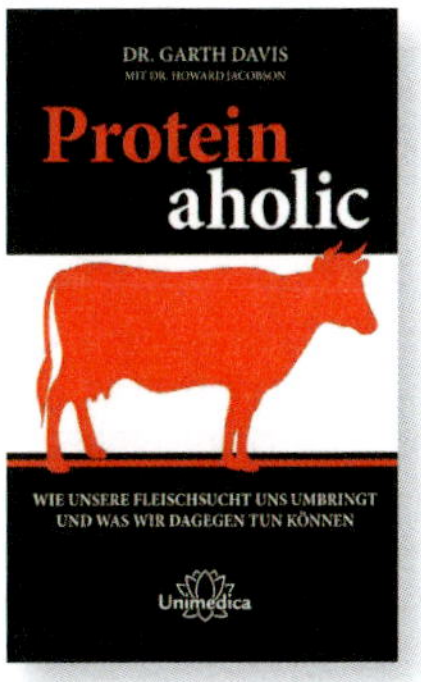

Garth Davis

PROTEINAHOLIC

Wie unsere Fleischsucht uns umbringt und was wir dagegen tun können

440 Seiten, geb., € 19,80

In Proteinaholic kombiniert der Arzt Garth Davis die Erkenntnisse seiner bahnbrechenden Forschungen mit seinen Erfahrungen in der Praxis. Er zeigt auf, wie wir in der westlichen Welt zu Proteinabhängigen wurden und welche Folgen dies für unsere Gesundheit hat. Seine revolutionären Erkenntnisse besagen, dass Fleischkonsum sogar zuckerkrank machen kann und Krebserkrankungen begünstigt.
Davis erklärt, wie eine gesunde Ernährung aussehen sollte, die tatsächlich unser Leben verlängern kann. Er gibt nützliche Tipps zur Umstellung sowie einen ausgewogenen Wochenernährungsplan für die ersten Tage. Mit Proteinaholic führt Davis zurück auf einen Weg der Ausgewogenheit, Gesundheit und Langlebigkeit.

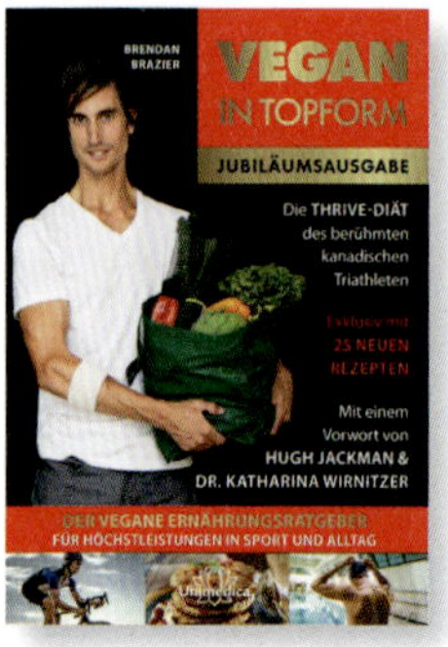

Brendan Brazier

VEGAN IN TOPFORM

Der vegane Ernährungsratgeber für Höchstleistungen in Sport und Alltag – Die Thrive-Diät des berühmten kanadischen Triathleten

400 Seiten, geb., € 26,-

Bereits im Alter von 15 Jahren entschied er sich, Profisportler zu werden. Im Laufe seiner Karriere erforschte er minutiös, welche Ernährung seine Leistung und vor allem die Regenerationsphase optimierte. Das Ergebnis ist die legendäre Thrive-Diät, die bereits viele Spitzensportler zu einer olympischen Medaille geführt hat. Die Thrive-Diät richtet sich nicht nur an Profisportler, sondern an jeden, der optimale Gesundheit und Leistungsfähigkeit erlangen und Krankheiten vorbeugen möchte.

Brendan Brazier hat die vegane Ernährung revolutioniert und achtet dabei auf eine ausgewogene Kost mit ausreichend Proteinen und anderen Nährstoffen. Hier setzt er auch auf Superfood wie die Andenwurzel Maca, die legendäre Alge Chlorella oder das nahrhafte Hanfprotein.

Mit 100 veganen, gluten- und sojafreien Rezeptenund einem praktischen 12-Wochen-Plan zum Einstieg in die Thrive-Diät.

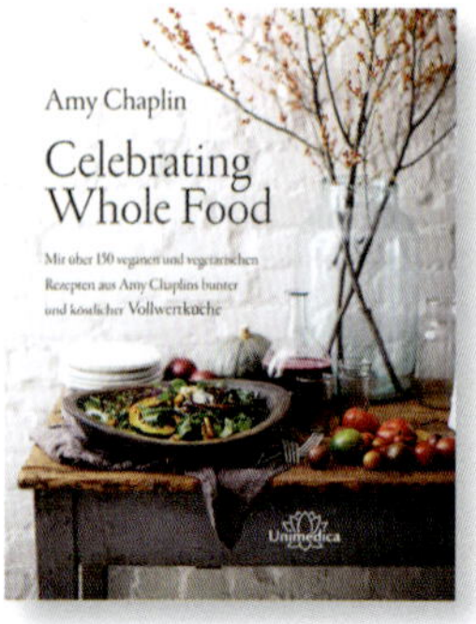

Amy Chaplin

CELEBRATING WHOLE FOOD

Mit über 150 veganen und vegetarischen Rezepten aus Amy Chaplins bunter und köstlicher Vollwertküche

408 Seiten, geb., € 34,–

Frisch, überwiegend pflanzlich, vollwertig, naturbelassen und lecker – so sieht eine ideale Ernährung aus. Und die New-Yorker Star-Köchin Amy Chaplin steht wie keine andere für die raffinierte Vielfalt einer modernen Vollwerternährung. Ihre 20-jährige Erfahrung als Küchenchefin vieler vegetarischer Restaurants auf der ganzen Welt teilt Chaplin heute gerne mit ihren Kunden, zu denen auch Hollywood-Stars gehören. Diesen bringt sie bei, die heimischen Vorratsschränke mit Getreidesorten, Nüssen, Samen, Kräutern und Gewürzen zu füllen und daraus faszinierende Gerichte zuzubereiten. In dem preisgekrönten Kochbuch Celebrating Whole Food nimmt uns Amy Chaplin in über 150 überwiegend veganen, glutenfreien Rezepten mit auf einen Streifzug durch die facettenreiche Welt der vollwertigen Küche.

Zudem beschäftigt sich Amy eingehend mit den heimischen Vorräten. Sie erklärt z.B. genau, wie man Hülsenfrüchte einweicht und kocht, Sprossen zieht und verschiedene Pflanzendrinks selbst zubereitet.

Stürzen Sie sich mit Amy Chaplin in die bunte und reichhaltige Welt der Vollwertküche.

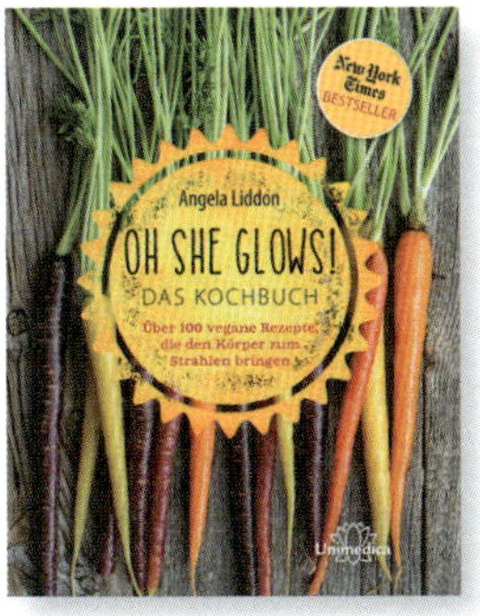

Angela Liddon

OH SHE GLOWS – DAS KOCHBUCH

Über 100 vegane Rezepte, die den Körper zum Strahlen bringen

344 Seiten, geb., € 29,–

Die Kanadierin Angela Liddon ist Autodidaktin in Sachen Kochen und Fotografie. Ihr kulinarisches Knowhow auf dem Gebiet der rein pflanzlichen Küche hat sie über viele Jahre hinweg bis ins Detail perfektioniert und dabei innovative und köstliche Rezepte entwickelt, die ihr eine treue Fangemeinde auf der ganzen Welt eingebracht haben.
Angela Liddons lang erwartetes erstes Kochbuch verführt mit über 100 unwiderstehlichen und vollwertigen Rezepten und enthält sowohl umgewandelte Klassiker, die sogar Fleischfans lieben werden, als auch unglaublich frische und innovative Gerichte voller purem Geschmack. Darüber hinaus wartet ihr Kochbuch mit vielen Rezepten für Allergiker auf – u.a. mehr als 90 glutenfreien Gerichten und vielen weiteren, die gänzlich auf Soja, Nüsse, Zucker und Getreide verzichten. Egal ob Sie vegan leben oder einfach nur neugierig sind und köstliche Rezepte ausprobieren wollen, die zufällig auch noch gesund sind: Dieses Kochbuch ist ein Muss für alle, die gut essen, sich großartig fühlen und einfach strahlen wollen!

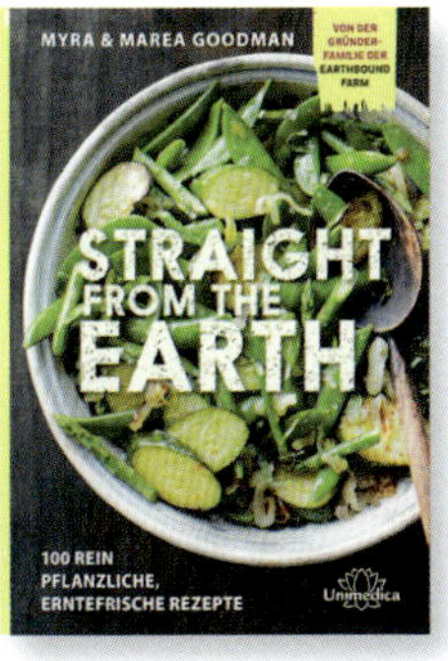

Myra & Marea Goodman

STRAIGHT FROM THE EARTH

100 rein pflanzliche, erntefrische Rezepte

248 Seiten, geb., € 24,–

100 verführerische rein pflanzliche Rezepte, die auch Nicht-Veganer verzaubern werden. Myra Goodman und ihre Tochter Marea sind ausgezeichnete Köchinnen und Teil der Gründerfamilie der Earthbound Farm, die sich von einem Feld mit ein paar Himbeerreihen zu einem der größten Bio-Erzeuger Nordamerikas entwickelt hat.
Für ihre Kreationen verwenden sie nur die frischesten Bio-Zutaten und überraschen mit faszinierenden Geschmackskombinationen. Neben Informationen über den biologischen Landbau und Zutaten wie Nüsse und Samen, Soja und Kokosnüsse berichten die Autorinnen auch über ihre Gründe dafür, sich vegan zu ernähren.
Myras und Mareas unwiderstehlich leckere Rezeptsammlung enthält Gerichte für Frühstück, Mittag- und Abendessen sowie Desserts – mit Delikatessen wie Quinoa-Bananen-Kuchen aus der Pfanne, gegrillte Feigensandwiches mit geröstetem Pistazienpesto, Balsamico-karamellisierte Zwiebeln, Mareas „Exzentrischer Caesar Salad mit Cashewkernen und Curry-Dressing“ und super schokoladige Chocolate Brownies.

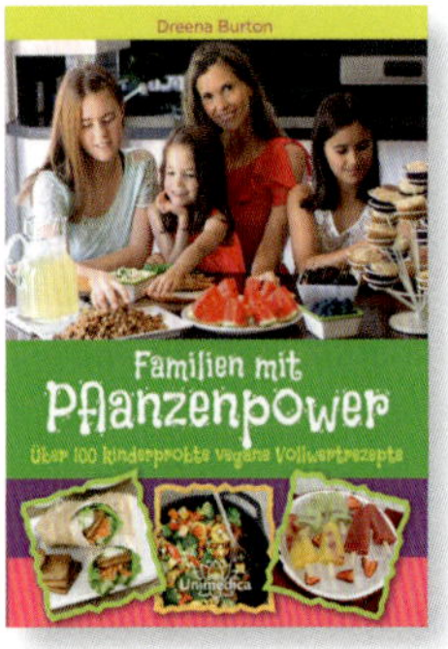

Dreena Burton

FAMILIEN MIT PFLANZENPOWER

Über 100 kinderprobte vegane Vollwertrezepte

320 Seiten, geb., € 26,–

Die Bestsellerautorin und dreifache Mutter Dreena Burton zeigt in „Familien mit Pflanzenpower“, wie eine vollwertige, rein pflanzliche Ernährung für die ganze Familie leicht umgesetzt werden kann. Die über 100 rein veganen Rezepte wurden allesamt von Dreenas eigenen Kindern getestet und für köstlich befunden. Und auch Ihre Familie wird in der bunten Sammlung sicher bald ihre Lieblingsrezepte finden. Kandidaten hierfür gibt es reichlich, zum Beispiel Haferflocken-Frühstücksriegel mit Kürbiskernen und Schokotropfen, Kartoffel- trifft Eiersalat, Pikante Mandelsoße, Grünes Superheldendressing, „Schnupfen adieu!“-Soße, Herzhafte Linsen-Bolo, Raffinierte Kichererbsen-Burger oder Erdnussmuspudding mit Erdbeeren.
Dazu kommt eine Sammlung von Grundrezepten für Salatdressings, Soßen und Toppings, die jede Mahlzeit noch spannender machen und vielfältig eingesetzt werden können.
Burton, selbst seit über 20 Jahren Veganerin, gibt zudem Antworten auf alle Fragen, die sich im veganen Familienleben stellen, vom Umgang mit wählerischen Essern über die Ausstattung veganer Pausendosen bis zur Bewältigung von Kindergeburtstagen.
Lassen Sie sich begeistern und geben Sie Ihrer Familie die volle Power der Pflanzen!

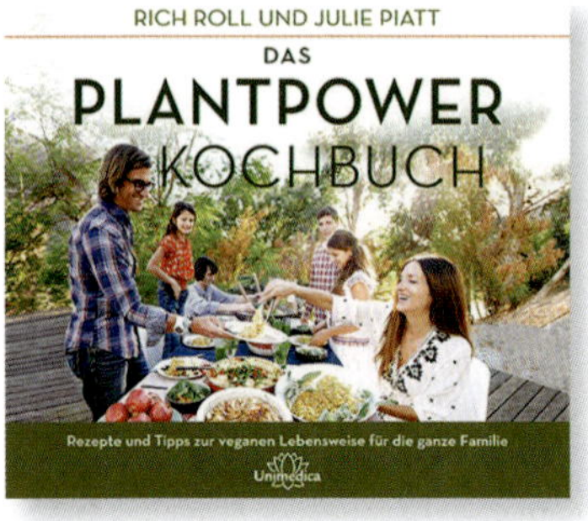

Rich Roll / Julie Piatt

DAS PLANTPOWER KOCHBUCH

120 Rezepte und Tipps zur veganen Lebensweise für die ganze Familie

336 Seiten, geb., € 34,–

Ein Familienkochbuch über die Kraft der veganen Ernährung – mit 120 Rezepten vom berühmten veganen Ultraman-Athleten Rich Roll und seiner Frau Julie Piatt.
Ein Buch voller Inspirationen und praktischen Anleitungen für mehr Lebensfreude und blühende Gesundheit. Die Rezepte sind einfach in der Herstellung – vom herzhaftem Frühstück über schmackhafte Hauptgerichte und ungewöhnliche Desserts bis zu gesunden Smoothies und Säften. Das Buch geht jedoch noch weit über Rezepte hinaus und gibt Impulse, wie eine moderne Familie heute eine vegane Lebensweise umsetzen kann – mit köstlichem Essen und einfachem, nachhaltigem Leben.
»Rich und Julie sind der lebendige Beweis, wie wunderbar eine vegane Ernährung sowohl für Athleten als auch für Familien geeignet ist. Selbst wenn Sie nicht für einen Ultramarathon trainieren, werden Sie das Plantpower-Kochbuch lieben!«
– Brendan Brazier, Bestsellerautor der Vegan in Topform-Reihe

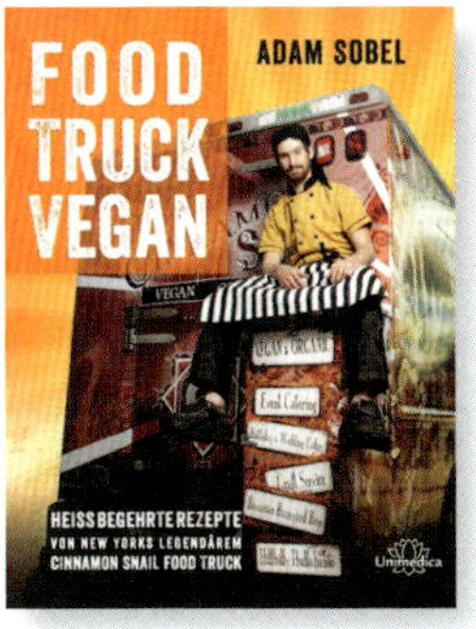

Adam Sobel

FOOD TRUCK VEGAN

Heiß begehrte Rezepte von New Yorks legendärem Cinnamon Snail Food Truck

272 Seiten, geb., € 24,–

Was ist das Geheimnis dieses Food Trucks? Er eroberte die Straßen von New York City im Sturm. Bei jedem Wetter stehen Vegetarier, Veganer und Fleischesser geduldig und in schönster Eintracht nach den berühmten, bis obenhin mit Zucker glasiertem Seitan und Ancho-Chili-Aioli gefüllten Sandwiches an. Pfannkuchen mit frischen Feigen, Kamille-Blutorangensirup und Pinienkernmus besitzen offenbar eine ähnliche Anziehungskraft.
Jetzt liefert ADAM SOBEL, der sympathische Gründer des »Cinnamon Snail« Food Trucks, die Rezepte seiner süchtig machenden Spezialitäten als Buch direkt in Ihre Küche aus. Neben vielen superleckeren Snacks finden sich darin auch größere Mahlzeiten wie Tofu mit Rosmarinkruste, Brotpudding mit Knoblauch und Estragon, würzige Tofustreifen in Bierteig und Tempeh-Empanadas.
Natürlich verrät ADAM SOBEL hier auch die Rezepte für seine legendären Donuts und anderen köstlichen Gebäckteilchen, verfeinert mit Erdnuss-Schokoladenguss, Lavendel, Schwarzem Tee oder Tamarinde. Und er lässt uns teilhaben am anstrengenden, aber beglückenden Alltag eines Food-Truck-Besitzers, am täglichen Kampf mit lästigen Blechschäden und Strafzetteln. Vor allem aber erfahren wir von seiner bewundernswerten Fähigkeit, sein Essen trotz aller Widrigkeiten auf New Yorks Straßen mit Fantasie, Liebe und einer Prise Weltverbesserung zu würzen.

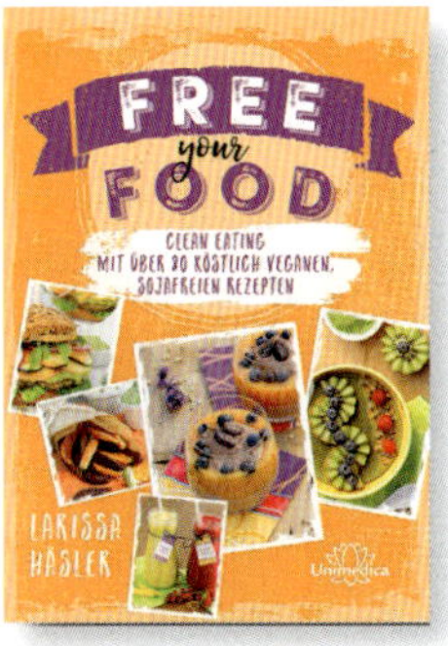

Larissa Häsler

FREE YOUR FOOD

Clean Eating mit über 80 köstlich veganen, sojafreien Rezepten

240 Seiten, geb., € 19,80

Vegane Küche kommt nicht ohne Soja und überteuerte Ersatzprodukte aus? Falsch!
Dass vegane Küche mehr ist als Tofu und Sojawürstchen, beweist die talentierte Ernährungswissenschaftlerin Larissa Häsler in ihrem ersten Kochbuch.
Ihre über 80 Rezepte sind nicht nur komplett sojafrei, sie sind auch überwiegend glutenfrei und kommen gänzlich ohne Haushaltszucker und verarbeitete Zutaten aus. Die Basis ihrer Gerichte bilden dabei frisches Gemüse, Getreide und Hülsenfrüchte. In ihrem gleichnamigen Blog FREE YOUR FOOD zeigt Larissa die bunte und gesunde Vielfalt reiner Pflanzenküche.
Von leckeren Frühstücksideen über Getränke, Hauptspeisen, Snacks und Desserts hat die Autorin ihre besten Rezepte für jeden Anlass zusammengestellt. Mit Rezepten wie Morgenmuffel-Müsli, fruchtigem Kelpnudelsalat, Vitalburger Deluxe oder einem klassischen Apfel-Streuselkuchen lockt sie selbst den letzten Kochmuffel an den Herd.